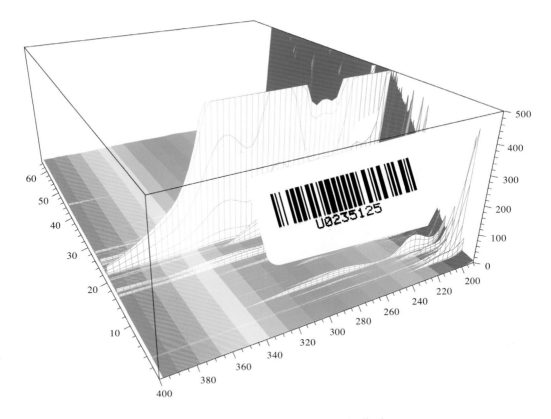

彩图 3-5　牛黄解毒丸样品3D色谱图

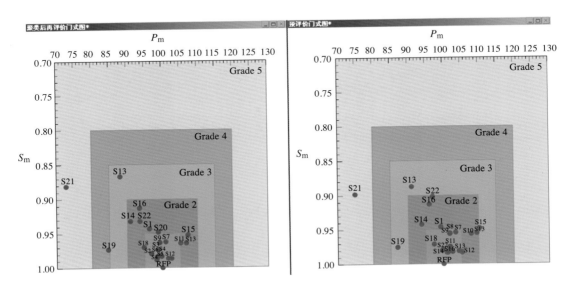

彩图 3-9　系统指纹定量法评价22批牛黄解毒丸质量门式图

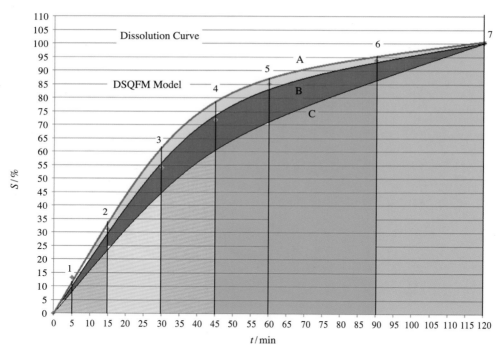

**彩图 5-1　三种类型的中药溶出定量指纹曲线图**

（A—溶出宏定性相似度大于100%；B—参比制剂溶出曲线；C—溶出宏定性相似度小于100%）

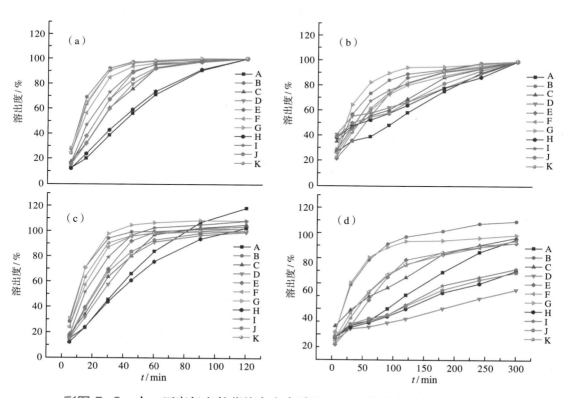

**彩图 5-3　十一厂家复方甘草片在水介质和 pH 1.0 盐酸介质中的溶出曲线**

（a）水介质中以末点为标准；（b）pH 1.0盐酸介质中以末点为标准；
（c）水介质中以全溶出为标准；（d）pH 1.0盐酸介质中以全溶出为标准

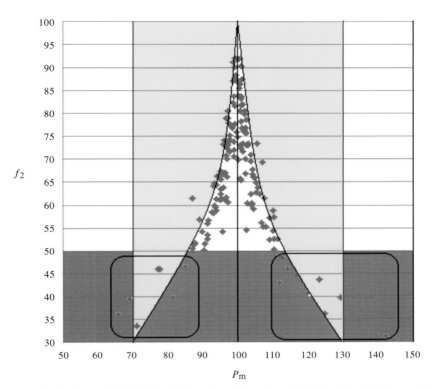

彩图 5-4　复方甘草片批内溶出曲线一致性评价时 $f_2$ 因子与溶出宏定量相似度的关系图

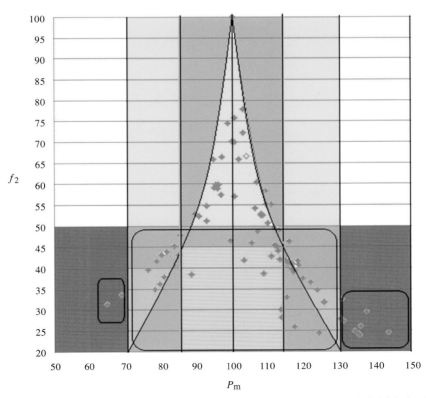

彩图 5-5　复方甘草片批间溶出曲线一致性评价时 $f_2$ 因子与溶出宏定量相似度的关系图

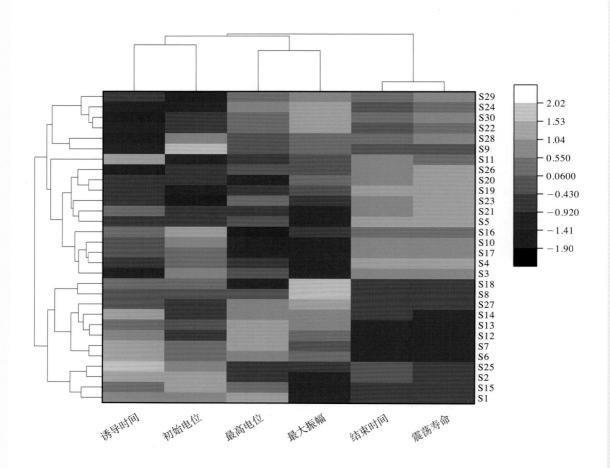

彩图 9-8　特征多项参数聚类热图

# 本书作者简介

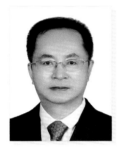

### 孙国祥

　　沈阳药科大学教授，博士生导师，中药指纹学奠基人。"中药系统指纹定量法"获中国百篇最具影响国内学术论文。建立中药定量指纹学和中药标准制剂控制模式，构建《中药指纹图谱在线专家系统AI》，以铁霜替朱砂发明"铁霜安神丸"。培养硕士博士150人，发表论文450篇，SCI收载90篇。现任中国色谱学会理事，《中南药学》副主编，《色谱》《药学学报》《沈阳药科大学学报》和《药学研究》编委。担任中药质量一致性评价首席科学家 [复方甘草片（289第97号）]。针对产业需求，研发出中药质量一致性控制的定量指纹评价软件和给出完善的解决方案。

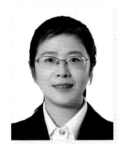

### 侯志飞

　　河北化工医药职业技术学院副教授。入选河北省"三三三人才工程"第三层次。2007年获沈阳药科大学药物分析学硕士学位，2017年获沈阳药科大学药学信息学博士学位。与孙国祥教授合著《中药指纹学》。授权发明专利1项，发表论文20篇，SCI收载5篇。主编"十三五"职业教育国家规划教材1部，主持职业教育国家在线精品课程1门，于2022年获第六届中国石油和化工教育教学成果特等奖。承担省级科研课题3项，从事中药质量控制和中药指纹学研究。

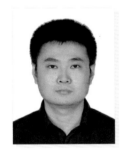

### 孙万阳

　　暨南大学副研究员，硕士生导师，广东省杰出青年、中华中医药学会青年托举人才。2016年获沈阳药科大学药物分析学博士学位。从事中药分析学和中药药理学研究，聚焦中医"情志致病"理论和"疾病易感性"的生物医学基础，开发基于质谱的内源性活性脂质氧化分子时空解析技术，探究疾病易感生物学机制和中药药效作用及物质基础。主持国家自然科学基金和省市级科研项目8项。发表学术论文50余篇，第一作者或通讯作者SCI论文15篇，2篇入选ESI高被引论文（Top 1%），研究成果入选中华中医药学会"2021年度中医药十大学术进展"。获授权发明专利5项。

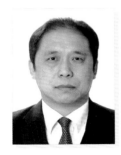

### 孙长山

　　沈阳药科大学教授，博士生导师。2006年获沈阳药科大学药剂学博士学位。获辽宁省百千万人才工程千人层次、沈阳五四青年奖章。主持或参与国家及省市级纵向课题20项（国家十一五、十二五重大专项子课题，国家973课题，863课题及国家自然科学基金）；主持国家新药研发课题50项，获新药证书/生产批件30项，临床批件40项，成果转化后生产企业经济效益数十亿元。发表SCI论文49篇（第一作者或通讯作者24篇）。主编和参编著作6部。获中国发明专利6项，荣获省市科学技术奖励20项。

中药定量指纹图谱研究技术丛书

# 中药一致性评价学

## Evaluationology of Concistency of Traditional Chinese Medicine

孙国祥　侯志飞　孙万阳　孙长山 ｜ 著

化学工业出版社

·北京·

## 内容简介

　　《中药一致性评价学》是《中药定量指纹图谱研究技术丛书》的第二分册，全书共 14 章，主要内容包括：中药质量控制学（第 1 章）；中药标准制剂控制模式（第 2 章）；中药定量指纹学（第 3 章）；中药投料一致性（第 4 章）；中药溶出一致性（第 5 章）；中药谱效一致性（第 6 章）；中药一致性评价（第 7 章）；中药指纹评价软件（第 8 章）；中药电化学指纹一致性（第 9 章）；中药光谱指纹一致性（第 10 章）；中药指纹质控的应用（第 11 章）；中药临床管理（第 12 章）；中药安全性管理（第 13 章）；中药全质量智能化管理体系（第 14 章）。

　　《中药一致性评价学》为中药标准化问题提出了切实有效的解决方案，可供从事中药学教学、科研、生产、质控等专业人员使用，也可供药物分析学等专业研究生使用，还可作为科研机构及企业从事新药研发人员的培训用书。

**图书在版编目（CIP）数据**

中药一致性评价学/孙国祥等著 . —北京：化学工业出版社，2023.8

（中药定量指纹图谱研究技术丛书）

ISBN 978-7-122-43646-7

Ⅰ.①中…　Ⅱ.①孙…　Ⅲ.①中药材-产品质量-评价　Ⅳ.①R282

中国国家版本馆 CIP 数据核字（2023）第 105587 号

---

| | |
|---|---|
| 责任编辑：褚红喜 | 文字编辑：王聪聪　陈小滔 |
| 责任校对：宋　玮 | 装帧设计：关　飞 |

---

出版发行：化学工业出版社（北京市东城区青年湖南街 13 号　邮政编码 100011）

印　　装：河北鑫兆源印刷有限公司

787mm×1092mm　1/16　印张 27　彩插 3　字数 678 千字　2023 年 11 月北京第 1 版第 1 次印刷

---

购书咨询：010-64518888　　　　　售后服务：010-64518899

网　　址：http://www.cip.com.cn

凡购买本书，如有缺损质量问题，本社销售中心负责调换。

---

定　　价：198.00 元

 1998 年 3 月孙国祥讲师申请以同等学历报考药物分析学博士研究生，我作为校长批准了这一请求。学校即制定支持青年教师（同等学历和具有硕士学位）在职攻读博士学位政策，以提高他们的学历。孙国祥攻读博士期间即申请了国家药典委员会"清热解毒注射液（12 味复方）"和"射干抗病毒注射液（8 味复方）"指纹图谱研究项目，于2023 年获得【射干抗病毒注射液国家药品注册标准 YBZ00672022】。他持之以恒地从事中药指纹学研究，从体系高度进行了 20 多年深入研究，成为国内这一领域的知名专家。

 《中药一致性评价学》前瞻中药国家战略，对当前我国中药一致性评价问题提出了可行的解决方法。全书从基础理论上对中药现代质量控制模式进行研究，提出基于定量指纹检查的中药整体质量控制模式，以及中药整体质量标准体系的国际化发展方向；从实际出发提出中药标准制剂控制模式，从根本上找到了能被各个药厂接受和认可的质量标准基础。本书最大的特点是基于中药系统指纹定量法，对中药投料一致性、中药固体制剂溶出一致性、中药谱效一致性研究方法都进行了研究。尤为重要的是，作者提出中药一致性评价的核心理论——等位等价理论，提出从中药主组分的化学指纹物质等位和中药主组分指纹在体内活性效应等位的两个方面来实现中药的药效等价，确立了中药一致性评价的目标理论。我非常高兴地看到孙国祥教授等成功地开发出中药一致性评价计算机软件"中药主组分一致性数字化评价系统 3.0"。它用宏定性相似度 $S_m$ 和宏定量相似度 $P_m$ 来鉴别和整体监控中药质量，在"复方甘草片质量一致性评价"研究中进入 12 家制药企业，正成为中药质量一致性评价与生产控制的符合国家计算机认证要求的可靠软件。接着，又提出光谱量子指纹图谱，开发出"中药光谱量子指纹一致性数字化评价系统 4.0"软件，这给中药一致性评价提供了快速评价技术。从重视中药有效性和安全性出发，他们对中药临床管理、中药安全性管理和中药全质量智能化管理体系进行了研究。

 本书可作为药学、中药学硕士研究生和博士研究生的选修教材，对开展中药仿制、经典名方研究和中药一致性评价的试验具有指导意义。基于此方法，孙国祥与制药企业合作获得【退热解毒注射液国家药品注册标准 YBZ00682022】和【复方两面针含片国家药品注册标准 YBZ05292019】。作为老校长，我很开心地看到，一个好的改革政策会使很多青年教师成长为国内知名专家学者。同时祝贺孙国祥教授真正用行动践行沈阳药科大学校训——"团结，勤奋，求实，创新"。孙国祥带领课题组发表中文核心期刊论文 250

多篇，发表 90 多篇英文 SCI 论文，希望他们继续不断探索，把论文写在祖国的大地上，让中药一致性评价学开花结果！

中国工程院院士
中国医学科学院学部委员
中国中医科学院学部委员
2023 年 7 月 31 日

1998 年 1 月孙国祥申请报考我的博士研究生，3 月 16 日我从北京开完全国政协会议回到沈阳药科大学，及时沟通和支持孙国祥以同等学历报考，同年 8 月顺利录取。2002 年 3 月中国药典委员会批准我负责"板蓝根注射液指纹图谱研究"项目，批准孙国祥负责"清热解毒注射液和射干抗病毒注射液指纹图谱研究"项目。我欣喜地看到，2003 年 6 月孙国祥博士毕业后一直从事中药指纹图谱研究，把中药指纹图谱从一门实用技术提升到中药指纹学体系高度进行了 20 多年的广泛深入研究。在攻读博士期间经常提出新概念和想法，他科研思路新颖。获第四届全国毛细管电泳学术报告会和全国色谱学术报告会优秀论文奖。通过药典委中药注射剂指纹图谱项目研究，于 2003 年建立了中药指纹图谱专业化实验室。自此开展对中药指纹图谱计算机评价软件研究，开发出"中药色谱指纹图谱超信息特征数字化评价系统 4.0"软件。2006 年获得国家自然基金重大研究计划项目进行中药指纹图谱在线专家系统研究。

中药一致性评价学是中药质量的数字化评价方法的典范，对我国中药质量信息化研究提出了很实用的解决方法。本书对中药质量一致性控制方法提出等位等价理论，核心是使用定量指纹图谱检查。中药标准制剂控制模式兼顾中药原料现实，不脱离国情，在保证中药的基本疗效前提下，充分考虑中药资源现状，提出从中药主组分的化学指纹物质等位和中药主组分的体内活性效应等位两个方面来实现中药一致性，这奠定了中药一致性评价目标理论。可喜地看到"中药主组分一致性数字化评价系统 3.0"用宏定性相似度 $S_m$ 和宏定量相似度 $P_m$ 来鉴别和整体监控中药质量并产业化。接着，他又提出光谱量子指纹图谱概念，并开发"中药光谱量子指纹一致性数字化评价系统 4.0"软件。

本书可作为药学和中药学硕士研究生和博士研究生的选修教材，可指导中药仿制药、经典名方研究和中药一致性评价。基于以上方法，孙国祥与制药企业合作获得【射干抗病毒注射液国家药品注册标准 YBZ00672022】和【退热解毒注射液国家药品注册标准 YBZ00682022】，祝贺我的学生孙国祥教授真正用行动践行"团结，勤奋，求实，创新"的校训。希望本书给中药产业带来新的生命力，祝我的学生不断进取，在中药指纹学领域取得更大成绩！

沈阳药科大学

2023 年 8 月 1 日

# 孙毓庆简介

我国分析化学教育家和色谱学家，任第七、八、九届全国政协委员，政协沈阳市第十届委员会副主席，国务院学位委员会第三届学科评议组成员，卫生部第六届药典委员会委员，中国色谱学会常务理事，辽宁省及沈阳市色谱学会理事长，中国药学会药物分析专业委员等。从事50年仪器分析教学和药物色谱与光谱分析方法学研究，先后指导研究生35名。从事毛细管电泳、毛细管电色谱、液相色谱-质谱联用及毛细管电泳-质谱联用方法学研究、中药多维指纹图谱研究（国家药典委员会课题）和微流控芯片在药物分析中的应用研究（"863"课题）等研究项目。受卫生部药典委员会的委托，于1984年成功研究了中成药的薄层扫描系统分析方法。该法可用于鉴定中成药（十味以下）及中药材的真伪、优劣和含量。该法虽为初级鉴定方法，但改变了中成药无内在质量评价方法的局面。受国家医药管理局、卫生部及卫生部药典会等委托，举办全国性薄层扫描及仪器分析班近20期，并至北京、广州、西安、哈尔滨等全国十余个城市讲学，培训在职人员数千人。

主编专著《现代色谱法及其在医药中的应用》（人民卫生出版社，1998）；《薄层扫描法及其在药物分析中的应用》（人民卫生出版社，1990）；《液相色谱溶剂系统的选择与优化》（化学工业出版社，2008）；主编教材《分析化学》（第3、4版，人民卫生出版社，1992、1999），《分析化学》（第1、2、3版，科学出版社，2003、2005、2009），《仪器分析选论》（科学出版社，2005）。

# 前　言

　　中国于 2016 年开展仿制药一致性评价，有 289 个固体制剂被列入一致性评价目录。很荣幸，我作为基本评价方案的设计者，带领全国相关厂家开展了中国第一个主组分为中药组分的制剂——复方甘草片（289 品种第 97 号）的质量一致性评价工作。它是中国第一个采用标准制剂控制模式，用系统指纹定量法控制主组分为中药组分的制剂质量一致性评价，形成了系统的方法和控制模式，这为我国中药一致性评价提供了研究案例。2002 年 3 月，我承担了国家药典委员会中药注射剂指纹图谱项目——射干抗病毒注射液和清热解毒注射液指纹图谱研究，从此进入中药指纹图谱研究领域，并于 2007 年 1 月提出和构建"中药指纹学"。

　　2016 年 6 月 18 日我在国药集团工业有限公司研究院办公室向中国麻醉药品协会的相关负责人作中药标准制剂控制模式报告，并于同年 8 月 16 日于国药集团工业有限公司会议室作复方甘草片质量一致性评价方案报告，全国 30 多个复方甘草片厂家负责经理和技术主管 60 多人参加了此次会议。受中国麻醉药品协会委托，2016 年 9 月 10 日我与国药集团工业有限公司共同起草复方甘草片质量一致性评价方案递交中国食品药品检定研究院审核。至此，"中药一致性评价学"这一学术思想体系形成了。

　　2019 年 8 月《中药指纹学》一书出版后，广大读者反响热烈。这激励我们把最近 20 多年的科研思路整理成《中药定量指纹图谱研究技术丛书》。这一系列丛书的主要核心是倡导中药标准制剂控制模式和中药系统指纹定量法在中药质量一致性评价中的应用。当前，中医药发展已被列为国家战略，我们的研究为中药质量一致性评价提供了先例方法，并探索了中药质量一致性评价核心技术理论与控制方法，这为中药行业质量控制提供了实用和可靠的控制技术。以"中药指纹学"为学科基础来开展中药一致性评价学研究，具有时代鲜明特色且契合当前我国中药国家战略。本书可为从事中药一致性评价相关科研单位和制药企业相关工作人员提供参考，也可作为我国药学本科教学和研究生教学的教材或参考书。

　　本书得以出版，感谢国家自然科学基金委项目"中药指纹图谱在线专家系统研究（90612002）"和"铁霜替朱砂消除朱砂安神丸毒性的量-效-毒关系原理研究（81573586）"的资助；感谢中国麻醉药品协会与国药集团工业有限公司的鼎力支持，并感谢参与复方甘草片质量一致性评价的各厂家的支持。诚挚感谢课题组研究生帮助整理本书，同时感谢化学工业出版社的支持、信任和鼓励，以促成本书的出版。最后，感谢我的导师孙毓庆教授和姚新生院士为本书作序，他们是我终生学习的榜样。

孙国祥

沈阳药科大学

2023 年 8 月 7 日

# 目 录

# 第3章 中药定量指纹学 ========================================== 38

# 第4章 中药投料一致性 ========================================== 65

# 第5章　中药溶出一致性　　77

# 第8章　中药指纹评价软件　142

# 第 13 章　中药安全性管理 ━━━━━━━━━━━━━━━━ 384

# 第 14 章　中药全质量智能化管理体系 ━━━━━━━━ 392

# 第 1 章

# 中药质量控制学

## ▶ 1.1 中药质量控制

中药是指在传统中医药理论指导下，用于预防、治疗、诊断疾病和具有康复保健作用的植物药、动物药、矿物药等天然药物及其加工品。中药品种繁多，来源复杂。同名异物、异名同物的情况很多见。既有植物，又有动物、矿物；既有野生的，又有家种或家养的。它包括药材、饮片、单方制剂和成方制剂，具有化学成分多样性、药理活性多样性、作用机制与靶标多样性等特点。

任何一种中药的化学成分都十分复杂，由几味甚至几十味药组成的复杂中药制剂所含成分更为复杂，并且中药制剂产生的疗效不是某单一成分作用的结果，也不是某些成分作用的简单加和，是各成分之间的协同作用。中药药效可简单理解为是万物精华组方后，协调、突出君药药效，按照一定治疗目标以臣药增强药效目标，以佐药辅助发挥核心药效，以使药送达病灶位置最终完成成方治疗目的。中药成分的复杂性及多样性，杂质（引起副作用的物质）来源的多途径性，使其在质量控制上与单一成分化学药相比难度增大，需要测定多种有效成分，才能更加科学、客观地评价中药质量。中药一致性评价学是关于中药化学物质组成与中药药效实现"等位等价"控制为目标的体系科学，是实现中药药效物质一致性关联药效功能一致性的二元系统控制学。中药系统从属于复杂性科学系统，必须用定量指纹图谱理论与技术完成对中药的整体质量控制。

### 1.1.1 传统鉴别技术与方法 [1-9]

中药的发现和使用最早可以追溯到几千年前，人们发现食用了某些动植物后具有减轻或消除病痛的功效，这就是中药的起源。随着人类文明的进步，开始有目的地寻找防治疾病的药物和方法，所谓"神农尝百草"就是中药鉴定的起步。

传统的中药鉴别方法是在长期大量实践基础上总结出来的，以经验鉴定为主，主要通过感官判定，主要包括眼观、鼻闻、手摸、口尝、水试、火试等。

#### 1.1.1.1 眼观

通过人眼来识别中药材或中药饮片，观察它们的外观形状、内外色泽、断面纹理等表面特征，再以经验判断药材的真伪优劣情况。

#### 1.1.1.2 鼻闻

对于一些含有挥发油或具有特殊气味的药材，可以通过闻气味的方法来进行鉴别。例如：鱼腥草有鱼腥味；肉桂香而辣；冰片香而凉。

#### 1.1.1.3 手摸

手摸指用手触摸、捏搓药材来感受药材的软硬、疏松致密、光滑粗糙、黏稠粉性等质地情况来鉴别品质好坏。不同的药材质地不同，同一种药材由于加工工艺不同质地也不同。

#### 1.1.1.4 口尝

古有神农尝百草，通过口尝也可以辨识药材。甘草甘而后淡；蟾酥甘而后辣。值得注意的是口尝的药材一般无毒或小毒，毒性大的药材不能通过口尝鉴别。

#### 1.1.1.5 水试

一些中药材遇水或在水中浸泡后产生特殊现象，可观察这些现象进行鉴别。如红花用水浸泡，水变金黄色。

#### 1.1.1.6 火试

通过对中药材进行火烧或加热来观察其产生的颜色、烟雾、响声和气味来鉴别药材真伪。如明矾煅烧后失去结晶水，疏松结块。

### 1.1.2 中药标准体系发展方向

中药质量标准走过漫长的单指标和多指标定量之路，但都没有达到理想的中药质量控制，也没有有效解决中药药效物质波动性极大的问题。近年来，我国中药质量标准体系取得了很大进步，中药质量控制和评价模式呈现多元化、在质量标准中采用生物效价检测方法、重点发展以分离和表征为主的关键中药质量控制技术，构建具有中药特色的过程控制和产品质量控制标准。这些方法均为中药整体质量标准体系的构建与完善提供了科学、新颖的思路。但理想的中药质量标准计量模式应该科学、合理、简便、可行，同时更需要在实际应用中具有可操作性，所以很多新方法应用到质量标准中还需要大量的实践与验证。先进技术手段和科学评价模式是质量标准体系完善的基石，如"定量指纹图谱技术""一测多评法""一线多评法""系统指纹定量法"、经典"模式识别法"和药典"定性定量相似度评价法"等，要从技术手段和评价模式两个方面着手，构建完善的中药整体质量控制体系。2003 年以来孙国祥教授在多篇论文中提出"中药指纹对照品"概念和"中药标准制剂"概念，从理论上建议中药整体化学物质的上下限度应控制在 70%～130% 范围内（以宏定量相似度为指标）。实质上中药指纹对照品或中药标准制剂的指纹图谱就是中药质量标准中的标准指纹图谱（对照指纹图谱或称特征指纹图谱）。中药标准制剂计量模式是中药质量控制学中最为科学、最合理和最符合中药工业现实的质量控制模式。中药标准制剂计量模式是以定量指纹图谱作为表达方式，与多指标成分精准定量控制相结合的先进科学方法，是中药获得国际认可和走向国际的唯一出路。

## 1.1.3 中药现代质量控制模式 [10, 11]

《中华人民共和国药典》（以下简称《中国药典》）一部（包括中药材、中药饮片、提取物和中成药）质量标准是一个整体的标准体系，不是独立的某一项检测项目。以中药材为例，其质量标准由名称、来源、性状、鉴别、检查、指纹图谱/特征图谱、含量测定等组成，列入标准中的各项内容都必须符合规定，才能建立起完整的质量标准。检测内容涵盖鉴别、含量测定和检查三方面要求，三者综合结果决定了中药的安全性、有效性和质量可控性，中药基本质量控制模式见表1-1。中药质量标准体系中设置的各项内容对中药质量控制和保障临床用药安全有效均有其特有的目的和意义。

《中国药典》一部深入研究了中药独特性，在确保科学性和规范性前提下，探索并完善了符合中药特点的质量标准控制体系和控制模式，提高了中药质量标准的控制水平。在《中国药典》引领下，中药质量控制逐渐形成了完整的控制体系，并进一步完善与提高。但我国中药质量标准体系仍然存在如下问题：①定量指标成分太少；②未充分使用定量指纹图谱技术，虽然引入中药指纹图谱检查项，但只停留在夹角余弦定性相似度鉴别检查阶段，所用夹角余弦相似度评价很容易达到0.9以上，其不能充分反映中药整体质量（只反映大指纹峰间的比例分布关系）；③薄层色谱鉴别使用过多（其费时、试剂污染大、重现性差，在测试仪器水平比较低时常用），建议用HPLC指纹图谱或GC指纹图谱取代薄层色谱鉴别，只要指纹图谱中能鉴别TLC斑点对应的化学成分，免去薄层色谱鉴别是科学合理的，这符合现代仪器分析的突出优势。

**表1-1 《中国药典》常用中药质量控制模式**

| 编号 | 检测项目 | 基本内容 | 方法特点和建议 |
|---|---|---|---|
| 1 | 基源鉴别 | 采用分类学方法，对中药材的来源进行鉴定，确定学名和药用部位，包括本草考证、动植物研究及标本形态研究三个方面 | 该法以形态学物理方法为主，建议引入DNA和RNA鉴别技术，ITS-DNA鉴别，18S rDNA和5.8S rDNA及26S rDNA区分属间和种间差异 |
| 2 | 显微鉴别 | 利用显微镜来观察药材的组织构造、细胞形状、内含物等特征，对中药材及其粉末、中成药进行分析鉴定方法 | 该法利用生物物理指纹图谱鉴别，建议引入计算机判别技术，形成标准显微图谱库，人工智能自动鉴别技术可提高鉴定效率和准确度 |
| 3 | 色谱鉴别 | 多采用薄层色谱（TLC）法，在定性鉴别中发挥了重要作用，能同时分离多种样品、易于比较区分，分析结果以直观的彩色图像表达，图像能给出多层面的信息。缺点为：①制备样品费时；②试剂有污染；③色谱图像干扰多、不清晰、方法不灵敏；④重现性、稳定性欠佳 | 薄层色谱法是在我国经济发展水平比较低时为达到鉴别药味化学成分而普遍设置的鉴别方法。目前中国药检仪器的分析水平大幅度提高，建议用HPLC指纹图谱和GC指纹图谱取代TLC鉴别，也可用其他仪器分析技术取代TLC鉴别，将质量控制标准做到与时俱进 |
| 4 | 有毒物质检查 | 提出针对所有植物类药材及饮片的33种禁用农药残留量要求，对中药材外源性和内源性有毒有害物质进行检测，全方位加强中药安全性质量控制，对重金属、黄曲霉素严格限量控制 | LC-MS、GC-MS、ICP、原子荧光、迁移谱等现代技术广泛应用于有毒物质检查。利用高灵敏现代仪器分析技术进行农药残留检查和有害物质检查 |
| 5 | 指纹图谱 | 建立在中药化学成分系统研究的基础上，主要用于评价中药材以及中药制剂产品质量的真实性、优良性和稳定性。缺点为：①夹角余弦相似度突出大指纹峰贡献，忽视含量低的指纹成分；②没有与指标成分定量完美结合；③处于指纹图谱控制的定性阶段，非整体控制；④定量指纹图谱是中药质量控制的未来；⑤系统指纹定量法是中药质量一致性评价的核心技术，应用逐渐变多 | 升格为定量指纹图谱检查是大势所趋，建立统一化色谱条件，满足所有药味质量控制的使用。以标准制剂的标准指纹图谱为计量模式，综合分解全方位地控制原料、中间体和制剂的量值传递，以宏定量相似度为指标控制均化投料。按照宏定性相似度 $S_m$ 不低于0.9，宏定量相似度 $P_m$ 在80%～120%控制，科学合理，具有先进性 |

| 编号 | 检测项目 | 基本内容 | 方法特点和建议 |
|---|---|---|---|
| 6 | 指标成分定量 | 对主要药效成分或指标性成分的定量控制,是评价中药材质量优劣、保障中药材有效性的重要指标。对于药效或有效成分明确的中药材,建立药效或有效成分的含量测定;对于药效或有效成分尚未明确的中药材,建立指标性成分的含量测定。无合适指标时,可在供试液中加入 1～2 个固定浓度的内标物标化主要成分的含量 | ①Q-Marker 评价法;②一测多评法(误差大、无校正技术);③一线多评法(误差小、方法稳定、双标校正技术);④在统一化色谱条件下使用定量指纹图谱＋指标成分测定(高效、可靠、双标校正技术),对每味药最少测定一个成分含量;⑤叠加对比法(复杂基质时使用),建议一般饮片用 4～6 个成分定量控制 |

受中草药图谱和显微鉴定生物指纹图谱的启发,20 世纪 80 年代孙毓庆和谢培山等在薄层扫描法(TLCS)鉴定中药和中药薄层色谱(TLC)图谱领域开展了大量的研究工作,最早将薄层指纹图谱引入中药质量控制;温天明等用 HPLC 分析丹参注射液时最早提出"指纹特征峰"的概念;洪筱坤等研究 GC 相对保留值指纹图谱时提出峰重叠率和八强峰等概念;毕开顺等开展了中药材化学模式识别研究。1993 年,德国 O. Sticher 用 HPLC 指纹图谱和多指标定量控制银杏叶制剂的质量,此时指纹图谱已深入到分子水平。在一代又一代学者们的努力下,指纹发展成描述中药复杂化学成分分布的特征性,成为如今的中药指纹图谱。孙国祥教授提出系列中药定量指纹图谱控制理论,提出中药标准制剂控制模式,开发出系列中药定量指纹图谱计算机评价软件(该软件具有审计追踪功能)。中药指纹图谱是将中药材或中药制剂经适当前处理后,采用现代仪器分析技术,得到的能够标示其化学成分特征的色谱图或光谱指纹图。中药指纹图谱是一种综合的、可对全部指纹进行整体定量鉴别(使用宏定量相似度作为鉴定指标)的先进技术,它建立在中药化学成分系统研究的基础上,主要用于评价中药材以及中药制剂质量的真实性、优良性和稳定性。

中药指纹图谱为中药质量控制研究提供了一个新思路和新方法。当前中药指纹图谱已经成为国际公认的可有效、全面反映天然药物质量的控制技术,作为一种实用技术手段,可以实现中药质量安全、有效、稳定、可控,揭示中药有效成分群的作用机制及其在生物体内的代谢动力学规律,并且能指引创新中药剂型研究,是中药走向世界的重要保障。由此,孙国祥教授系统地把中药指纹图谱技术上升为中药指纹学,它是实现中药质量一致性控制的科学理论体系,几乎综合涵盖了中药全部学科。

### 1.1.4　中药现代质量控制技术

现代分析仪器的发展加速了中药现代化进程,中药发展必然要利用现代仪器分析技术来增强中药质量控制技术的科学性和先进性。

#### 1.1.4.1　显微鉴定法

中药显微鉴定是应用显微鉴定的理论和实验技术,利用光学显微镜(或电子显微镜)对中药的组织、粉末进行微观分析的一门科学。它是中药物理外观指纹图谱,是中药鉴定从宏观到微观的一个重大跨越,是现代中药鉴别方法中最简单、最直接的方法。目前电子显微镜和扫描电子显微镜技术的应用,提高和扩展了显微中药鉴别的准确性。

#### 1.1.4.2　中药指纹图谱

中药指纹图谱与传统的单一成分质量控制模式不同,它从化学物质基础的整体角度出发,是一种综合的、可定量化鉴别手段(可实现中药整体定性鉴别和中药整体指纹的全定量),通过比较色谱指纹相似程度(包括定性相似度和定量相似度),对中药整体质量进行一致性评价与控制，具有全面性和整体性的优点。中药指纹图谱分类如下：

**（1）色谱指纹图谱**

① **薄层色谱指纹图谱** 1977 年版《中国药典》首次收载薄层色谱（TLC），它是最早用于中药指纹图谱鉴别的一项技术。TLC 可以同时分离多种样品，固定相和流动相的种类可以灵活变换，检测方法多样且直观，具有操作简单、快速、经济、灵敏的特点。薄层扫描法用于多种中成药的含量测定，在中草药的质量控制中被各个国家广泛应用。廖华丽等[11]使用高效薄层色谱对防风药材进行鉴别，采用单因素实验方法，对影响色谱的各种因素进行系统考察，筛选出最佳色谱条件，建立了防风药材薄层指纹图谱，快速得到不同批次防风药材的质量优劣情况，达到准确鉴别的目的，为防风药材的质量控制提供依据。邹淑君等[12]采用薄层色谱对辽东楤木叶总皂苷进行分析，展开后显色置于紫外光下获得其荧光高效薄层色谱图，经软件组合处理生成斑点灰度峰曲线，经过相似度分析及聚类分析，建立了指纹图谱共有模式，该方法快速可靠，可用于辽东楤木叶药材鉴定和质量控制评价。

薄层色谱指纹图谱一直是中药常用的鉴别方法和质量标准建立的必备项目，但是随着中药质量标准体系要求的进一步提高，薄层色谱的不足之处日渐体现。例如：实验成本高，检测周期长，鉴别效率低，方法重复性、准确性低，稳定性差，展开剂毒性大，干扰因素多等[13]。TLC 将逐渐被 HPLC 指纹图谱和 GC 指纹图谱取代，但仍可作为有效的补充方法。

② **高效液相指纹图谱** 高效液相色谱法（HPLC）分离效能高、灵敏度高、分析速度快、流动相选择性广、重现性好、色谱柱可反复使用，无论是在定量还是定性方面皆优于TLC。随着现代仪器分析的发展，HPLC 技术越来越成熟，仪器越来越智能，样品制备方法简单，自动化检测程度高，实验成本低。其检测器以紫外检测器（UV）为主，同时可兼用 FD、ECD、ELSD 和 RID 等多种检测器，可实现对无紫外吸收物质的检测，弥补了HPLC 的不足，适用样品类型更加广泛。液质联用（LC-MS）可同时得到色谱峰的结构信息，进一步契合中药质量控制"全成分"分析的理念。HPLC 已经成为公认的检测中药指纹图谱的主导方法。

1985 年，温天明[14]用 HPLC 分析丹参注射液时最早提出了"指纹特征峰"的概念，通过比较特征色谱指纹峰，以定性监测丹参注射液的多种成分，在中药多种成分作用机制尚不十分清楚的情况下，对于保证和控制中药质量更有实际意义。孙国祥采用 HPLC 建立了红参、甜瓜蒂、刺五加、黄芩、栀子、三七、柴胡、连翘、金银花和斑蝥[15-24]等药材和清热解毒注射液及注射用苦碟子[25,26]的数字化指纹图谱，并首次提出了中药指纹整体定量评价的核心技术——系统指纹定量法。它以色谱为检测手段，以系统聚类分析、人工神经网络和模糊聚类分析，针对不同基原、不同产地药材建立判别分析方法，是中药质量控制的重要方法[27]。中药色谱指纹图谱相似度分析方法就是在此基础上精练发展而来，其衡量指标以目前我国广泛接受的向量夹角余弦和相关系数为主，主要反映中药中各种化学指纹成分的分布比例，这是一个定性评价指标而不具有任何定量功能，并且存在大峰严重掩蔽小峰的缺陷。虽然使用距离系数法（包括 Euclidean 距离和 Mahattan 距离等）在比较样品与对照指纹图谱差距时很有效（一般作为聚类分析的测度），但无法直接给出明确的定量相似度大小。峰重叠率法、峰重叠率与共有峰强度结合法[28]、尼尔系数法以及改进尼尔系数法[29]，都是定性判别化学成分分布比例相似性的方法，却没有任何定量判断作用。2022 年 11 月孙国祥等提出了欧式定量相似度评价法。针对夹角余弦相似度 $S_F$ 缺陷，孙国祥提出了具有等权性的比率定性相似度 $S_F'$，其在丢失一个大指纹峰和丢失一个小峰会使相似度下降相同值，提出将 $S_F$ 和 $S_F'$ 结合以构成双定性相似法，可兼顾监测大小指纹峰的缺失或变异，对化学成分的数量和分布比例实现精准定性判别，因而是指纹图谱宏观定性鉴别的最佳方法。此外，孙国祥等根据色谱定量的基本依据并结合向量原理建立多元指纹化学成分的宏观定量评价理论[30]，提出利用指纹图谱宏观含量相似度 $R$、投影含量相似度 $C$、含量相似度 $Q$、定量相似度 $P$ 和平均质量分数 $M$ 等指标，对中药材和中成药进行宏观定量相似度评价，解决了中药指纹图谱的宏观定量评价问题。在此基础上建立了中药色谱指纹图谱全定性和全定量相似度质控体系，认为双（全）定性相似度＞0.9 是进行定量相似度评价的必要条件，进行质控时任选四级全定量相似度[31]中的一级并控制在 $80\%\sim120\%$（制剂控制在 $85\%\sim115\%$）且组内相差不超过 $10\%$ 为合格，这一体系以双定性双定量相似度法为典型代表。孙国祥[32]建立了中药色谱指纹图谱潜信息特征判据研究方法，用 100 个量化参数揭示中药色谱指纹图谱的潜信息特征。该法能非常清晰地掌握和了解中药质量变动，灵敏反映中药质量微小变异，有望成为中药生产过程中中药化学成分的质量变异监控数字化技术手段，为数字化中药的发展提供有益的质量控制技术支持。之后建立了中药统一化色谱指纹图谱的创建方法和统一化色谱指纹图谱相对统一化理论[33]；发展了用 30 个数字化判据参数描述统一化色谱指纹图谱的相对统一化特征。它重点解决同一样品在不同检测仪器上得到的指纹图谱的比较评价问题。

分析成本高，存在"柱外效应"，色谱柱需要维持干净，液相色谱仪价格及日常维护费用贵，分析时间一般比气相长，检测器的灵敏度不及气相色谱等，都是目前 HPLC 存在的一些问题。但是在一代又一代色谱工作者的不懈努力下，HPLC 在中药指纹图谱中的研究正在走向全面化、多样性、宏观定性与定量化，这标志着中药指纹图谱理论和技术内核的进一步成熟和完善，可以预见 HPLC 仍将是未来中药质量控制的主要研究方法。尤其是数字化定量指纹图谱正成为最佳中药质量的控制手段和中药一致性评价的核心方法，推荐使用系统指纹定量法和带有审计追踪功能的"中药主组分一致性数字化评价系统 3.0"软件。

③ **气相色谱指纹图谱**　气相色谱（GC）集高效、快速于一体，具有高的分离效能、灵敏度和选择性。GC 在中药指纹图谱的研究中占据重要地位，对于含有挥发性成分、脂肪酸类成分等中药材的分析不可替代。在中药的质量控制中，只需把样品置于气相色谱要求的环境下，即可通过简单的操作技术直接得到已气化的样品，通过气相色谱法的具体分析，可以检测出中药中主要挥发性成分以及挥发性杂质的准确含量。

袁敏等[34]采用毛细管气相色谱技术，建立了不同产地连翘挥发油指纹图谱的分析测定方法，其采用聚类分析法，为含连翘的中药制剂制订指纹图谱奠定了基础。欧阳臻等[35]用气相色谱-质谱联用技术（GC-MS）研究茅苍术挥发油的指纹图谱，采用相似度和聚类分析的方法，为全面有效评价鉴定茅苍术的内在质量提供了特征性数据。

气相色谱经过多年的发展，其技术和水平在总体上已经进入了一个相对稳定和成熟的阶段，由其延伸的众多联用技术（如 GC-MS、GC-MS-CPMP 等）的使用也越来越广泛，但由于气相色谱法只能分析气体试样，或易挥发的液体和固体试样，因此其分析中药成分的热稳定性必须要好。

④ **毛细管电泳指纹图谱**　高效毛细管电泳技术（HPCE）较为简捷，在中药质量控制方面具有较高的可靠性。其优点是：样品不需要特殊处理；试剂消耗量极少，极大地降低购买和处理的费用；纳升级进样量可使有限的样品得以充分利用；柱上检测可快速准确对中药水提液或醇提液成分进行检测等[36]。分离机制单一性和可选择性的毛细管电泳指纹图谱（CEFP）分析方法适用于中药中带电荷化合物的分离分析，如蛋白质、氨基酸、黄酮、生物碱、有机酸、单糖及一些中性分子等。电泳组分出峰先后顺序基本是阳离子、中性分子和

阴离子，并遵循按质荷比大小顺序出峰，在分离机制上与 HPLC 明显不同，这可为谱效学研究提供以迁移时间特性反映的有效组分的活性特征，能够弥补色谱法中以分配机制描述的定量结构-保留相关（QSRR）机制的不足。

孙国祥等[37]采用毛细管区带电泳法以 10 个不同产地药材的电泳图建立玄参的指纹图谱，采用双定性相似度和双定量相似度的评价方法，可以同时监测大峰和小峰的变动和缺失，为玄参药材质量控制提供新方法。李奕等[38]建立了一种 CE-ESI-MS 分析中药中的粉防己碱和防己诺林碱含量的方法，并比较了熔融石英毛细管和 PVA 涂层毛细管在定量分析中的性质差异，成功地对中药中的粉防己碱和防己诺林碱进行了含量测定。Chen 等[39]采用 CE-MS 分析中药中的麻黄碱、小檗碱和巴马亭，并以此对真假中成药进行鉴别，其检测结果的可靠性明显优于紫外检测器。

CEFP 以其高效、快速、简便且柱不易受污染的特点优于 HPLC 法，在中药有效成分的分离、定性定量、中药材鉴别等方面应用越来越广泛，是一种极有发展前途的中药质量控制的绿色分析方法。但其目前仍存在重现性较差、系统不稳定、中药指纹图谱与药效研究脱节等问题，所以仅凭色谱图直接比较可能会存在很大误差，而应用数字化指纹图谱技术对其评价则大大增强 CEFP 的可比性与可控性。目前国内也有关于数字化指纹图谱的报道[40,41]，但大多数都是数据内涵简单，没有实现真正意义上的数字化，并且需要大量的手工计算。孙国祥等[42]研制的"中药色谱指纹图谱超信息特征数字化评价系统 4.0"软件，是将积分信号直接导入软件后可即刻得到指纹峰特征技术参数、色谱指纹图谱潜信息特征判据参数、色谱指纹图谱定性相似度和定量相似度判据参数和色谱指纹图谱相对统一化特征判据参数总计 114 个以上。它们从各个方面反映指纹图谱的数字化特征，且不需要复杂数学方法和繁杂计算，使用起来极为方便和快捷。这一软件为数字化 CEFP 的建立提供了极大的便利条件，使毛细管电泳技术能够更加准确、客观、真正地用于中药质量的鉴别和控制。数字化指纹图谱技术是数字中药质控的典型代表和核心技术，建立毛细管电泳数字化指纹图谱是实现中药现代质量控制的重要技术之一。

⑤ **高速逆流指纹图谱** 它是最新的液-液分配色谱技术，具有操作简单，分离效能高，分析成本低，样品无损失、无污染、大制备量分离等优点。目前高速逆流色谱（HSCCC）技术在国内对中药材分析方面的应用还处于开始阶段，但此技术的应用前景非常广阔。顾铭等[43]利用高速逆流色谱仪分离纯化丹参有效成分，建立丹参脂溶性成分高速逆流指纹图谱，并通过高效液相色谱和液质联用的技术对此方法分离出来的成分进行鉴定，结果显示方法可行。

**(2) 光谱指纹图谱**

① **紫外-可见吸收光谱指纹图谱** 对于结构特征具有紫外吸收的中药化合物成分，可以利用紫外-可见吸收光谱（UV-Vis）指纹图谱的差异来进行真伪鉴别，其灵敏度高，特征性好，在中药质量控制中得到了广泛的应用。若中药材亲缘关系相近则紫外光谱容易混淆，可以将紫外光谱与化学计量学方法相结合，对全波段的紫外-可见吸收光谱进行多变量数据分析来提高分辨率。孙国祥等用 HPLC-DAD 联用，使用空心 PEEK 管测定中药提取液的在线紫外光谱，形成了标准化的中药紫外指纹图谱测定法和紫外全指纹溶出度测定法。

庞学丰等[44]采用 70% 乙醇提取，以 380nm 为检测波长，利用紫外-可见分光光度法测定止痛祛风胶囊中总黄酮的含量，操作简便，重复性好。袁久荣[45]在中药鉴别紫外谱线组法基础上，对十几种中药进行导数紫外光谱谱线组法测试研究，发现水、无水乙醇、氯仿、石油醚 4 种溶剂一阶导数谱线各异，具有较好的特征性、重现性和灵敏度，可直接读数，快速且直观。这是首次提出鉴别中药的导数紫外光谱谱线组法，提高了鉴别中药的可靠性和方法的选择性，并用该法对不同产地基原相近的中药材进行测试鉴别，取得了满意的结果。

UV-Vis 波段作为一种选择性强、可解释程度高、与目标关系线性明确的检测技术，蕴含丰富的信息。但在直接测定中药成分时，待测中药体系中其他杂质会对测定造成较大干扰，影响方法的选择性；采用显色法时，操作过程复杂，显色条件难以准确控制等，会导致方法的稳定性较差[46]。这也是紫外光谱法的缺陷所在。

② **红外光谱指纹图谱**　红外光谱（IR）分析技术是控制中药质量的又一种重要绿色分析方法。具有信息丰富，分析快速，可对分析对象进行多指标同时测定，分析成本较低，样品无损，无须复杂的预处理，光子能量低，不对分析工作者造成伤害，不消耗化学试剂，可以远距离在线监测等特点[47]。适用于中药材、中成药定量分析，中药的真伪、基原、产地、生产厂家的鉴别，以及中药生产过程的监控等。

李小阳等[48]利用傅里叶变换红外光谱仪对 59 批当归样品进行测定，选取 3 个波段分别建立当归药材的相关系数识别阈值，建立了当归药材的红外光谱指纹图谱及其相似度评价指标，提供一种简便、客观、量化、能反映整体成分信息的当归质量快速检测方法，可以准确识别正常与异常的当归样品。高姗姗[49]基于中红外光谱特征，结合统计分析和模式识别等，对中红外光谱鉴定中药饮片的方法进行了研究，建立了木通、半夏、川乌、黄连药材不同饮片的红外光谱指纹图谱，可以准确辨别饮片真伪。

红外光谱用于中药质量评价的最根本优势在于直接无损，对于一些名贵稀缺或是数量不足的药材来说是一个很好的选择。红外光谱是化合物的指纹图谱，根据待测样品的光谱特征即可直接对其成分进行分析，能够直接反映不同类型化学成分的整体信息。但是，红外光谱信号基体干扰严重，相似成分谱线重叠，难以区分，弱吸收信号易被强吸收信号掩盖，难以找出微量成分的特征信号，专属性和特征性差。因此，在使用红外光谱对中药样品质量进行初步筛查的基础上，还应该使用色谱、质谱等方法对特定成分进行更加精确的定性定量检测，才能够对中药样品进行比较完善可靠的质量评价。

③ **X 射线衍射指纹图谱**　X 射线衍射技术（XRD）是评价固体粉末中药材的一种分析方法。物质的组成、晶型、分子成键方式、分子构型的不同，决定经 X 射线照射会产生不同程度的衍射现象，通过产生的 X 射线衍射指纹图谱（XRDFP）可以达到中药材质量控制的目的。XRDFP 具有专属性强、重现性好、快速稳定的特点，尤其适用于动物类和矿物类药材的鉴别研究。

赵翠等[50]利用 X 射线衍射技术对中药煅硼砂样品进行定性分析，并对各样品共有峰进行相似度分析，建立了煅硼砂指纹图谱。该方法专属性强，准确可靠，为煅硼砂质量评价提供了新方法，可实现对煅硼砂的鉴别和质量评价。高夏红[51]建立了中草药弥散型 XRD 指纹图谱的数字解析方法学，构建了中药材粉末衍射数据卡，共建立了 200 余种常见中药材的 XRD 指纹图谱数据库。对植物类中药 XRD 指纹图谱的数据-信号处理技术进行了深入研究与改进，首次引入谱图数字分峰和全谱数字化拟合技术。采用 Pseudo-Voigt 函数模型进行全谱数字拟合分峰，对分峰后的峰位和相对强度进行相似度计算，寻找指纹图谱间定量的数字化差异，克服了传统 XRD 分析法在中药鉴别中的缺陷，解决了长期困扰植物类中药弥散型 XRD 指纹图谱的数字解析难题。

XRDFP 也具有一定的局限性，对于含有不同化学成分的矿物药，XRDFP 可以很好地区分，但是对于主成分相同的矿物药，XRDFP 相似度极高，无法准确区分；此外，对于基原不同的同种矿物药，其组成和含量存在较大差异，导致 XRDFP 中峰的位置和强度不一致，故无法建立矿物药整体的指纹图谱。

④ **质谱指纹图谱** 质谱（MS）是质量筛选分析器，通过检测中药中化合物不同的质荷比（$m/z$）形成质谱指纹图谱，从而进行定性定量分析。具有灵敏度高、特异性强、稳定性佳、分析化合物种类广泛等优点，可满足中药研究的需求，非常适用于中药成分分析及质量控制、作用机制和药物代谢等方面的研究，已成为中药质量控制研究中的重要工具。杨秋霞等[52]使用傅里叶变换离子回旋共振质谱（FTICR-MS），建立了赤灵芝化学成分鉴定和指纹图谱分析方法，并对不同产地赤灵芝样品进行测定，结果表明该方法可实现赤灵芝的直接、快速、高效分析和指纹图谱研究，在中药分析领域有着广阔的应用前景。

⑤ **核磁共振指纹图谱** 核磁共振（NMR）指纹图谱是一种鉴定中药成分、测定中药含量和控制中药质量的新方法，通过测定强磁场中的原子核对射频辐射的吸收，获得有关化合物分子的结构信息，具有高度的重现性和特征性。中药材的研究主要集中在氢谱方面，$^1$H NMR谱可以全面准确地反映中药材特征化学成分组成，具有唯一性，且样品用量少、扫描时间短、容易获得，因此被广泛应用。

姜阳明等[53]采用CPMG脉冲序列采集了杜仲提取物的$^1$H NMR谱，通过完整还原振幅频率表（CRAFT）分析技术对杜仲指纹图谱进行特征指纹分析，将目标化合物的信号从混合物图谱中剥离出来，实现了不分离样品分析目标化合物信息的目的，对杜仲的特征化合物松脂醇二葡萄糖苷进行了定性和定量分析，结果显示与高效液相色谱定量分析结果基本一致。另外，通过NMR检测与多变量数据建模相结合，分析了杜仲提取物的全指纹图谱，结果显示同一采收期不同产地的杜仲药材有显著差异，表明该方法可用于鉴定不同产地的药材，具有一定的实用意义。核磁共振指纹图谱（NMRFP）可评价中药质量的均一性和稳定性，主要用于新药的开发和鉴定，以及对不同药品的特征化学物质种类及含量的测定等方面[54]。其主要的缺点是灵敏度低、检测动态范围窄等。

**（3）多维指纹图谱**

以草药为基础的中药和中成药成分往往极其复杂，单一的分离检测技术越来越难以满足中药超痕量样品分析、复杂样品分析、组学分析等需求，无法建立比较完善的指纹图谱，因此需要多种测定方式相结合，才能极大地加强分离与检测的幅度和深度，才能得到相对丰富的信息。

王焕军等[55]采用高效液相色谱-三重四级杆（HPLC-MS/MS）对清血八味片的化学成分进行研究，共鉴定出紫草中成分7种、土木香中成分3种、人工牛黄中成分4种、栀子中成分7种、瞿麦中成分7种、甘草中成分12种。该方法快速可靠，操作简便，可用于清血八味片的质量控制研究，为临床药物使用提供一定的依据。白发平等[56]利用水蒸气蒸馏法提取夏枯草中的挥发油，采用顶空进样气相色谱质谱联用法（GC-MS）对挥发油成分进行结构分析和鉴定。结果从夏枯草挥发油中共分离鉴定出26个化学成分，夏枯草中相对含量较高的成分种类是脂肪酸类成分、醇类成分、醚类成分、烯类成分和烷烃类成分。中药夏枯草挥发油中化学成分较为复杂，以脂肪酸类成分为主，其中棕榈酸含量最高。夏枯草挥发油中的主要活性成分还有待进一步研究，该研究结果为夏枯草的资源开发利用与质量控制评价奠定了基础。

不同的分离方法、分离模式的联用可实现分离的优势互补，不同的检测技术、检测仪器的联用可实现同时监测不同信号的响应，这为获取更加丰富和更加广泛的物质信息提供了技术保障。另外，与一维相比，二维LC-MS和GC-MS具有更高的峰容量、分辨率及灵敏度，适合中药化合物，尤其是复杂同分异构体的分离定量，但二维色谱质谱存在数据处理软件发展滞后，难以满足数据分析需求的不足，需要对传统分析算法和软件进一步改进。因此，进一步建立新型质谱方法，以提高质谱检测化合物的覆盖度、灵敏度、选择性、稳定性和可靠性，以及提高质谱的定性定量能力，将有利于中药研究的发展，解决中药现代化建设的瓶颈问题，以加快我国中药国际化的步伐。

### 1.1.5  现代质量标准控制前景

目前我国中药质量存在的问题主要有：中药原料药野生资源枯竭，道地药材品质下降，品种不清，栽培、采收、储存、加工不规范，中成药、中药制剂产品质量参差不齐等。如何有效控制提高中药质量，保证中药质量的均一、稳定、可控成为中药现代化、标准化面临的重要攻坚难题。

大多数西药化学成分单一，靶标单一，药物代谢机制明确；而中药中化合物种类众多，结构复杂，浓度范围分布广泛，活性成分往往是未知的次级代谢产物，作用于机体后，靶标多，作用机制尚待进一步明确。中药的这些特性对其分离分析技术提出了很高的要求，传统指标检测的工艺操作模式难以达到现代中药质量控制要求，需要灵敏度高、选择性好、抗干扰能力强和化合物覆盖度广的分析方法。中药指纹图谱是基于中药物质群整体作用的认识，作为一种实用的技术手段，涵盖了大量的现代仪器分析方法，具有信息量大、特征性强、整体性和模糊性等特点，可实现中药质量安全、有效、稳定、可控的目标，揭示中药有效成分群的作用机制及其在生物体内的代谢动力学规律，并应用于中药质量控制研究全程，为现代中药质量控制开辟了一种全新的研究模式。

中药指纹图谱在中医药理论指导下，从药材（提取物）和中药方剂的药效物质基础和生物代谢机制研究入手，本质上掌握有效部位或有效组分群的作用机制和活性变化规律，快速筛选，去伪存真，精准定量，从而控制优化中药质量。现阶段我国中药指纹图谱研究的问题在于把研究工作的重点放在药材上，而轻视了制剂指纹图谱的研究。对制剂的工艺、药效、药物动力学的研究重视不足，缺乏系统的理论和方法。中药汤剂的研究过分重视单一化学成分而忽视汤剂的全成分，使研究走向彻底改变中药本质的路线，很多被忽视的成分可能是发挥疗效的关键所在。现代中药制剂工艺的科学性和有效性整体有待提高。中药注射剂的醇沉工艺抛弃了众多原料成分，例如清热解毒注射液配方中使用了大量石膏，但注射液中检测到的钙含量极低，浪费了大量的原料。配方和工艺不合理是中药注射剂现阶段亟待解决的问题，完全按颁布标准工艺生产的中药注射剂很难合格。建立标准提取物投料方式和以指纹图谱技术进行质控是控制药物制剂质量的趋势。

建立中药定量指纹图谱有助于实现对中药质量的宏观定性鉴别和整体定量评价，实现对中药制剂生产工艺全过程的质量控制和最终产品的质量评价[57]。其主要包括定性鉴定和宏观定量评价两部分，具体可分为：①鉴别药材、制剂的真伪；②区分药材的不同部位；③考察商品药材及成药的质量；④追踪制剂的工艺过程及某些化学成分的变化；⑤监测原料与成品之间、成品批间质量的稳定性和一致性[58-60]。根据样品的多参量数据与数据库中标准样品多参量数据的匹配关系来对样品的属性进行识别鉴定，属于中药指纹图谱的宏观定性鉴别功能。它主要强调统一药材群体的相似性，即物种群体内的唯一性[61]。相似性是通过图谱的整体性和模糊性来体现[62]，中药指纹图谱以测试学为基础，通过应用先进的数学方法和合理的相似度评价方法评判指纹图谱，实现对中药质量准确合理的控制。

中药指纹图谱数据库研究和建立必将成为中药质量评价的重要发展趋势，建立完善的云数据库使其成为中药鉴定的重要平台是未来中药指纹图谱的走向[63]。中药指纹图谱建立过程中受到很多不稳定因素的影响，一些中成药、中药制剂因其生产工艺不同，将给指纹图谱的建立带来很大困难。要想消除不稳定因素，应严格从药材的选种、种植、采收、炮制等方面进行规范，生产工艺的规范和优化更是研究和实施指纹图谱另一个重要环节[64]。只有尽可能消除不稳定因素，才可以保证所建立的指纹图谱具有重复性、指纹性和唯一性等。

我国中药指纹图谱质量控制技术正处于初级建立阶段，存在着数据量少、数据处理过程中分析评价方法不尽合理等问题，制约着其在中药质量控制等相关领域的发展。中药指纹图谱发展的高级阶段是基于定量指纹图谱与谱效功能结合，采用生物信息学方法把指纹图谱和生物活性、药效等相关的化合物群对应地联系起来，最终建立各种手段的多维指纹图谱综合数据库。随着科学的进步以及现代仪器分析技术的快速发展，分析化学手段的不断丰富，计算机科学与数据科学的不断深化，将会产生更多的指纹图谱数据以及更加精确的指纹图谱数据分析方法，各学科的交叉融合与促进也为中药质量控制研究带来新生机。从长远来看，这种趋势不仅将加速中药指纹图谱数据在中药质量控制方面的应用，而且会促进其在中药药效、体内代谢变化以及临床用药疗效等研究领域的应用与发展，中药质量控制研究将日趋完善。中药定量指纹图谱将能真正地反映中草药的内在质量，逐步实现中药产业现代化与国际化。

## 1.2　中药整体质量标准国际化

我国中药历史悠久，是中医预防和治疗疾病的物质基础。中药现代化与国际化的发展，不仅需要继承和发扬中医药学传统理论，而且需要运用现代科学理论和先进技术。中药国际标准体系的建立是中药走向世界的基础，有了国际认同的中药标准就有了与世界接轨的"语言"和中药国际化的具体目标。但中药的控制难点在于整体质量标准体系的建立，只有对中药整体质量进行控制，使其体系标准化、国际化，才能推动中药的现代化发展。众所周知，中药含有多种组分，各组分协同作用共同发挥疗效，对其质量的控制不能照搬化学药品的模式。化学药品成分单一且疗效机制清晰，因而化药质量标准模式不完全适用于中药，中药采用一种或几种主要成分的含量测定无法评价中药的内在质量，必须结合中药整体定量指纹图谱来实现整体质量控制。

### 1.2.1　中药整体质量控制模式及理念

药品的质量控制是生命安全的保障，只有药品质量可控，才能应用于人体。化学药品的质量控制体系非常完善，其药效、组成、靶标等都十分明确。然而，中药的多组分、多靶标、多效应性使其具有整体性与模糊性，与中医的辨证相呼应。现阶段中药质量控制基本借鉴化学药品控制模式[65]，即对其中的某一物质采用单一对照品评价中药质量，这需要不断探究出一种新的控制体系，开拓适用于中药的新的整体质量控制模式——指标成分精准定量结合定量指纹图谱控制模式。

中药整体质量控制模式是指在中医临床用药规则指导下，利用药物分析综合技术和方法对代表性的中药材（饮片）或中成药从宏观到微观的全面整体质量分析，并在分析评价的基础上制订合理的中药定量指纹图谱控制方法和多指标精准定量控制，以达到控制产品内在质量的目的[66]。

《国家药品安全"十二五"规划》明确指出，中药标准主导国际标准制订。《"十四五"国家药品安全及促进高质量发展规划》提出，促进中药传承创新发展，具体包括健全符合中药特点的审评审批体系、加强中药监管技术支撑、强化中药质量安全监管、改革创新中药监管政策。这充分表明国家对中医药发展的重视，要掌握中药国际标准的主导权。中药质量标准化工作得到了广泛重视，《中国药典》中收载了众多中药品种，建立了相应的药品标准体系，但在推进中药国际化进程中，必将构建完善的中药质量标准体系，构建系统的中药整体质量标准，才有可能让中药在国际市场以药品的形式获得认可。中药标准体系的构建一直有多种观念，比如应以分离和表征技术为主，应具有多元化的评价模式等。标准构建需要有不同于化药的创新性思路，建立在先进的科学技术基础上，将多种方法融合，进行实践与验证，凝练出最能表征中药整体特性而又具有可操作性和可推广性的标准体系。中药是复杂体系，需从基础研究入手，通过多种技术进行辅助、获得全面客观的信息，进行多元化分析，在深入的基础研究之后，通过多方验证，结合问题与所积累的经验，以使制定的标准科学、可行。

### 1.2.1.1 中药对照物质

对照品在质量分析中尤为重要，多数质量分析的鉴别及定量均需用到对照品，它是国家药品标准物质中的一类。国家药品标准物质共分为标准品、对照品、对照提取物、对照药材和参考品五类。

**标准品**系指含有单一成分或混合组分，用于生物检定、抗生素或生化药品中效价、毒性或含量测定的国家药品标准物质。其生物学活性以国际单位（IU）、单位（U）或以重量单位（g）表示。

**对照品**系指含有单一成分、组合成分或混合组分，用于化学药品、抗生素、部分生化药品、药用辅料、中药材（含饮片）、提取物、中成药、生物制品（理化测定）等检验及仪器校准用的国家药品标准物质。定量用对照品需满足含量不低于99.5%，定性用对照品含量不低于90%。

**对照提取物**系指经特定提取工艺制备的含有多种主要有效成分或指标性成分，用于中药材（含饮片）、提取物、中成药等鉴别或含量测定用的国家药品标准物质。主要指标含量标示单位 mg/g。

**对照药材**系指基原明确、药用部位准确的中药材经适当处理后，用于中药材（含饮片）、提取物、中成药等鉴别用的国家药品标准物质。

**参考品**系指用于定性鉴定微生物（或其产物）或定量检测某些制品生物效价和生物活性的国家药品标准物质，其效价以特定活性单位表示；或指由生物试剂、生物材料或特异性抗血清制备的用于疾病诊断的参考物质。

由此可以看出，以上五类药品标准物质中，对照品、对照提取物、对照药材等三类药品标准物质可用于中药材质量标准构建。

**（1）对照品**

用于中药材（含饮片）、提取物、中成药等的鉴别、检查、含量测定。目前中药标准的构建均基于对照品的使用，因而其纯度成为一个关键问题。定性鉴别和定量测定对其纯度要求不同，定量测定用的对照品一般要求其纯度不低于99.5%；薄层鉴别检查用的一般要求纯度不低于90.0%；有些对照品价格昂贵，不易获得，对质量标准的构建往往会带来困难。

**（2）对照提取物**

相对于对照品而言，对照提取物有自己的优势，其专属性强，配制操作简单，更易获得，经济实用，可用于定性分析，采用标准对照提取物进行薄层鉴别中条带（或斑点）以及特征图谱中特征峰的指认。刘思美[67]等制备伊贝母薄层色谱用对照提取物，应用于13批伊贝母药材的薄层色谱鉴定，其结果表明所制备的伊贝母对照提取物中总生物碱高达 69%，以其中的两个主要成分为指标，该对照提取物与对照药材的薄层色谱鉴别、HPLC 图谱一致，由此可以看出，伊贝母对照提取物可替代相应的对照品和对照药材用于伊贝母药材的薄层色谱鉴别。罗莉娅等[68]通过对五味子提取液的纯化方法进行研究，获得薄层色谱用五味子对照提取物，方法简单易行，重复性好，可替代单体成分作为定性鉴别的对照物质用于五味子药材的质量控制。对照提取物还可标示单个成分的含量测定，提取物中的化学成分及其含量明确、稳定性好，化学成分组分比例相对固定，采用相应的对照品对指标性成分含量进行标定，实现了对多个组分进行定性和定量的分析。周德勇等[69]制备了薄荷酚类对照提取物，以橙皮苷、香叶木苷、蒙花苷及迷迭香酸对照品对不同批次的酚类对照提取物进行标定，并分别采用对照提取物法和对照品法对薄荷药材进行 HPLC 含量测定，结果表明不同方法的薄荷药材 HPLC 含量测定结果基本一致，因此所制得的薄荷酚类对照提取物可用于替代单体对照品对薄荷药材进行质量控制。对于多基原的品种及一个中药中含有不同类别的成分，通过制备相应的对照提取物同样可以制订科学可行的质量控制标准，中药对照提取物的研究已经成为中药标准物质研究的趋势[70]。

**（3）对照药材**

对照药材即药材对照品，是由药品检验的权威机构（一般是中国食品药品检定研究院）检验鉴定合格并且有学名的道地药材，作为药品检验时的药材对照品使用，在药品检验中，它是确定药品真伪优劣的对照标准。作为评价饮片（药材）质量的标准物质的对照饮片（药材），应当符合国家药典或部颁标准或地方标准质量要求，应在单一对照药材中包含尽量多的特征；所选药材应均匀，并确保不同批次的质量一致性[71]，以供性状鉴别用。对照药材作为中药鉴别的标准物质，通过建立相应的质量标准，从而进行中药成分定量或定性分析以及中药质量评价。在这一过程中应当研究对照药材的技术规范。基原为品种的植物来源，包括科、种的中文名和拉丁学名。经证实多基原品种之间在性状、产地来源等方面无明显差异，或者存在的差异并不硬性对照药材的使用，则可采取共列的方式收载不同的基原品种。药材的产地和采收时间对药材的影响非常重要，于最佳采收时期采制可获得质量稳定的药材。

**（4）中药对照药**

其是进行中药仿制而设立的被仿制厂家的三批产品，新研发产品要保证在药效物质和药效方面与对照药等位等价，仿制产品在安全性和有效性方面不得低于对照药，其质量控制技术应高于对照药。

### 1.2.1.2 对照图谱

中药是一个复杂的样品体系，仅通过单一手段对中药中尽可能多的成分进行分析还存在一定困难，而对照图谱能很好地表征中药中多组分的特点。它以一种更直观的形式生动地将中药的特征展现出来，对于中药标准体系的构建，对照图谱有着非常重要的地位。

**（1）薄层对照图谱**

薄层色谱法为现代实验室检验中的常用技术，即使只有少量物质，也可以进行跟踪反应观察，是目前《中国药典》中收载最多的鉴别与有关物质检查方法之一，用于药物中杂质的检查、药物分析等方面，且具有设备简单、操作简便、分离速度快、灵敏度和分辨率较高等优点[72]。在中药标准的鉴别项下通常具有薄层鉴别项，将样品图谱与对照药材的图谱进行比对，通过斑点的鉴别来判断样品的真伪。

例如，李正国[73]建立了丹参薄层鉴别方法和对照图谱，采用薄层色谱法分别对丹参脂溶性部分和水溶性部分进行鉴别，通过对比能够直观地判断药材的真伪。张语凡[74]通过开展薄层特征图谱的鉴别研究，得到了生何首乌及不同炮制方式与加热时间制何首乌的薄层鉴别特征图谱。再如，珠子参的主要化学成分为皂苷、多糖、氨基酸和多种微量元素[75]。由于药材受气候等生态环境的影响，不同批次药材所含化学成分较难控制[76]。张海元[77]配制混合对照品溶液，采用薄层色谱法鉴别珠子参药材中皂苷类成分，该方法能够确定5个主要皂苷成分，更加客观、准确、全面地反映珠子参药材的质量。

**（2）中药指纹图谱和中药特征图谱对照图谱**

中药材或中成药经过适当处理后，利用现代信息采集技术和质量分析手段得到的能够显现中药材或中成药性质的图像、图形、光谱图谱及其数据，成为中药指纹图谱。它可以全面地反映中药所含化学成分的种类和数量，进而反映中药质量和中医用药所体现的整体疗效；现阶段中药的有效成分多数尚不明确，中药指纹图谱的整体性和模糊性正好符合中药质量整体控制要求，弥补了单一指标成分控制的不足，更符合科学性和全面性要求。中药化学对照品和对照药材为中药指纹图谱研究奠定了十分重要的基础。现今《中国药典》制定的中药质量标准不仅符合中药特色，而且运用中药指纹图谱的方法控制中草药质量已被国际公认。中药指纹图谱的建立有多种形式，如紫外光谱、红外光谱、核磁共振指纹图谱、薄层色谱指纹图谱、高效液相色谱指纹图谱、气相色谱指纹图谱、高速逆流色谱指纹图谱、高效毛细管电泳指纹图谱、中药生物指纹图谱等。获得的图谱多维信息，需经过数据处理、整合得出综合评价结果。评价方法有直观分析比较法、化学识别评价模式，其中又有主成分分析、聚类分析和定性定量相似度评价方法等。中药指纹图谱是中药鉴定领域的一个重要平台，且随着科学的进步以及现代仪器分析技术的快速发展，中药指纹图谱将能真正地反映中草药的内在质量，在中药质量控制领域有十分广阔的前景。

中药特征图谱是指中药材经过适当处理后，采用一定的分析手段和仪器检测得到，能够标识其中各种组分群体特征的共有峰的图谱。它是一种综合的、可量化的鉴别手段，可用于鉴别中药材的真伪，评价中药材质量的均一性和稳定性。中药特征图谱可分为化学特征图谱和生物特征图谱。一些中药材，特别是名贵药材，常可见到伪品与正品相混淆。这使得不同来源的同种中药材其化学组成有可能相同，也有可能不同，这就必然影响到中医的临床疗效和中药的实验研究，并影响以其为原料生产出的中成药的化学组成，从而影响其质量和疗效。从现有的中药内在质量控制现状来看，还存在很多问题需逐步解决。其中，最突出的问题之一就是中药整体化学特征的表征。我国中药资源丰富，但长期以来，缺乏系统的整理和归类，导致中药商品混乱，中药材同名异物、同物异名的现象频繁，而建立准确有效的中药特征图谱对解决这一问题具有重要意义。

例如，决明子在临床上可用于目赤涩痛、羞明多泪、目暗不明、大便秘结等症[78]，广泛用于临床配方、中成药及保健品生产原料。目前市场上决明子质量参差不齐，严重影响了决明子药材的质量稳定性，对临床用药安全、疗效带来了一定的影响。决明子中含有众多蒽醌类化合物，有效成分群包括大黄素、大黄酚、大黄素甲醚、大黄酸、橙黄决明素等，通过建立这些成分的特征指纹图谱，能够鉴别药材的真伪，结合多指标含量测定，能够对市售决明子质量很好地进行区分[79]。

### 1.2.1.3　一测多评法

该研究思路起源于内标法、校正因子法、主成分自身对照法以及紫外吸收系数法等概念。基于一定线性范围内成分的量（质量或浓度）与检测器相应成正比的原理，在多指标质量评价时，引入相对校正因子的概念，以样品中某一典型成分（有对照品供应者、价廉、有活性）为内标，根据中药有效成分间存在的内在函数关系和比例关系，建立该成分与其他成分之间的相对校正因子，通过 RCF 计算其他成分的含量。这种通过测定一个成分来实现对多个成分定量的方法称为"一测多评法"（QAMS）。

目前一测多评法应用取得了一定的进展，例如应用于黄酮类物质、生物碱类物质、皂苷类物质等含量的测定。方皓[80]采用一测多评法测定番石榴叶中 6 种黄酮类成分的含量，选择金丝桃苷为内参物，利用 HPLC 法，确定金丝桃苷与另外 5 种成分的相对校正因子，并通过获得的校正因子计算另 5 种成分的量；同时采用外标法测定 11 批番石榴叶成分的含量。结果表明 11 批番石榴叶的 QAMS 法与外标法测定结果间无显著性差异。刘移兰[81]采用一测多评法同时测定五味子中 12 个木脂素类成分的含量。以五味子醇甲为内参物，采用多点校正法，建立了 11 个待测成分与五味子醇甲的相对校正因子。采用相对校正因子计算 14 批五味子样品中 11 个待测成分的含量，并以差异百分比（PD）为参数，与外标法（ESM）测定结果进行比较，验证了 QAMS 的准确性。

一测多评法作为一种多指标质量控制方法，当各待测成分含量差距悬殊时，其有一定局限性。一测多评法误差很大，实际应用中其误差常远超 5%，可作为一种粗略控制。可用对照品外标法弥补，随着一测多评法研究体系的逐步完善，可客观评价中药的整体质量[82]。一测多评法自 2006 年提出后，成为中药药物分析领域的研究热点，被越来越多地用于中药材、饮片、提取物及中药制剂等的多指标成分分析。《中国药典》（2010 年版）首次收录一测多评法，用于黄连药材及饮片中生物碱类成分的含量测定；《中国药典》（2015 年版）将该方法的应用扩展至提取物及中药制剂的多指标质量控制。由于一测多评法没有色谱系统的双标校正方法以保证色谱系统的高度重现，不同类型色谱柱的相对校正因子差异很大。建议采用固定厂家、固定柱规格、固定色谱填料规格的"三固"色谱，并且进行双标校正色谱系统后进行一测多评法测定。

## 1.2.2 中药整体质量标准体系国际化

中药是中国的瑰宝，改革开放以来，中药产业呈现持续发展态势，一系列法规也致力于把中药事业推向新的发展高度。为了中药用药安全与保障，制定合理的中药质量标准尤为重要。当前，我国中药的国际化发展还处于摸索阶段，中药整体质量标准体系国际化还有许多问题要解决。

**（1）中药质量标准体系的有效性**

中药通过整体性、多靶标、多途径发挥作用，寻找某个或某几个单一起效的化学物质并不能代表中药发挥疗效的"有效性"，这样相对单一的质量控制标准显然不能完全体现中药的有效性，在不断地前进与完善过程中，需在质量标准方面做出改进，力争检测方法与生物活性直接相关，含量测定指标应由单一成分向多指标成分转变。在中医临床用药整体观点的基础上，采用综合分析技术和先进仪器条件对中药药效组分进行系统全面、深入彻底的研究，同时以临床疗效为评价指标，充分考虑药物各成分间复杂的相互作用，发现中药药效组分标准物质，并以此为基础才能制定更符合中药特点的质量标准[84]。

**（2）中药质量标准体系的安全性**

药物安全性问题极为重要，中药整体质量标准体系必须能够体现安全性。

中药的安全性主要涉及中药的毒性。中药分为无毒和有毒，其中有毒还分为小毒、大毒、极毒，这是对中药临床滥用的一种警示，也是在我们现今制定中药质量标准时极为重要的考虑因素。除了中药本身的毒性可能引起安全性隐患外，中药之间的配伍作用、炮制方法等也是中药安全性需要重点关注的方面。除此之外，中药的外源性有毒物质的污染同样会引起重大的安全性问题，如农药与化肥的经验性使用，加工过程中的过量硫熏、超剂量辐照，不科学的药材贮藏条件及贮藏期等，均可导致包括重金属、真菌毒素、农兽药残留、亚硫酸盐等污染物的严重超标。因此，中药的质量标准也要充分考虑到各种因素，并制定相关标准来有效控制危害，保证安全。

**（3）中药质量标准体系需要整体提高**

近年来，我国中药质量标准体系取得了很大进步，标准体系的构建方法和评价模式呈现多元化。中药质量控制技术应重点发展以分离和表征技术为主的中药质量控制关键技术，构建具有中药特色的过程控制和产品质量控制标准。这些方法均为中药整体质量标准体系的构建与完善提供了更为科学、新颖的思路。理想的中药质量标准体系应该科学、合理、简便、可行，同时更需要在实际应用中具有可操作性。

在中药国际化发展过程中，中药标准化水平尤为重要，先进的技术手段和科学的评价模式是质量标准体系完善的基石。

## 参 考 文 献

[1] 佘一鸣，胡永慧，韩立云，等．中药质量控制的研究进展 [J]．中草药，2017，48（12）：2557-2563.

[2] 胡妮娜，田淑琴，于景伟，等．传统中药鉴定方法的研究发展概况 [J]．中医药信息，2008，25（3）：15-18.

[3] 李海滨，李春日，张志星．中药鉴别方法探析 [J]．亚太传统医药，2014，10（5）：41-42.

[4] 李文红，臧淑华，马海娟．中药饮片传统经验鉴别方法的应用效果 [J]．医药论坛杂志，2017，38（7）：133-134.

[5] 李肖．现代仪器分析在食品安全检测中的应用 [J]．食品安全导刊，2016（33）：26.

[6] 苑冬敏，康廷国．中药显微鉴定研究方法探析 [J]．辽宁中医学院学报，2004，6（1）：67-68.

[7] 田晓丽，杨冬生，王志文，等．栀子清胃胶囊的显微鉴定 [J]．中国煤炭工业医学杂志，2016，19（9）：1340-1342.

[8] 李洁．浅谈几种显微技术在中药鉴定中的应用 [J]．国医论坛，2008，23（3）：45-46.

[9] 汪滢，郑希望，田文帅，等．偏光显微镜在中药显微鉴定中的应用 [J]．上海中医药大学学报，2016，30（1）：73-77.

[10] 孙国祥，孙万阳，张晶，等．中药质量一致性评价体系——基于定量指纹图谱检查的中药标准制剂控制模式的解析 [J]．中南药学，2018，16（1）：2-13.

[11] 廖华丽，丁冬梅，李清．防风薄层色谱指纹图谱的建立及其方法学研究 [J]．山西医科大学学报，2018，49（6）：644-650.

[12] 邹淑君，许树军，孙楠，等．辽东楤木叶总皂苷高效薄层色谱指纹图谱分析 [J]．中国实验方剂学杂志，2019，25（3）：151-155.

[13] 邓哲，荆文光，刘安．薄层色谱在当前中药质量标准中的应用探讨 [J]．中国实验方剂学杂质，2019，25（7）：201-206.

[14] 温天明，秦胜利，马培．中药丹参注射液的高效液相色谱分析 [J]．色谱，1985，2（5）：282-284.

[15] 孙国祥，杨宏涛，刘唯芬，等．集安红参 HPLC 数字化指纹图谱研究 [J]．中成药，2007，29（7）：937-940.

[16] 孙国祥，刘金丹，侯志飞，等．甜瓜蒂 HPLC 数字化指纹图谱研究 [J]．药物分析杂质，2007，27（6）：791-795.

[17] 孙国祥，于秀明，毕开顺．刺五加 HPLC 数字化指纹图谱研究 [J]．中成药，2007，29（9）：1249-1253＋1245.

[18] 孙国祥，时存义，宋文璟，等．黄芩 HPLC 数字化指纹图谱研究 [J]．中成药，2007，29（10）：1048-1412.

[19] 孙国祥，刘晓丽，姜玢，等．三七高效液相色谱数字化指纹图谱研究 [J]．中南药学，2007，5（4）：362-366.

[20] 孙国祥，毕雨萌，刘金丹．柴胡高效液相色谱数字化指纹图谱研究 [J]．中南药学，2007，5（1）：79-82.

[21] 孙国祥，慕善学，侯志飞，等．连翘的 HPLC 指纹图谱研究 [J]．中成药，2007，29（2）：161-163.

[22] 孙国祥，杨宏涛，邓湘昱，等．金银花的毛细管电泳指纹图谱研究 [J]．色谱，2007，25（1）：96-100.

[23] 孙国祥，雒翠霞，王真．斑蝥 HPLC 数字化指纹图谱研究 [J]．药物分析杂志，2008，28（7）：1031-1036.

[24]　孙国祥，侯志飞，宋文璟．栀子 HPLC 数字化指纹图谱及其统一化研究 [J]．中成药，2007，29（11）：1561-1566.

[25]　孙国祥，刘金丹，宗东升，等．清热解毒注射液指纹图谱多维多息特征的数字化评价 [J]．中南药学，2006，4（5）：323-328.

[26]　孙国祥，王璐，侯志飞．注射用苦碟子 HPLC 数字化指纹图谱研究 [J]．中成药，2008，30（6）：784-789.

[27]　孙立新，宁黎丽，毕开顺，等．板蓝根和大青叶质量的化学模式识别研究 [J]．中药材，2000，23（10）：609-613.

[28]　孟庆华，刘永锁，王健松，等．色谱指纹图谱相似度的新算法及其应用 [J]．中成药 2003，25（1）：4-8.

[29]　聂磊，曹进，罗国安，等．中药指纹图谱相似度评价方法的比较 [J]．中成药，2005，27（3）：249-252.

[30]　孙国祥，侯志飞，张春玲，等．色谱指纹图谱定性相似度和定量相似度的比较研究 [J]．药学学报，2007，42（1）：75-80.

[31]　孙国祥，宋杨，毕雨萌，等．色谱指纹图谱全定性相似度和全定量相似度质控体系研究 [J]．中南药学，2007，5（3）：263-267.

[32]　孙国祥，侯志飞，毕雨萌，等．中药色谱指纹图谱潜信息特征判据研究 [J]．药学学报，2006，41（9）：857-862.

[33]　孙国祥，任培培，雏翠霞，等．中药统一化色谱指纹图谱和相对统一化特征判据研究 [J]．中南药学，2007，5（2）：168-172.

[34]　袁敏，曾志，宋力飞，等．气相色谱指纹图谱用于连翘的质量控制 [J]．分析化学，2003，31（4）：455-458.

[35]　欧阳臻，杨凌，宿树兰，等．茅苍术挥发油的气相色谱-质谱指纹图谱研究 [J]．药学学报，2007，42（9）：968-972.

[36]　孙国祥，宋文璟，宋杨，等．中药的毛细管电泳指纹图谱的研究方法 [J]．中南药学，2008，6（6）：752-757.

[37]　孙国祥，史香芬．玄参的毛细管电泳指纹图谱研究 [J]．中南药学，2009，7（7）：540-544.

[38]　李奕，黎艳，刘虎威．毛细管电泳-质谱联用技术及其在中草药分析中的应用 [J]．现代仪器，2001，（1）：18-20.

[39]　Chen YR，Wen KC，Her GR. Analysis of coptisine berberine and palmatine in adulterated Chinese medicine by capillary electrophoresis-electrospray ion trap mass spectrometry [J]．*J chromatogr A*，2000，866（2）：273-280.

[40]　曾志，张艳萍，李核，等．数字化色谱指纹图谱用于连翘的质量控制 [J]．中成药，2005，27（5）：501-505.

[41]　何昱，洪筱坤，王智华．33 批茶多酚高效液相色谱指纹图谱的质量控制研究 [J]．中国药学杂志，2006，41（2）：139-143.

[42]　孙国祥，智雪枝，张春玲，等．中药色谱指纹图谱超信息特征数字化评价系统 [J]．中南药学，2007，5（6）：549-555.

[43]　顾铭，张贵峰，苏志国，等．高速逆流色谱技术在丹参指纹图谱中的应用 [J]．中国药品标准，2005（6）：7-12.

[44]　庞学丰，梁国成，方建康，等．紫外-可见分光光度法测定止痛祛风胶囊中总黄酮含量 [J]．风湿病与关节炎，2019，8（2）：39-42.

[45]　袁久荣，张子忠，韩相永，等．中药鉴别导数紫外光谱谱线组法研究 [J]．山东中医学院学报，1990（6）：56-59+71.

[46]　李文龙．紫外可见（UV-Vis）光谱法在中药质量控制中的应用 [J]．中国民族民间医药，2018，27（22）：47-50.

[47]　李文龙，翟海斌．近红外光谱应用于中药质量控制及生产过程监控的研究进展 [J]．浙江大学学报（医学版），2017，46（1）：80-88.

[48]　李小阳，宫源，裴纹萱，等．基于红外光谱指纹图谱的当归快速鉴别 [J]．中国现代中药，2018，20（9）：1087-1091+1096.

[49]　高姗姗．中药饮片中红外光谱鉴定的方法研究 [D]．成都：成都中医药大学，2016.

[50]　赵翠，张倩，周平，等．煅硼砂 X 射线衍射指纹图谱研究 [J]．中华中医药杂志，2012，27（1）：207-209.

[51]　高夏红．中草药 XRD 指纹图谱方法学研究及中药 XRD 指纹图谱数据库建立 [D]．成都：四川大学，2005.

[52]　杨秋霞，杨运云，刘耀慧，等．傅立叶变换离子回旋共振质谱法对赤灵芝的化学成分鉴定和指纹图谱研究 [J]．分析测试学报，2019，38（5）：525-531.

[53]　姜阳明，邹云云，黄滔，等．杜仲的核磁共振指纹图谱研究 [J]．波谱学杂志，2017，34（4）：453-464.

[54]　郭雪琰，付大友，周睿璐，等．核磁共振法鉴定中药材质量的应用前景 [J]．应用化工，2017，46（2）：381-384.

[55]　王焕军，于鹏飞，盛节英，等．液质联用技术鉴定清血八味片化学成分研究 [J]．山东中医杂志，2019，38（4）：368-372.

[56]　白发平，胡静，吉敬，等．水蒸气蒸馏联合顶空进样气质联用分析夏枯草挥发油成分 [J]．环球中医药，2019，

12 (2)：182-185.

[57] 罗国安，王义明，曹进，等．建立我国现代中药质量标准体系的研究 [J]．世界科学技术，2002 (4)：5-11＋79.

[58] 谢培山．中药质量控制模式的发展趋势 [J]．中药新药与临床药理，2001，12 (3)：188-191.

[59] 刘小瑜，吕圭源，俞景华．指纹图谱在中药研究中的应用概况 [J]．天津药学，2006，18 (1)：46-48.

[60] 郑远斌，吴锦忠．指纹图谱在中药质量控制中的作用与意义 [J]．中医药学刊，2004，22 (4)：763-765＋767.

[61] 谢培山．中药色谱指纹图谱鉴别的概念、属性、技术与应用 [J]．中国中医药杂志，2006，26 (10)：653-655.

[62] 乔延江，王玺，毕开顺，等．人工神经网络在中药蟾酥化学模式识别特征提取中的应用 [J]．药学学报，1995，30 (9)：698.

[63] Jayaraman U, Gupta A K, Gupta P. An efficient minutiae based geometric hashing for fingerprint database [J]. *Neurocomputing*，2014，137 (5)：115-126.

[64] 陈鹭颖，苑述刚．指纹图谱在中药及复方研究中的应用 [J]．海峡药学，2003，15 (2)：92-94.

[65] 谢培山．中药质量控制模式的发展趋势 [J]．中药新药与临床药理，2001 (3)：188-191.

[66] 杨立伟，王海南，耿莲，等．基于标准汤剂的中药整体质量控制模式探讨 [J]．中国实验方剂学杂志，2018，24 (8)：1-6.

[67] 刘思美，谢慧敏，谢慧淦，等．伊贝母薄层鉴别用对照提取物的制备与应用 [J]．华西药学杂志，2019，34 (1)：69-74.

[68] 罗莉娅，邓星，苟立平，等．五味子对照提取物的纯化工艺研究 [J]．中药与临床，2018，9 (4)：16-19.

[69] 周德勇，张乐，姜艳艳，等．薄荷酚类对照提取物 HPLC 含量测定研究及其在薄荷药材质量控制中的应用 [J]．药物分析杂志，2018，38 (4)：582-589.

[70] 陆兔林，李金慈，于江泳，等．中药标准物质在中药饮片质量控制中的应用 [J]．中国中药杂志，2014，39 (1)：149-152.

[71] 韦志强，范文翔，黄永亮，等．制定中药质量标准供性状鉴别用的对照饮片和对照药材的思考 [J]．中草药，2019，50 (5)：1276-1280.

[72] 尹丽，宗兰兰，蒲晓辉，等．薄层色谱法在药物分析中的应用 [J]．河南大学学报（医学版），2016，35 (2)：77-80.

[73] 李正国．丹参薄层鉴别方法研究及其对照图谱的建立 [J]．中国药事，2007 (12)：1006-1007.

[74] 张语凡，王蕾，王鑫，等．何首乌不同炮制时间与方式的薄层特征图谱鉴别 [J]．中华中医药杂志，2018，33 (11)：5182-5185.

[75] 何瑞，刘琦，刘银环，等．珠子参叶化学成分研究 [J]．中国中药杂志，2014，39 (9)：1635-1638.

[76] 张志清，曹蕾，宋亮，等．珠子参类药物历史沿革与应用展望 [J]．云南中医中药杂志，2012，33 (9)：68-71.

[77] 张海元，夏伟军，谢佳颖，等．珠子参药材中皂苷类成分的薄层色谱及 HPLC 特征图谱研究 [J]．中国现代中药，2017，19 (3)：358-361＋414.

[78] 何菊英，刘松青．决明子的药理作用及其临床应用 [J]．药学实践杂志，2001 (02)：111-113.

[79] 杨东方，胡云飞，蔡翠芳，等．基于特征图谱分析市售决明子质量现状 [J]．中成药，2019，41 (6)：1328-1333.

[80] 方皓，熊素琴，燕娜娜，等．一测多评法测定番石榴叶中 6 种黄酮类成分的含量 [J]．天然产物研究与开发，2019，31 (9)：1559-1566.

[81] 刘移兰，蔡卫华，窦志华，等．一测多评法同时测定五味子中 12 个木脂素类成分的含量 [J]．药物分析杂志，2019，39 (7)：1207-1216.

[82] 王欣，覃瑶，王德江，等．一测多评法在中药质量控制中的应用进展 [J]．中成药，2016，38 (2)：395-402.

[83] 左岚，孟胜男．一测多评法在中药药物分析中的应用进展 [J]．中国药房，2016，27 (18)：2589-2592.

[84] 杨鸣华，孔令义．中药质量标准现代化与国际化的思考 [J]．世界科学技术-中医药现代化，2017，19 (10)：1619-1622.

（侯志飞）

# 第 **2** 章 →→→

# 中药标准制剂控制模式

中药标准制剂来自中药工业现实且符合中药工业实践，在各个层次内涵上都超越了中药参比制剂，是植物药和中药整体质量控制的核心。中药参比制剂是标准制剂的重要补充，必须经历严格的标准化自证，实现从基础原料、中间体和制剂成品的物料平衡传递控制（主组分质量平衡传输），从而解决质量平衡传输问题，但中药参比制剂难于选择，很难得到广泛认可。中药对照制剂和中药标准煎剂（汤剂，因水提致使脂溶性成分提取不完全）全部采用优质道地药材制备的做法，完全脱离了中药和植物药资源现实和生产现实。以其为生产质量目标，虽然质量很好，但会导致严重的资源浪费，也不具有现实性。因此中药对照制剂和中药标准煎剂只具有化学成分参照和质量对照的意义，无法作为质量控制的标准模型。

## 2.1 中药标准制剂发展历程

标准物质是评价药品质量的基础条件，但中药标准物质常以单一化学指标对照品发放为主，对照药材目前多用于定性鉴别，其主成分含量未经标示。中药质量标准走过漫长的单指标和多指标定量之路，但都没有真正控制好中药质量，也没有真正有效地解决中药药效物质波动性极大的问题。《中国药典》（2020 年版）对中药材和中成药的定性分析控制要高于定量控制，中药缺乏简捷整体定量技术。回顾中药质量标准控制方法的发展历史，不难发现中药质量控制方法多年来没有更大的革新与变革，思路上仍然沿袭着化学药品的控制思路。由于这些方法无法从本质上控制好中药质量，可以说中药质量标准是一个容易满足要求的控制方法，在思路上和方法上都过分地强调了中药非线性质量控制特征，也就无法在质控方法上突破传统观念。

本章系统阐述中药标准制剂控制法的发展历程，构建全质量关控制中药的模式，为中药国际化和标准化提供可行方法。标准制剂控制法是中药质量均一性的最佳控制模式，是中药国际化的基础，具体来说就是，用中药标准指纹对照药材、标准指纹对照提取物和中药标准制剂建立标准指纹图谱，以定量指纹图谱为基础或采用随行对照控制模式来宏观定量控制中药质量。在能够获得一个稳定重现的标准制剂的标准指纹图谱前提下，把宏观定性分析和宏观定量分析作为中药色谱指纹图谱评价中药质量的两个重要手段，前者是基础和前提（宏定性相似度＞0.90），后者是评价的高级阶段（宏定量相似度在 80％～120％），二者有机结合就能得到最合理的质量评价结果。任何撇开指纹宏观定量分析的做法就等同于丢失了中药指纹图谱的高级功能，只有宏观定性分析和宏观定量分析恰当结合才能利用色谱指纹图谱最大限度地控制中药质量的均一性和一致性问题。

## 2.1.1　第一阶段　整体定量控制研究（2003.1—2006.6）

### 2.1.1.1　含量相似度概念

中药质量控制方法的发展离不开理论创新。2003 年 9 月，孙国祥等[1]在 *Analytical Science* 发表的 "The quality assessment of compound liquorice tablets by capillary electrophoresis fingerprints" 一文中最先提出了好质量的真样品概念（authentical sample，AUS，一般用两种方式获得），这是中药标准制剂的最初和最早概念模型。同时提出了中药指纹图谱定量理论，把对照指纹图谱每个指纹含量看作 1（即 100％）则得标准：

$$\boldsymbol{P}_0 = (1,1,1,\cdots,1) = (100\%,100\%,100\%,\cdots,100\%)$$

样品指纹向量　　　　$$\boldsymbol{P}_s = \left(\frac{x_1}{y_1},\frac{x_2}{y_2},\cdots,\frac{x_n}{y_n}\right) = (r_1,r_2,\cdots,r_n)$$

定义 $Q$ 为含量相似度，是以向量模长百分比值来表示，即

$$Q = \frac{|\boldsymbol{P}_s|}{|\boldsymbol{P}_0|} \times 100\% = \sqrt{\frac{1}{n}\sum_{i=1}^{n}r_i^2} \times 100\%$$

实质上这种计算不需要任何校正因子，它是以各指纹百分含量来计算总含量 $Q$ 值的。用 $Q$ 值定量评价 6 个厂家复方甘草片质量，提出①定性相似度 $S_F \geqslant 0.90$，②90％$\leqslant Q \leqslant$110％标准来控制中药样品化学成分数量和含量分布与真样品成分一致性，这是国际上最早利用中药指纹图谱同时进行定性和含量相似度控制，以及对全组分含量进行上下限度控制，也是中药全组分含量上下限度控制的早期文献，因为这一时期恰是中药指纹图谱风起劲涌时。2004 年 5 月孙国祥等[2]在《色谱》发表《射干的毛细管电泳指纹图谱研究》一文中再次利用 $Q$ 评价射干药材化学指纹总含量分布情况，同时提出具有定量功能的总积分面积比 $R$。

宏观含量相似度　　　　$$R = \frac{(\sum_{i=1}^{n}x_i)_{\text{sample}}}{(\sum_{i=1}^{n}y_i)_{\text{standard}}} \times 100\%$$

至此中药定量指纹图谱理论基本建立，含量相似度 $Q$ 和宏观含量相似度 $R$ 概念的提出具有广泛意义，是中药指纹图谱发展历史上质的飞跃，因为中药指纹图谱从仅能宏观定性提升到能够宏观定量的认识过程本身就是一次方法学革命，是对中药指纹图谱功能认识的巨大飞跃。这一研究把中药指纹图谱的初级功能——对多组分整体定性分析发展为全组分定量鉴定，奠定了用基于中药整体化学成分的定量指纹图谱来全定量控制中药真实质量的重要基础。

#### 2.1.1.2　定量指纹图谱指数理论

2004 年 11 月孙国祥提出"色谱指纹图谱指数 $F$ 和色谱指纹图谱相对指数 $F_r$"理论[3]，根据指纹信号强度、信号均化程度、分离程度三方面综合评价不同种中药材或中药制剂指纹图谱。其中进样量校正指数 $F_{r(q)}$ 为标准指数（校正应在峰面积下进行，之后对此进行修正），$F_{r(t)}$ 为时间校正指数，$F_r$ 考虑了具体系统条件下的分析时间和进样量影响。利用该理论能够综合定量评价中药指纹图谱优劣，也能评价中药质量。这标志着中药指纹图谱指数理论的进一步成熟。2005 年 6 月孙国祥等进行"大青叶毛细管电泳指纹图谱研究"中应用 $F$ 理论获得了约 80 的高指数[4]，指明因毛细管电泳指纹图谱（CEFP）进样量极低导致 $F_r$ 极大（$10^7$），同时应用含量相似度 $Q$ 评价了不同产地大青叶药材质量。

#### 2.1.1.3　定量指纹信息量指数理论

2006 年 4 月，孙国祥等在研究苦碟子注射液和连翘药材毛细管电泳指纹图谱时提出"色谱指纹图谱信息量指数 $I$ 和色谱指纹图谱相对信息量指数 $I_r$"理论[5,6]，第一次把指纹信号强度大小和指纹信息量结合，用于评价不同种药材或中药制剂指纹图谱的变化。在数值上，$F$ 和 $I$、$F_r$ 和 $I_r$、$F_{r(q)}$ 和 $I_{r(q)}$、$F_{r(t)}$ 和 $I_{r(t)}$ 均有良好的相关性，它们都能够作为控制中药原料和中药制剂的含量波动限度，比如用标准药材、标准提取物、标准配方颗粒和标准制剂的指纹图谱的指数作为检验标准，分别按照 $\pm 10\%$、$\pm 15\%$、$\pm 20\%$、$\pm 25\%$、$\pm 30\%$、$\pm 35\%$ 和 $\pm 40\%$ 作为控制限度，至于何者恰当应该根据具体对象的变动情况进行选择制订控制限度。把 $Q$ 和 $R$、$F$ 和 $I$ 为代表的四个理论划分为中药指纹图谱整体定量控制理论发展的基础阶段，这些理论和方法的一个非常显著的特征就是特别强调中药原料和制剂的表观进样量，要求称量样品应准确到万分之一克。表观浓度概念和表观进样量概念是第一次以精确定量方式纳入对仪器检测指纹数据的校正计算。为适应中药复杂性科学体系特征，孙国祥等紧抓主要矛盾解决了中药指纹图谱整体定量的基础理论问题，具有创新性和实用性。

### 2.1.2　第二阶段　中药指纹人工智能和数字化（2006.7—2008.10）

#### 2.1.2.1　中药指纹人工智能和数字化质控

2006 年 3 月，孙国祥、毕开顺和董鸿晔等获得国家自然科学基金重大研究计划"以网络为基础的科学环境研究"面上项目资助"中药指纹图谱在线专家系统研究（90612002）"，开展 HPLC 指纹图谱、GC 指纹图谱、HPCE 指纹图谱、TLC 指纹图谱、DNA 指纹图谱、光谱指纹图谱、X 射线衍射指纹图谱和中药 GAP 基地在线专家系统总体知识库、在线数据库和评价系统的设计研究，这标志着中药指纹图谱人工智能信息化研究阶段的到来。2006 年 9 月，孙国祥等对"中药色谱指纹图谱潜信息特征判据研究"[7]，基于 $F$ 和 $I$、$F_r$ 和 $I_r$、$F_{r(q)}$ 和 $I_{r(q)}$、$F_{r(t)}$ 和 $I_{r(t)}$ 理论基础，加入检测波长、表观进样量、指纹空间分布信息、8 强峰寻址、三强峰比、分离特征和信号特征及信息熵，用 37 个数字化参数揭示中药指纹图谱的潜信息特征，通过首次研制"中药色谱指纹图谱超信息特征数字化评价系统 2.0"软件把复杂多变的色谱指纹图谱数字化为基本特征参数，收到不看复杂图谱就能了解指纹特征的简化效果，实现了指纹信息最大化挖掘和读谱简易化以及方便快捷地搜集详细质量信息。从多维数据角度、多侧面、全方位展示中药色谱指纹图谱总体特征，初步形成具有鲜明特色的中药信息质量控制方法。

#### 2.1.2.2　中药指纹定性定量相似度

2007 年 1 月，孙国祥等以栀子药材为例进行"色谱指纹图谱定性相似度和定量相似度的比较研究"[8]。其中：①明确定义夹角余弦相似度为定性相似度 $S_F$，定义 $\boldsymbol{P}_0=(1,1,1,\cdots,1)$ 和 $\boldsymbol{P}_s=\left(\dfrac{x_1}{y_1}, \dfrac{x_2}{y_2}, \cdots, \dfrac{x_n}{y_n}\right)$ 的余弦为比率定性相似度 $S_F'$，实现基本解决大指纹峰对相似度占比大的问题。$S_F$ 和 $S_F'$ 都能揭示样品指纹图谱表达的化学成分分布比例与对照指纹谱的相似程度，都是中国药典相似度。②提出投影含量相似度 $C\%$、模长百分比 $W\%$、含量相似度 $Q\%$、校正含量相似度 $Q_F\%$、宏观含量相似度 $R\%$、定量相似度 $P\%$、平均质量分数 $M\%$ 和校正平均质量分数 $M_F\%$ 共 8 个定量相似度概念和欧氏距离百分比 $d\%$ 与投影含量相似度误差 $\Delta C\%$ 2 个定量相似度误差概念和算法。采用 RP-HPLC 建立 10 个产地栀子药材指纹图谱，按均值法生成对照指纹图谱并以其为评价标准，计算和比较不同产地栀子药材指纹图谱的 2 个定性相似度均大于 0.936；8 个定量相似度参数除 S3 和 S6 外，其余样品的 $W\%$、$C\%$、$Q\%$、$Q_F\%$、$R\%$、$P\%$、$M\%$ 和 $M_F\%$ 均在 80%～120% 间。通过栀子对照药材提取液考察定性相似度和定量相似度线性变化特征，分析栀子药材供试液在进样 $0.04\mu L$、$0.1\mu L$、$0.4\mu L$、$1\mu L$、$2\mu L$、$5\mu L$、$10\mu L$ 和 $15\mu L$ 共 8 个进样量时检测的指纹图谱谱定性相似度和定量相似度（其中以 $5\mu L$ 进样检测的指纹图谱为标准），比较不同进样量时定性定量相似度结果产生的误差。这是全面系统性地研究中药指纹图谱定性相似度和定量相似度控制理论的代表性研究工作，首次采用了栀子对照药材（标准药材概念）提取液的 35 个指纹峰做整体定性评价为前提，突破中药非线性观念，以多元线性思维理念成功定量测算评价定量相似度误差，标志着中药整体定量相似度控制理论已日臻成熟和完善，中药整体化学指纹成分采用上限和下限定量控制从理论到实践都取得了标志性成果。

2007 年 1 月，孙国祥等在《色谱》发表"金银花的毛细管电泳指纹图谱研究"[9]，提出合格药材应具备：①代表化学成分分布相似性的定性相似度 $S_F \geqslant 0.90$；②描述药材整体化学成分含量的定量相似度（$R$、$C$、$P$、$Q$）应在 80%～120%。首次提出指纹图谱投影含量相似度 $C$ 和定量相似度 $P$ 概念，可从总体上评价药材化学组分的整体含量情况，以此二类相似度指标为测度来控制金银花质量。这项研究工作进一步探索了重要整体指纹的定性相似度和定量相似度的上下限度控制方法和标准制订依据，并明确提出了控制限度。

### 2.1.2.3　全定性全定量质控体系

孙国祥等以 3 个厂家 8 批银杏叶提取物及自制的 2 批样品开展研究，于 2007 年 6 月发表论文"色谱指纹图谱全定性相似度和全定量相似度质控体系研究"[10]，提出：①由 $S_F$ 和 $S_F'$ 构成全定性相似度，以两者均大于 0.90（二者差<5%）作属性判断合格的必要条件来解决定性评价问题；②$W\%$ 与 $R\%$、$C\%$ 与 $P\%$、$Q\%$ 与 $M\%$、$Q_F\%$ 与 $M_F\%$ 分别构成第一、第二、第三、第四级全定量相似度，评价标准为控制在 85%～120%，组内相差不得超过 10% 为合格。四级全定量相似度之间出奇地以全定性相似度为纽带和桥梁，表现了极高的美学对称特征，这是研究时没想到的结果。这一理论体系是对文献 [8] 的进一步详细规划，虽然比较标准是 10 批银杏叶提取物指纹图谱的平均模式，实际上标准制剂控制法的基础就是以标准药材和标准提取物的指纹图谱作为控制标准。这些理论和公式赖以存在的基础就是标准制剂控制理念，在论文的讨论部分明确地建议，需要建立标准对照制剂或标准提取物，即先检测标准对照制剂或标准提取物指纹图谱作对比标准，以解决时间跨度问题。这不但在理论上找到了控制方法，而且正式提出中药标准制剂概念，实际上在 2003 年提出的真样品（AUS）概念已经具备标准制剂概念的雏形。这为理论评价方法的繁荣提供了可选择余地，比较优缺点后筛选最具代表性指标以及合理简化理论方法体系，对于促进在中药制药工业化应用方面极为重要。

#### 2.1.2.4　双定性双定量质控体系

2007 年 7 月，孙国祥等发表论文"双定性双定量相似度法评价银杏达莫注射液的高效液相色谱指纹图谱"[11]，其中：①提出双定性相似度 $S_F$ 和 $S_F'$ 能弥补大峰掩盖小峰的缺陷；②双定量相似度 $C\%$ 和 $P\%$ 结合可兼顾检测大峰或小峰在含量上的变动，合理反映中药多元指纹化学成分整体含量情况；③由 $S_F$ 与 $S_F'$，$C\%$ 与 $P\%$ 分别构成双定性双定量相似度法，基于色谱指纹图谱实验数据能够宏观定性和定量评价中药真实质量；④中药质量合格必要条件是双定性相似度应大于 0.90，双定量相似度在 90%～110%（相差＜10%）；⑤首次提出了方向余弦和分解相似度概念，对双定性双定量相似度进行了分解和缺失计算，$S_F$ 分解相似度 $S_{38}=0.800$ 和 $S_{15}=0.103$（$A_{38}\%+A_{15}\%=48.9\%$），表明 38 号和 15 号指纹峰对定性相似度和定量相似度的贡献都起主导作用；⑥再次明确提出采用随行指纹图谱检测标准问题，也就是"建立标准对照制剂或标准对照物，即先检测标准对照制剂或标准对照物的指纹图谱作对比标准，来对中药检品实现实时定量控制而避免误差发生，能有效消除时间跨度引起的误差"。这一方法对全定性相似度和全定量相似度质控体系进行了大幅度简化，但标准制定过高，合格必要条件是双定性相似度应＞0.90，双定量相似度在 90%～110%（相差小于 10%）。显然很多中药无法满足此条件。2007 年 10 月，孙国祥等在 *Analytical Sciences* 发表"The qualitative and quantitative assessment on the HPLC fingerprints of Ginkgo biloba extract by the involution similarity method"一文[12]，表明中药色谱指纹图谱乘方相似度评价法具备定性定量评价功能，其结果应用 $R\%$ 和 $M\%$ 的计算结果进行了对比证明。

#### 2.1.2.5　构建中药指纹学学科体系

应《中南药学》杂志邀请主办中药指纹图谱专栏，经过对中药指纹图谱的长期关注和深入思索，2007 年 2 月，孙国祥等构建了中药指纹学学科体系及其架构、中药指纹信息学和中药生物指纹学等[13,14]，首次把中药指纹图谱研究从一门实用技术提升到一个学科体系角度来研究。尽管中药指纹图谱学概念不够宽泛，内涵还有待商榷，但为日后建立"中药指纹学"学科体系进行了奠基性基础研究工作。中药指纹学是以现代分析技术、中药学、中药化学、药理学、化学统计学和计算机科学等学科为依托，从整体上研究中药（包括植物药）的物质基础和作用机制以及药物代谢动力学规律与相关制剂技术的崭新学科。它以实现中药品质的真伪鉴别、宏观质量控制、特征活性成分和有效组分群的确证以及研究中药指纹药效学、指纹代谢动力学作用特点为主要内容，从而实现能阐明药效活性与化学指纹相关的中药制剂的研制，见图 2-1。它是一种立足于整体性、特征性、有效性和安全性为核心的研究中药的全新学科体系。单一指纹代表一个化学组分，指纹整体代表化学成分整体。对于任意一个中药系统，指纹是多维的，指纹图谱也是多维的，也可以是特征化的，指纹系统完全可能是多维线性变化的，不必过分强调非线性特征，在方法学上可以用多元线性方法来解决中药质量控制问题。

#### 2.1.2.6　统一化指纹质控方法

2007 年 4 月，孙国祥等提出中药统一化色谱指纹图谱建立方法和统一化色谱指纹图谱相对统一化理论[15]。发展了用 25 个参数描述统一化色谱指纹图谱的相对统一化特征，目前参数已发展到 30 个。这一理论选择最末指纹峰和最大指纹峰为参照，规定其值均为 1，把所有色谱指纹图谱都统一化到横纵坐标均为 1 的坐标系中。可对不同仪器、不同时间、不同方法建立的指纹图谱进行合理比较。由定信号变换和定点变换产生多个相对计算参数，由峰体指数和积分速率指数计算产生具有定量性质的系统固定指数。这一理论以定点指数和定信

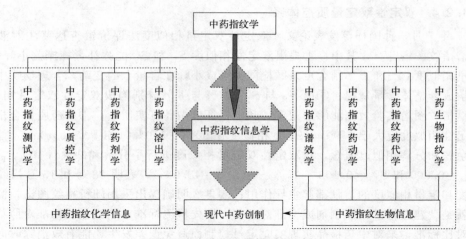

图 2-1　中药指纹学体系架构图

号指数为代表，是评价中药色谱指纹图谱的一种新方法。

### 2.1.2.7　定量超信息数字化系统 3.0

孙国祥等于 2007 年开发出"中药色谱指纹图谱超信息特征数字化评价系统 3.0"软件[16]，提供峰参数 15 个，信息化特征参数 46 个，定性相似度参数 15 个，定量相似度参数 17 个，相对统一化特征参数 25 个，总计 118 个参数，能给出分解相似度。该系统可分别解析各指纹峰对定性定量相似度的贡献，能对色谱指纹图谱变异性进行分析研究，可实现中药长期稳定性的色谱指纹图谱宏观定量检测评价，是一种全面解析中药色谱指纹图谱的多功能评价软件。自此，中药质量控制走上以计算机软件的评价计算为基础的数字化和定量化道路。2012 年"中药色谱指纹图谱超信息特征数字化评价系统 4.0"获得国家知识产权，并首次被浙江康恩贝制药有限公司引入研究院，用于银杏叶提取物国际标准研究中。中药指纹图谱评价体系走上了产业化推广之路，这是一个十分美好的开端。2013 年天士力制药集团股份有限公司引进该 4.0 版软件系统。2015 年北大维信生物科技有限公司引入英文版，递交 FDA 使用。

### 2.1.2.8　定量指纹分离量指数理论

2007 年 12 月首次提出 $RF$、$RF_r$、$RF_{r(t)}$ 和 $RF_{r(q)}$ 概念[16]，但没有公布数学模型定义。在 2008 年 2 月，孙国祥等在"苦荬菜 HPLC 数字化指纹图谱研究"中详细地描述了色谱指纹图谱分离量指数理论模型，并评价了苦荬菜 HPLC 指纹图谱[17]。在 2008 年 4—6 月，孙国祥等用 $RF$、$RF_r$、$RF_{r(t)}$ 和 $RF_{r(q)}$ 分别评价了附子 HPLC 指纹图谱[18]、丹参水溶性成分 HPLC 指纹图谱[19]和苦碟子 HPLC 指纹图谱[20]。色谱指纹图谱分离量指数模型能有效揭示分离度关联指纹信号强弱、均化性和信息量大小，以及其相对指数关联时间效率和样品化学信息大小。该理论首次把分离度纳入色谱指纹图谱指数的计算中。

## 2.1.3　第三阶段　中药指纹本质特征和系统指纹定量法（2008.10—2010.12）

### 2.1.3.1　中药指纹本质特征

2008 年 10 月，从复杂性科学原理出发，依据中药指纹图谱的自身性质和其生产的实践化特征，孙国祥等系统地揭示中药指纹图谱的本质特征[21]包括 12 个方面：①系统性，②特征性，③相对稳健性，④模糊性，⑤整体性，⑥复杂性，⑦动态开放性，⑧活性交互性，⑨微观精确性，⑩宏观量化特征，⑪超信息特征，⑫数字化特征。在利用中药色谱指纹图谱对中药进行宏观定性分析为基础，以宏观定量分析为高级阶段的质量控制模式，必将开创中药质量控制的新时代。

### 2.1.3.2　中药复方指纹加和模型

中药复方化学指纹可看成是各单味药指纹的有机加和模型，由于中药复方是各单味药化学成分的聚集，是按照中医理论组方（非简单拼凑）而致单味药在方中具有独特作用（君、臣、佐、使），各单味药活性成分共生共存才形成具有特定功能疗效的系统。中药复方中各单味药化学指纹成分存在着物质流、能量流和信息流的交换。物质流体现为化学性质相似成分类的稳定共存和不能共存的化学成分发生化学反应后生成稳定新物质（新指纹）；能量流体现药性相克、相长；信息流体现各单味药药效功能的多靶标和协同作用于生命体。中药复方经合理组方形成具有鲜明治症特点的临床药物，是各单味药药效的凝聚作用；中药复方构成了复杂性科学系统，各单味药疗效功能作用、化学成分种类、成分数量和分布浓度都呈现显著的非线性关系。因此中药复方指纹化学成分完全定性定量分析存在很大困难。2008年10月，孙国祥等提出中药复方化学指纹有机加和模型理论[22]，提出指纹定量法、中药复方化学指纹归属度、逸出度和拟和定性相似度概念，将指纹定量法应用于测定中药复方指纹归属度和药效物质工艺收率，以化学指纹归属度和定量相似度大小判断中药的君臣佐使。指纹定量法是利用中药复方化学指纹有机加和模型原理，首先进行指纹归属的定性分析，然后进行指纹归属定量分析，二者有机综合来解决中药复方指纹归属的定量问题。这种方法完全符合钱学森先生的论断，复杂性科学需要采用从定性到定量的综合集成方法的道理。其遵循复杂性科学可采用模型简化研究方法，是对还原论方法的有效利用。之后，该方法被广泛应用于复方丹参片、复方丹参滴丸、复方甘草片、牛黄解毒片、龙胆泻肝丸、附子理中丸、知柏地黄丸、复方斑蝥胶囊、通宣理肺丸、柴胡疏肝丸、六味地黄丸、杞菊地黄丸、补中益气丸、木香顺气丸、朱砂安神丸、桂附地黄丸、柏子养心丸、人参归脾丸、逍遥丸、天王补心丸、双黄连胶囊、速效救心丸和银翘解毒丸等多种复方中药制剂的指纹图谱研究。这一理论是第一次以复方制剂指纹图谱为标准对各单味药指纹图谱进行定性定量分析，用化学指纹有机加和模型理论系统地阐释了中药作用机制。中药指纹学从复方角度以及单味药都能从化学指纹角度进行机制阐释和质量控制，因此中药指纹学内涵具有深刻的理论基础，它从来都不是孤立和简单的，是一种立足于解决中药复杂性科学体系的交叉学科。

### 2.1.3.3　定量数字化指纹信息质控模式

数字化指纹图谱是利用数学原理或数学方法对指纹图谱本质特征进行定义、表达、重组、模拟、信息挖掘等处理过程，将检测方法和仪器检测的信号数据转化成易于判别、能揭示潜在复杂的化学和生物活性信息特征的数字化信息。利用现代信息技术对中药色谱指纹图谱原始信息进行数字化加工处理，与现代分析技术、中药学、中药化学、药理学、化学计量学和虚拟现实技术有机结合，简易化和最大限度揭示指纹图谱隐含的定性、定量和生物活性信息。因此数字化指纹图谱是数学原理在中药指纹图谱研究中运用的具体化，是指纹图谱研究的前沿性和核心课题。

2009年1月，孙国祥等发表"构建中药数字化指纹图谱研究"一文[23]，文中提出，检测中药材、中药饮片、标准浸膏、标准提取物、中药配方颗粒和中药制剂的指纹对照品可直接获得即时检测条件下的对照指纹图谱特征技术参数。数字化指纹图谱提供了大量特征信息数据，通过对其精确分析进行评价可揭示数据背后的质量变异，从而作为中药信息质控的依据。因此，数字化指纹图谱技术是数字化中药质控的典型代表和核心技术，是中药现代质量控制的一种最佳技术和正确选择。

数字化指纹图谱技术真正走向生产实践的前提，是我国应系统地、完善地建立中药指纹对照品标准体系质量控制模式，把以 10 批样品（具有很大的随机性）的平均模式作为对照指纹图谱的质控模式改为通过实时检测中药指纹对照品获得对照指纹图谱的标准模式，实施以即时即刻检测的中药对照指纹图谱标准模式的质量控制，这样可真正获得中药的统一化、标准化和综合量化控制。从严格意义上讲，中药进行标准化的程度不够，其标准要求太低。开展化学指纹的破坏性试验和溶出指纹图谱研究，将中药信息质量控制方法和数字化中药内涵以数字化指纹图谱构建和表达，数字化指纹图谱才能广泛地应用于中药质量控制之中。

#### 2.1.3.4 中药系统指纹定量法

中药系统指纹定量法是一种用定量指纹图谱技术简捷控制传统中药质量的新方法，从宏观定性和宏观定量角度出发，以简单有效的中药定量指纹图谱监测中药中整体化学物质形成中药定量评价新方法。基于中药指纹图谱系统性、模糊性、整体性特点，以及其最重要特征——同类中药原料和制剂化学指纹具有线性变化特征，类间整体含量增长可整体线性化控制，使其不仅具有鉴别中药作用，更重要的是具备用整体线性定量中药总化学成分的作用。充分发挥中药指纹图谱对中药产品的定性鉴别能力，强调对中药整体定量控制。设计一种以先综合定性后综合定量的全指纹八级质量控制法，以牛黄解毒片（Niuhuangjiedu Tablets，NHJDT）为例[24]，对其整体化学成分实现有效控制来客观全面反映中药化学物质基础的稳定性和一致性，见式(2-1)～式(2-3) 和表 2-1。

系统指纹定量法具备成为中药行业普遍质量控制方法的基础[25-26]，其系统地解决了中药整体定性和整体定量的理论问题，同时开发出计算机软件可直接用于中药产品的质量控制，建立标准制剂控制模式是这一方法的基础。系统指纹定量法为任何具体的中药原料和中药制剂都能提供可选择的质量控制范围，具体控制到哪个等级是由质量标准的制订者来决定。系统指纹定量法适应复杂性科学要求，因此具有科学性，代表着中药质量控制的重要发展方向。

$$S_m = \frac{1}{2}(S_F + S'_F) = \frac{1}{2}\left[\frac{\sum_{i=1}^{n} x_i y_i}{\sqrt{\sum_{i=1}^{n} x_i^2}\sqrt{\sum_{i=1}^{n} y_i^2}} + \frac{\sum_{i=1}^{n} \frac{x_i}{y_i}}{\sqrt{n\sum_{i=1}^{n}\left(\frac{x_i}{y_i}\right)^2}}\right] \tag{2-1}$$

$$P_m = \frac{1}{2}(C + P) = \frac{1}{2}\left(\frac{\sum_{i=1}^{n} x_i y_i}{\sum_{i=1}^{n} y_i^2} + \frac{\sum_{i=1}^{n} x_i}{\sum_{i=1}^{n} y_i}S_F\right) \times 100\% \tag{2-2}$$

$$\alpha = \left|1 - \frac{\gamma_x}{\gamma_y}\right| = \left|1 - \frac{P}{C}\right| \tag{2-3}$$

表 2-1　中药系统指纹定量法划分中药质量等级标准

| 类别 | G1 | G2 | G3 | G4 | G5 | G6 | G7 | G8 |
|------|------|------|------|------|------|------|------|------|
| $S_m$ | ≥0.95 | ≥0.90 | ≥0.85 | ≥0.80 | ≥0.70 | ≥0.60 | ≥0.50 | ≥0.50 |
| $P_m$/% | 95～105 | 90～110 | 85～115 | 80～120 | 70～130 | 60～140 | 50～150 | 50～150 |
| $\alpha$ | ≤0.05 | ≤0.10 | ≤0.15 | ≤0.20 | ≤0.30 | ≤0.40 | ≤0.50 | ≤0.50 |
| 质量 | 极好 | 很好 | 好 | 良好 | 中 | 一般 | 次 | 劣 |

相对校正因子法（一测多评法）的误差太大，且要求分析仪器高度重现，这决定了这种方法的局限性。而系统指纹定量法采用随行标准制剂测定对照指纹图谱并在相同条件下即时测定样品指纹图谱，直接定量比对计算两图谱从而实现一次完成全组分定量，因此系统指纹定量法是对系统的最大简化和最优定量检验。

### 2.1.3.5 中药红外-紫外联用指纹质控法

根据中药药效物质整体协同作用原理，2010 年 1 月，孙国祥等提出中药红外-紫外（IR-UV）联用指纹系统等权融合模型[27]：a. 中红外光谱能反映中药中多种化合物成分的单键（C—H、O—H、N—H、C—C、C—N、C—O）双键（C＝C、C＝O、C＝N、C＝S）和三键（C≡C、C≡N）等化学键振动（转动）时对中红外线吸收光谱的叠加（以振动为主），具备反映中药中整体化合物的质量信息特征，其独特地主要反映化合物中饱和单键对红外光谱的重要贡献（单键约占 70%）。b. 中药紫外光谱（200～400nm）主要由不饱和双键、三键和长共轭体系结构产生，突出反映分子结构的不饱和键信息。中药中各类不同化学物质的紫外光谱叠加构成了中药紫外光谱指纹谱。c. 选择一固定对照模式（用中药原料指纹对照品或中药标准制剂测定对照指纹图谱）作评价标准，分别以 IR 和 UV 光谱各数据点为基础，计算样品 IR 和 UV 光谱与标准光谱间的宏定性相似度 $S_m$［见式(2-1)］，宏定量相似度 $P_m$［见式(2-2)］，均化系数相对偏差 $\alpha$［见式(2-3)］。d. 对 IR 和 UV 指纹图谱反映的两类宏观定性定量信息进行加权融合见式(2-4)、式(2-5)，据此建立中药 IR-UV 联用指纹系统等权融合模型见图 2-2。

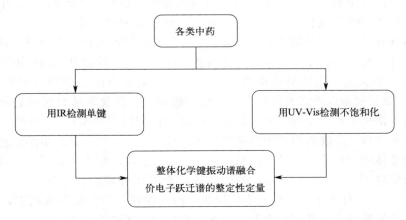

图 2-2　中药 IR-UV 联用指纹系统化学定性定量信息补偿模型

中药红外光谱和紫外光谱突出反映了两类宏观定性定量信息，以红外光谱对紫外光谱检测的信号信息进行全方位补偿，即以红外光谱能够检测单键信息补偿紫外光谱仅检测不饱和键信息的单一功能。这一模型构成了基于中药整体系统化学键振动和价电子跃迁的光谱指纹定量法，被称为中药 IR-UV 联用指纹质控法，反映的整体定性定量信息明显优于任何单一色谱指纹谱和单一光谱指纹谱。中药 IR-UV 联用指纹质控法首先应用于麻黄药材质量的评定。这一方法在六味地黄丸质量评价中也得到了应用[28]，以光谱点为评价基础在 IR（400～4000cm$^{-1}$）和 UV（190～400nm）光谱范围内对中药实施全面质量评价，具有快捷、准确、经济实用的特征，是中药质量控制的又一次认识的提升。通过研究发现，这是中药质量评价最简便和最准确的方法之一。

$$S_{\text{m-IRUV}} = 0.80 S_{\text{m-IR}} + 0.20 S_{\text{m-UV}} \tag{2-4}$$

$$P_{\text{m-IRUV}} = 0.80 P_{\text{m-IR}} + 0.20 P_{\text{m-UV}} \tag{2-5}$$

#### 2.1.3.6　定量指纹分离信息量指数理论

参考色谱指纹图谱信息量理论和色谱指纹图谱分离量指数理论，2010 年 2 月孙国祥等提出色谱指纹图谱分离信息量指数理论，即 $RI$、$RI_r$、$RI_{r(t)}$ 和 $RI_{r(q)}$ 等数学模型概念[29]，用 $RI$、$RI_r$、$RI_{r(t)}$ 和 $RI_{r(q)}$ 评价 9 批六味地黄丸（浓缩丸）HPLC 指纹图谱的指纹分离度、信息量、信号强度以及指纹均化性均低于对照指纹图谱（RFP），4 批高于 RFP。色谱指纹图谱分离信息量指数模型能有效揭示分离度关联指纹信号强弱、均化性和指纹图谱信息量大小，以及其相对指数关联时间效率和样品化学成分信息大小。该理论首次把分离度纳入色谱指纹图谱信息量指数的计算中。至此，$F$ 与 $I$、$RF$ 与 $RI$ 形成对称的 4 种理论模型，相应参数具有一定程度的相关性，但又有重要区别。所涉及 16 个指数均可作为实验条件优化目标函数，同时可以以标准制剂指纹图谱的指数为基准设定变化幅度 $\pm 5\%$（1 级）、$\pm 10\%$（2 级）、$\pm 20\%$（3 级）、$\pm 25\%$（4 级）、$\pm 30\%$（5 级）、$\pm 40\%$（6 级）、$\pm 50\%$（7 级）、$\pm \infty$（8 级）来控制中药原料和中药制剂的质量。

#### 2.1.3.7　平行多波长指纹定量法

2010 年 6 月，孙国祥等在"平行五波长 HPLC 指纹谱全息整合法定量鉴定补中益气丸整体质量"[30]研究中，系统地建立了中药平行多波长色谱指纹图谱多种整合方法，包括均值法、权重法（自然权重法、独立权重法、固定权重法）和投影参数法等数学整合法。用平行五波长指纹定量法测定柴胡舒肝丸化学指纹归属度和药效物质工艺收率[31]，并用平行五波长高效液相色谱指纹图谱全息整合法定量鉴定杞菊地黄丸的整体质量[32]。由于中药材尤其复方中药的各种化学指纹成分的紫外吸收光谱差异很大，很难找到一个合适的紫外波长能够兼顾检测所有化学指纹成分。单一波长指纹图谱具有片面性，导致其反映的中药质量具有随机性和偶然性。事实上，用能够全面真实地反映中药复杂系统化学指纹完整信息特征的 HPLC-DAD 三维空间指纹图谱来评价中药是最理想的，但涉及海量数据的复杂运算，还有待发展。目前，依据主成分原理用多波长指纹图谱代替 HPLC-DAD 三维空间指纹图谱，是一种重要地简化处理。多波长指纹图谱适应复杂性科学要求，实质是从多维信息角度揭示指纹图谱代表的整体化学指纹系统的全信息，它较单波长指纹图谱更能全面地反映中药的化学物质定性定量信息[32]。2011 年 7 月，孙国祥等建立了评价多波长中药色谱指纹图谱新方法——均谱法[33]，即首先把一个样品不同波长下指纹图谱按均值法生成均谱，用以代表样品在多波长下的质量特征，其结果仍然是一种多波长指纹图谱的平均化处理，与均值法结果基本一致。

#### 2.1.3.8　中药多级指纹定量法

2010 年 9 月，孙国祥等在"基于双波长 HPLC 指纹谱的一级系统指纹定量法鉴定木香顺气丸质量"[34]研究中系统地建立了中药一级系统指纹定量法模型和规范。2010 年 11 月，孙国祥等在"三级系统指纹定量法评价丹参五波长 HPLC 指纹图谱"[35]研究中系统地建立了中药三级系统指纹定量法模型和规范。这标志着中药系统指纹定量正在向更为广阔的评价方向发展。2012 年 2 月，根据宏观含量相似度 $R$、含量相似度 $Q$、平均质量分数 $M$ 和模长百分比四个初级定量相似度，以定性相似度 $S_F$ 校正后分别得到定量相似度 $P$、校正含量相似度 $Q_F$、校正平均质量分数 $M_F$ 和投影含量相似度 $C$，将其中 8 个指标构成一个六面体（见图 2-3），用宏定性相似度 $S_m$ 作属性判别，以 $P_1$，$P_2$，$P_3$，…，$P_8$ 分别作为一，二，三……八级系统指纹定量法的定量相似度[36]，评价样品$X$系统相对于对照指纹向量$Y$系统的整体化学指纹成分总含量，丰富了系统指纹定量法评价体系，目前已发展为24级系统指纹定量法。

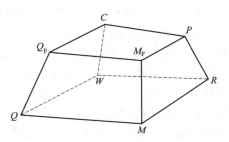

图2-3　由8个定量相似度构成的六面体

### 2.1.3.9　标准指纹不确定度和可靠度

2011年5月，孙国祥等在"中药色谱指纹图谱评价方法的不确定度和可靠度研究"[37]中系统地建立了中药色谱指纹图谱评价方法的不确定度和可靠度理论和方法。对二妙丸HPLC色谱指纹图谱进行可靠度评价，不确定度和可靠度与中药质量高低无确定的相关性。单批中药指纹图谱可靠度是对质量鉴定结果的可靠性给出评判，即鉴定结果可靠性度量。该理论能衡量中药指纹图谱所代表中药质量时的不准确性和可靠度，是鉴定中药质量方法的再评价。之后，又用该方法评价了双黄连胶囊HPLC指纹图谱和朱砂安神丸定量指纹图谱[38,39]。

## 2.1.4　第四阶段　中药指纹定量评价软件（2011.1—2012.12）

**"中药数字化定量指纹图谱评价系统"**系列计算机评价软件，历经20年研究，涉及100余个中药指纹图谱评价理论和600余项数学模型公式，系统地定义和建立了中药定量指纹图谱评价创新技术。有400余篇中英学术论文作支撑，有150余名硕士博士研究生参加创新评价理论和实践应用研究。在70个单味药材和70个中药复方制剂的中药指纹质量控制中得到验证。孙国祥教授提出并编写《中药指纹学》一书并建立**中药定量指纹数字化控制理论与控制技术**，推动其应用于中药原料和中药成药质量控制，开发出系列计算机软件评价软件。

上述软件对我国中药原料药物和中药产品质量控制及中药过程质量控制具有先进性和可靠性，其强大创新性是中药企业提升中药过程质量的技术保证。该系统能监控每一批中药（提取物、配方颗粒、超微粉、中间体、半成品和中成药产品），使其具有相同稳定质量，能保证产品质量均一重现（变动±10%以内）。其最大特点是该方法不需购买贵重的中药单体化合物对照品。此外，软件特别适用于中药生产过程质量的快速检验，尤其监测原料、中间体、半成品质量。"中药色谱指纹图谱超信息特征数字化评价系统4.0"已被康恩贝药物研究院和天士力药物研究院药物分析所引入使用。这些软件的成功开发将为我国中药质量控制提供重要工具方法和计算机软件控制系统，能为中药本底制剂控制法提供先进的数字化和整体定量控制技术，具有先进性和可靠性，可实现单批样品数字化质量差异辨因分析，可直接打印给出生产质量检验报告。

## 2.1.5　第五阶段　构建标准制剂控制模式（2013.1至今）

### 2.1.5.1　构建标准制剂控制中药质量

中药标准（对照）制剂也称中药本底制剂，它是在中药研制和创新过程中经过药效学和毒理学试验证明的最佳中药组方和具有恒定化学成分含量和分布比例的规范制剂，这个制剂主要指标成分含量要求变动范围应在±5%之内。制剂满足①$S_m \geqslant 0.90$和②$95\% \leqslant P_m \leqslant 105\%$，可作为中药标准（对照）制剂，用其可直接测定标准指纹图谱控制新生产中药制剂的质量。这一方法延伸就是可建立标准提取物、配方颗粒、超微粉等中药原料的指纹对照品，利用上述方法来控制中药原料的质量。

#### 2.1.5.2　标准制剂质控的操作规程

精密吸取中药标准（本底）制剂供试液适量测定 2 次色谱指纹图谱，另精密吸取等量的中药生产制剂供试液测定 2 次色谱指纹图谱，将指纹图谱积分并导出 *.cdf 文件，用"中药主组分一致性数字化评价系统 3.0"软件可直接评价出新生产制剂的质量是否合格。这种评价给出：①宏定性相似度 $S_m$ 整体监测化学指纹数量和分布比例；②宏定量相似度 $P_m$ 能够整体监测化学指纹成分整体含量；③指纹变动系数 $\alpha$ 能清晰反映样品化学成分指纹与标准制剂化学成分指纹的含量变异，合格中药一个最基本的等级应控制在 5 级内。对于其他测定项和检查项，都可以用标准制剂作对照直接检验和评判样品是否具有合格品质。

#### 2.1.5.3　标准制剂控制模式的内涵

中药标准制剂控制模式首先要建立能用于定量指纹图谱测定用的系列对照物（中药指纹对照品）。对照物要明确标出主要化学成分（2 个以上）含量，以及在有效期内含量下降曲线情况；对照物主要指纹要有明确的指认和归属。中药标准制剂涵盖：①标准药材指纹对照物；②标准饮片指纹对照物；③标准提取物指纹对照物；④标准配方颗粒指纹对照物；⑤标准超微粉指纹对照物；⑥各类型标准制剂指纹对照物。上述标准制剂应该由国家统一发放。由企业自制的标准制剂指纹对照物只能用于企业生产内控，或实验室间指纹比对。标准制剂系列指纹对照物可以经过合理工艺提取后定量制成冻干形式，于棕色安瓿中贮存，直接溶解或提取定容后用于检测指纹图谱或供其他比对实验用；也可以是物理粉末原型形式。饮片粉末和药材原形恰是一种很好的包装材料，但要防止酶分解作用。标准制剂系列指纹对照物是经过制备工艺后得到的能代表普遍形式的中药原料和中药制剂和经过标化主要成分含量以及具有 2 年贮存保质期的定量指纹对照物基准，应具备定量指纹图谱技术参数和质量标准。中药标准制剂控制模式是中药质量控制发展历史的必然选择和唯一趋势，方法科学性、可靠性、稳定性和耐用性都明显优于相对校正因子法（一测多评法），中药一致性评价选择标准制剂控制模式也不失为一种良策。中药一致性评价选择参比制剂的做法会导致行业巨大矛盾，引发竞争性争斗。最佳做法是选择质量公认很好的 3 到 5 家产品不低于 30 批制剂来形成标准制剂的标准指纹图谱和制剂标准。

## ▶ 2.2　中药全质量关控制模式

### 2.2.1　标准制剂质控的意义

标准（本底）制剂控制模式是中药质量一致性控制的最佳方法和中药国际化发展的基础，因为药材标准指纹对照物、饮片标准指纹对照物、提取物标准指纹对照物、配方颗粒标准指纹对照物、超微粉标准指纹对照物和各类型中药标准制剂标准指纹对照物，在中药工业化质量过程控制中，都会起到不可替代的作用。用中药化学对照品进行的多指标定量分析显然无法有效解决中药原料、中药提取中间体和中成药的质量控制问题，而且成本太高，方法昂贵浪费。标准（本底）制剂控制模式包含的标准指纹系列对照物可采用道地药材和符合 GAP 规范要求栽培的优质中药材，经过严格鉴定和标定后作为国家法定的药品检验用标准指纹对照物。标准指纹对照物包含丰富的化学指纹组分且信息量充分；标准指纹对照物具备标准指纹图谱（有明确峰归属和等价活性当量）；标准指纹对照物的主要化学指纹成分比例固定、含量固定；标准指纹对照物的制备要考虑到代表性、稳定性和标准溶液的易得性。其对国家药品标准实施，中药原料和中成药检验规范化以及化学指纹物质的稳定性和均一性都具有十分重要的意义。

### 2.2.2 全质量关控制模式——三平衡

中药全质量关控制模式包括：①中药质量平衡（TCM-MBE），②中药能量平衡（TCM-EBE），③中药药效平衡（TCM-AEBE）。这些是中药的首要问题和根本问题。中药要走向国际首先要解决好这三个平衡问题。中药标准制剂控制模式为中药全质量关控制奠定了一个良好基础。中药独特用药理论和复方组成决定其质量控制必须是整体化的，虽然中药药效机制研究还未产生明显突破，但中药标准制剂控制模式将对中药质量控制起到极大促进作用。中药标准指纹对照物系列在国家层面上的法规化，构建以标准制剂控制模式作为标准实物与待测药物样品随行对照检验和同步操作，实现最大程度消除分析系统误差。基于标准制剂目标，以中药质量平衡（TCM-MBE）、中药能量平衡（TCM-EBE）和中药药效平衡（TCM-AEBE）三平衡为基础，以具有恒定化学组成和等价药效的标准指纹对照物系列来实现控制中药真实质量的安全、稳定、均一和等价等效。中药标准制剂控制模式适应中药复杂性科学特征，能整体、动态、有效地控制好中药质量。基于标准制剂三平衡法则将是中药走向世界的核心关键所在。

## ▶ 2.3 中药标准制剂控制模式

中药原料药物和中药制剂需要建立一个恒定不变、理想化并切合中药生产现实的标准模型——中药标准制剂控制模式，以此对中药原料药物和中药制剂采取整体定性和整体定量的双重质量鉴别评价，它是中药整体质量控制标准体系的核心[40]。中药标准制剂通常用中药标准指纹图谱（RFP）来等价表达。

### 2.3.1 中药标准制剂控制模式构建的要求

在中药整体质量一致性评价时，中药标准制剂和控制模式构建要完成以下几点：①中药标准制剂应以临床疗效为首要基础；②鉴定制剂中主组分化学成分并建立质量平衡（MBE），准确测定主成分含量并固化为恒定量值；③建立标准主组分图谱（指认大多数指纹），对 RFP 分区控制；④测定指纹系统的单标或双标绝对定量校正系数，作为系统定量指纹计算的校正基础；⑤测定标准指纹图谱的可靠度并进行 RFP 频度分析；⑥公布测试 RFP 质量，即产生 RFP 的质量浓度（指纹图谱具有质量概念）；⑦公布 RFP 的特征技术参数；⑧阐明 Markers 定量指标选择依据和与制剂药效相关的说明；⑨阐明 Markers 指标含量与宏定量相似度（$P_m$）的限度制订依据和与制剂药效的相关说明，以及指标含量与宏定量的相关程度；⑩制订样品 $n$ 个主组分指纹，用 RFP 计算时应满足宏定性相似度 $S_m \geq 0.9$ 和 $80\% \leq P_m \leq 120\%$（视具体情况而定）；⑪中药标准制剂复原要满足 Markers 含量变动在 $\pm 5\%$ 以内，指纹图谱满足 $S_m \geq 0.95$、$95\% \leq P_m \leq 105\%$ 及零误差校正，同时要满足体外溶出度和 Markers 绝对生物利用度合格。

### 2.3.2 中药整体质量控制标准体系的样品选择原则

中药原料药物的多源性和中药制剂多厂家生产特点决定中药标准制剂难以产生，中药要依据多源原料药物和多源同一品种制剂通过定量指纹大数据来筛选标准制剂。按照单一原料样品不低于 15 批次（具有代表性 2~3 个产地或厂家）和独家中药制剂品种不低于 50 批次，多厂家同品种要保证主要厂家参与研究且每家最低批次不得低于 6 批，用以上样品来建立标准制剂的标准指纹图谱，以其作为标准制剂的最基础模板。样品多来源可分摊样品批次，依据 $n$ 批以上定量指纹图谱，按照平均模式产生预评标准指纹图谱并对每批样品指纹谱进行预评。然后把宏定性相似度和宏定量相似度作为指标进行聚类分析或主成分分析，根据聚类分析结果中大类样品 $m$ 批次（剔除 $P_m$ 极高和 $P_m$ 极低的样品）重新生成标准指纹图谱即为中药标准制剂的标准指纹图谱（单标谱、双标谱）。准确标定主组分指标成分含量作为标准制剂重要指纹恒定量值（有条件时全标定）。之后重新评价每批次样品并返回到样品指纹图谱评价结果，对于样品中宏定性相似度 $S_m \geqslant 0.95$ 和宏定量相似度 $P_m \approx 100\%$ 的即可初步选作标准制剂，同时要测定其溶出度或重要药效活性质量标志物（Markers）指纹绝对生物利用度要符合规定。新找到标准制剂图谱与初期建立标准制剂指纹量值进行各指纹零误差校正。各类厂家必须固定色谱柱生产厂家品牌、固定固定相填料类型和固定色谱柱规格（称为三固色谱柱）等条件，采用标准指纹图谱（单标谱和双标谱）进行控制可高效快捷地控制好中药整体质量。

### 2.3.3 中药标准制剂控制模式的实现方式

中药标准制剂控制模式采用如下 3 种控制方法：①标准指纹图谱控制法——单标谱法；②标准指纹图谱控制法——双标谱法；③标准制剂随行对照控制法。增设"定量指纹检查项"，制订样品标准的 $n$ 个指纹主组分与 RFP 计算时满足 $S_m \geqslant 0.9$ 和 $80\% \leqslant P_m \leqslant 120\%$（以具体情况而定）。①②控制模式使用三固色谱柱和系统定量校正因子，而③需要对复原标准制剂进行零误差校正，有一定变动性嫌疑和存在误差。

#### 2.3.3.1 标准指纹图谱法——单标谱

**（1）初系统绝对定量校正因子（$f_{d1}$）**

把建立 RFP 系统称为第一色谱系统（the first chromatographic system，FCS），也称初系统。在指纹图谱中部位置选择一个参照物峰称作单标，测定固定浓度参照物溶液浓度（$C$）对应峰面积（$A$）的绝对定量校正因子 $f_{d1}$，见式(2-6)。$f_{d1}$ 越大，表明灵敏度越大，其值类似吸光系数。建立 RFP 时，对应称样量用 $m_{RFP}$(g)$\left[$或浓度 $C_{RFP} = \dfrac{m_{RFP}}{V}$(mg/mL)$\right]$ 表示，这是定量指纹图谱的重要特征质量参数。

$$f_{d1} = \frac{A}{C} \tag{2-6}$$

**（2）新系统绝对定量校正因子（$f_{di}$）**

把发生显著变动后色谱系统称为第二色谱系统（the second chromatographic system，SCS），也称新系统。测定固定参照物溶液浓度（$C'$）对应峰面积（$A'$），计算新系统绝对定量校正因子 $f_{di}$，见式(2-7)，$f_{di}$ 越大，表明灵敏度越大。测定样品指纹谱时，对应称样量用 $m_i$(g)$\left[$或样品浓度 $C_i = \dfrac{m_i}{V}$(mg/mL)$\right]$ 表示，这是样品定量指纹的重要特征质量参数。

$$f_{di} = \frac{A'}{C'} \tag{2-7}$$

**（3）相对定量校正因子（$f_{qi}$）**

把新系统与初系统的绝对定量校正因子之比称为相对定量校正因子，见式（2-8），一般在 0.97～1.03 之间，说明两个系统定量误差基本在 ±3% 以内。$f_{qi}$ 越接近 1 越好。设立相对定量校正因子的初衷是考虑把 RFP 系统定量性质平移到新色谱系统。

$$f_{qi} = \frac{f_{di}}{f_{d1}} \qquad (2\text{-}8)$$

**（4）把 RFP 建立时的初系统定量度量性质平移到新系统**

单标相对定量校正因子（$f_{qi}$）与样品称样质量（$m_i$）相乘，即实现校正，见式（2-9）。实际上是各系统绝对定量校正因子与称样量直接相乘即实现彻底校正。各系统绝对定量因子与各自称样量直接相乘的校正，本质上是每个系统都分别乘以自身的灵敏度参数 $A/C$。

$$P_m = \frac{1}{2}(C+P)\frac{m_{\text{RFP}}}{m_i f_{qi}} \times 100\% = \frac{1}{2}(C+P)\frac{m_{\text{RFP}} f_{d1}}{m_i f_{di}} \times 100\% \qquad (2\text{-}9)$$

#### 2.3.3.2 标准指纹图谱法——双标谱

**（1）初系统绝对定量校正因子 $f'_{d1}$**

在强极性区和弱极性区各选择一个参照物峰称为双标，测定固定浓度双参照物混合溶液浓度（$C_1$，$C_2$）对应指纹峰面积（$A_1$，$A_2$）来计算初系统绝对定量校正因子（$f'_{d1}$），见式（2-10）。$f'_{d1}$ 越大表明灵敏度越高，其值不随浓度改变而改变，基本是一个常数。双标 $f'_{d1}$ 主要决定于其中大者，由于开方导致数值变小，可能造成校正误差比单标校正误差大。

建立 RFP 时对应称样量用 $m_{\text{RFP}}(\text{g})\left[\text{或浓度 } C_{\text{RFP}} = \dfrac{m_{\text{RFP}}}{V}(\text{mg/mL})\right]$ 表示，这是定量指纹图谱的重要特征质量参数。

$$f'_{d1} = \sqrt{\frac{A_1 A_2}{C_1 C_2}} \qquad (2\text{-}10)$$

**（2）新系统绝对定量校正因子（$f'_{di}$）**

测定固定浓度双参照物混合溶液 $f'_{di}$（$C'_1$，$C'_2$）对应指纹峰面积（$A'_1$，$A'_2$）来计算新系统绝对定量校正因子 $f'_{di}$，见式（2-11），$f'_{di}$ 越大表明灵敏度越高。测定样品标准图谱对应称样量用 $m_i(\text{g})\left[\text{或样品浓度 } C_i = \dfrac{m_i}{V}(\text{mg/mL})\right]$ 表示。

$$f'_{di} = \sqrt{\frac{A'_1 A'_2}{C'_1 C'_2}} \qquad (2\text{-}11)$$

**（3）双标相对定量校正因子**

双标相对定量校正因子计算见式（2-12）。

$$f'_{qi} = \frac{f'_{di}}{f'_{d1}} \qquad (2\text{-}12)$$

**（4）校正方法与单标法校正相同**

把 RFP 建立时初系统定量度量性质平移到新系统可通过相对定量校正因子 $f_{qi}$ 与样品称样质量（$m_i$）直接相乘实现校正，见式（2-10）。实际上它是各系统绝对定量校正因子与称样量直接相乘即实现彻底校正，见图 2-4。

#### 2.3.3.3 标准制剂随行对照控制法

以实物标准——中药标准制剂替代标准指纹图谱模式，采用随行对照模式对样品指纹图

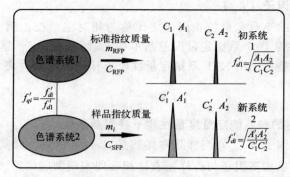

图 2-4　中药主组分指纹图谱双标定量校正原理图

谱进行整体定量，能避免各种系统误差。该方法的前提条件是标准制剂恒定准确且易于复原，即保持标准制剂在质和量上等值传输。对于新复原标准制剂要进行标准制剂指纹图谱零误差校正。精密吸取中药标准制剂供试液适量测定 2 次指纹图谱平均模式作为 RFP，另精密吸取等量中药待检制剂的供试液测定 2 次指纹图谱平均模式作为样品指纹图谱，采用系统指纹定量法，用 $S_m \geqslant 0.90$ 整体监测化学指纹数量和分布比例一致性，完成是与不是的定性鉴别；用 $80\% \leqslant P_m \leqslant 120\%$（依据具体品种稳定性制订这一幅度值）整体监测化学指纹整体含量一致性。国际植物药关于定量指纹谱图基本要求是：$S_m \geqslant 0.90$；$85\% \leqslant P_m \leqslant 115\%$。

### 2.3.4　称样量校正原理

中药指纹图谱产生于中药主组分物质的基础质量大小，是一种指纹对应质量的等恒关系。因此要把样品指纹质量（$m_i$）和标准指纹质量（$m_{RFP}$）作为定量指纹图谱的特征参数收纳在质量标准体系中，也可以用浓度标定标准指纹系统。在同品种多厂家的不同片重样品的进样表达时，采用标示剂数（即进样量用几片或几剂来表达）。由于制备中药样品供试液时样品称样量不等（约±3%变动），为了表达称样量差异引起的评价误差必须进行称样质量校正，一般用称样量校正因子来完成校正。

#### 2.3.4.1　样品指纹质量

样品指纹图谱所对应的样品质量称为样品指纹质量，用 $m_i$ 表示，有如下 3 种表示方法。

① 绝对称样质量：测定标准制剂指纹图谱对应溶液与样品供试品溶液的制备方法所稀释的体积相同，可直接用称样质量代表进样质量。

② 表观绝对进样质量（mg）：把供试品溶液浓度 $C$ 表示为 g/mL，即 mg/μL，根据进样量 $V$（μL），计算 $m_i(\text{mg}) = CV$。表观绝对进样质量代表中药原料或制剂中提取的化学成分直接进样色谱获得指纹图谱。尤其是在分析药材和饮片时，其代表提取的化学成分被进样检测而不是固体物。

③ 标示剂数（$n$）：对同一规格不同片重的中药复方制剂，采用样品称样质量（$m_s$）除以其平均片重（$\bar{m}$）称为标示剂数，见式(2-13)，单位为片或剂。

$$n = \frac{m_s}{\bar{m}} \tag{2-13}$$

#### 2.3.4.2　标准指纹质量

把 RFP 生成时所对应的样品质量称为标准指纹质量，以 $m_{RFP}$ 表示。RFP 通常由 $p$ 批样品指纹图谱按照平均模式计算得到，见式(2-14)。

$$m_{\text{RFP}} = \frac{1}{p} \sum_{i=1}^{p} m_i \qquad\qquad (2\text{-}14)$$

### 2.3.4.3　称样量校正系数

定量指纹图谱的 $P_m$ 必须用称样量校正系数 $f_w$ 进行校正（样品称样差异约±3%），见式(2-15)，即用单位质量样品和单位质量标准制剂所产生的主组分指纹图谱来计算 $P_m$。在新指纹系统中，因色谱系统变动需要相对定量校正因子（$f_{qi}$）校正（把系统定量度量值平移到新系统，其变动差异约±3%），见式(2-16)。

$$f_w = \frac{m_{\text{RFP}}}{m_i} \qquad\qquad (2\text{-}15)$$

$$f_{wdi} = \frac{f_{wi}}{f_{qi}} = \frac{m_{\text{RFP}}}{m_i f_{qi}} = \frac{m_{\text{RFP}} f_{d1}}{m_i f_{di}} \qquad\qquad (2\text{-}16)$$

$m_{\text{RFP}}$ 和 $m_i$ 把质量和指纹图谱直接关联起来。定量指纹图谱赋予指纹图谱质量的概念，每一张指纹图谱都代表着一定质量的样品所能体现的物理图谱数据。中药指纹图谱是有质量的，它是以一定质量的样品经过溶剂提取和用现代分析仪器检测得到的固体物理图谱。把中药指纹图谱赋予质量性质是中药指纹图谱在理论上的一次认知飞跃，把公认的仅用于特征性鉴别的中药指纹图谱赋予质量概念，是实现中药指纹图谱从定性功能到定量功能的质的提升，这是定量指纹方法学上的创新性。

## 2.3.5　中药指纹图谱分区控制法

### 2.3.5.1　时间分区法

按照保留时间自左至右将化学指纹比较集中的区间划分为 $P$ 个区，命名为 1，2，3，…，$P$ 区。处于同一区间的化学指纹的活性通常较相似。揭示指纹区强度横线以区内最强峰顶画横轴平行线，区隔线用竖线标识。一般采用三区法、四区法较多，分区后每个区含有指纹数目基本固定，便于识别指纹峰。

### 2.3.5.2　固定间隔分区法

把色谱指纹图谱上相隔为 $T$ 分钟的区段定义 $P$ 个区，分别称为 1，2，3，…，$P$ 区等，最常用 $T=5\text{min}$，10min，15min，20min，30min 分区法。命名为 T5Q3 和 T10Q4 时，分别代表五分三区法和十分四区法。选用竖线划分区，区内最强峰横线标识强度。该法固定间隔并依照化合物极性大小顺序划分，按照 QSAR，同一区化学指纹活性相似。

### 2.3.5.3　强弱分区法

按照最大峰所在区间分别划出第一强峰区、第二强峰区、第三强峰区等，命名为 S1Q、S2Q、S3Q 等。选用竖线划分区，区内最强峰横线标识强度。

中药指纹图谱分区控制法的最显著特征是可简化目标范围，把每区指纹峰数进行锁定。易于识别和检索指纹峰，指纹图谱的特征性得到更大程度简化。区间相似度控制和区间偏拉平投料技术都为区划提供了便利。中药指纹图谱分区控制法是对整体的有利简化，是划整体为局部的分解处理方法，因此这是中药指纹图谱技术的创新内容。

参　考　文　献

[1]　Sun GX，Wang Yu，Liu HX，et al. The quality assessment of compound liquorice tablets by capillary electrophoresis

fingerprints [J]. *Analytical Sciences*, 2003, 19 (10): 1395-1399.

[2] 孙国祥, 万月生, 孙毓庆. 射干的毛细管电泳指纹图谱研究 [J]. 色谱, 2004, 22 (3): 206-209.

[3] 孙国祥, 刘晓玲, 邓湘昱, 等. 色谱指纹图谱指数 $F$ 和相对指数 $F_r$ 的研究 [J]. 药学学报, 2004, 39 (11): 921-924.

[4] 孙国祥, 慕善学, 侯志飞, 等. 大青叶的毛细管电泳指纹图谱研究 [J]. 分析化学, 2005, 33 (6): 853-856.

[5] 孙国祥, 董玉霞, 慕善学, 等. 苦碟子注射液毛细管电泳指纹图谱研究 [J]. 沈阳药科大学学报, 2006, 23 (4): 233-236.

[6] 孙国祥, 慕善学, 侯志飞, 等. 连翘的毛细管电泳指纹图谱研究 [J]. 色谱, 2006, 24 (2): 196-200.

[7] 孙国祥, 侯志飞, 毕雨萌, 等. 中药色谱指纹图谱潜信息特征判据研究 [J]. 药学学报, 2006, (9): 857-862.

[8] 孙国祥, 侯志飞, 张春玲, 等. 色谱指纹图谱定性相似度和定量相似度的比较研究 [J]. 药学学报, 2007, 42 (1): 75-80.

[9] 孙国祥, 杨宏涛, 邓湘昱, 等. 金银花的毛细管电泳指纹图谱研究 [J]. 色谱, 2007, 25 (1): 96-100.

[10] 孙国祥, 宋杨, 毕雨萌, 等. 色谱指纹图谱全定性相似度和全定量相似度质控体系研究 [J]. 中南药学, 2007, 5 (3): 263-267.

[11] 孙国祥, 任培培, 毕雨萌, 等. 双定性双定量相似度法评价银杏达莫注射液的高效液相色谱指纹图谱 [J]. 色谱, 2007, 25 (4): 518-523.

[12] Sun GX, Liu JD. Qualitative and quantitative assessment of the HPLC fingerprints of *Ginkgo biloba* extract by the involution similarity method [J]. *Analytical Sciences*, 2007, 23 (8): 955-958.

[13] 孙国祥, 雒翠霞, 任培培, 等. 中药指纹图谱学体系的构建 [J]. 中南药学, 2007, 5 (1): 69-73.

[14] 孙国祥, 毕开顺. 中药指纹图谱学体系在中药创制中的作用 [J]. 色谱, 2008, 26 (2): 172-179.

[15] 孙国祥, 任培培, 雒翠霞, 等. 中药统一化色谱指纹图谱和相对统一化特征判据研究 [J]. 中南药学, 2007, 5 (2): 168-172.

[16] 孙国祥, 智雪枝, 张春玲, 等. 中药色谱指纹图谱超信息特征数字化评价系统 [J]. 中南药学, 2007, 5 (6): 549-555.

[17] 孙国祥, 徐卉姝, 王璐. 苦苣菜 HPLC 数字化指纹图谱研究 [J]. 中南药学, 2008, 6 (1): 105-110.

[18] 孙国祥, 任培培. 附子 HPLC 数字化指纹图谱研究 [J]. 中南药学, 2008, 6 (2): 239-243.

[19] 孙国祥, 孙金山, 赵新. 丹参水溶性成分 HPLC 数字化指纹图谱研究 [J]. 中南药学, 2008, 6 (3): 355-360.

[20] 孙国祥, 王璐, 侯志飞. 注射用苦碟子 HPLC 数字化指纹图谱研究 [J]. 中成药, 2008, 30 (6): 784-789.

[21] 孙国祥, 胡玥珊, 智雪枝. 用复杂性科学原理揭示中药指纹图谱的本质特征 [J]. 中南药学, 2008, 6 (5): 600-605.

[22] 孙国祥, 史香芬, 张静娴, 等. 指纹定量法测定中药复方指纹归属度和药效物质工艺收率 [J]. 药学学报, 2008, (10): 1047-1052.

[23] 孙国祥, 胡玥珊, 张春玲, 等. 构建中药数字化指纹图谱研究 [J]. 药物分析杂志, 2009, 29 (1): 160-169.

[24] 孙国祥, 胡玥珊, 毕开顺. 系统指纹定量法评价牛黄解毒片质量 [J]. 药学学报, 2009, 44 (4): 401-405.

[25] 孙国祥, 张静娴. 系统指纹定量法鉴别龙胆泻肝丸质量 [J]. 分析化学, 2009, 37 (8): 1183-1187.

[26] 孙国祥, 张静娴. 基于三波长融合谱的系统指纹定量法鉴定龙胆泻肝丸的真实质量 [J]. 色谱, 2009, 27 (3): 318-322.

[27] 孙国祥, 孙丽娜, 毕开顺. 基于整体化学键振动和价电子跃迁的光谱指纹定量法鉴定麻黄质量 [J]. 中南药学, 2010, 8 (1): 52-57.

[28] 孙国祥, 杨婷婷, 车磊. UV-IR 光谱指纹定量法鉴定六味地黄丸质量 [J]. 中南药学, 2010, 8 (10): 766-771.

[29] 孙国祥, 杨婷婷. 基于分离信息量指数评价的系统指纹定量法鉴别六味地黄丸质量 [J]. 中南药学, 2010, 8 (2): 143-148.

[30] 孙国祥, 蔡新凤, 丁楠. 平行五波长高效液相色谱指纹图谱全息整合法定量鉴定补中益气丸整体质量 [J]. 中南药学, 2010, 8 (6): 473-478.

[31] 孙国祥, 闫娜娜, 王建会. 平行五波长高效液相色谱指纹定量法测定柴胡舒肝丸化学指纹归属和药效物质工艺收率 [J]. 中南药学, 2010, 8 (8): 616-620.

[32] 孙国祥, 吴波, 毕开顺. 平行五波长高效液相色谱指纹图谱全息整合法定量鉴定杞菊地黄丸的整体质量 [J]. 色谱, 2010, 28 (9): 877-884.

[33] 孙国祥, 车磊, 李闫飞. 一种评价多波长中药色谱指纹图谱新方法-均谱法 [J]. 中南药学, 2011, 9 (7):

533-538.

[34] 孙国祥，王玲娇．基于双波长 HPLC 指纹谱的一级系统指纹定量法鉴定木香顺气丸质量 [J]．化学学报，2010，68（18）：1903-1908.

[35] 孙国祥，王荧荧，孙金山．三级系统指纹定量法评价丹参五波长 HPLC 指纹图谱 [J]．中南药学，2010，8（11）：863-868.

[36] 孙国祥，李闫飞，池剑玲，等．多级系统指纹定量法评价复方丹参片质量 [J]．中南药学，2012，10（2）：140-144.

[37] 孙国祥，孙万阳，宋思洋，等．中药色谱指纹图谱评价方法的不确定度和可靠度研究 [J]．中南药学，2011，9（5）：366-371.

[38] 孙国祥，王建会．双黄连胶囊 HPLC 指纹图谱的不确定度和可靠度研究 [J]．时珍国医国药，2011，22（12）：2831-2834.

[39] 孙国祥，尹霞．朱砂安神丸定量指纹图谱可靠度研究 [J]．中成药，2012，34（4）：592-595.

[40] 孙国祥，李闫飞，王燕．中药标准制剂控制法是中药现代化第一基石 [J]．第 19 届全国色谱学术报告会及仪器展览会论文集 [C]．2012.4．福州．328.O-H12.

（孙国祥）

# 第 **3** 章

# 中药定量指纹学

中药定量指纹学是以中药指纹图谱作为主要定量手段，结合多指标定量来实现对中药整体控制和微观精确控制的方法学。中药定量指纹学是中药质量一致性评价的核心理论与方法。

## ▶ 3.1 定量指纹图谱的概念

借助于数学方法和活性测定方法，利用全部指纹信息进行整体定量评价中药物质基础和指纹药效活性特征的色谱、光谱和质量型指纹图谱称为定量指纹图谱。定量指纹图谱的基本特征有：①整体性，即对全部检测物质的总量控制；②特征性，即图谱的特征外形和指纹活性分布的特征性；③量效稳固性，即特征指纹组分含量固化产生的特征药效的稳固性；④动态性，即定量指纹图谱不是不变的，它总是在一个小的范围内波动，这是中药源于天然植物的原因；⑤建立定量指纹图谱是基于中药主组分来构建标准指纹系统（标准指纹图谱），借助于计算机软件技术通过系统指纹定量法的数学模型实现合理科学地评价中药样品的整体化学指纹系统的总量值。该方法学以钱学森的工程控制理论为基础，通过宏定性相似度大于0.9 来控制各组分含量与分布比例，再通过宏定量相似度来控制指纹总量值在 $80\% \sim 120\%$（依据药物特点而定）之间。定量指纹图谱是中药指纹图谱的高级阶段，宏定量相似度基本反映了每个指纹的含量值，是全部组分含量的均值。

如果按照活性为主的观点，指纹图谱的鉴别功能是天生本质，但其高级功能能够对中药活性成分实施整体量效定量。定量指纹图谱包括三个层次：①基础主组分整体定量模式；②整体活性组分的效价定量模式；③功能活性组分定量模式和偏功能药效活性。现阶段通常是以第一种方式控制整体主组分质量为主。定量指纹图谱最早由孙国祥教授于 2003 年在日本《分析科学》杂志发表的定量相似度 $Q$ 值用于评价复方甘草的毛细管电泳指纹图谱为标志，是迄今为止最早发表定量指纹图谱理论和应用论文。

孙国祥教授提出中药等位等价理论，即以中药定量指纹图谱为基础控制中药各化学指纹成分达到含量与分布比率完全一致时（等位），在制剂工艺技术恒定前提下（固体制剂溶出曲线一致），其药效必然等价。中药等位等价理论主要包括两个方面：①中药物质组成的化学等位；②中药主要药效成分进入体内的血药浓度与分布比例等位，后者一般通过制剂工艺一致性来满足。全世界公认的中药指纹图谱的整体定性鉴别功能不必多说，但中药定量指纹图谱重点关注活性成分的总量效价问题，它是在建立量效关系规律前提下以总有效指纹成分含量来计算并评价中药整体效价的活性度 $A$，即以有效指纹成分的总峰面积计算综合效价的活性度 $A$，这与指纹图谱用峰面积一次方形式来控制总量是一致的，必然会反映中药药效的活性度 $A$ 的总量特征。中药等位等价理论强调：①等位是基础；②药效等价是目标；③工艺一致必然等位等价；④等位等价理论突破了中药生物活性测定的瓶颈，省时省力；⑤等位等价理论是物质决定意识的现实体现；⑥中药等位等价理论是中药质量一致性评价的核心理论。

## 3.2　定量指纹图谱技术的现状

中药质量一致性评价可从安全性质量评价和有效性质量评价两个角度进行[1]。安全性质量评价主要从如何确保中药的安全性角度出发，如对农药残留、重金属、溶剂残留、微生物限度、黄曲霉素、包装材料的影响等的检测和控制，上述指标均已建立了标准化而且广泛认可的方法和限度标准。但是，有效性质量评价是指如何证明中药产品临床疗效的一致性，目前尚无一致评价方法。考虑到中药产品的特殊性，借鉴学习化学仿制药与原研药、生物类似物与原研药质量一致性评价方法思路，选择合适的模式评价中药质量一致性，这样既能确保各项安全性指标符合限度要求，又能确保产品的疗效一致性，从而保证中药产品的安全性、有效性，这成为目前中药行业亟待解决的问题[2]。中药有效性的基础是中药中含有确定的数与量的活性药效成分，中药活性内涵物质群是发挥疗效的基础。中药一致性评价的第一个问题是解决好中药的量值范围问题，在学习化学药质量控制模式下，中药在质量标准方面有必要接收化学药很多有益的质量控制概念和方法。

中药疗效往往取决于其复杂成分的共同作用，中药定量指纹图谱能够全面地反映药材中各复杂化学指纹成分含量与分布比例的情况，进而对中药疗效建立合理解释的量效关系规律的效应谱。目前对中药指纹图谱基础研究主要有国际上通用的宏观定性相似度评价理论系列，常用的相似度评价方法主要由峰重叠率法（Nei 系数法）、相关系数法、距离系数法、向量夹角余弦法与峰重叠率和共有峰强度结合法（改良 Nei 系数法）[3]，见表 3-1。这些方法都是宏观定性相似度鉴别法，它的缺点是相似度数值太迟钝和太容易合格，无法真实地反映中药质量的变异，这是中药药品生产企业青睐这个评价方法的主要原因。2023 年中药仿制药和中药改变剂型的注册申报政策放开，就意味着维护落后评价方法的中药企业的中药品种将被大量仿制，过保护期的中药独家品种将被大量仿制，仿制中药和改变中药剂型注册申报将会极大地促进中药质量标准的提升。

表 3-1　常见相似度评价方法

| 方法 | 定义 | 公式 | 应用 |
|---|---|---|---|
| 相关系数法（$r$ 为测度） | 以指纹图谱的两组向量的相关系数来反映样品间相似性，大峰占比权重大 | $r_{ij}=\dfrac{\sum\limits_{k=1}^{m}(X_{ik}-X_i)(X_k-X_j)}{\sqrt{\sum\limits_{k=1}^{m}(X_{ik}-X_i)^2\sum\limits_{k=1}^{m}(X_k-X_j)^2}}$ | 适用于同属不同种的药材分析，鉴别样品的真伪优劣，大峰权重大 |
| 夹角余弦法（相似度测度） | 以两组向量的夹角余弦大小来反映两种样品之间的相似性，大峰掩蔽小峰 | $C_{ir}=\dfrac{\sum\limits_{k=1}^{m}X_{ik}X_{rk}}{\sqrt{\left(\sum\limits_{k=1}^{m}X_{rk}^2\right)\left(\sum\limits_{k=1}^{m}X_{ik}^2\right)}}$ | 此法能较好地评价指纹图谱间相似性，大峰权重大 |
| Nei 系数法 | 以两图谱峰重叠比率来反映二者的相关性，信息少，不够灵敏 | $r=\dfrac{2n_0}{n_1+n_2}\times100\%$ | 该方法只作为现有评价方法考虑的因素之一，单一，不够灵敏 |
| 改良 Nei 系数法 | 同 Nei 系数法，有效性仍不够明显，误差大 | $f=\dfrac{2n_0}{n_1+n_2}-\dfrac{2}{n_1+n_2}=\sum\left|\dfrac{X_{ik}-X_{jk}}{X_{ik}+X_{jk}}\right|$ | 判断中药的真假、优劣，数值不灵敏 |
| 模糊欧氏距离法和欧式定量指纹法 | 以几何中间点的距离大小，反映两图谱间的相似性，采用欧式定量指纹法，解决欧式距离百分定量评价问题 | $d_{ij}=\sqrt{\left[\sum\limits_{k=1}^{n}(X_{ik}-X_{jk})^2\right]}$ | 适用于与总量有关的中药与中药材的质量分析，定性定量评价指纹 |
| 系统指纹定量法（SQFM） | 从定性和定量两个方面来整体科学地评价中药指纹，使用 $S_m$ 和 $P_m$ 两个参数评价 | $S_m=\dfrac{1}{2}(S_F+S'_F)$ $P_m=\dfrac{1}{2}(C+P)$ | 最佳中药质量一致性评价系统方法，具有普遍性和普适性，准确 |

目前关于中药色谱指纹图谱技术与应用，多采用中国药典委员会发布的"中药色谱指纹图谱相似度评价系统 2012 版"进行计算机评价[4-6]，该系统由国家药典委员会于 2004 年组织沈阳药科大学、浙江大学、中南大学、清华大学、北京大学医学部医药科技开发中心、西北大学、中国药品生物制品检定所、第二军医大学共 8 家单位共同测试修改定型，2012 年发布 2.0 版。中国药典委员会发布的软件主要采用夹角余弦法计算指纹图谱相似度，与其他方法相比，夹角余弦法评价结果主要受大指纹峰左右，小峰缺失无法反映出来，即对大峰缺失的反应较"灵敏"。该软件主要应用于对中药的真伪鉴别以及野生和人工栽培药材的区分[7]，但该方法无法定量鉴别中药质量优劣，即在中药质量等级方面无法详细划分，是一种定性相似度的评价方法。由于该软件采用向量夹角余弦法作为测度[8]，在数学上存在 $\cos(\boldsymbol{X},\boldsymbol{Y})=\cos(A\boldsymbol{X},\boldsymbol{Y})$，$A$ 为一个实数，因此当样品各指纹含量均发生 $A$ 倍改变时，相似度不发生改变，指纹图谱标准 $\boldsymbol{Y}$ 是固定不变的。所以，该软件的最大成功之处是它非常完美地限定了各个化学指纹峰含量分布比例问题，即限定了各化学指纹相对含量问题，因此具有良好的种属鉴别作用。孙国祥等在用峰面积计算的夹角余弦相似度的基础上，再用指纹峰面积比值计算一次相似度，将二者平均值定义为宏定性相似度 $S_m$，它既消除了除大峰影响，同时也兼顾小峰贡献。此外，在整体定性鉴别的基础上，引入宏定量相似度 $P_m$ 值来表征中药指纹总体含量，实现从整体定性和整体定量的角度联合评价中药质量的优劣。系统指纹定量法主要包括两个指标：① $S_m=\dfrac{1}{2}(S_F+S'_F)$ 和 ② $P_m=\dfrac{1}{2}(C+P)$，首先对指纹系统鉴别真伪，然后进行总量判断。宏定性相似度 $S_m$ 和宏定量相似度 $P_m$ 二者在数学上呈现正交关系［大样本时，$\cos(\boldsymbol{S}_m,\boldsymbol{P}_m)=0$ 或者理论上 $S_m$ 和 $P_m$ 的相关系数趋向 0 变化］，因此，从理论上证明了单纯用定性相似度无法解决指纹图谱的评价问题。

中药指纹图谱药典相似度结合了几个主要指标成分的幅度控制，也是一种很好的评价中药质量一致性的方法。把指纹图谱和指标成分定量相结合定义为定量指纹图谱，这种方法是指纹图谱不具有定量功能，而是通过指标定量来作为附加限制，因此不能称为真正意义上的定量指纹图谱。这是一种指纹图谱＋指标定量模式。中药指纹图谱评价要基于色谱峰面积进行，任何色谱峰面积数据经标准化后会抹杀定量性质，因此不主张把色谱峰面积进行其他数学处理和运算后进行定量性质的评估。定量指纹图谱首先要求整体指纹图谱必须具有定量功能，是一种不脱离整体性的全定量评价模式。

## ▷ 3.3　中药系统指纹定量法

中药是一个复杂性科学体系，通过指纹图谱合理评价中药质量应采取宏观定性分析和宏观定量分析相结合。系统指纹定量法是在对指纹系统宏观定性分析合格基础上，直接对系统指纹进行整体定量分析，是对系统的宏观量化评价，具有实用性和可操作性。定性相似度 $S_F$ 能清晰反映样品化学成分与对照指纹图谱反映的化学成分在含量分布比例上的相似程度，但受大峰影响严重，很难反映小峰丢失。比率定性相似度 $S'_F$ 对所有指纹峰具有等权性，但反映大峰变动不灵敏。综合以上两种定性性质，将双定性相似度（$S_F$ 与 $S'_F$）均值 $S_m$ 称为宏定性相似度，见式(3-1)，用其整体监测化学指纹数量和分布比例。

$$S_m = \frac{1}{2}(S_F + S'_F) = \frac{1}{2}\left[\frac{\sum_{i=1}^{n} x_i y_i}{\sqrt{\sum_{i=1}^{n} x_i^2}\sqrt{\sum_{i=1}^{n} y_i^2}} + \frac{\sum_{i=1}^{n} \frac{x_i}{y_i}}{\sqrt{n\sum_{i=1}^{n}\left(\frac{x_i}{y_i}\right)^2}}\right] \tag{3-1}$$

投影含量相似度 $C$ 能清晰反映供试品化学成分与对照指纹图谱反映的化学成分在总体含量上的相似程度，但受大峰影响严重，难以反映小峰丢失而具片面性。定量相似度 $P$ 对所有峰积分值同等对待，能准确地反映小峰对应化学成分的含量变动。综合以上两种定量性质，将双定量相似度（$C$ 与 $P$）均值 $P_m$ 称为宏定量相似度，见式(3-2)，其能够整体监测化学指纹整体含量。

$$P_m = \frac{1}{2}(C + P) = \frac{1}{2} = \left[\frac{\sum_{i=1}^{n} x_i y_i}{\sum_{i=1}^{n} y_i^2} + \frac{\sum_{i=1}^{n} x_i}{\sum_{i=1}^{n} y_i} S_F\right] \times 100\% \tag{3-2}$$

指纹信号均化系数 $\gamma$ 能清晰反映化学指纹信号分布的均化程度，$\gamma$ 越接近 1，则各指纹信号大小越趋于相等。样品的 $\gamma_x$ 和对照指纹图谱的 $\gamma_y$ 越接近，则样品与对照指纹图谱越相似。根据 $\gamma_y$ 比较标准，定义样品 $\gamma_x$ 的相对偏差 $\alpha$ 为指纹均化性变动系数，见式(3-3)。

$$\alpha = \left|1 - \frac{\gamma_x}{\gamma_y}\right| = \left|1 - \frac{P}{C}\right| \tag{3-3}$$

用 $S_m$、$P_m$ 和 $\alpha$ 相结合来鉴定中药质量的方法称为系统指纹定量法（systematically quantified fingerprint method，SQFM）[9-14]，据此将中药质量划分为 8 级列于表 3-2 中。

当 $S_m$ 满足表 3-1 值时，认为中药化学成分数量、分布比例满足相应级要求。根据指纹系统模糊性降低情况，可决定是否进行整体定量鉴别评价。

表 3-2　系统指纹定量法划分中药质量等级

| 等级（Grade） | G1 | G2 | G3 | G4 | G5 | G6 | G7 | G8 |
|---|---|---|---|---|---|---|---|---|
| $S_m$ | ≥0.95 | ≥0.90 | ≥0.85 | ≥0.80 | ≥0.70 | ≥0.60 | ≥0.50 | <0.5 |
| $P_m$/% | 95~105 | 90~110 | 85~115 | 80~120 | 70~130 | 60~140 | 50~150 | 0~∞ |
| $\alpha$ | ≤0.05 | ≤-0.10 | ≤0.15 | ≤0.20 | ≤0.30 | ≤0.40 | ≤0.50 | >0.50 |
| 质量 | 极好 | 很好 | 好 | 良好 | 中 | 一般 | 次 | 劣 |
| Quality | Best | Better | Good | Fine | Moderate | Common | Inferior | Defective |

系统指纹定量法是在对中药系统指纹整体定性分析基础上，直接对中药系统指纹进行整体定量分析，是对中药系统的整体量化评价，具有真实性和可靠性。

在中药一致性评价时常采用限度＋幅度控制方法策略，限定 $S_m \geq A$，低值≤$P_m$≤高值。一般 $S_m \geq 0.9$，80%≤$P_m$≤120%。具体限度＋幅度值需要根据中药品种稳定性来确定。系统指纹定量法是中药一致性评价核心方法，它代表了中药整体定量分析划时代的创新。

# 3.4　定量指纹图谱轮廓控制

中药指纹图谱较好地反映了中药整体质量信息，因而成为国内外公认的评价中药质量的有效手段之一[15]。目前国内外的指纹图谱轮廓控制原理有多种，王丹等[16]利用 83 份黄芩样品建立黄芩 HPLC 指纹图谱，利用 LC-MS 技术对 29 个共有峰中的 27 个化合物进行了指认和鉴定，用于黄芩药材的化学轮廓研究，进而评价黄芩的质量。刘卉等[17]采用基线校正、色谱峰匹配等数据预处理方法对指纹图谱进行处理，校正处理后比较了 9 个厂家 10 批次香丹注射液的 UPLC-UV 指纹图谱，采用色谱指纹图谱轮廓控制在一定程度上反映出注射液的质量变化信息。肖文等[15]采用三维中药指纹图谱的轮廓投影进行相似性分析，应用于不同产地的中药铁筷子的相似性分析并获得了满意结果。董文江等[18]对 84 个紫苏叶样品通过全轮廓色谱数据进行迭代加权最小二乘法和相关优化翘曲法校正后，采用主成分分析进行解析，进而对紫苏叶样品的分类进行识别和预判。孙国祥等[19]采用定量指纹图谱控制技术，以宏定性相似度 $S_m$ 和宏定量相似度 $P_m$ 联合评价中药质量。指纹图谱相似度评价的过程是一个轮廓控制模型和多元指纹复线性的幅度范围控制过程，合理地构建指纹图谱和客观评价两类性质的相似度是定量指纹图谱轮廓控制的关键。孙国祥等通过系统指纹定量法对不同批次指纹峰波动进行监测，实现定量指纹图谱轮廓控制，以 HPLC 指纹图谱的系统指纹定量法评估复方丹参滴丸质量[19]。

中药定量指纹图谱构成了同心圆形轮廓线（也可以是不规则曲线），如图 3-1，它是限定指纹含量比例的同心圆。多指标定量成分分布在坐标轴上，一个指标构成一维坐标轴（可以有 $n$ 个）。我们把中药寒（$-Y$）、热（$Y$）、温（$X$）、凉（$-X$）定量系统清晰刻画在此坐标系中。按照同类指纹功效相近的效能大小在不同坐标轴上分布，如 $AYB$、$-XC$、$-YDX$ 不同区指纹，

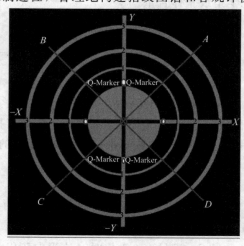

图 3-1　中药定量指纹图谱轮廓控制图

代表不同类药效功能，其他药效功能还可以继续划定区间。中药寒热温凉是一种效应谱，到底属于哪种结果则看四种指纹类成分的总效价叠加结果。中药寒热温凉理论可以用中药定量指纹图谱轮廓分布控制与寒热温凉原理图来揭示和表达，见图3-1。

### 3.4.1 仪器和试剂

#### (1) 仪器

Agilent 1100 液相色谱仪（DAD 检测器、低压四元梯度泵、在线脱气装置、自动进样器），ChemStation 工作站（Agilent 科技有限公司）；KQ-50B 型超声波清洗器（昆山市超声仪器有限公司）；Sarturius-BS110S 分析天平（北京赛多利斯天平有限公司）；旋转蒸发仪RE-52（上海亚荣生化仪器厂）；KDM 型控温电热套（山东鄄城华鲁电热仪器有限公司）。

#### (2) 试剂

甲醇（色谱纯，山东禹王实业有限公司），乙腈（色谱纯，天津市大茂化学试剂厂），无水乙醇（色谱纯，天津市康科德科技有限公司），磷酸（色谱纯，天津市科密欧化学试剂有限公司），其他试剂均为分析纯，水为去离子水。标准对照品的英文缩写及批号、厂家见表3-3，样品为 22 批市售牛黄解毒丸（规格为每丸重 3g，出自 8 个不同厂家）编号 S1～S22。大黄、黄芩、桔梗、甘草四味药材均为市售。

表 3-3　标准对照品的英文缩写及批号、厂家

| 序号 | 标准对照品 | 英文名称 | 缩写 | 产品批号 | 厂家 |
|---|---|---|---|---|---|
| 1 | 芦荟大黄素 | Aloe-emodin | AE | 110795-201007 | 中国药品生物制品检定所 |
| 2 | 大黄素 | Emodin | EMD | 110756-200110 | 中国药品生物制品检定所 |
| 3 | 大黄酚 | Chrysophanol | CHP | 110796-201017 | 中国药品生物制品检定所 |
| 4 | 大黄素甲醚 | Physcion | PHS | 121120 | 上海融禾医药科技有限公司 |
| 5 | 大黄酸 | Rhein | RHE | 110757-200206 | 中国药品生物制品检定所 |
| 6 | 黄芩苷 | Baicalin | BCL | 110715-201016 | 中国药品生物制品检定所 |
| 7 | 汉黄芩苷 | Wogonoside | WGN | 110802 | 上海融禾医药科技有限公司 |

### 3.4.2 对照品溶液制备

分别取以上对照品 AE、EMD、CHP、PHS、RHE、BCL、WGN 适量，精密称定，加甲醇配制成 0.1mg/mL 的对照品溶液，4℃保存，备用。

### 3.4.3 供试品溶液制备

取牛黄解毒丸（NHJDP）2 丸，剪块，每丸剪至 20～30 块，精密称取相当于 2 丸的质量，加甲醇 25mL，回流提取 1h，滤过，残渣加甲醇 25mL，继续回流提取 30min，滤过，合并两次滤液，加甲醇定容至 50mL，摇匀，进样前用 0.45μm 的微孔滤膜滤过。

### 3.4.4 色谱条件

色谱柱为 Kromasil C$_{18}$ 色谱柱（250mm×4.6mm，5μm）；流动相 A 为 0.1％磷酸水溶液（含 5mmol/mL 庚烷磺酸钠），流动相 B 为乙腈-无水乙醇-水（82：10：8，$V/V$，含 0.24％磷酸溶液）；流速 1.0mL/min；柱温（35.0±0.15）℃；紫外检测波长 220nm；进样量 2μL；洗脱时间为 60min。线性梯度洗脱程序：0～10min，8％→18％B；10～20min，18％→33％B；20～25min，33％→50％B；25～30min，50％→23％B；30～50min，53％→

80％B；50～60min，80％→100％B。

### 3.4.5 结果与讨论

#### 3.4.5.1 色谱条件的优化

选用色谱指纹图谱指数 $F$ 及相对指数 $F_r$ 为优化指标，优化色谱条件。$F$ 和 $F_r$ 值能描述分离度大小，分离所产生的有效指纹信号大小，指纹峰信号均化性程度和指纹峰间等距性等特征，本章考察了 4 种洗脱条件，流动相 A 为 0.1％磷酸水溶液（含 5mmol/mL 庚烷磺酸钠），B 为乙腈-无水乙醇-水（82：10：8，$V/V$，含 0.24％磷酸）。

采用洗脱程序如下所述。

EP1：0～10min，8％→20％B；10～15min，20％→30％B；15～20min，30％→35％B；20～29min，35％→38％B；29～32min，38％→46％B；32～40min，46％→55％B；40～45min，55％→60％B；45～60min，60％→78％B；60～90min，78％→95％B；90～100min，95％→100％B。

EP2：0～10min，8％→30％B；10～25min，30％→50％B；25～40min，50％→60％B；40～50min，60％→78％B；50～60min，78％→80％B；60～80min，80％→100％B。

EP3：0～10min，8％→30％B；10～15min，30％→43％B；15～25min，43％→50％B；25～40min，50％→60％B；40～50min，60％→80％B；50～60min，80％→100％B。

EP4：0～10min，8％→18％B；10～20min，18％→33％B；20～25min，33％→50％B；25～30min，50％→23％B；30～50min，53％→80％B；50～60min，80％→100％B。

记录 4 个洗脱梯度下的谱图，见图 3-2；记录 203nm、220nm、250nm、280nm 和 344nm 下的谱图，见图 3-3，计算各条件下的 $F$ 和 $F_r$ 值，见图 3-4。比较色谱图的分离情况和响应值，确定洗脱梯度为 EP4，检测波长为 220nm。结果表明谱图在该条件下分离较好，响应值较高，指纹信息表现更丰富。同时从牛黄解毒丸样品 3D 色谱图中也可以证实在 220nm 处的色谱图信息较其他 4 个波长更为丰富，见图 3-5。

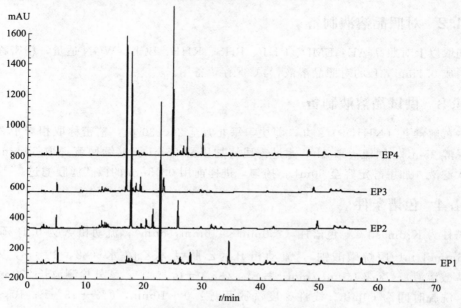

图 3-2  不同梯度下的牛黄解毒丸 HPLC 指纹图谱

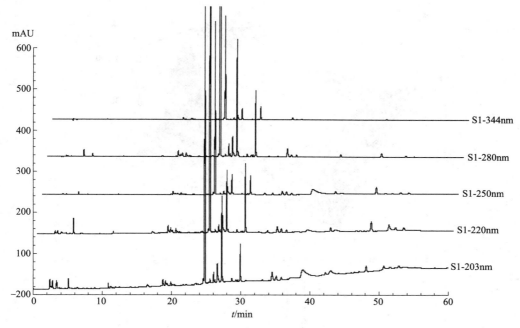

图 3-3　不同波长下的牛黄解毒丸 HPLC 指纹图谱

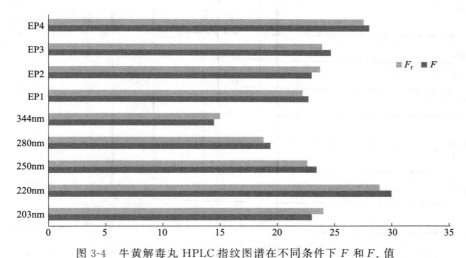

图 3-4　牛黄解毒丸 HPLC 指纹图谱在不同条件下 $F$ 和 $F_r$ 值

### 3.4.5.2　系统适用性试验

取 BCL、WGN、AE、RHE、EMD、CHP 和 PHS 对照品溶液和 S1 供试品溶液分别进样，在 3.4.4 部分中的色谱条件下分析，记录色谱图见图 3-6。对比保留时间和在线紫外光谱图可知，图中 15 号峰为 BCL、23 号峰为 WGN、31 号峰为 AE、33 号峰为 RHE、36 号峰为 EMD、38 号峰为 CHP、40 号峰为 PHS。综合考虑，15 号峰（BCL）与其他峰达基线分离，且含量较高，选作参照物峰，本系统条件下测得其理论板数不低于 850000。对比供试品溶液、混合对照品溶液、空白系统色谱图，7 个成分色谱峰分离较好，附近的色谱峰不干扰测定，表明该方法的专属性良好。此条件下 1h 空针图无干扰峰，组分在 1h 内出峰完全。

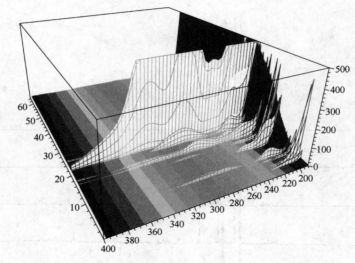

图 3-5　牛黄解毒丸样品 3D 色谱图（见彩插）

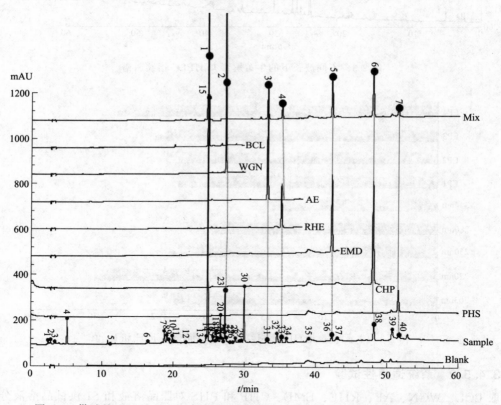

图 3-6　供试品（Samples）、对照品（Standards）、混合对照品（Mix）的 HPLC 图

### 3.4.5.3　精密度试验

精密吸取同一供试品溶液（S1：批号 14070720），按 3.4.4 项色谱条件重复进样 5 次，记录色谱图。以 BCL 为参照物峰，计算各共有峰相对保留时间和相对峰面积，40 个共有峰相对保留时间 RSD 均≤1.0%，相对峰面积 RSD 均≤3.0%，这表明检测系统的进样精密度良好。

#### 3.4.5.4 溶液稳定性试验

取同一新制备供试液（S1：批号14070720），分别于0h、6h、12h、18h、24h按3.4.4项色谱条件进样分析，记录色谱图。以BCL为参照物峰，计算各共有峰的相对保留时间和相对峰面积，结果显示，各共有峰相对保留时间$RSD$均≤1.0%，相对峰面积$RSD$均≤3.0%，这表明供试液在24h内基本稳定。

#### 3.4.5.5 重复性试验

取同一样品（S1：批号14070720）平行制备6份供试液，分别吸取$10.0\mu L$进样测定，记录色谱图。以BCL为参照物峰，计算各共有峰的相对保留时间和相对峰面积，结果显示，各共有峰的相对保留时间$RSD$均≤1.0%，相对峰面积$RSD$均≤3.0%，结果表明方法重复性良好。

#### 3.4.5.6 系统指纹定量法评价22批牛黄解毒丸质量

按3.4.3项下制备的22批NHJDP供试液分别进样$2\mu L$检测，记录220nm波长下的色谱图。以15号黄芩苷峰为参照物峰，按峰出现率100%计，确定40个共有指纹峰。将谱图积分结果∗.cdf文件导入"中药色谱指纹图谱定量相似度数字化评价系统3.0"软件，经进样量校正后按平均值法生成准对照指纹图谱，并计算宏定性相似度$S_m$和宏定量相似度$P_m$，预评价结果见表3-4。以22批样品的$S_m$和$P_m$指标用SPSS 19.0统计分析软件，利用欧式（Euclidean）距离平方作为样品的测度，采用离差平方法（Wards method）进行系统聚类分析，将22批样品总共可以分为2类，结果见图3-7。S13、S14、S19、S21为第一类，其余为第二类。选择第二类18批样品，重新计算生成对照指纹图谱（RFP）见图3-8，将所得的聚类后牛黄解毒丸对照指纹图谱（RFP）导入"中药色谱指纹图谱定量相似度数字化评价系统3.0"软件。以此RFP为评价标准再重新评价22批样品的$S_m$、$P_m$及$\alpha$，按表3-2标准划分NHJDP质量级别见表3-5，可以看出S13宏定性相似度最低，S21宏定量相似度最低，除S13、S19和S21外其余批次质量均为好。另一方面可以看出系统指纹定量法与系统聚类分析的结果一致，均将S13、S14、S19、S21这四批样品和其他样品区别出来。

**表3-4 22批牛黄解毒丸质量预评价等级结果**

| 样品 | S1 | S2 | S3 | S4 | S5 | S6 | S7 | S8 |
| --- | --- | --- | --- | --- | --- | --- | --- | --- |
| $S_m$ | 0.946 | 0.98 | 0.976 | 0.983 | 0.983 | 0.982 | 0.954 | 0.955 |
| $P_m$/% | 99.2 | 99.6 | 101.7 | 100.9 | 105.2 | 102.5 | 103.4 | 109.4 |
| $\alpha$ | 0.016 | 0.007 | 0.029 | 0.039 | 0.047 | 0.024 | 0.064 | 0.046 |
| Grade | 2 | 1 | 1 | 1 | 2 | 1 | 2 | 2 |
| 质量 | 很好 | 极好 | 极好 | 极好 | 很好 | 极好 | 很好 | 很好 |
| 样品 | S9 | S10 | S11 | S12 | S13 | S14 | S15 | S16 |
| $S_m$ | 0.956 | 0.956 | 0.974 | 0.981 | 0.887 | 0.942 | 0.948 | 0.913 |
| $P_m$/% | 101.7 | 107.8 | 101.7 | 104.3 | 91 | 93.8 | 110.2 | 96 |
| $\alpha$ | 0.063 | 0.056 | 0.007 | 0.011 | 0.052 | 0.055 | 0.038 | 0.066 |
| Grade | 2 | 2 | 1 | 1 | 3 | 2 | 3 | 2 |
| 质量 | 很好 | 很好 | 极好 | 极好 | 好 | 很好 | 好 | 很好 |
| 样品 | S17 | S18 | S19 | S20 | S21 | S22 | RFP | Mean |
| $S_m$ | 0.983 | 0.971 | 0.975 | 0.955 | 0.898 | 0.902 | 1 | 0.956 |
| $P_m$/% | 101.2 | 97.3 | 86.9 | 101.8 | 75 | 96.9 | 100 | 99.4 |
| $\alpha$ | 0.004 | 0.003 | 0.033 | 0.048 | 0.074 | 0.052 | 0 | 0.03 |
| Grade | 1 | 1 | 3 | 1 | 5 | 2 | | 1.8 |
| 质量 | 极好 | 极好 | 好 | 极好 | 中等 | 很好 | 极好 | 很好 |

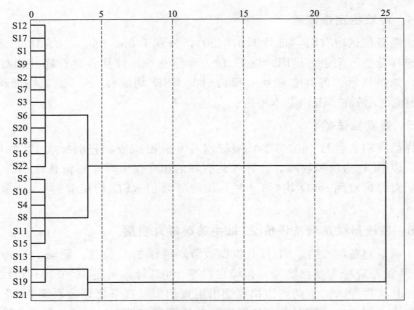

图 3-7　22 批牛黄解毒丸定性定量相似度聚类谱系图

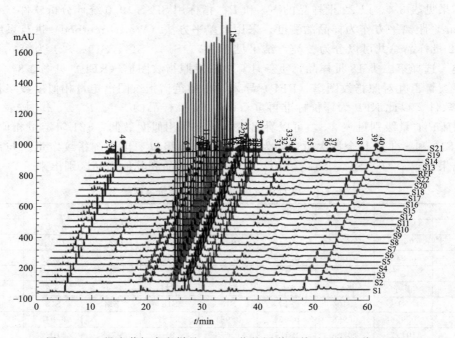

图 3-8　22 批牛黄解毒丸样品 HPLC 指纹图谱及其对照指纹谱（RFP）

表 3-5　系统指纹定量法评价 22 批牛黄解毒丸质量等级结果

| 样品 | S1 | S2 | S3 | S4 | S5 | S6 | S7 | S8 |
|------|------|------|------|------|------|------|------|------|
| $S_m$ | 0.943 | 0.979 | 0.973 | 0.988 | 0.986 | 0.983 | 0.962 | 0.964 |
| $P_m/\%$ | 99 | 99.1 | 97.1 | 101.7 | 104.4 | 97.1 | 99.9 | 102.1 |
| $\alpha$ | 0.006 | 0.004 | 0.04 | 0.029 | 0.036 | 0.013 | 0.054 | 0.036 |
| Grade | 2 | 1 | 1 | 1 | 1 | 1 | 2 | 1 |
| 质量 | 很好 | 极好 | 极好 | 极好 | 极好 | 极好 | 很好 | 极好 |

| 样品 | S9 | S10 | S11 | S12 | S15 | S16 | S17 | S18 |
|---|---|---|---|---|---|---|---|---|
| $S_m$ | 0.963 | 0.964 | 0.981 | 0.986 | 0.952 | 0.913 | 0.984 | 0.97 |
| $P_m$/% | 99.5 | 103.4 | 100.8 | 98.4 | 108 | 94.8 | 98.3 | 96.4 |
| $\alpha$ | 0.053 | 0.046 | 0.003 | 0.022 | 0.028 | 0.056 | 0.006 | 0.008 |
| Grade | 2 | 1 | 1 | 1 | 2 | 2 | 1 | 1 |
| 质量 | 很好 | 极好 | 极好 | 极好 | 很好 | 很好 | 极好 | 极好 |
| 样品 | S20 | S22 | RFP | S13 | S14 | S19 | S21 | Mean |
| $S_m$ | 0.948 | 0.932 | 1 | 0.867 | 0.932 | 0.973 | 0.881 | 0.954 |
| $P_m$/% | 97.4 | 93.6 | 100 | 87.3 | 90.1 | 82.1 | 73.1 | 96.53 |
| $\alpha$ | 0.06 | 0.034 | 0 | 0.064 | 0.066 | 0.023 | 0.085 | 0.036 |
| Grade | 2 | 2 | 1 | 3 | 2 | 4 | 5 | 1.8 |
| 质量 | 很好 | 好 | 极好 | 好 | 很好 | 良好 | 中等 | 很好 |

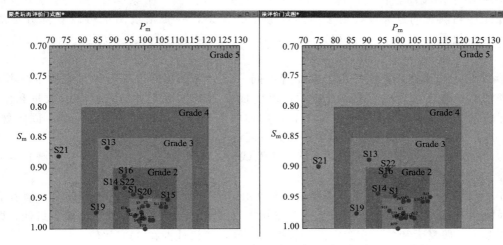

图 3-9　系统指纹定量法评价 22 批牛黄解毒丸质量门式图（见彩插）

通过比较聚类前后系统指纹定量法评价 22 批 NHJDP 质量门式图（见图 3-9），可以发现聚类后"Grade 2"的样品向内移动了，而"Grade 3"的样品向外移动了，这说明聚类后生成 RFP 再对 22 批样品进行评价，可以更好地进行等级区分，尤其是处在某个等级边缘的样品。比如样品 S15，如果不聚类分析，直接评价，则处于 Grade 2 和 Grade 3 的边缘（准确的区分属于 Grade 3），如果聚类分析后再评价则属于 Grade 2。究其原因是聚类后生成 RFP 的样品中剔除了"异类"样品，这样生成的 RFP 更加科学合理。而且由于 RFP 是评价其他样品的标准参照，所以以聚类分析是相当于对标准对照指纹图谱的校正，这样才能更好地对其他样品进行区分，在门式图中则表现出对"Grade 2"的收缩和对"Grade 3"的拉伸作用。这样在实际应用当中，就可以避免把合格样品评价为不合格样品，例如把 S15 的等级从 Grade 2 评价成 Grade 3。

# 3.5　构建定量指纹图谱的标准化操作

## 3.5.1　定量指纹图谱方法的开发

定量指纹图谱方法开发和验证时首先应进行色谱条件优化，并通过比较指纹图谱的优化

响应函数 $\varphi_{(x)}$ 选择最优采集指纹图谱的测试条件。考察内容建议包含以下几点：

① 考察简单样品制备方法对指纹图谱表达的优劣，包括溶剂种类、提取方式、提取时间、提取温度和制备样品的标示量浓度（一般以 0.1g/mL 为最佳）。样品浓度应该保证大多数指纹峰高的吸光度在 0.4～0.7（或者 400～700mAU）之间为好。最大指纹峰高的吸光度尽量小于 1.0。一般通过进样量大小和样品制备浓度的高低来调整各指纹信号的大小。

② 考察不同流动相体系对指纹系统影响。一般至少考察 3 种流动相洗脱系统，分析时间不宜过长，检测时间对于普通 HPLC 尽量不要超过 1h，UPLC 不要超过 30min，要考虑到方法的时间效率。尤其生产时检验中间体所需时间常常影响投料进度和投料的准确性。

③ 考察不同流动相梯度以保证各指纹峰达到基线分离。考察梯度程序是为了获得各指纹峰间达到满意的分离度，由于中药成分十分复杂，一张指纹图谱可以有部分不能完全分离的指纹峰，以合积峰面积来表达指纹峰。不完全分离会导致定量指纹信息不够准确。

④ 考察不同类型、不同品牌、同品牌不同厂家的色谱柱的分离行为。通常至少考察 3 种色谱柱的分离行为。最优条件选定后，以出现率 70% 来确定共有指纹峰的数量和位置，作为评价色谱图的重要数据支撑。对于指纹图谱检测标准，可以使用固定品牌、固定规格、固定生产厂家的色谱柱写入质量标准，称为三固色谱柱。

⑤ 系统的干扰考察。通常包括系统专属性试验，要考察空白系统运行 2h 图谱和溶剂空白进样 2h 测试图谱。

⑥ 检测波长和温度的优化。按照信息最大化原则，应该根据指纹峰数最多、信号最强来选择检测波长，必要时建立双波长或多波长指纹图谱。柱温主要保证色谱传质最佳，即有良好峰形，一般夏天和冬天实验室温度有很大差异，建议柱温在 35℃ 比较合适。

### 3.5.2 定量指纹峰选择方法

选择定量指纹峰可按照以下原则（见图 3-10）：

① **共有指纹峰**　全部样品中只要出现概率为 70% 以上，就可以确认为共有指纹峰；一般共有指纹峰高 $h \geqslant 10N$ 即不低于 10 倍噪声。制定标准时指纹峰并非越多越好。

② **指纹峰基准上限**　指纹峰的平均吸光度不超过 0.5（或者不超过 500mAU），称为指纹峰基准上限。

③ **低密度指纹峰区**　最强几个指纹峰出现的区域，一般峰个数较少。

④ **高密度指纹峰区**　众多指纹峰出现的区域，峰集中，保留时间相差很小。

### 3.5.3 定量指纹图谱方法学验证

定量指纹图谱的构建应包含完整的方法学验证，孙国祥教授在大量中药指纹图谱试验的基础上总结出中药定量指纹图谱方法学开发和建立的标准操作规程[20]，其中包含完整的定量指纹图谱方法学验证，以 HPLC 指纹图谱为例，见表 3-6。中药指纹图谱开发时可选用"中药主组分一致性数字化评价系统 2.0（或 3.0）"等软件作为开发的工具性评价软件，可直接打印报告，具有审计追踪功能，四级用户密码管理，符合国家药审中心关于计算机认证等的要求。该软件已成功应用于中国第一个植物药——复方甘草片质量一致性评价研究。

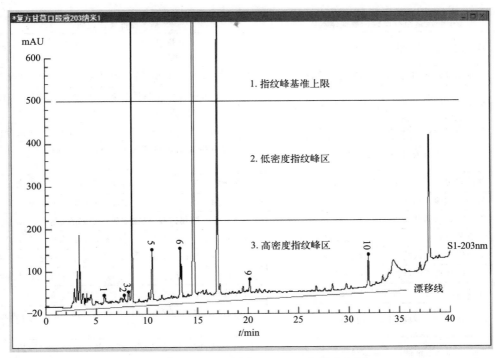

图 3-10　中药指纹峰选择方法和信号分布图

**表 3-6　中药定量指纹图谱方法学标准操作规程**

| 序号 | 中药定量指纹试验标准操作规程 | 基本操作备注说明 |
|---|---|---|
| 1 | 考察简单配样方法对指纹图谱表达的优劣 | 中药材按 0.10g/mL,中药制剂(提取物)10mg/mL 制备样品 |
| 2 | 考察 3 种流动相系统对指纹系统影响 | 要求用差异大的三种流动相进行梯度洗脱考察,以分析时间短为佳 |
| 3 | 至少考察 3 个流动相梯度以确定系统分离好坏 | 要求用快、中、慢三种梯度洗脱,UPLC 具有高效快捷特点 |
| 4 | 至少考察 3 根色谱柱的分离行为 | 用三种不同类型色谱柱考察、不同品牌柱;同品牌不同厂家 |
| 5 | 柱温考察,至少考察 4 种柱温条件 | 考察 25℃、30℃、35℃、40℃ 四个柱温条件,通常选 35℃ |
| 6 | 系统适用性——理论板数、单标、双标校正系数 | 供试液、对照品单针指认;双标、单标校正系数测定(双针) |
| 7 | 配样浓度和指纹总线性考察试验,$P_m = a + bC$ | 按 A 值从 0.2～0.8 制备供试液和考察指纹总线性 $P_m$ 对 C 范围 |
| 8 | 配样溶剂考察试验,测试 2h HPLC 图 | 将溶剂与样品等体积进样测试 2h 图谱以考察溶剂杂峰情况 |
| 9 | 空针 2h HPLC 测试图 | 检测系统杂峰,看是否干扰指纹峰出现 |
| 10 | 样品 2h HPLC 测试图 | 检测系统出峰完全程度,观察色谱系统是否干扰指纹峰 |
| 11 | 仪器精密度试验——考察仪器精密度 | 同一样品进样 6 次,检测 $n$ 个指纹峰的重现性 |
| 12 | 中间精密度试验——考察同厂家不同仪器精密度 | 同型号三台以上仪器各进样 6 针,总计 18 针样品指纹图谱 |
| 13 | 供试品溶液稳定性试验,考察至 24h 以上 | 制备 1 份样品,单针测试 24h 以上的宏定量相似度 $P_m$ 变化 |
| 14 | 定量总指纹——线性范围(单针测试即可) | 进样 0.5μL、1.0μL、2.5μL、5μL 和 10μL 测试 $P_m$ 线性范围(标准 5μL 测试) |
| 15 | 定量下限,定量下限为线性最低点 $P_m$ | 须有全指纹可积分,公布定量下限的宏定量相似度 $P_m$ 值 |
| 16 | 检测限,2%浓度检出峰数和亚定量相似度 $P'_m$ | 稀释 50 倍样品进样分析后公布峰数和亚定量相似度 $P'_m$ |
| 17 | 方法耐用性试验,多因素影响考察 | 流速±10%、±20%;柱温±1%、±2%;进样量±2% |
| 18 | 方法重复性试验,采取双针测试 | 同一样品配制 6 份供试液,双针进样测试方法重复性 |

| 序号 | 中药定量指纹试验标准操作规程 | 基本操作备注说明 |
|---|---|---|
| 19 | 样品测定法,可以双针或单针测试 | 测定供试液定量指纹,药材 0.10g/mL,制剂 10mg/mL 标示浓度 |
| 20 | 标准指纹图谱初生成,Pre-RFP 生成试验 | 全部样品参与生成 Pre-RFP,测定全部样 $S_m$、$P_m$ 并聚类分析 |
| 21 | 标准指纹图谱生成试验,RFP 生成试验 | 剔除 $P_m$ 极高极低样品后重新用 $m$ 批生成 RFP 找到标准制剂 |
| 22 | 标准指纹图谱 RFP 统计学频度分析评价 | 用标准制剂产生方法对多家样品参与 RFP 生成频度分析 |
| 23 | 标准指纹图谱 RFP 可靠度评价 | 按照定量指纹图谱可靠度理论对 RFP 进行统计学可靠性评价 |
| 24 | 样品宏定量相似度生长曲线分析试验 | 按照排序生成 $P_m$ 生长曲线,以反映整体含量分布情况 |
| 25 | 峰指认试验 | 一般对照品浓度为 200$\mu$g/mL 并测试各峰 $A/C$ 比 |
| 26 | 组方指纹归属试验 | 各指纹来源归属试验,以完成尽可能多的峰指认 |
| 27 | 组方分解相关性试验(分解定量度试验) | 各原料分解亚定量相似度构成,标准指纹分解相关标准 |
| 28 | 模拟组方回收试验(组方准度试验) | 制剂、原料 RFP 相关分析方法,公布方法准确定测定结果 |
| 29 | 定量标准指纹图谱参数公布—RFP 公布 | 供试液浓度、单标、双标校正系数、可靠度和特征技术参数 |
| 30 | 标准指纹图谱对质量控制标准要求 | 指纹峰数不少于 $n$ 个,$S_m \geqslant 0.9$,$80\% \leqslant P_m \leqslant 120\%$ |
| 31 | 峰指认试验,一般在峰指认时完成 | 一般对照品浓度 200$\mu$g/mL 并测定 $A/C$ 比值作为确定混标依据 |
| 32 | 混合对照品溶液的精密度试验 | 经对照品 $A/C$ 比值确定配制好混标溶液,单针进样 6 针测试 RSD |
| 33 | 混合对照品溶液的稳定性试验 | 与精密度试验穿插试验进样测试至少 24h |
| 34 | 多指标定量标准曲线(混标定量) | 对样品中主要成分先指认,后混标定量,浓度要适当和准确 |
| 35 | 检测限($S/N$=10)、定量限($S/N$=3) | 混合对照品溶液分别稀释测定检测限和定量限 |
| 36 | 多指标定量——回收试验 | 100% 加样 6 份或 50%、100% 和 150% 加样回收各 3 份双针测试 |
| 37 | 多指标定量——重复性试验 | 用样品指纹测定结果中需定量峰直接计算即可(不需重测) |
| 38 | 样品中多指标含量测定法 | 用样品指纹测定结果中需定量峰直接计算即可(不需重测) |
| 39 | $P_m$ 与多指标分别相关分析数据处理 | 分别计算含量高指标成分与宏定量 $P_m$ 相关分析数据并作图 |
| 40 | 多指标质量限度 | 通过对样品分析结果确定各指标成分的含量限度 |
| 41 | 记录积分参数——样品处理 PDF 图和 AIA 均存盘 | 备份保存样品原文件、AIA 文件和 PDF 图,同时导出存盘 |
| 42 | 图标定位表格 Excel | 用于图的列表统计概览,并制订成一份 Word 文档概览 |
| 43 | 表格定位顺序表 Excel | 用于表的列表统计概览,并制订成一份 Word 文档 |
| 44 | 原始记录随做试验随写,当天完成不拖延 | 实验 3 天内必须完成数据处理并撰写资料,完成原始记录 |
| 45 | 禁止任何造假行为,对不能用的数据详细说明 | 实验数据无法使用时,要详细说明原因与重新实验的必要性 |
| 46 | 流动使用尽量不超过 3 天 | 流动相必须混匀,人工摇匀 5min,再用搅拌子搅拌 10min |
| 47 | 样品供试液的测试时间要求 | 一般在 24h 内测定完成,保证在稳定性试验期内完成 |
| 48 | 对照品溶液制备要求 | 经过人工摇匀 5～10min 和超声 5～10min,要充分混匀 |
| 49 | 色谱柱先用 20% 甲醇冲洗 25min,再用 80% 甲醇冲洗 | 脱气机需要及时用 5% 甲醇冲洗;冲柱时 0.5mL/min 流速 |
| 50 | 方法学考察完成时系统定量变化考察 | 用双标或者单标双针进样测试系统相对定量校正因子 |
| 51 | 不同类型分析仪器的标准指纹图谱生成 RFP | 制备 3 份标准制剂供试液总计测试 6 张指纹图谱生成 RFP |
| 52 | 不同类型分析仪器 RFP 相对校正试验 | 互换 RFP 后供试液浓度、双标、单标校正系数、可靠度测定 |

### 3.5.4 样品指纹图谱采集与评价

对于中药材质量鉴别而言，中药材质量与产地、采收季节相关。为避免以道地药材为标准而导致对其他产地药材质量的否定，故中药材定量指纹图谱的采集应尽量建立在多个产地多个采收时间的基础上，通过比较各批指纹图谱，确定共有峰，将积分后的 * . CDF 文件导入"中药主组分一致性数字化评价系统 2.0（或 3.0）"等软件中，以均值法计算生成标准指纹图谱（reference fingerprint，RFP），得到的标准指纹图谱具有代表性和评价意义。进而使用 RFP 评价各批指纹图谱所代表的中药材质量。对于中药质量评价，也应采集尽量多的厂家和批次生成 RFP。

### 3.5.5 标准指纹图谱的可靠度评价

标准指纹图谱一般通过测定多批次样品指纹图谱后，通过计算平均模式来获得，因此要进行统计学检验和可靠度评估，这是标准指纹图谱的生成后对系统的可靠性分析。

## ▷ 3.6 中药一测多评法

一测多评法（quantitative analysis single-maker，QAMS）是通过建立样品中某一有效、廉价、易得的典型成分与样品其余成分间的相对校正因子以计算样品中其他成分的量。因使用对照品的量少，一测多评法能够显著降低中药材质量控制成本[21]。这种方法的发展方向是对中药及其制剂多成分同步定量分析。最早由王智民等[22]提出，在 2006 年通过研究中药有效成分间的内在函数比例关系，在内标法的基础上引入相对校正因子而提出。它首次实现用一个对照品同步测定中药及其制剂中多个成分的含量。而目前在多种中药材、饮片以及中药制剂的多成分含量测定中均有应用[23]。《中国药典》（2010 年版）中收录了此方法，确立从单指标向多指标、从指标性成分向药效成分控制的发展方向[24]，并在《中国药典》（2015年版）一部[25]中新增了 8 个使用一测多评法的药材，使这个方法在中药及其制剂的多成分同步定量分析有了进一步的发展。

### 3.6.1 一测多评法的基本原理

一测多评法通过借鉴内标法、校正因子法、主成分自身对照法等研究方法，依据在一定范围内检测成分的量与检测器响应成正比的原理，引入相对校正因子的概念[26]。在多指标质量评价时，以药材中相对易得的公认的有效成分为内标物，建立内标物与其他待测成分的校正因子，通过校正因子计算其他成分的含量。一测多评法用一个对照品实现对多个成分同步测定，节省购买对照品费用，从而减少检测成本。何兵等[27]提出计算校正因子的另外两种新方法：斜率校正法和定量因子校正法。

在中药质量控制中，一测多评法得到了广泛关注，但深入理论研究甚少，其适用条件和范围研究缺乏，没有误差理论支撑。一测多评法使用相对校正因子（RCF）$f_{si}$，见式(3-4)，其中 $s$ 是要精准测定的一测化合物，$i$ 是待测多评的化合物。一测化合物要在市场上能相对容易获得，是药材中有明确药理作用的有效成分或与临床上的功效作用具有一定相关性的指标成分，而待测多评化合物一般对照品制备难度大或成本高、不易得或不稳定[26]。在一定线性范围时，物质的质量或浓度与检测器的响应值成正比。以药物中某一典型成分为一测化合物，建立该组分与其他组分间的相对校正因子，以相对校正因子计算待测多评化合物的量。待测多评化合物的浓度与一测化合物浓度的比值恰是二者峰面积之比，但峰面积比需要乘以相对校正因子 $f_{si}$，见式(3-5)。

$$f_{si} = \frac{f_s}{f_i} = \frac{A_s/C_s}{A_i/C_i} \tag{3-4}$$

$$C_i = \frac{A_i}{A_s}C_s f_{si} \tag{3-5}$$

式中，$A_s$ 为一测化合物的峰面积；$C_s$ 为一测化合物的浓度；$A_i$ 为待测多评化合物的峰面积；$C_i$ 为待测多评化合物的浓度。

### 3.6.2　一测多评法的必要条件

一测多评法的必要条件有：①各组分保留时间和峰面积高度重现，一测化合物与多评化合物分配平衡常数比必须为恒定常数 $r_{si} = \dfrac{K_s}{K_i} = \dfrac{k_s}{k_i}$（不同时刻色谱 $r_{si}$ 的 $RSD_i \leqslant 2.0\%$）；②基于一测参照物峰计算的相对保留时间 $RT_i$ 和相对峰面积 $RA_i$ 重现性（$RSD_i \leqslant 2.0\%$），是保证一测多评法准确度的关键条件；③分配系数 $K$（容量因子 $k$）要基本恒定，因为色谱峰面积由峰高和峰宽决定，且都与保留时间相关，其中保留时间由分配系数 $K$（容量因子 $k$）决定，因此保留时间和系统动力学性质高度重现是决定 QAMS 准确性的必要条件。

### 3.6.3　中药一测多评法的进展

传统质量评价方法复杂、耗时长、成本高，导致评价方法的不实用。而一测多评法简单便捷成本又低廉，使其应用价值提升。在中药材采收加工和药用部位研究等方面，一测多评技术的多成分同时测定，极大地提高了检测效率和评价的科学性，降低了评价成本，近年来QAMS 技术在以上各方面得到广泛应用[28]。自 2006 年以来，已经在黄连[29]、淫羊藿[30]、五味子[31]、金银花[32]、酒大黄[33]等 40 种以上的药材多指标定量质量控制中得到应用研究。除了对中药材的质量控制，一测多评法在中药制剂（中成药，包括注射液、配方颗粒、胶囊剂、片剂、口服液、软膏剂等）方面也有很多的应用研究。例如：测定三黄片中大黄蒽醌类成分[34]；测定银杏叶胶囊中总黄酮醇苷的含量[35]；测定清热解毒口服液中 4 种成分的含量[36]；测定复方丹参片中 4 种丹参酮类成分的含量[37]；测定复方土荆皮酊中 3 种二萜类成分的含量[38]等。目前一测多评法对中药材主要化学成分的研究包括皂苷类、木脂素类、醌类、萜类、生物碱类、黄酮类、有机酸类、香豆素类、糖与苷类、苯酚类、酯类等，这些成分的类别基本包含了所有中药材中的药效成分种类。而且一测多评法相比于其他方法拥有更明显的优势。一测多评法最初都是通过一些较常规方法，如高效液相色谱法（HPLC）、气相色谱法（GC）等，来进行中药的成分分析、含量测定。随着新技术的发展，在联用技术方面，像超高效液相色谱法（UPLC）也开始引入一测多评法。杜洪志等[39]分别用高效液相色谱法及超高效液相色谱法体系建立一测多评法，用于测定黔产侗药"钻更"药材中的落新妇苷、黄杞苷的含量，结果表明了在两种色谱体系中，一测多评法所产生的计算值与外标法测定的值都没有显著性差异，测定的相对校正因子以及保留时间比值的重复性都表现为良好。HPLC 指纹图谱结合一测多评法评价清肠通腹颗粒的质量[40]，HPLC 多波长条件下陈皮指纹图谱及"一测多评"法的建立[41]，基于 HPLC 指纹图谱及多成分一测多评法定量的炙甘草饮片质量评价研究[42]等，这些都是近几年来其他一些技术与一测多评法的结合运用的结合。

### 3.6.4 一测多评法的不足

一测多评法是通过中药有效成分间存在的内在函数关系和比例关系，建立样品中某一有效、廉价、易得的典型成分与样品其余成分间的相对校正因子（relative correction factor，RCF），以计算样品中其他成分的量。但是一测多评法在技术存在 4 个方面的缺陷：①一测多评法缺乏线性范围考察和系统方法学验证技术，导致一测多评法误差较大而难以接受；②无误差分析理论和可靠度分析理论，导致分析方法可靠度无法验证，也无法指导实验技术人员如何避免误差；③一测多评法色谱体系无误差校正方法，通常检测色谱条件下与当初建立标准的色谱系统存在重大系统定量误差，误差传递导致最终结果误差很大（大于 5%）；④一测多评法理论技术不够扎实，数学上理论探讨不够深入。《中国药典》（2015 年版）一部中一测多评法有新增[43]部分，但不多。方法的重复性一直受到质疑，因方法本身误差太大，这与色谱柱技术难以实现高度重现有关。一测多评法的理论研究不充分，测定方法主要偏向定量测量，这使得其具有一定的片面性。总结起来说，一测多评法没有定量指纹图谱控制准确，定量指纹图谱从整体上进行质量控制消除和减少了指纹峰之间比较定量带来的显著波动误差。一测多评初衷是好的，但误差问题一直难于降低。

2006 年以来一测多评法获得了广泛认可和应用，在此基础上，一线多评法（multi-markers assay by monolinear method，MAML）被提出，它是孙国祥教授基于一测多评法原理并结合中药定量指纹图谱理论提出的新方法，弥补了一测多评法在技术上的缺陷和不足。既然中药定量指纹图谱承认所确定的全部指纹峰都能整体定量，那么对于主要的几个指标成分的量值分布必然有确定的函数关系，因此必然能使用一测多评法。一测多评法的最大缺陷是忽略了线性范围，考察浓度范围太窄，忽视了建立标准系统和检验系统之间的量值校正问题即系统定量误差没进行任何校正。而一线多评法是在多指标定量时采用与指纹图谱检测相同的色谱条件同时建立多个活性化合物的标准曲线，利用一测化合物和多评化合物标准曲线的参数计算校正因子、误差和可靠度，从而实现用一测化合物标准曲线对多评化合物进行定量的分析方法。当方法建立后，以一线多评法对多评化合物进行定量时的计算公式与一测多评法相同（一般以线性范围的平均浓度进行试验），不同的是相对校正因子是由多条标准曲线的参数计算而来，与一测多评法相比，一线多评法具有误差分析和校正理论以及可靠度分析理论。因此一线多评法是在定量指纹图谱基础上利用多条标准曲线获得的与定量指纹系统具有密切关联度量值的相对校正因子法，由于采用双标校正法能实现定量误差可控或很小。中药定量指纹图谱联合一线多评是中药质量一致性评价的首要方法，这个方法能实现对中药化学指纹物质总量的等位等效控制。当然，中药工艺控制采用中药固体溶出度测定方法，这将在本书其他章节进行叙述。

### 3.6.5 定量指纹图谱联合一线多评法模型的建立

#### 3.6.5.1 一线多评法的线性范围

一线多评法是由沈阳药科大学孙国祥教授提出的，可作为一测多评法的替换方式。在定量指纹图谱条件下的多指标定量时，必须采用统一化色谱条件同时建立多条标准曲线，用其中一条标准曲线对多指标分别准确定量的方法称为一线多评法。一线多评法的最大特点是把标准曲线法最大程度地简化，节省对照品使用。具体要求为：①相对校正因子（RCF）$f_{si}$必须满足一定线性范围，推荐 10～20 倍浓度范围，最大不超过 100 倍；②一测化合物线性

范围为 $R_s = [C_{s1}, C_{s2}]$，多评化合物线性范围为 $R_i = [C_{i1}, C_{i2}]$，则被测化合物浓度应在 $R_i = [C_{i1}, C_{i2}]$ 范围内，通常线性范围的均值浓度为最佳点 $C_{avg} = (C_1 + C_2)/2$；③用标准曲线 $A = bC + a$ 求 RCF 更合理（有线性范围）。用线性方程求 RCF 的特点：①用最小二乘法计算的浓度斜率 $b_i$，能准确地揭示峰面积对浓度增长的灵敏度，且给出误差项 $a_i$（标准曲线的截距）；②给出的线性范围和相关系数能揭示浓度适用范围和误差大小；③用截距和截距斜率容易计算 $f_{si}$ 误差；④方法可靠度能预先准确估算；⑤一线多评法经方法学验证后，仍然采用一点法或两点法对多指标成分定量，因为标准曲线只是证明了方法的线性可用范围，检验工作没必要每次都做标准曲线，以免浪费对照品和其他资源。

### 3.6.5.2　一线多评法的应用

一测化合物 $s$ 的标准曲线和多评化合物 $i$ 的标准曲线见式(3-6) 和式(3-7)，根据标准曲线计算一测多评化合物绝对校正因子见式(3-8) 和式(3-9)。把 $b_{as} = \dfrac{a_s}{C_s}$，$b_{ai} = \dfrac{a_i}{C_i}$ 分别称为一测化合物 $s$ 截距斜率和多评化合物 $i$ 截距斜率（即斜率绝对误差）。可知测定绝对校正因子时，一测化合物 $C_s$ 和多评化合物 $C_i$ 对 $b_{as}$ 和 $b_{ai}$ 影响很大，二者浓度越大则截距斜率越小，即高浓度测定误差很小。线性平均浓度 $C_0 = 0.5 \times (C_1 + C_2)$（即通常为测定样品浓度）为最佳。用斜率式直接计算相对校正因子 $f_{si}$ 见式(3-10)，把标准曲线斜率之比称为简相对因子 $f'_{si}$，当 $b_a = \left| \dfrac{a}{C} \right| \leqslant 1\%b$ 时可用斜率直接计算 $f_{si}$，见式(3-11)（误差小于 1.0%）。一线多评法是建立在一测化合物 $s$ 和多评化合物 $i$ 的标准曲线基础上，具有如下特点：①线性范围能揭示 QAMS 适用范围；②给出误差范围和可靠度；③基于标准曲线的一线多评法科学性和准确性显著提高，因标准曲线经最小二乘法计算得到，因此一线多评法误差很小；④一线多评法只有精密度和方法重复性均 $b_a = \left| \dfrac{a}{C} \right| \leqslant 1\%b$，$RSD \leqslant 2.0\%$ 才能保证方法的准确度可靠。

$$A_s = b_s C_s + a_s \tag{3-6}$$

$$A_i = b_i C_i + a_i \tag{3-7}$$

$$f_s = \frac{A_s}{C_s} = b_s + \frac{a_s}{C_s} = b_s + b_{as} \tag{3-8}$$

$$f_i = \frac{A_i}{C_i} = b_i + \frac{a_i}{C_i} = b_i + b_{ai} \tag{3-9}$$

$$f_{si} = \frac{f_s}{f_i} = \frac{b_s + b_{as}}{b_i + b_{ai}} \tag{3-10}$$

$$f'_{si} = \frac{f_s}{f_i} \approx \frac{b_s}{b_i} \tag{3-11}$$

### 3.6.5.3　一线多评法的误差

**（1）相对校正因子的相对误差**

按误差传递规律计算 $f_{si}$ 相对误差见式(3-12)，主要由一测化合物 $s$ 和多评化合物 $i$ 截距误差之差所决定。用均值浓度计算截距斜率时，标准曲线自身误差决定了相对校正因子误差。一线多评相对误差的计算见式(3-13)，称量相对误差小是十分重要的，计算定量可靠度见式(3-14)。其中将被测物相对峰面积误差代入样品中 $i$ 组分精密度的 $RSD_i$（$RE_i \approx$

$RSD_i$），一测化合物 $s$ 的相对峰面积误差代入对照品精密度试验中的 $RSD_s$（$RE_s \approx RSD_s$），二者有部分抵消作用（差值小于 1.0%），则：①若 $\dfrac{\Delta f_{si}}{f_{si}} \leqslant 2.0\%$ 和 $\dfrac{\Delta C_s}{C_s} \leqslant 2.0\%$，则定量误差小于 4.0%，定量可靠度不低于 95.5%；②若 $\dfrac{\Delta f_{si}}{f_{si}} \leqslant 1.0\%$ 和 $\dfrac{\Delta C_s}{C_s} \leqslant 1.0\%$，则定量误差小于 2.0%，定量可靠度不低于 97.7%，见式(3-14)；③截距斜率误差大小直接影响定量结果，一测化合物和多评化合物浓度越高则截距斜率越小，测定样品准确度越好。

$$\frac{\Delta f_{si}}{f_{si}} = \frac{b_{as}}{b_s} - \frac{b_{ai}}{b_i} \tag{3-12}$$

$$\frac{\Delta C_i}{C_i} = \frac{\Delta C_s}{C_s} + \frac{\Delta f_{si}}{f_{si}} + \frac{\Delta A_i}{A_i} - \frac{\Delta A_s}{A_s} \tag{3-13}$$

$$R = 1 - RSD = \left(1 - \sqrt{RSD_{C_s}^2 + \left(\frac{b_{as}}{b_s}\right)^2 + \left(\frac{b_{ai}}{b_i}\right)^2 + RSD_{A_i}^2 + RSD_{A_s}^2}\right) \times 100\%$$

$$\geqslant \left(1 - \sqrt{0.0012 + \left(\frac{b_{as}}{b_s}\right)^2 + \left(\frac{b_{ai}}{b_i}\right)^2}\right) \times 100\%$$

$$\geqslant 95.5\% \tag{3-14}$$

**（2）一线多评法的相对误差**

如果标准曲线仅有截距误差（浓度误差小于 1.0%），则应测定多评化合物的可靠度，见式(3-14)，①测定 $s$ 和 $i$ 峰面积均 $RSD \leqslant 2.0\%$（不含中间精密度），截距误差小于 1.0%，则方法可靠度大于 96.7%；②若五项相对误差都小于 1.0%，则方法误差小于 2.0%，可靠度大于 97.7%，称量误差小显得十分重要；③若五项相对误差都小于 2.0%，则方法误差小于 4.0%，可靠度大于 95.5%；④当斜率误差较大时方法准确度约 5.0%。只考虑截距误差时，可靠度估算见表 3-7。因为一线多评法的相对误差只与测定混合对照品和多组分样品时的仪器精密度试验结果和称量精密度有关。因此一线多评法的方法重复性试验和准确度试验是评价该方法整体误差的另外一种方法。根据各测量的误差进行不确定度和可靠度大小进行划分为 9 个等级（见表 3-7）。

表 3-7 一线多评法的不确定度和可靠度划分标准

| 序号 | 参数 | 公式 | 超准(SA) | 极准(HA) | 很准(VA) | 准确(A) | 中等(MA) | 一般(GA) | 较准(PA) | 欠准(LA) | 不准(UA) |
|---|---|---|---|---|---|---|---|---|---|---|---|
| 1 | 一测浓度误差 OTCE | $\dfrac{\Delta C_s}{C_s}$ | ≤0.1% | ≤0.2% | ≤0.5% | ≤1.0% | ≤1.5% | ≤2.0% | ≤3.0% | ≤5.0% | ≤10% |
| 2 | 相对因子误差 RFE | $\dfrac{\Delta f_{si}}{f_{si}}$ | ≤0.1% | ≤0.2% | ≤0.5% | ≤1.0% | ≤1.5% | ≤2.0% | ≤3.0% | ≤5.0% | ≤10% |
| 3 | 一测因子误差 OTFE | $\dfrac{b_{as}}{b_s}$ | ≤0.1% | ≤0.2% | ≤0.5% | ≤1.0% | ≤1.5% | ≤2.0% | ≤3.0% | ≤5.0% | ≤10% |
| 4 | 多评因子误差 MQF | $\dfrac{b_{ai}}{b_i}$ | ≤0.1% | ≤0.2% | ≤0.5% | ≤1.0% | ≤1.5% | ≤2.0% | ≤3.0% | ≤5.0% | ≤10% |
| 5 | 多评峰面积 $RSD$ | $RSD_i$ | ≤0.1% | ≤0.2% | ≤0.5% | ≤1.0% | ≤1.5% | ≤2.0% | ≤3.0% | ≤5.0% | ≤10% |
| 6 | 一测物面积 $RSD$ | $RSD_s$ | ≤0.1% | ≤0.2% | ≤0.5% | ≤1.0% | ≤1.5% | ≤2.0% | ≤3.0% | ≤5.0% | ≤10% |
| 7 | 不确定度 $UR$ | $UR$ | ≤0.3% | ≤0.5% | ≤1.1% | ≤2.3% | ≤3.4% | ≤4.5% | ≤6.7% | ≤11.2% | ≤22.4% |

| 序号 | 参数 | 公式 | 超准(SA) | 极准(HA) | 很准(VA) | 准确(A) | 中等(MA) | 一般(GA) | 较准(PA) | 欠准(LA) | 不准(UA) |
|------|------|------|----------|----------|----------|---------|----------|----------|----------|----------|----------|
| 8 | 可靠度 $R$ | $R$ | 99.7% | 99.5% | 98.9% | 97.7% | 96.6% | 95.5% | 93.3% | 88.8% | 77.6% |
| 9 | 可靠性 $D$ | RD | SR | HR | VR | QR | MR | GR | PR | LR | UR |
| 10 | 可靠度等级 $RG$ | RG | R1 | R2 | R3 | R4 | R5 | R6 | R7 | R8 | R9 |

### (3) 系统指纹定量法原理[9,44-46]

系统指纹定量法（systematically quantified fingerprint method，SQFM）能从宏观定性角度和宏观定量角度对中药进行全方位立体量化控制，是中药整体质量控制最科学的方法，尤其适合中药质量一致性评价。其包括三个参数：宏定性相似度（$S_m$），宏定量相似度（$P_m$）和指纹均化变动系数（$\alpha$），分别见公式(3-15)～式(3-17)。其中 $\alpha$ 在分级控制时使用较少，只要充分利用好 $S_m$ 和 $P_m$ 就能实现对整体主组分指纹的定量控制，该方法还可以用于紫外全指纹溶出度评价，同时它还能以标准制剂（或参比制剂）为参照对不同批次中药固体制剂溶出曲线的相似性进行评价，因此系统指纹定量法和中药溶出系统指纹定量法是中药一致性评价的核心方法，它们在计算方法上是同一套公式。

$$S_m = \frac{1}{2}(S_F + S'_F) = \frac{1}{2}\left( \frac{\sum_{i=1}^{n} x_i y_i}{\sqrt{\sum_{i=1}^{n} x_i^2}\sqrt{\sum_{i=1}^{n} x_i^2}} + \frac{\sum_{i=1}^{n} \frac{x_i}{y_i}}{\sqrt{n \sum_{i=1}^{n} \left(\frac{x_i}{y_i}\right)^2}} \right) \tag{3-15}$$

$$P_m = \frac{1}{2}(C + P) = \frac{1}{2}\left( \frac{\sum_{i=1}^{n} x_i y_i}{\sum_{i=1}^{n} y_i^2} + \frac{\sum_{i=1}^{n} x_i}{\sum_{i=1}^{n} y_i} S_F \right) \tag{3-16}$$

$$\alpha = \left| 1 - \frac{P}{C} \right| \tag{3-17}$$

### (4) 定量指纹图谱双标校正法

色谱系统改变会带来定量误差，通过双标校正法进行校正。把建立特征指纹图谱（标准指纹图谱）的系统称为第一色谱系统（the first chromatographic system，FCS），对发生误差后的色谱系统称为第 2 色谱系统（the second chromatographic system，SCS），在强极性区和弱极性区各选择一个参照物峰作双标（一般为 Q-markers），测定固定浓度双标混合溶液（$C_1/C'_1$，$C_2/C'_2$）对应峰面积（$A_1/A'_1$，$A_2/A'_2$）来计算 FCS/SCS 绝对定量校正因子 $f_{d1}/f_{di}$，见式(3-18) 和式(3-19)[20]。SCS 与 FCS 的绝对定量校正因子之比称为双标相对定量校正因子 $f_{qi}$，见式(3-20)，把 FCS 定量性质平移到新检测系统可通过相对定量校正因子 $f_{qi}$ 与样品称样质量（$m_i$）直接相乘实现校正，见式(3-21)，称为双标校正法[20]。双标校正法能消除不同色谱系统在不同时间测定的指纹图谱时所产生的系统误差，也能保证一线多评法误差可控或很小。双标校正法是定量指纹图谱执行中药质量一致性评价的必要基础和有效保证，是一线多评法应用的前提条件。

$$f_{d1} = \sqrt{\frac{A_1 A_2}{C_1 C_2}} \tag{3-18}$$

$$f_{di} = \sqrt{\frac{A'_1 A'_2}{C'_1 C'_2}} \tag{3-19}$$

$$f_{qi}=\frac{f_{di}}{f_{d1}} \tag{3-20}$$

$$P_{m}=\frac{1}{2}(C+P)\frac{m_{RFP}}{m_{i}f_{qi}}\times100\%=\frac{1}{2}(C+P)\frac{m_{RFP}f_{d1}}{m_{i}f_{di}}\times100\% \tag{3-21}$$

#### 3.6.5.4　一线多评法的应用实例

**(1) 仪器与试药**

Agilent 1100 型液相色谱仪（配有二极管阵列检测器、四元低压梯度泵、在线脱气装置、自动进样器），Agilent OpenLAB CDS Chemstation（Edition C.01.07）网络工作站（Agilent 科技有限公司）；Sartorius-BS 110S 分析天平（北京赛多利斯天平有限公司）；ES-E120D 电子分析天平（天津市德安特传感技术有限公司）；超声波清洗机（深圳市洁盟清洗设备有限公司）；安捷伦 706ds 全自动溶出仪（配有 850ds 自动取样器）。

磷酸（色谱纯，成都市科龙化工试剂厂）；甲醇、乙腈（色谱纯，山东禹王和天下新材料有限公司）；娃哈哈纯净水（沈阳娃哈哈启力食品有限公司）；庚烷磺酸钠（色谱纯，山东省禹城市中美色谱产品厂出品）；吗啡（Morphine，MP）对照品（批号 171201～200822）、磷酸可待因（Methylmorphine，MMP）对照品（批号 171203～200504）和甘草苷（Liquiritin，LQN）对照品（批号 111610～200604）购自中国药品生物制品检定研究所；甘草酸铵（Glycyrrhizic Acid Ammonium，CHAA）对照品（批号 110731～201619）和苯甲酸钠（Sodium Benzoate，SB）对照品（批号 100433～200301）购自中国食品药品检定研究院。

复方甘草片 S1～S49 由厂家 A 生产；S50～S61 为厂家 B 生产；S62～S73 为厂家 C 生产；S74～S85 为厂家 D 生产；S86～S97 为厂家 E 生产；S98～S109 为厂家 F 生产；S110～S121 为厂家 G 生产；S122～S133 为厂家 H 生产；S134～S145 为厂家 I 生产。

**(2) 溶液的制备**

**① 双标溶液制备**　分别取 MP 和 CHAA 对照品适量，精密称定，加甲醇制成每 1mL 含 $200\mu g$ MP 和 $800\mu g$ CHAA 双标混合对照品溶液，摇匀，即得。

**② 混合对照品溶液制备**　分别取 MP、LQN、MMP、SB 和 CHAA 对照品适量，精密称定，加甲醇制成每 1mL 含 $35\mu g$ MP、$60\mu g$ LQN、$16\mu g$ MMP、$160\mu g$ SB、和 $800\mu g$ CHAA 的混合对照品溶液，摇匀，即得。

**③ 供试品溶液制备**　取复方甘草片 10 片，称重，研细，精密称取 4 片量，置于 50mL 量瓶中，精密加入提取溶剂（80%甲醇溶液，含 0.5%磷酸）50mL，精密称定，45℃超声处理（功率 240W，频率 40kHz）10min，静置至室温，再精密称定，用提取溶剂补足减失的重量，摇匀，过 $0.45\mu m$ 滤膜，取续滤液，即得。

**(3) 色谱条件**

色谱柱为 COSMOSIL $5C_{18}$-MS-II柱（250mm×4.6mm，$5\mu m$）；以 0.2%（V/V）磷酸水溶液（含 0.005mol/L 庚烷磺酸钠）为水相 A，乙腈-甲醇（9∶1，V/V）溶液为有机相 B，梯度洗脱，洗脱程序为 0～10min，96%～79% A→10～20min，79%～65%A→20～32min，65%～47%A→32～45min，47%～18%A→45～50min，18%～15%A→50～55min，15%～96%A；检测波长为 220nm，柱温为 35℃，流速为 1.0mL/min，进样量 $5\mu L$。

**(4) 方法学考察**

在此定量指纹图谱系统的色谱条件下，以甘草酸（CHA）峰为参照物峰，并用压缩因子 $\tau$ 的平方校正理论塔板数后要求应不低于 8500[47]。此外，连续进样测定 6 次同一 S1 供试品溶液考察仪器精密度；精密吸取 S1 供试品溶液，分别在溶液制备后的 0h、2h、4h、6h、14h 和 22h 进样测定，考察供试品溶液的稳定性；通过分析 6 个单独同法制备的 S1 供试品溶液考察方法的重复性。评价时以 CHA 峰的保留时间和峰面积为参照，各共有指纹峰的相对保留时间的相对标准偏差（RSD）均小于 1.0%，相对峰面积的 RSD 均小于 5.0%，结果表明检测系统的进样精密度良好，供试品溶液室温放置 22h 内稳定，方法重复性良好。

**（5）复方甘草片指纹图谱的建立和评价**

按上述色谱条件测定 9 个厂家共 145 批复方甘草片，记录色谱图。将积分后 ∗.cdf 文件导入"中药主组分一致性数字化评价系统 2.0"软件（带审计追踪功能），以 CHA 峰的保留时间和峰面积为参照，确定 28 个共有指纹峰，按平均值法生成标准指纹图谱（RFP），见图 3-11，其中 10 号峰为 MP 峰，14 号峰为 LQN 峰，15 号峰为 MMP 峰，16 号峰为 SB 峰，27 号峰为 CHA 峰。以此 RFP 为评价标准对 145 批复方甘草片进行评价，样品指纹图谱与 RFP 的宏定性相似度不得低于 0.90，宏定量相似度应在 80%～120% 之间。根据所得评价结果，以 $S_m$ 和 $P_m$ 为参数进行聚类分析，采用 SPSS 软件进行系统聚类，结果 S75、S81～S85、S107～S109 为第 I 类，其余为第 II 类。虽然 I 类 $P_m$ 数值偏大，但全部在质量规定范围内，因此决定不剔除任何批次样品。9 个厂家样品定量指纹图谱评价结果见表 3-8（以每个厂家所有批次结果的均值体现），结果表明全部厂家产品质量均合格。其中厂家 A 生产批号 20171213，厂家 B 生产批号 PDE0712，厂家 E 生产批号 3180502，厂家 G 生产批号 20180620 以及厂家 H 生产批号 18053001 和 18060501 的复方甘草片的 $S_m \geqslant 0.95$，$P_m \approx 100\%$，可初步选作复方甘草片的标准制剂[48]。试验中每隔一段时间进样测定双标溶液，记录色谱图，计算相对定量校正因子。结果表明在复方甘草片特征指纹图谱研究期间（约 45 天）以及样品测定期间，$f_{qi}$ 始终在 0.97～1.03 之间，系统定量性质无显著变化，不需对色谱系统进行双标校正。

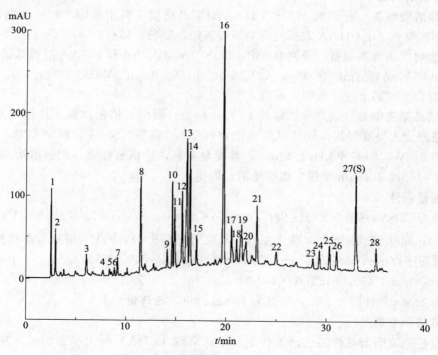

图 3-11　复方甘草片对照指纹图谱（RFP）

从表 3-8 的结果可看出，所有厂家样品的平均宏定性相似度均大于 0.96，说明不同厂家生产的样品之间定性相似度均良好，但只以定性相似度进行评价，不同批次间的差异不显著，不能有效地将不同批次的样品质量区分开来，只能表明不同厂家样品之间的化学指纹数量和分布比例十分相似。因此在评价过程中引入宏定量相似度是十分必要的，根据 $P_m$ 结果可进一步区分不同厂家生产的复方甘草片的质量优劣以及同一厂家样品的批间相似性大小。从结果中可看出厂家 A 生产的复方甘草片平均 $P_m$ 值最小，厂家 D 生产的复方甘草片平均 $P_m$ 值最大，二者相差 16.4%，说明不同厂家样品的化学指纹含量存在显著差异。由此可见，中药质量评价时仅仅采取指纹图谱定性参数评价不能达到全面控制中药质量的目的，定性参数结合指纹图谱的定量相似度参数才能更加准确地评价中药质量。

表 3-8　系统指纹定量法评价九厂家复方甘草片质量一致性结果

| 厂家 | 批次 | $S_m$ 均值 | $P_m$ 均值/% | 相对标准偏差($P_m$) |
|---|---|---|---|---|
| A | 49 | 0.977 | 95.1 | 4.1 |
| B | 12 | 0.966 | 97.6 | 4.4 |
| C | 12 | 0.972 | 105.0 | 1.4 |
| D | 12 | 0.981 | 111.5 | 3.0 |
| E | 12 | 0.979 | 99.9 | 4.9 |
| F | 12 | 0.967 | 106.6 | 5.8 |
| G | 12 | 0.968 | 100.0 | 2.4 |
| H | 12 | 0.984 | 97.2 | 4.2 |
| I | 12 | 0.985 | 98.4 | 3.0 |
| RSD/% | | 0.76 | 5.2 | |

**（6）含量测定**

采用 2 种方法测定复方甘草片中 5 组分含量：

① 标准曲线法　精密称定 MP、LQN、MMP、SB 和 CHAA 适量，用甲醇稀释，制成 6 个质量浓度的混合对照品溶液。每份溶液在上述色谱条件下各平行测定两次，以峰面积均值（$A_{avg}$）对各对照品浓度（$C$，mg/mL）进行回归，结果见表 3-9。5 组分在各线性范围内的线性关系均很好。利用各标准曲线以外标法计算 145 批样品中 5 组分含量，其中样品中甘草酸（CHA）含量应在 CHAA 标准曲线计算所得值基础上乘以 0.9797[49]。

② 一线多评法　利用标准曲线根据公式分别计算一测化合物和多评化合物的斜率误差与绝对校正因子，进而计算出各标准曲线的相对校正因子，见表 3-9。以标准曲线法计算 SB 含量，再以 SB 含量和相对校正因子计算其他 4 组分含量。另外，各组分的定量可靠度均不低于 96.5%，见表 3-10，表明方法可靠性满足测定要求。

以上 2 种含量计算方法所得结果见表 3-11。另外，《中国药典》（2020 年版）要求每片复方甘草片中吗啡含量在 0.36～0.44mg 之间，甘草酸含量不少于 7.3mg，根据表 3-11 结果可知，除厂家 A 和厂家 G 的吗啡平均含量不合格外，其余厂家吗啡平均含量均符合药典规定，此外，所有厂家甘草酸平均含量均达到药典标准。

将标准曲线法与一线多评法计算所得的每个厂家每种组分的平均含量结果进行比较，计算相对误差，如表 3-12 所示，可知两种计算方法所得相对误差最大值为 0.46%，这表明一线多评法能准确测定复方甘草片中 5 组分含量。相较于标准曲线法，一线多评法可节省对照品与分析时间，为中药及其复方制剂的含量测定提供了一种新思路。

表 3-9　五种化合物线性方程、相关系数、线性范围、定量限和检测限

| 化合物 | 回归方程 | 相关系数 $r$ | 线性范围/(mg/L) | 定量限/ng | 检测限/ng |
|---|---|---|---|---|---|
| P | $A_{avg}=17.171C-0.4566$ | 1.0000 | 2.990~107.5 | 5.376 | 1.344 |
| LQN | $A_{avg}=16.056C-3.9824$ | 1.0000 | 5.060~182.5 | 7.604 | 2.281 |
| MMP | $A_{avg}=15.180C-0.0142$ | 0.9999 | 1.250~44.88 | 5.610 | 1.870 |
| SB | $A_{avg}=13.666C-10.399$ | 1.0000 | 13.35~480.5 | 12.01 | 6.006 |
| CHAA | $A_{avg}=1.2105C+0.3883$ | 1.0000 | 64.58~2325 | 116.3 | 29.06 |

注：$A$ 为峰面积；$C$ 为质量浓度，单位为 mg/L。

表 3-10　复方甘草片一线多评法的各项参数值

| 指标成分 | 线性平均浓度 $C_0$ | 斜率误差 $b_{ai}=a/C_0$ | 绝对校正因子 $f_i$ | 相对校正因子 $f_{si}$ | 斜率百分误差 $RE(b)/\%$ | $1\%b_i$ | 简相对校正因子 $f'_{si}$ | 可靠度 $R(i)/\%$ |
|---|---|---|---|---|---|---|---|---|
| MP | 55.26 | −0.00826 | 17.1627 | 0.7987 | −0.05 | 0.1717 | 0.7959 | 96.52 |
| LQN | 93.78 | −0.04247 | 16.0135 | 0.8560 | −0.26 | 0.1606 | 0.8511 | 96.51 |
| MMP | 6.57 | −0.00216 | 15.1778 | 0.9032 | −0.01 | 0.1518 | 0.9003 | 96.52 |
| SB | 246.93 | 0.04211 | 13.7081 | 1.0000 | 0.31 | 0.1367 | 1.0000 | — |
| CHAA | 1194.79 | 0.00032 | 1.2108 | 11.3212 | 0.03 | 0.0121 | 11.2895 | 96.52 |

表 3-11　5 组分含量测定结果

| 厂家 | 标准曲线法/(mg/片) | | | | | 一线多评法/(mg/片) | | | | |
|---|---|---|---|---|---|---|---|---|---|---|
| | MP | LQN | MMP | SB | CHA | MP | LQN | MMP | SB | CHA |
| A | 0.3577 | 0.6821 | 0.1586 | 2.0100 | 9.2193 | 0.3570 | 0.6800 | 0.1584 | 2.0100 | 9.2076 |
| B | 0.3646 | 0.7981 | 0.1585 | 1.8900 | 10.1797 | 0.3637 | 0.7953 | 0.1581 | 1.8900 | 10.1595 |
| C | 0.3606 | 0.7854 | 0.1535 | 2.0069 | 8.6629 | 0.3599 | 0.7833 | 0.1536 | 2.0069 | 8.6515 |
| D | 0.3878 | 0.7126 | 0.1741 | 2.0550 | 9.2639 | 0.3870 | 0.7101 | 0.1738 | 2.0550 | 9.2499 |
| E | 0.3701 | 0.7321 | 0.1605 | 1.9247 | 8.6848 | 0.3693 | 0.7296 | 0.1602 | 1.9247 | 8.6703 |
| F | 0.3692 | 0.7148 | 0.1744 | 1.9819 | 9.1719 | 0.3682 | 0.7115 | 0.1739 | 1.9819 | 9.1528 |
| G | 0.3504 | 0.5934 | 0.1638 | 1.9149 | 9.2814 | 0.3497 | 0.5913 | 0.1636 | 1.9149 | 9.2688 |
| H | 0.3647 | 0.6662 | 0.1661 | 1.9204 | 9.2838 | 0.3640 | 0.6640 | 0.1659 | 1.9204 | 9.2710 |
| I | 0.3616 | 0.6673 | 0.1650 | 1.8967 | 8.5280 | 0.3609 | 0.6650 | 0.1647 | 1.8967 | 8.5150 |

表 3-12　一线多评法与标准曲线法的相对误差

| 厂家 | MP/% | LQN/% | MMP/% | CHA/% |
|---|---|---|---|---|
| A | 0.20 | 0.31 | 0.13 | 0.13 |
| B | 0.25 | 0.35 | 0.25 | 0.20 |
| C | 0.19 | 0.27 | 0.07 | 0.13 |
| D | 0.21 | 0.35 | 0.17 | 0.15 |
| E | 0.22 | 0.34 | 0.19 | 0.17 |
| F | 0.27 | 0.46 | 0.29 | 0.21 |
| G | 0.20 | 0.35 | 0.12 | 0.14 |
| H | 0.19 | 0.33 | 0.12 | 0.14 |
| I | 0.19 | 0.34 | 0.18 | 0.15 |

**(7) 结论**

　　以复方甘草片为研究对象，通过高效液相色谱法测定 145 批样品指纹图谱，并建立复方甘草片标准制剂的标准指纹图谱，以系统指纹定量法进行评价。中药一致性评价以定量指纹图谱联合一线多评法，可实现复方甘草片主组分为中药指纹组分的复方中药制剂的整体质量的量化控制。一线多评法理论、误差估算方法和可靠度评价方法，主要采用统一化色谱条件，建立双标校正法，消除测定系统变动带来的系统定量误差。通过比较一线多评法和标准曲线法的计算结果，可知一线多评法所得结果准确可靠，并且操作简便，节省对照品，可降

低检测成本和减少分析时间，这为中药一致性评价既提供了定量指纹图谱控制方法，也提供了一线多评法的多指标定量方法，达到了在整体上控制好化学指纹物质一致性的目的，再结合中药紫外全指纹溶出度测定法，圆满地完成中药质量的一致性评价。因此，中药定量指纹图谱联合一线多评法构成了中药一致性评价的关键技术。我们在复方甘草片质量一致性评价中充分使用标准制剂控制模型，用价廉易得的苯甲酸钠对照品作为一测化合物来同时定量复方甘草片中其他 4 种药效物质，实现节省 4 种昂贵的对照品，这一方法达到了理想效果。

## 参 考 文 献

[1] 何毅 . 中药质量一致性评价模式的建立与应用——国际化探索应用 [D]. 天津：天津大学，2011.

[2] 侯湘梅，岳洪水，张磊，等 . 中药质量一致性评价探讨 [J]. 药物评价研究，2016，39（1）：38-45.

[3] 孙国祥，闫波，侯志飞，等 . 中药色谱指纹图谱评价方法研究进展 [J]. 中南药学，2015，13（7）：673-681.

[4] 王灿灿，杨沫，吴德玲，等 . 绿萼梅药材超高效液相色谱指纹图谱研究 [J]. 安徽中医药大学学报，2019，38（1）：93-96.

[5] 杨晓莹，窦桃艳，潘成成，等 . 指纹图谱技术结合指标成分测定法监控颗粒剂制备 [J]. 西北大学学报（自然科学版），2018，48（2）：226-230.

[6] 张继红，毛坤军，周兴卓，等 . 消炎利胆胶囊的 HPLC 指纹图谱研究 [J]. 中国合理用药探索，2018，15（10）：63-67.

[7] 彭亮，杨冰月，张琳，等 . 野生与栽培远志 HPLC 指纹图谱及化学模式识别研究 [J]. 中草药，2018，49（21）：4998-5003.

[8] 曾令杰，陈矛，王德勤，等 . HPLC 指纹图谱的中成药质量控制模式研究 [J]. 中成药，2003，25（5）：3-4.

[9] 孙国祥，胡玥珊，毕开顺 . 系统指纹定量法评价牛黄解毒质量 [J]. 药学学报，2009，44（4）：401-405.

[10] 孙国祥，吴波，毕开顺 . 平行五波长高效液相色谱指纹图谱全息整合法定量鉴定杞菊地黄丸的整体质量 [J]. 色谱，2010，28（9）：877-884.

[11] 孙国祥，宋杨，毕雨萌，等 . 色谱指纹图谱全定性相似度和全定量相似度质控体系研究 [J]. 中南药学，2007，5（3）：263-267.

[12] 胡玥珊，孙国祥，刘迎春 . 系统指纹定量法评价牛黄解毒片毛细血管电泳指纹图谱 [J]. 中南药学，2015，13（9）：897-900.

[13] 邹跃，孙国祥，侯志飞，等 . 双色谱系统定量指纹图谱评价石斛夜光丸质量 [J]. 中南药学，2014，12（11）：1057-1061.

[14] 孙国祥，王佳庆 . 基于双波长 HPLC 指纹谱和其融合谱的系统指纹定量法鉴定甘草质量 [J]. 中南药学，2009，7（5）：378-383.

[15] 肖文，杨鸿，翟红林，等 . 基于轮廓投影法的中药相似性分析 [J]. 兰州大学学报（医学版），2014，40（2）：30-34.

[16] 王丹，张秋燕，徐风，等 . 中药黄芩 HPLC 指纹图谱的化学轮廓及其影响因素的研究 [J]. 中国医药导报，2013，10（5）：96-102.

[17] 刘卉，姚卫峰，张丽，等 . 基于超高效液相色谱指纹图谱轮廓的香丹注射液相似度快速评价 [J]. 中国实验方剂学杂志，2010，16（12）：48-50.

[18] 董文江，倪永年 . 高效液相色谱全轮廓指纹图谱结合化学计量学区分不同地区的紫苏叶 [J]. 分析测试学报，2014，33（5）：506-511.

[19] 孙国祥，宋宇晴 . 基于 HPLC 指纹图谱的系统指纹定量法评估复方丹参滴丸质量 [J]. 中南药学，2009，7（4）：297-300.

[20] 孙国祥，孙万阳，闫慧，等 . 中药整体质量控制标准体系构建和中药一致性评价步骤 [J]. 中南药学，2019，17（3）：321-331.

[21] 高慧敏，宋宗华，王智民，等 . 适合中药特点的质量评价模式——QAMS 研究概述 [J]. 中国中药杂志，2012，37（4）：405-416.

[22] 王智民，钱忠直，张启伟，等 . 一测多评法建立的技术指南 [J]. 中国中药杂志，2011，36（6）：657-658.

[23] 李倩，刘伟，罗祖良，等 . 一测多评法测定丹参中丹参酮 II$_A$、隐丹参酮、丹参酮 I、二氢丹参酮 I 的含量 [J]. 中国中药杂志，2012，37（6）：824-828.

[24] 陆兔林，石上梅，蔡宝昌，等．基于一测多评的中药多成分定量研究进展 [J]．中草药，2012，43（12）：2525-2529.

[25] 国家药典委员会．中华人民共和国药典（一部）[M]．北京：中国医药科技出版社，2015：76、101、416、1182、1493.

[26] 王智民，高慧敏，付雪涛，等．"一测多评" 法中药质量评价模式方法学研究 [J]．中国中药杂志，2006，31（23）：1928.

[27] 何兵，杨世艳，张燕．一测多评中待测成分校正和定位的新方法研究 [J]．药学学报，2012，47（12）：1653-1659.

[28] 朱晶晶，王智民，高慧敏，等．一测多评法在中药质量评价中的应用研究进展 [J]．中国实验方剂学杂志，2016，22（16）：220-228.

[29] 匡艳辉，朱晶晶，王智民，等．一测多评法测定黄连中小檗碱、巴马汀、黄连碱、表小檗碱、药根碱含量 [J]．中国药学杂志，2009，44（5）：390-394.

[30] 于霄，宋静，熊志立，等．一测多评法测定淫羊藿中朝藿定 A、朝藿定 B、朝藿定 C 及淫羊藿苷的含量 [J]．中国中药杂志，2010，35（24）：3310-3313.

[31] 贺凤成，李守信，赵志全，等．一测多评法测定五味子中 4 种木脂素类成分的含量 [J]．药学学报，2012，47（7）：930-933.

[32] 郑荣，郝征伟，王柯，等．金银花提取物中 6 种有机酸类成分的测定 [J]．中成药，2013，35（3）：560-564.

[33] 张德培，罗源生，贺凡珍．酒大黄中 5 种蒽醌类成分一测多评方法的建立 [J]．中药材，2012，35（4）：588-590.

[34] 王钰莹，冯伟红，杨菲，等．"一测多评" 法测定三黄片中的大黄蒽醌类成分 [J]．中国中药杂志，2012，37（2）：212-217.

[35] 李爱红，陈伟健，胡文军．一测多评法测定银杏叶胶囊中总黄酮醇苷的含量 [J]．中国药房，2012，23（36）：3446-3448.

[36] 张振巍，张娜娜，白丹丹，等．一测多评法测定清热解毒口服液中 4 种成分的含量 [J]．中国药房，2013，24（28）：2676-2678.

[37] 吴笛，臧忠良，王德勤，等．一测多评法测定复方丹参片中 4 种丹参酮类成分的含量 [J]．中国药学杂志，2012，47（18）：1509-1513.

[38] 李晓翠，苗爱东．一测多评法测定复方土荆皮酊中 3 种二萜类成分的含量 [J]．中国实验方剂学杂志，2013，19（17）：77-80.

[39] 杜洪志，何席呈，农享，等．一测多评法对黔产侗药 "钻更" 中落新妇苷及黄杞苷的 HPLC 和 UPLC 含量分析 [J]．中国中药杂志，2015，40（15）：3115-3120.

[40] 张湛睿，胡旭东，马柏如，等．HPLC 指纹图谱结合一测多评法评价清肠通腹颗粒的质量 [J]．中药新药与临床药理，2019，30（12）：1510-1515.

[41] 高喜梅，王晓凤，周冰倩，等。HPLC 多波长条件下陈皮指纹图谱及 "一测多评" 法的建立 [J]．中药材，2019，42（11）：2598-2602.

[42] 裴玉琼，石海培，严辉，等．基于 HPLC 指纹图谱及多成分一测多评法定量的炙甘草饮片质量评价研究 [J]．中草药，2019，50（18）：4293-4304.

[43] 左岚，孟胜男．一测多评法在中药药物分析中的应用进展 [J]．中国药房，2016，27（18）：2589-2592.

[44] 孙国祥，吴玉，孟令新，等．多元多维定量指纹图谱交叉评价防风通圣丸 [J]．中南药学，2014，12（3）：193-198.

[45] 巩丹丹，董嘉俊，孙国祥，等．用高效液相色谱组方指纹图谱智能预测中药质量的新模式 [J]．色谱，2017，35（06）：643-649.

[46] 于文成，董鸿晔，孙国祥．平行四波长高效液相指纹图谱鉴定十全大补丸质量 [J]．中南药学，2010，8（12）：924-928.

[47] 闫慧，孙国祥，迟晗笑，等．基于标准制剂控制模式和定量指纹图谱评价复方甘草片的质量一致性 [J]．色谱，2019，37（11）：1200-1208.

[48] 孙国祥，侯志飞，张晶，等．中药标准制剂控制模式和定量指纹图谱双层次控制模型理论引领中药一致性评价 [C] //中国国际科技促进会．第二届中药配方颗粒研究开发与质量控制技术交流研讨会论文集．中国国际科技促进会：北京城建联企业管理咨询中心，2016：45-48.

[49] 国家药典委员会．中华人民共和国药典 [M]．二部．北京：中国医药科技出版社，2020：960.

（孙国祥）

# 第 **4** 章

# 中药投料一致性

运用中药原料或药用物质（原料药）均一化策略，可建立合规、可靠、高效的均化生产技术。实现提高中药制剂批间质量的一致性，要建立全产业链质量控制体系。提高中药质量一致性的技术研究思路和控制方法，要考虑到相关风险并进行识别控制。监管机构既要强化诚信机制，落实企业的药品质量主体责任，又要鼓励新技术、新方法来探索和应用。均化投料技术操作是提高中药质量一致性的必要方法，定量指纹图谱技术是均化投料计算的快捷可靠方法，尤其是宏定量相似度可以作为均化控制指标。

中药原料一般都来源于自然界的药用植物或其他生物，其化学成分特征存在较大的波动性。按固定处方、工艺参数进行保健食品和中药制剂的生产，难以保证终产品批次间质量一致[1]。一般认为，终产品的质量波动来源于原料差异和生产工艺过程两个方面的物料传递效率差异，因此可以采取两种策略降低波动：其一，生产工艺参数随原料波动反馈调节，从而实现稳定的输出，但前提是质量指标明确且能被快速检测。其二，在生产工艺过程稳健受控的前提下，通过降低原料波动来实现一致的输出。实际上，许多行业都采取了物料均一化技术，比如在水泥生产中就有预均化和均化过程[2]，该措施对确保材料性能和质量至关重要；又如白酒行业的勾兑环节[3]，是统一口味、协调香度从而平衡酒体必不可少的步骤；此外，在烟草工业、茶叶加工等领域[4,5]，也采用了调配或拼配技术。大多数中药制剂化学成分复杂、药用物质基础不明确，过程检测的难度较大。因此在当前的技术条件下，采用均化投料技术和定量指纹监控等技术，可有效降低其化学组成的波动并实现基本的质量平衡输出，对于提高终产品质量批间一致性，具有现实意义。

美国植物药、日本汉方药、德国植物药等，在药材原料投料方面均未出台相关的指导原则，各国法规也未对能否均化投料进行约束，境外生产企业一般根据自身情况制订相应的均化投料程序。2020 年，国家药审中心发布了《中药均化研究技术指导原则（征求意见稿）》[6]。均化投料技术操作是以药效物质组成要达到基本质量平衡为前提和以标准指纹图谱等为调控目标，旨在能体现我国对中药原料投料进行科学的质量控制。采用均化投料技术可提高成品质量的均一性和药效稳定性，并有可能促进药材供应等相关的物流仓储的新型营销模式，即按主要指标含量和定量相似度指标大小来提供原料药物，作为原料药物质量的身份证和标签。本章以标准指纹图谱为均化的调控目标为例，对均化投料技术操作进行阐述。

## ▷ 4.1 批次与均化概念

按照《药品生产质量管理规范（2010 年修订）》[7] 的规定，"批"是经一个或若干加工过程生产的具有预期均一质量和特性的一定数量的原辅料、包装材料或成品。对于中药材，应对每次接收的中药材按产地、供应商、采收时间、药材规格等进行分类，分别编制批号并管理。而中药饮片应以同一批中药材在同一连续生产周期生产的一定数量相对均质的成品为一批。因此，"批"的核心概念是批内物料性质相对均一，而批次间存在事实上的性质差异。均化就是根据产品质量目标，利用不同批次物料的性质差异取长补短，采用合理比例的多批原料投料生产，从而降低最终输出产品的批间质量差异。对关键工艺参数（critical process parameter，CPP）和关键物料属性（critical material attributes，CMA）的控制，决定了工艺过程能否获得正确的输出，均化的目的是保证 CMA 符合预定要求。从原料药物到制剂成品的药效物质的有效传输是获得质量均一稳定的基础，但可能存在原料药物中药效物质不足或者药效物质过高的情形，此时无论药效物质如何传递都无法获得质量均一稳定的终产品。因此，均化投料操作可考虑纳入生产环节。均化投料以不改变中药原料药物的处方量为前提，这种均化实质是对中药原料或中间体的指标成分含量和主组分成分总量进行均化操作。

### 4.1.1 中药工业批

中药工业批的显著特点是各指纹成分含量具有变动性和差异性，这是均化投料首先要解决的质量一致性问题。把具有基本化学成分数量和含量分布比例的中药原料（制剂质量标准"处方"项下的饮片、提取物等）和中药制剂，称为中药工业批。中药工业批表示为 $X = (x_1, x_2, x_3, \cdots, x_n)$，$x_i$ 为各化学指纹成分的峰面积（代表含量）。中药标准批是均化投料的首要调控目标，在均化投料时首先要制订好标准批的标准指纹图谱，可考虑使用定量指纹图谱的宏定性相似度 $S_m$ 和宏定量相似度 $P_m$ [8-11] 来科学计算并指导均化投料。

### 4.1.2 中药工业标准批

把具有恒定化学成分数量和含量分布比例的中药原料（制剂质量标准"处方"项下的饮片、提取物等）和中药制剂，称为中药工业标准批，其具有药效最佳和毒性最低的特点，反之，不能成为中药工业标准批。中药工业标准批表示为 $Y_{SP} = (y_1, y_2, y_3, \cdots, y_n)$，$y_i$ 为各化学指纹成分的峰面积（代表含量）。中药工业标准批与中药标准制剂，两者在概念上很接近，但又有一定的不同之处。中药工业标准批是均化投料的调控目标，是获得质量均一稳定的产品时首先要确定的预期标准。中药工业标准批的质量标准包括：①待调控指标的含量值幅度范围；②待调控目标的标准指纹图谱（用于整体定量的均化计算的标准）；③调控的预期设定值（比如通常按照宏定量相似度 $P_m$ 为 105％来均化）。孙国祥教授提出中药"等位等价"规则，系指中药原料和制剂在合理的、恒定的工艺条件下生产时，若药效物质等位（达到基本质量平衡），则药效能实现等价（等药效）。等价的前提条件是在恒定的制剂工艺条件下能保证固体制剂药物溶出曲线的一致性。实践表明控制好药物"等位"时采用定量指纹图谱技术是最为有效和符合客观实际的，其中，系统指纹定量法是一种便捷可靠的有效控制方法[9-12]。中药等位等价理论是中药质量一致性控制的核心理论与方法，是中药走向国际化的关键。

### 4.1.3  中药均化批和"等位等价"规则

把经过两个工业批以上的批次按照计算比例进行均化投料或混合投料后获得的批次称为中药均化批。均化旨在获得质量与中药工业标准批一致的药效物质的质量平衡（物料平衡），在数学上就是尽量促成 $x_i = y_i$ 或 $x_i \rightarrow y_i$，这表明均化投料可以是对单个指标调控（$n=1$），或是对多个指标调控（$n=j$），也可以是对整体化学指纹 $n$ 的调控。最简单的控制方法为：计算均化批的指纹图谱与标准批的指纹图谱的宏定性相似度不得低于 0.90，宏定量相似度不得低于 100%。可考虑用软件直接计算来实现均化投料，例如"中药主组分一致性数字化评价系统 3.0"软件。均化投料以药效物质的质量平衡为出发点，遵循"等位等价"规则，是控制好中药质量一致性的关键性措施。均化投料的理论依据是"等位等价"规则，工艺应经过合理优化并且是稳定可控的。均化投料的目标是实现物料与制剂间能达到或接近基本的"质量平衡"传递。

## 4.2  均化适用范围

当 CMA 批间差异过大时，采用均化技术是合理且必要的。均化的对象为中药制剂质量标准"处方"项下所载的药用物质。绝大多数中药原料是饮片，也可能是提取物或有效部位，均应符合国家药品标准。

广义上说，均化投料的基本指导原则要充分利用"等位等价"规律。在规范的制剂工艺条件下，中药制剂符合等位等价规律。均化投料无法解决辅料和生产工艺导致的药物溶出度差异和药效差异，因为中药制剂工艺和参数的合理性需由工艺技术部分来解决。均化投料能保证每个指纹分量的基本恒定和全部指纹总量投入的恒定性（$P_m$ 恒定，这是药效一致性的必要前提），而药效一致性和稳定性更主要取决于生产工艺技术是否合理、是否可重现和是否稳定。

## 4.3  均化风险管理

投料饮片和提取物均化的操作方式并不相同：饮片的均化实质上是不同批次饮片按比例调配投料，混合过程相对容易；但提取物的均化，一般需要充分混合操作。均化至少包括如下环节：①待均化物料的取样检测；②根据混成品（即均化投料操作后的获得物）的质量目标（限度范围）计算均化比例；③按比例称取或量取待混物料；④调配投料或物料混合；⑤均化效果的确认与验证。上述过程中的主要风险点包括以下几点。

**风险点 1**：取样代表性不足，检测数据不能代表总体。对于投料饮片可参考现行《中国药典》四部"0211 药材和饮片取样法"的规定确定抽样率和取样点。但对外形差异较大的工业饮片以及被压缩的草、叶、花类饮片，难以确保取样代表性；取样后一般采用"四分法"混匀和提取供试品，也存在一定操作困难。提取物均匀度较高，容易保证取样的代表性，但粉末和颗粒往往发生分层，而液体或浸膏也可能发生沉降，都会导致样品失真。

**风险点 2**：检测指标或方法不完善，不能全面反映关键物料质量属性。绝大多数中药化学组成复杂，药效成分不明确，用少数指标成分的检测数据来指导均化并不合理（建议使用定量指纹图谱技术等来控制均化操作）。此外，均化物料的物理性质（如粒度、黏度、水分、吸湿性、流动性等）易被忽视，导致不适应后道工序工艺的要求。

**风险点 3**：待混物料在贮藏期间质量下降，不符合预定要求。饮片贮藏养护不当，容易发生霉变、虫蛀、走油、挥发性成分降低等问题；提取物或中间体中的化学成分也可能氧化降解或滋生微生物。前期检测的数据未必能真实反映物料的当前质量。

**风险点 4**：违法添加及混入"失控"批。违法添加外源提取物补足特定指标的含量；采用质量低劣的原料，通过均化方式掺入混成品。

**风险点 5**：中间体得率波动大，难以折算到饮片投料量。为了方便临床使用时医生和患者明确制剂对应的饮片用量，中药制剂的规格通常按饮片量标示。但如果中间体得率波动过大，将导致均化物料与饮片量的折算关系不确定。这是由于药效物质从原料传输到中间体的工艺过程中出现了问题，再次证明均化投料是保证质量的必要前提条件但不是充分条件，另外制剂工艺也是关键所在。

# ▶ 4.4  均化技术要求

### 4.4.1  物料检测指标选择

在均化技术开发阶段，对投料饮片或提取物的研究应涵盖与成品质量相关的化学和生物学性质。具体如下：①应建立治疗窗窄的高活性成分、已知毒性成分的检测方法；②尽可能全面地对化学成分进行定性定量分析；③若难以全面阐明化学成分，应至少建立指标性成分、大类成分、浸出物（含固量）的检测方法，必要时还应采用多张指纹图谱体现不同类型的化学成分；④若能建立与药效和毒性直接关联的生物活性检测方法，可对化学检测形成有效的补充；⑤运用近红外、紫外和质谱等波谱分析技术，有可能获取更全面的化学信息，对复杂化学体系要建立全局表征方法。

上述研究阶段的检测项目，无必要全部列入物料（包括待混物料和混成品）质量标准中，而应基于风险评估后进行合理选择。优先选择与药品安全性、有效性相关度较高的指标；其次选择影响因素较多、波动幅度较大的指标；选择能全面反映物料质量特性的波谱分析方法，具有快速、无损（低损）和容易实现在线监测的优点。

### 4.4.2  指标限度范围的确定

首选经过Ⅲ期临床试验验证的多批次药品作为质量锚定物，并追溯对应的饮片、提取物或中间体。根据对这些物料的检测数据，确定可接受的限度范围：①对于高活性成分，可根据药效毒理研究数据及药物代谢和动力学研究数据制订合理限度。②对于有毒有害成分应根据暴露量推算安全限度。③还可以根据Ⅳ期临床、真实世界研究等上市后研究，追溯"标杆批次"药品的原料、提取物和中间体检测数据，从而确定可接受的限度范围。这里的"标杆批次"就是中药工业标准批，也可以称为中药标准制剂。④对于已经生产的中药产品，可通过考察一年中该产品质量的指纹图谱大数据来形成中药工业标准批的质量标准。

### 4.4.3 取样策略

取样前应明确所用器具、样品量、分样的方法、存放样品容器的类型和状态、样品容器的标识、取样注意事项（尤其易扬尘的粉体、容易滋生微生物的液体、毒性药材等）、贮存条件、取样器具的清洁方法和贮存要求、剩余物料的再包装方式。取样过程应防止取样过程导致污染或引起交叉污染。

科学的取样方案应能确保抽取的样品代表同一批次总体或按比例代表一个非均匀总体的不同组分。常用取样策略包括简单随机抽样、分层抽样和过程抽样。对于批内均匀的物料，可以采用简单随机抽样方法，抽样量可参考 2010 版 GMP 附录《取样》的规定，饮片抽样可参考《中国药典》（2020 版）四部 "0211 药材和饮片取样法" 的规定，应满足统计学置信度的要求。若物料不具有物理均匀性，则需要根据物料特性在取样前恢复其均匀性。例如，分层的浸膏可以通过搅拌解决均匀性问题；经挑选、除杂和切制，外形规整的饮片可以混合后取样。对于异质性强的饮片，可以采取分层抽样，即根据外形尺寸、相对密度、轮廓特征分选，然后按重量比例从中抽取样品，混合后供检测。部分中药企业采用流水线处理饮片，则可采取过程取样，即按预定的时间间隔在流水线上抽取样品，混合后供检测。若配合在线检测装置，则有可能实现 "全检"。

## 4.5 均化操作和计算方法

若质量指标有确定的目标值，则可以采取 "对中" 原则，均化旨在让 CMA 向目标值收敛，同时兼顾经济性要求。更常见的情形是事先确定了 CMA 的可接受范围，均化旨在将限度外的物料 "纠偏" 至目标范围内。目前已报道了多种均化算法或软件[12-15]，实质上是在多重约束条件下，求解多元一次方程的过程，给出的配比方案往往不止一个。在实践中可以根据需要选择，如：①尽量减少均化数量；②优先使用存储较久的物料；③优先使用剩余量较少的物料或优先使用库存量较大的物料等；④质量指标约束条件过多，或者待混物料的质量特性偏离度过大，会出现 "无解" 情况；⑤生产企业即便采用了均化技术，也不能放松原料采购和生产过程的管控；⑥在确保符合药品预定用途要求的前提下，需要制订一个合理的内控机制。对均化计算的相关问题进行如下阐述。

### 4.5.1 单调控指标

最简单的单调控指标是单位质量峰面积（$A_i / W_i$），它是均化投料量 $W_i$ 与对应峰指标面积 $A_i$ 之比，见式(4-1)，由于考虑了投料量与含量间关系，这个计算方法较为准确。

$$f_i = \frac{A_i}{W_i} \tag{4-1}$$

### 4.5.2 多调控指标

多调控指标最有效的方法是使用指纹图谱的宏观含量相似度 $R_j$（总峰面积和）。一般调控目标指纹图谱需满足相似度大于 0.90，均化是针对样品 $\boldsymbol{X} = (x_1, x_2, x_3, \cdots, x_n)$ 通过均化操作实现朝着调控目标向量 $\boldsymbol{Y}_{SP} = (y_1, y_2, y_3, \cdots, y_n)$ 的数学过渡，其中 $x_i$ 为样品各化学指纹成分的峰面积，$y_i$ 为目标各化学指纹成分的峰面积。某调控批的宏观含量相似度 $R_j$ 见式（4-2），通常预设 $R_j = 100\%$（或 $105\%$）进行均化投料是一种基本的操作控制（前提条件是样品指纹图谱与调控目标指纹图谱的相似度应大于 0.90）。

$$R_j = \frac{\sum\limits_{i=1}^{n} x_i}{\sum\limits_{i=1}^{n} y_i} \times 100\% \tag{4-2}$$

### 4.5.3 均化投料操作方法

在整体均化时，以宏定性相似度 $S_m$ 大于 0.90 为前提，将高含量 $P_{m(h)}$ 批与低含量 $P_{m(l)}$ 批按照均化系数 $\alpha$ 进行物理充分混匀后，以获得宏定量相似度 $P_m \approx 100\%$ 的获得物，简称为整体均化投料操作。均化投料基本原则是要在同种中药原料内进行均化，物种不一致则不可进行均化投料。按照定量指纹图谱理论，均化投料操作可以精准计算，但仍以均化投料操作后获得物的检验结果为准。**均化投料计算公式**见式（4-3），其中 $\alpha$ 称为均化投料系数，代表高含量批次投料比例。中药原料的均化投料操作要考虑中药制剂保质期长短，如果保质期内中药标准限度在 $80\% \leqslant P_m \leqslant 120\%$，则均化投料目标应在 $100\% \leqslant P_m \leqslant 110\%$，一般按照 $P_m \approx 105\%$ 进行均化投料。

$$P_m = \alpha P_{m(h)} + (1 - \alpha) P_{m(l)} = 100\% \tag{4-3}$$

### 4.5.4 整体均化投料

按照均化投料系数大小把**宏定性相似度**均大于 0.90 而宏定量相似度有差异的批次直接进行物理混匀，称为**整体均化投料**。整体均化投料后应具备 $S_m \geqslant 0.90$，$P_m \approx 105\%$，均化投料前后宏定性相似度不变甚至提高，宏定量相似度接近 $105\%$。

### 4.5.5 局部均化投料

把宏定性相似度差异大（即化学指纹图谱出现局部过高或过低）的不同工业批进行物理均化混匀，以保证 $S_m \geqslant 0.90$，$P_m \approx 100\%$。一般用不同产地药材、饮片或提取物投料时经常存在这种局部差异属性，需要采取局部均化投料方法。

通常把出现差异较大化学指纹连续区间称为偏区间（$t_{R1} \sim t_{R2}$），充分利用定量指纹图谱区间相似度即可快速计算偏均化数学解。指纹图谱由于计算参数较少，最多涉及一个宏定性相似度和一个宏定量相似度，这样对于均化操作来说就变得容易。计算指标越少越好，高难度计算不一定有利于均化目标的实现。区间均化进行投料时采取局部定量指纹图谱来控制，调控仍以 $S_m \geqslant 0.90$，$P_m \approx 100\%$ 为目标。采用指纹区间相似度技术是控制好局部均化投料的关键：①区间相似度是按连续保留时间段来控制指纹的相似程度，能实现定量均化投料控制即实现偏均化投料技术；②分解相似度能控制每个指纹峰的量值，在整体满足要求的条件下，对个别指纹峰的精准控制也显得十分重要，这是偏均化投料要注意的一个重点问题。

### 4.5.6 指标均化投料

由于《中国药典》一部收录质量标准对指标成分含量有最低限度要求，这时要用指标成分含量高批与指标含量低批进行物理均化而计算投料。均化投料后指标成分含量要符合《中国药典》标准，同时满足 $S_m \geqslant 0.90$，$P_m \approx 100\%$。例如甘草浸膏国家标准对甘草酸和甘草苷含量进行了具体规定，一般用甘草苷含量高的内蒙古产甘草来调高新疆和进口甘草的甘草苷值，同时也要把甘草酸值调高以达到国家标准，从而生产合格的甘草浸膏粉。按照式(4-4)将指标高含量 $X_{(h)}$ 批次与低含量 $X_{(l)}$ 批次按照均化系数 $\alpha$ 进行物理充分混匀实现均化投料。

$$X = \alpha X_{(h)} + (1-\alpha) X_{(l)} = 100\% \tag{4-4}$$

指标含量均化投料要求如下：①指标含量达到最低限度要求；②必须保证 $S_m \geqslant 0.90$，$P_m \approx 100\%$；③不引入新杂质。

## 4.6　均化投料技术的关键点

### 4.6.1　物料贮藏条件及有效期确认

现行法规并未要求中药材和饮片制订有效期，而是通过复验来确认其质量符合要求。但符合法定标准的中药材或饮片，未必适用于特定中药制剂的生产，因此必须根据生产工艺和终产品的质量要求制定针对性更强的内控标准。由于均化投料可能采用不同年份出产的药材及饮片，因此中药材和饮片的长期贮存成为新的挑战。饮片贮藏前应杀灭虫卵，必要时应对残留微生物进行消杀处理，并将水分（水活度）控制在安全范围内。应考察不同包装和贮藏条件下关键质量指标随时间变化的情况，识别"最敏感"的前驱性指标，在跟踪检验或复验时可减少工作量。此外，饮片长期贮藏过程中物料的材料学性质变化以及化学成分的迁移现象不容忽视。拟采取投料饮片均化的企业，必须考虑足够的贮藏空间和适宜的条件，并有计划地收储药材或饮片。

另外，也可考虑在药材供应环节，药材供应商将仓储信息通过网络数字化进行资源共享，以减少生产企业进行均化操作可能面临的库存压力。

### 4.6.2　物料追溯

均化导致"批"所链接的物料追溯关系更加复杂，但该问题并不难解决。生产指令、物料台账、均化记录和相关检验数据应符合数据完整性标准（attributable, legible, contemporaneous, original, accurate ＋ Complete, consistent, enduring, available, ALCOA ＋ CCEA 原则），确保数据链完整，能满足最严格的审计或检查，从而杜绝违法添加及混入"失控"批。建议企业建立相应的信息系统来支持均化技术的应用。

### 4.6.3　均化工艺验证

均化工艺能否持续可信地将 CMA 控制在预期范围内必须经过验证。均化工艺至少包括取样、检测、称量、配料等步骤。饮片用于提取的，应考察提取液的质量属性；提取物及生粉入药的，应考察混成品的质量属性，并对混合均匀度进行验证。应对均化计算预测结果和实际均化物料检测结果进行对比（将控制指标如预计算 $P_m$ 与均化后检测的 $P_m$ 对比，偏差在可控范围内属于合格），确保偏离程度在可接受的范围内。建议至少进行连续三批成功的均化工艺验证，并在后续的商业生产中跟踪相关数据，以确认处于持续受控状态。当投料规模、取样方式、混合设备发生变更时，应重新验证。

## 4.7　本章小结

均化是过程调控和持续稳定输出产品的技术操作，可减少中药原料天然存在的质量差异。均化并非中药制剂生产必须采用的措施，只是为更好地满足制剂质量要求，保证不同批次产品质量相对稳定的一种措施。综上所述，引入均化技术有利于提高中药质量一致性，但存在法规、技术、成本等多方面的问题。均化过程中应采取有效措施防止均化过程中可能的污染、差错等风险，建立良好的质量追溯体系，加强质量风险管理。由于国内中药生产企业相关实践经验不足，均化投料操作技术可能存在不成熟或不符合实际的情形，因此需要在生产实践的过程中不断更新知识，合理运用和优化均化技术。

对制药企业来说，均化并不能代替生产过程全程质量控制，需对药品质量属性开展更全面深入的研究，合理选择质量指标，科学确定限度范围。对监管部门来说，一方面要强化诚信机制，落实企业的药品质量主体责任；另一方面，应释放创新空间，鼓励新技术、新方法的探索和应用，让中药制药工业更有竞争力，更好地促进中药产业高质量发展。中药投料一致性采用均化方法是一种观念上的历史性突破，在同种中药原料间开展均化投料研究对于中药一致性质量控制具有现实的意义和技术上的保障[16]。

## 4.8　应用实例

6 批牡丹皮药材和 6 批甘草浸膏粉的宏定量相似度显著不同，见表 4-1、图 4-1，图 4-2 按二元均化操作计算，均化系数见表 4-2，牡丹皮药材均化后测定指纹图谱见图 4-3，其均化结果见表 4-2，三批高含量与三批低含量的牡丹皮均化后测定的宏定量相似度均值为 105.28%（$RSD=0.16\%$）。三批高含量与三批低含量的甘草浸膏粉按照 $P_m=101\%$ 均化后测定的宏定量相似度均值为 101.2%（$RSD=0.23\%$）。三批高含量与三批低含量的甘草浸膏粉按照 $P_m=105\%$ 均化后测定的宏定量相似度均值为 105.4%（$RSD=0.07\%$）。均化 9 批样品均得到宏定量相似度的 $RSD$ 不大于 0.5%，获得很好的一致性，均化前后宏定性相似度均不低于 0.94，见表 4-3；其指纹图谱见图 4-4。

表 4-1　宏定量相似度差异大的 6 批甘草浸膏粉和 6 批牡丹皮药材

| 提取物 | 6 批次 $P_m$ 大小不同的甘草浸膏粉 | | | | 药材 | 6 批次 $P_m$ 大小不同的牡丹皮药材 | | | |
|---|---|---|---|---|---|---|---|---|---|
| 类别 | $S_m$ | $P_m$/% | 等级 | 药典相似度 | 类别 | $S_m$ | $P_m$/% | 等级 | 药典相似度 |
| S40 | 0.971 | 109.6 | 很好 | 0.983 | S3 | 0.972 | 107.6 | 很好 | 0.983 |
| S41 | 0.974 | 110.7 | 好 | 0.984 | S5 | 0.955 | 125.4 | 良好 | 0.984 |
| S42 | 0.974 | 110.1 | 好 | 0.984 | S6 | 0.941 | 116.1 | 良好 | 0.984 |
| S48 | 0.986 | 90.9 | 很好 | 0.988 | S2 | 0.965 | 87.7 | 良好 | 0.988 |
| S49 | 0.985 | 91.1 | 很好 | 0.987 | S7 | 0.956 | 78.9 | 中等 | 0.987 |
| S50 | 0.986 | 91.3 | 很好 | 0.988 | S8 | 0.97 | 91.1 | 很好 | 0.988 |
| Mean | 0.979 | 100.6 | — | 0.986 | Mean | 0.96 | 101.13 | — | 0.989 |
| $RSD$ | 0.718 | 10.4 | — | 0.228 | $RSD$ | 1.21 | 17.85 | | 0.46 |
| Max | 0.986 | 110.7 | | 0.988 | Max | 0.972 | 125.4 | | 0.994 |
| Min | 0.971 | 90.9 | | 0.983 | Min | 0.941 | 78.9 | | 0.982 |

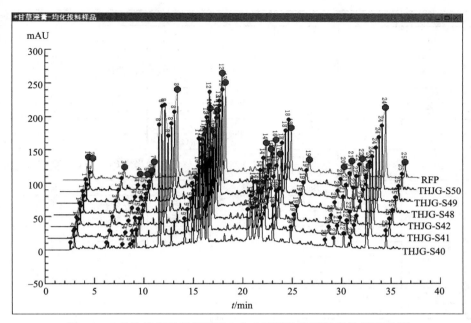

图 4-1  6 批次宏定量相似度 $P_m$ 大小不同的甘草浸膏粉 HPLC 图

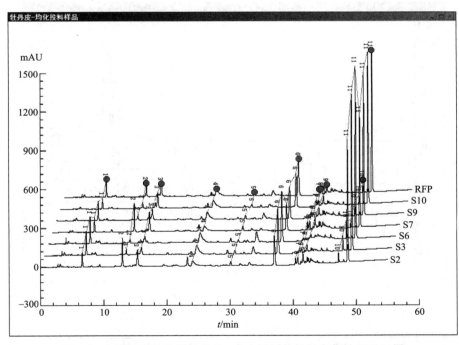

图 4-2  6 批次宏定量相似度 $P_m$ 大小不同的牡丹皮药材 HPLC 图

表 4-2  牡丹皮药材按 $P_m=105\%$ 二元均化操作结果和三种均化系数结果

| 类别 | $S_m$ | $P_m/\%$ | 等级 | 药典相似度 | 甘草浸膏按 $P_m=101\%$ 二元均化系数 | | |
|---|---|---|---|---|---|---|---|
| S3－S2 | 0.985 | 105.1 | Better | 0.995 | 序号 | S48 | S49 | S50 |
| | | | （很好） | | $\alpha$(S40) | 0.50 | 0.50 | 0.50 |

| 类别 | $S_m$ | $P_m/\%$ | 等级 | 药典相似度 |
|---|---|---|---|---|
| S3－S7 | 0.982 | 105.1 | Better（很好） | 0.995 |
| S3－S8 | 0.978 | 105.2 | Better（很好） | 0.995 |
| S5－S2 | 0.974 | 105.2 | Better（很好） | 0.996 |
| S5－S7 | 0.971 | 105.2 | Better（很好） | 0.996 |
| S5－S8 | 0.987 | 105.6 | Better（很好） | 0.996 |
| S6－S2 | 0.991 | 105.3 | Better（很好） | 0.997 |
| S6－S7 | 0.987 | 105.4 | Better（很好） | 0.997 |
| S6－S8 | 0.971 | 105.4 | Better（很好） | 0.997 |
| Mean | 0.981 | 105.28 | — | 0.996 |
| RSD | 0.76 | 0.16 | — | 0.31 |
| Max | 0.991 | 105.6 | — | 0.997 |
| Min | 0.971 | 105.1 | — | 0.995 |

甘草浸膏按 $P_m=101\%$ 二元均化系数

| | | | |
|---|---|---|---|
| α(S41) | 0.50 | 0.50 | 0.50 |
| α(S42) | 0.50 | 0.50 | 0.50 |

甘草浸膏按 $P_m=105\%$ 二元均化系数

| 序号 | S48 | S49 | S50 |
|---|---|---|---|
| α(S40) | 0.7540 | 0.7514 | 0.7486 |
| α(S41) | 0.7121 | 0.7092 | 0.7062 |
| α(S42) | 0.7344 | 0.7316 | 0.7287 |

牡丹皮按 $P_m=105\%$ 二元均化系数

| 序号 | S2 | S7 | S8 |
|---|---|---|---|
| α(S3) | 0.8693 | 0.9094 | 0.8424 |
| α(S5) | 0.4589 | 0.5613 | 0.4052 |
| α(S6) | 0.6092 | 0.7016 | 0.556 |

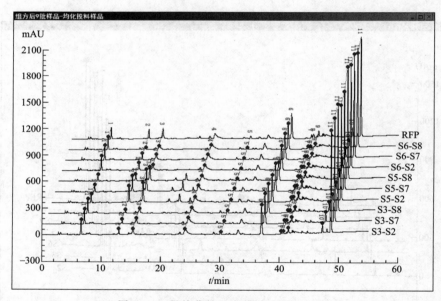

图 4-3　9 批均化牡丹皮药材的 HPLC 图

**表 4-3　甘草浸膏粉二元均化操作实验结果**

| 甘草浸膏粉按 $P_m=101\%$ 二元均化操作后 | | | | | 甘草浸膏粉按 $P_m=105\%$ 二元均化操作后 | | | | |
|---|---|---|---|---|---|---|---|---|---|
| 类别 | $S_m$ | $P_m/\%$ | 等级 | 药典相似度 | 类别 | $S_m$ | $P_m/\%$ | 等级 | 药典相似度 |
| S40＋S48 | 0.99 | 100.8 | Best（极好） | 0.995 | S40＋S48 | 0.983 | 105.4 | Better（很好） | 0.991 |
| S40＋S49 | 0.99 | 100.9 | Best（极好） | 0.995 | S40＋S49 | 0.982 | 105.4 | Better（很好） | 0.991 |

| 甘草浸膏粉按 $P_m=101\%$ 二元均化操作后 | | | | | 甘草浸膏粉按 $P_m=105\%$ 二元均化操作后 | | | | |
|---|---|---|---|---|---|---|---|---|---|
| 类别 | $S_m$ | $P_m/\%$ | 等级 | 药典相似度 | 类别 | $S_m$ | $P_m/\%$ | 等级 | 药典相似度 |
| S40+S50 | 0.99 | 101 | Best（极好） | 0.995 | S40+S50 | 0.983 | 105.4 | Better（很好） | 0.991 |
| S41+S48 | 0.991 | 101.3 | Best（极好） | 0.996 | S41+S48 | 0.986 | 105.5 | Better（很好） | 0.992 |
| S41+S49 | 0.991 | 101.4 | Best（极好） | 0.996 | S41+S49 | 0.986 | 105.5 | Better（很好） | 0.992 |
| S41+S50 | 0.991 | 101.5 | Best（极好） | 0.996 | S41+S50 | 0.986 | 105.5 | Better（很好） | 0.992 |
| S42+S48 | 0.993 | 101.1 | Best（极好） | 0.997 | S42+S48 | 0.986 | 105.3 | Better（很好） | 0.993 |
| S42+S49 | 0.993 | 101.2 | Best（极好） | 0.997 | S42+S49 | 0.987 | 105.3 | Better（很好） | 0.993 |
| S42+S50 | 0.993 | 101.3 | Best（极好） | 0.997 | S42+S50 | 0.987 | 105.4 | Better（很好） | 0.993 |
| Mean | 0.991 | 101.2 | — | 0.996 | Mean | 0.985 | 105.4 | — | 0.992 |
| RSD | 0.13 | 0.23 | — | 0.09 | RSD | 0.19 | 0.07 | — | 0.09 |
| Max | 0.993 | 101.5 | — | 0.997 | Max | 0.987 | 105.5 | — | 0.993 |
| Min | 0.99 | 100.8 | — | 0.995 | Min | 0.982 | 105.3 | — | 0.991 |

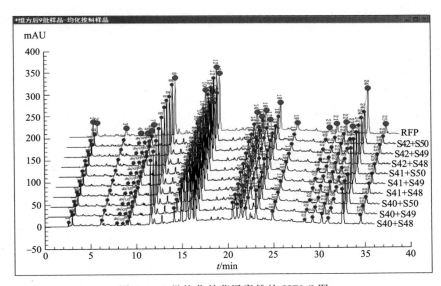

图 4-4　9 批均化甘草浸膏粉的 HPLC 图

## 参 考 文 献

[1] 曾丽华，伍振峰，王芳，等．中药制剂质量均一性的现状问题及保证策略研究 [J]．中国中药杂志，2017，42（19）：3826-3830．

[2] 崔增丽．新型干法水泥生产技术的优化与节能技术的应用 [J]．黑龙江科学，2019，10（22）：78-79．

[3] 敖锐，彭茵，陈仁远，等．酱香型白酒的勾调和调味酒的运用 [J]．酿酒科技，2016，（12）：74-76．

[4] 吕晓峰．对烟草分组加工工艺技术的相关分析 [J]．经济研究导刊，2016，（31）：176．

[5] 谢剑威，刘乾刚．以白茶为主要原料的多茶类拼配试验初报 [J]．福建茶叶，2019，41（3）：8-10．

[6] 国家药品监督管理局药品审评中心．关于公开征求《中药均化研究技术指导原则》意见的通知 [EB/OL]．（2020-07-

20) [2020-09-04].

[7] 国家药品监督管理局. 药品生产质量管理规范（2010 年修订）（卫生部令第 79 号）[EB/OL]. （2011-01-17）[2020-09-04].

[8] 孙国祥, 孙万阳, 闫慧, 等. 中药整体质量控制标准体系构建和中药一致性评价步骤 [J]. 中南药学, 2019, 17（3）: 321-331.

[9] 孙国祥, 宋杨, 毕雨萌, 等. 色谱指纹图谱全定性相似度和全定量相似度质控体系研究 [J]. 中南药学, 2007, 5（3）: 263-267.

[10] 孙国祥, 胡玥珊, 毕开顺, 等. 系统指纹定量法评价牛黄解毒片质量 [J]. 药学学报, 2009, 44（4）: 401-405.

[11] 陈新新, 孙国祥, 刘中博, 等. 用紫外定量指纹图谱寻找六味地黄丸标准制剂的研究 [J]. 中南药学, 2014, 12（5）: 385-388＋456.

[12] 朱明峰, 杜建强, 聂斌, 等. 并行勾兑优化以保证中药质量均一性的方法 [J]. 中成药, 2017, 39（3）: 652-656.

[13] 孙国祥, 孙万阳, 张晶, 等. 中药质量一致性评价体系-基于定量指纹图谱检查的中药标准制剂控制模式的解析 [J]. 中南药学, 2018, 16（1）: 2-13.

[14] 孙国祥, 张玉静, 孙万阳, 等. 中药一致性评价关键问题——中药标准制剂控制模式和定量指纹图谱检查项 [J]. 中南药学, 2016, 14（10）: 1025-1032.

[15] 朱姮, 于金倩, 刘倩, 等. 基于 RRLC-DAD-ESI-Q-TOF-MS 技术的山东金银花多指标定量指纹图谱分析 [J]. 中国实验方剂学杂志, 2017, 23（19）: 82-89.

[16] 孙昱, 孙国祥, 李焕德. 提高中药质量一致性的均化投料技术操作与控制策略 [J]. 中南药学, 2020, 18（11）: 1781-1785.

（孙长山）

# 第 **5** 章

# 中药溶出一致性

## 5.1 中药固体制剂溶出度

随着中药制剂现代化的发展，溶出度作为固体制剂体外工艺控制的重要指标，日益受到重视。针对中药药效成分的复杂性、多样性，本章依据文献对中药固体制剂溶出度测定的重要意义、溶出度测定装置、检测方法和数据处理分析方法的现状进行讨论。提出用不同批次制剂的溶出曲线点的宏定性相似度 $S_m \geqslant 0.9$ 和宏定量相似度 $70\% \leqslant P_m \leqslant 110\%$ 作为判定批间溶出曲线一致性的新标准，为中药固体制剂的溶出度研究提出新的控制标准。评价中药工艺是否恒定规范以保证药效是否最优，固体制剂溶出度的一致性是先决条件。中药一致性控制中的药效物质总量控制并不难，难的是中药固体溶出度的一致性控制。溶出度控制是中药固体制剂一致性控制的重点和难点，是制剂药效一致性控制的前提条件。

溶出度是指在规定条件下，药效活性物质从普通固体制剂中溶出的速率和程度，对于缓、控释制剂等则称为释放度，作为控制固体制剂工艺一致性的体外评价方法，1970 年《美国药典》（第 18 版）首次收载泼尼松片等品种的溶出度检测，《中国药典》（1977 年版）开始收载溶出度检测项目[1]。2015 年国家食品药品监督管理总局发布的《普通口服固体制剂溶出度试验技术指导原则》进一步规范了溶出度测定方法。中药固体剂型包括散剂、丸剂、胶囊剂和片剂等，近年来随着新辅料和新技术等的应用，出现新型固体制剂如缓（控）释制剂、择时释药和靶向释药系统等。药品作为特殊商品，其质量是确保用药安全和有效的关键，而中药制剂存在药材来源分散，加工炮制方法和制剂生产工艺不统一等问题，这造成其质量和药效的不确定性，因此，中药一致性评价的溶出度问题正成为确保药品药效均一稳定的关键技术问题。2016 年国务院发布《国务院办公厅关于开展仿制药质量和疗效一致性评价的意见》（国办发〔2016〕8 号），指出"开展仿制药质量和疗效一致性评价工作，对提升我国制药行业整体水平，保障药品安全性和有效性，促进医药产业升级和结构调整，增强国际竞争能力，都具有十分重要的意义。"溶出度作为评价固体制剂内在质量的关键指标显得尤为重要，由于中药制剂与化学药的药效成分明确不同，药效物质复杂多样，建立合适的溶出度研究方法成为当前中药固体制剂制备、质量控制和一致性评价的热点之一[2-4]。本章通过文献查阅，对溶出度测定意义、溶出度测定装置、检测方法和数据处理分析方法进行综述，为中药固体制剂的溶出度研究提供了参考和新思路。

### 5.1.1　溶出度是药品质量控制的重要指标

固体制剂存在生物利用度低、差异性大等问题，易造成同一品种制剂生物不等效，美国食品药品管理局记载的生物不等效药品中，约80%存在溶出问题[5]。为确保同一品种药品间、批次间的质量和疗效一致，采用溶出度试验进行药品质量一致性评价成为研究的重要内容[6-11]。闫慧等[7]采用HPLC指纹图谱和紫外全指纹溶出度测定法对不同厂家复方甘草片的物质组成进行控制并对溶出度进行测定，以最后取样点的溶出液紫外图谱作为制剂全溶出标准图谱，将不同时间点溶出样品的紫外图谱经"复方甘草片主组分一致性数字化评价系统1.0"软件，以210～400nm的211个波长下的紫外吸收光度点来计算溶出度和评价溶出曲线的一致性，发现不同厂家制剂的28个HPLC主组分指纹的宏定量相似度很接近，即药效物质总量都控制得很好，但其溶出行为存在显著差异，可能与甘草浸膏粉质量和生产工艺不同有直接关系。此研究提示应从原料和制备工艺入手开展研究才能保证该制剂质量的一致性，即在复方甘草片质量一致性评价中，工艺研究和溶出度控制更为重要。

### 5.1.2　溶出度是中药剂型选择、处方设计和制备工艺优化的核心指标

#### 5.1.2.1　剂型选择

中药固体制剂的剂型包括散剂、颗粒剂、片剂和丸剂等，可满足不同病症缓急的用药需要，如丸剂就有"水丸取其易化，蜜丸取其缓化，糊丸取其迟化，蜡丸取其难化"的传统用药选择规范。现代研究发现，不同剂型满足疾病缓急用药需要的根本与药物溶出行为相关，溶出度测定可为剂型选择提供依据。叶英响等[12]采用桨法，测定不同类型六味地黄丸（分别为水泛丸、浓缩丸、蜜丸、水蜜丸、糊丸和蜡丸）的溶出度，发现不同类型丸剂的溶出行为与丸剂传统用药选择规范一致。剂型选择基本代表药物的作用吸收部位，要根据体内吸收部位确定溶出介质的种类和pH，也是做好溶出方法开发的前提。

#### 5.1.2.2　处方设计

新辅料的开发应用促进了中药制剂现代化，辅料对制剂质量如溶出行为影响显著。以溶出度试验指导开发新辅料、制剂辅料的选择和处方设计，都可有效提升中药固体制剂的质量[13,14]。蔡延渠等[15]对桃胶进行改良，制备喘平方缓释片，采用小杯法，以麻黄碱、伪麻黄碱和东莨菪碱为测定指标，对其释药曲线进行研究，发现各成分可实现同步释放，改良桃胶缓释性能更显著，这与改良桃胶的含糖量增加，水溶性和吸水性提高，溶胀性能和形成水凝胶强度提高有关，可作为新型缓释辅料应用。

#### 5.1.2.3　制备工艺优化

随着"药物一致性评价"研究的深入开展，制备工艺对制剂溶出行为的影响日益受到关注，探讨制剂技术和工艺对溶出度的影响，对合理选择制备工艺和规范工艺参数具有指导意义[11,16-19]。张嫱等[11]采用桨法，在模拟消化道体液的4种介质（分别为pH 1.2、pH 4.0、 pH 6.8 的缓冲液和纯水）中，对不同厂家、不同批号复方丹参片的丹参酮ⅡA、丹酚酸 B、三七皂苷 R₁、人参皂苷 Rg₁ 等 7 种成分的溶出曲线进行测定，发现制剂的溶出行为存在较大差异，可能与辅料组成和制粒等工艺步骤控制不同有直接关系，这提示中药固体制剂的工艺条件选择应结合其溶出度测定数据来最终确定合理工艺参数。

### 5.1.3　溶出度可作为预测体内生物利用度的重要指标

生物利用度是指制剂中药物吸收进入体循环的速率和程度，与其药效和安全性直接相关，需通过体内试验进行评价，存在耗时、成本高等问题[20]。中药固体制剂的药效成分只有在胃内充分溶出后，才能吸收进入血液发挥药效，通过制剂体外溶出与体内吸收的相关性研究，可由简捷的溶出度测定来预测其生物利用度[21-23]。赖宏强等[24]对川芎组分片的体外溶出样品和大鼠体内血浆样品进行紫外扫描（波长范围为 200～600nm），根据吸光度对波长积分得到曲线下面积（吸波面积），计算制剂的体外累积溶出度和体内累积吸收百分率，两组数据相关性良好，实现由体外溶出来预测体内生物利用度。但该法要排除体内内源物质所产生的紫外吸收才妥。

## 5.2　中药固体制剂溶出度测定装置

《中国药典》2015 年版收载溶出度测定装置有篮法、桨法、小杯法、桨碟法和转筒法，2020 年版新增了流池法。篮法和桨法的装置简单、耐用，易实现自动化检测，应用广泛[9,10,12,25]；对于微粒给药系统如纳米粒、脂质体等，需将制剂置于透析袋中进行测定[26]；溶出介质由水相和有机相组成，则称双相法，用于水难溶性药物的测定[5]。小杯法的介质用量少，可用于剂量低的制剂[27,28]。桨碟法和转筒法可用于透皮贴剂[29,30]；流池法可通过调节溶出介质的流动方式有效模拟体内环境，有开放式和循环式两种[31]。溶出杯本身就是一个仿生试验装置，900mL 溶出介质的体积基本模仿人胃的体积，37℃是人的正常体温范围，溶出仪的旋转桨模仿人胃的蠕动。

考虑到固体制剂进入体内胃肠道后的溶出和吸收过程具有连续、动态、同步的特征，近年有学者提出设计药物溶出/吸收仿生评价系统，模拟人体胃肠道变化条件下制剂的药物溶出和跨膜吸收过程，实现对制剂中药物连续、动态释放和跨膜转运性能的研究，与传统溶出度测定装置相比，其更接近体内实际环境[32-34]。

## 5.3　中药固体制剂溶出度测定方法

### 5.3.1　检测指标

#### 5.3.1.1　单指标成分

选择制剂中单个或一类成分（如总黄酮、总生物碱和总皂苷等）作为检测指标，适用于药效成分明确或单一成分制备的中药制剂[8,26,28]。刘芳芳等[25]以总黄酮苷为指标制订了创新中药奥兰替胃康片的体外溶出度测定方法。复方制剂也可用主要药效成分的单指标作为测定溶出度的控制指标。这种方法属于"抓主要矛盾"的方法，其评价结果带有一定的片面性。

### 5.3.1.2 多指标成分

选择制剂中多个或多类成分作为检测指标，与单指标相比，更能体现中药多成分的特色，并且对不同指标成分的溶出曲线进行比较，可评价中药制剂的多成分均衡释药性能，但多指标成分测定存在指标筛选、测定时间长如 HPLC 法需梯度洗脱、指标成分的溶出特性不能完全代表中药全成分等问题[35,36]。段晓颖等[29]采用桨碟法，通过相似因子 $f_2$ 法对生物黏附制剂愈溃膜中丹皮酚、靛玉红和龙脑三个指标的溶出行为进行评价，发现制剂具有均衡释药特性。监控中药多指标成分的溶出度可采用 HPLC 指纹图谱法，多指标成分间或与相邻峰首先要满足分离度都大于 2。显然多指标成分的溶出度需要建立各指标的标准曲线法，而用一线多评法可节省对照品[37]，其准确性可控且好于一测多评法。

### 5.3.1.3 中药物质组

中药物质组是将基因组学、蛋白质组学等系统生物学技术与中医药整体观结合提出的新概念，采用中药物质组作为检测指标，对制剂的溶出行为进行评价，与单一或少数指标成分相比，更能体现中药多组成和整体性的特点，适用于多组分中药固体制剂的溶出度研究[12,38-41]。凌昳等[41]采用紫外吸收光谱法对银翘解毒丸的溶出样品进行测定，经 Kalman 滤波法处理，定量描述整体和不同程度切割后丸剂的物质组溶出度，并以取样间隔物质组的归一化溶出增量为指标，对制剂的物质组药物溶出同步性进行比较，发现采用物质组为指标可定量描述银翘解毒大蜜丸中药物的溶出特性和同步性，物质组的溶出速率和同步性与丸剂切割程度直接相关，过分切割影响制剂中物质组的缓慢溶出特性和同步性。中药物质组的溶出度可采用 HPLC 指纹图谱法来一次实现测定物质组的整体和各单一组分的溶出度。中药物质组的各单一组分的溶出曲线可能存在差异，可选择合适辅料和制剂工艺加以调控。

### 5.3.1.4 中药全成分

基于中药制剂成分的复杂多样性，其质量控制时应体现"整体观"思路，测定单一或数个指标成分溶出行为不能充分体现制剂药效成分整体的溶出特性[42,43]。近年来出现了采用 HPLC 指纹图谱[44-46]、生物活性检测[47-50]、紫外全指纹溶出度法[7,51,52]等方法，进行中药制剂全成分的溶出检测。孙国祥课题组[7,51,52]开发了 HPLC 指纹图谱整体检测溶出度法和紫外全指纹溶出度测定法，其具有操作简便、快速、适用范围广等优势，测定的关键步骤是制剂全溶出液的制备，可采用制剂溶出度测定 120min 时的溶出液作为全溶出溶液，考虑到有些制剂的中药整体组分不一定完全溶出，以此溶出液指纹图谱测定作为基准只能得到相对溶出度数据。采用将 10 片固体制剂投入到 900mL 的 37℃溶出介质中超声 20～30min，然后取样，稀释 10 倍后，测定所得图谱作为制剂全溶出液的标准图谱，进行溶出度测定和计算。溶出度检查时，可测定相应时间溶出液的指纹图谱和全溶出液指纹图谱的宏定量相似度作为制剂的溶出度的数据。缺少 DAD 检测器时可采用一个能兼顾多个组分吸收的最大吸收波长进行同法测定。

## 5.3.2 检测技术

### 5.3.2.1 气相色谱法

气相色谱法是利用气体流动相和色谱柱实现组分分离的分析方法，高效快捷，可用于易挥发性中药成分的检测[29,53-55]。王振等[55]将冰片包合于β-环糊精中制得复方丹参肠黏附微丸，采用篮法、气相色谱法测定制剂在模拟胃、肠液中的龙脑溶出度，与复方丹参片相比，丸剂12h累积释放近70%，具有缓释特性。

### 5.3.2.2　紫外分光光度法

紫外分光光度法是基于溶液中药物成分对紫外线或可见光的吸收程度与其浓度之间定量关系的分析方法，具有操作简单、分析速度快等优势，可用于具有紫外吸收的单一成分或物质组的检测。王丽琼等[56]以250nm为检测波长，采用紫外分光光度法测定，经加含量值校正的自身对照法计算溶出数据，与HPLC对照品法相比，两者无显著性差异。

针对中药制剂成分复杂，溶出液紫外光谱多为混合光谱，专属性较差，但可反映制剂整体成分的溶出行为，近年来，有学者提出了紫外指纹图谱的新技术，用于制剂中整体成分或物质组的溶出度测定[7,12,40,51,52]。叶英响等[12]以物质组为检测指标，对不同类型六味地黄丸的溶出样品进行紫外扫描，以物质组浓度标准谱为基准，计算其释放度，并绘制物质组释放度二维图谱和物质组释放增量三维图谱，实现对丸剂物质组溶出行为的可视和定量描述，发现不同丸剂的溶出行为存在差异性和相似性。

### 5.3.2.3　高效液相色谱法

高效液相色谱法作为中药制剂质量检测常用方法，专属性强，灵敏度高，可用于单一成分[8,10,28]、多成分[57-60]和指纹图谱全成分[44-46]的测定，其中指纹图谱通过整体化学指纹的溶出动力学评价制剂质量，体现了中药整体性的特色[61]。杨岩涛等[45]采用HPLC指纹图谱法测定补阳还五单室渗透泵缓释片的体外释放度，将图谱数据按出峰时间10min为间隔分段，按总量统计矩原理计算并评价成分间释药相似性，发现缓释片可实现"整体受控、同步释放"，同时探讨超分子印迹模板在中药不同成分整体同步释放中的应用。

### 5.3.2.4　生物效应法

中药制剂药效通常是多组分协同作用的结果，反映其药效作用的整体性，有学者提出采用生物效应法代替单个（类）或几个（类）指标成分的检测，从生物活性角度客观评价制剂的溶出行为，生物效应检测方法的选择需遵循"相关性、重复性、灵敏性和适用性"的原则，此方法与制剂药效作用相一致，但存在操作烦琐和适用性等问题[47-50]。马晓斐等[62]进行复方丹参片溶出度研究时，经实时细胞电子分析技术（RTCA）实验和CCK-8实验联合筛选得到对制剂具有特定依赖性的H9C2细胞作为检测用细胞，并确定作用于细胞的合适药效成分浓度范围；将不同时间的溶出样品作用于细胞，采用RTCA监测细胞的动态变化，转换成电信号细胞指数（CI），得到时间剂量依赖性细胞反应曲线，通过CI值计算制剂的累积溶出率，进行数学模型拟合，与紫外分光光度法进行比较，发现两种方法具有一定的相关性，溶出数据符合Weibull模型，RTCA法的模型拟合相关性优于紫外法。生物效应法在各个方面应用都只是一个美好的理想，真正用于生产检验的难度是很大的。任何生物效应法都只是中药总效应的一个侧面，是一种单一活性方向的生物效应。

### 5.3.2.5　其他技术

随着检测技术、新制剂的发展和制剂溶出规律及控制体系研究的需要，新技术不断用于固体制剂溶出度的研究。梁兰等[63]在黄柏煎煮提取过程，采用光谱成像技术测定在不同煎煮时间黄柏样品的光谱图像，根据荧光强度评价黄柏煎煮过程中活性成分的扩散溶出行为，该技术可推广应用于缓、控释制剂的释药行为、机制和控制体系的研究。近红外透射光谱法[64]和拉曼光谱法[65]已用于化学药制剂的溶出度研究。Ahmed 等[66]采用电位分析法监测制剂中伪麻黄碱和布洛芬的溶出行为，此方法操作简便，但易受其他成分干扰，多用于成分简单的制剂测定，如测定成分复杂的中药制剂，应结合化学计算学方法以消除干扰。

紫外成像技术可采集制剂如片剂、凝胶剂等溶出过程的图像，观察制剂表层溶解和溶蚀情况，结合药物溶出数据，探讨制剂释药机制[67]。采用同步辐射显微 CT 可连续观察释药过程中固体制剂的形态结构变化，探讨制剂结构因素对药物释放的影响和释药机制[68]。固体制剂的释药机制和溶出影响因素的研究，可指导新剂型的设计。

## 5.4　中药固体制剂溶出度数据处理分析方法

中药固体制剂溶出度测定相关数据的处理分析，可用于评价药品质量一致性、多成分释药均衡性和探讨药物释药机制等。

### 5.4.1　差异因子（$f_1$）和相似因子（$f_2$）法

作为非模型依赖法，通过计算 $f_1$ 值和 $f_2$ 值［$f_1$ 和 $f_2$ 的计算方法见式（5-1）和式（5-2）］，可评价不同药物的溶出行为一致性，也可用于中药制剂不同成分间溶出同步性的比较，评价制剂中多成分释药的均衡性[8,9,27]。

$$f_1 = \left\{ \left[ \sum_{t=1}^{n} |R_t - T_t| \right] / \left[ \sum_{t=1}^{n} R_t \right] \right\} \times 100 \tag{5-1}$$

$$f_2 = 50 \times \lg \left\{ \left| 1 + \frac{1}{n} \times \sum_{t=1}^{n} (R_t - T_t)^2 \right|^{-0.5} \times 100 \right\} \tag{5-2}$$

式中，$n$ 为取样时间点个数；$R_t$ 和 $T_t$ 分别为参比和实验样品在 $t$ 时间的溶出数据。差异因子（$f_1$）是通过计算两条溶出曲线在每一时间点的差异来衡量两条曲线相对偏差的参数。$f_1$ 实际上是溶出曲线上每个点的溶出度的相对平均偏差，是一个误差值。相似因子（$f_2$）是衡量两条溶出曲线相似度的参数，通常 $f_1$ 值小于 15 或 $f_2$ 值大于 50，则认为两条溶出曲线具有相似性。相似因子（$f_2$）法对差异限度要求过高，监控溶出曲线一致性差别的效果特别明显，易显示溶出曲线的差异性。相似因子（$f_2$）法对于多组分的中药有很多不适应性，即中药用相似因子（$f_2$）评价可能要求过高、过严格，按照中药的特征性需要使用程度溶出度法。

### 5.4.2　溶出模型拟合法

采用不同数学模型［包括零级方程、一级方程、Weibull 方程、Higuchi 方程、Ritger-peppas 方程等，各方程计算方法见式（5-3）～式（5-7）］对制剂溶出数据进行拟合，通过拟合优度参数比较确定最优模型，根据最优模型参数如 Weibull 方程中 $T_{50}$ 和 $T_d$（分别为制剂中药物溶出 50% 和 63.2% 的时间）等对不同溶出曲线的相似性进行比较，还可根据模型参数如 Ritger-peppas 模型中释放参数 $n$ 值大小推测制剂的药物释放机制[12,62,69,70]。

零级方程：
$$M_t / M_\infty = kt \tag{5-3}$$

一级方程：
$$\ln(1 - M_t / M_\infty) = -kt \tag{5-4}$$

Weibull 方程：
$$\ln[1/(1 - M_t / M_\infty)] = m \times \ln(t - \tau) - \ln t_0 \tag{5-5}$$

Higuchi 方程：
$$M_t / M_\infty = kt^{0.5} \tag{5-6}$$

Ritger-peppas 方程：
$$M_t/M_\infty = kt^n \qquad (5-7)$$
式中，$M_t/M_\infty$ 为制剂 $t$ 时间的累积溶出百分率；$k$ 为常数；$n$ 为释放参数。

## 5.4.3　Kalman 滤波法

Kalman 滤波法是基于经典的最优化递推估算法[71]，当中药制剂中复杂药效成分可视为同一物质组，并且各组分可实现同步释放时，与紫外分光光度法联用，对制剂中物质组进行定量分析[12,40,41,69,72]。吴素香等[40]测定桂枝茯苓丸的溶出行为，分别采用 HPLC 法测定肉桂酸、芍药苷、丹皮酚三种有效成分和 Kalman 滤波-UV 法测定物质组作为溶出检测指标，发现丸剂有效成分与物质组的溶出相关性良好，物质组可代表制剂整体成分描述丸的释药特征。

## 5.4.4　中药溶出系统定量指纹法

指纹图谱用于中药制剂溶出度研究时，通常采用指纹图谱曲线下面积表示一定物质量下的响应总量，按谱量学方法对总成分进行定量分析，计算制剂中每个指纹成分和整体成分的溶出度，常用的指纹图谱有 HPLC 指纹图谱和 UV 全波长指纹图谱等[51,52,61,73]。孙林艳等[52]以小杯法，采用流动注射法（流速为 0.5mL/min）对 20 批复方两面针含片的不同时间溶出液进行紫外扫描（波长 190～400nm），以最后取样时间的图谱为基准，采用"中药溶出紫外指纹图谱定量相似度数字化评价系统 3.0"软件计算制剂溶出度，45min 时样品溶出度均超过 70%。

孙国祥课题组[7,74]对全国至少 11 家厂家生产的复方甘草片进行了紫外全指纹溶出度测定，基于标准制剂结合定量指纹图谱和多 Q-markers 的精准定量控制，提出在相同溶出实验条件下，用不同批次固体制剂的全部溶出液的宏定性相似度 $S_m \geqslant 0.9$ 和宏定量相似度 $70\% \leqslant P_m \leqslant 110\%$ 作为判定中药溶出曲线的一致性的新方法和评价新标准，该方法收录在"中药主组分一致性数字化评价系统 3.0"软件中，考虑到大多数中药成分具有紫外吸收的特性，监控 190～400nm 的全紫外吸收成分的溶出情况，可体现中药整体成分的溶出状态，并且操作简便快捷，测定 1 个样品的时间约 1min，为大量溶出数据的测定节约了宝贵时间，并可计算溶出曲线相似性因子 $f_2$，适用于化学药和中药固体制剂一致性评价中溶出度曲线相似性的计算。对于取液后的"补液法"和"弃液法"可对应采取不同的计算公式和校正处理方法。

在复方甘草片质量一致性评价中，选择北京国药集团工业有限公司的三批复方甘草片作为对照制剂，以水为溶出介质，评价广州粤华制药有限公司的三批申报制剂的溶出曲线的宏定性相似度均 $S_m \geqslant 0.9$ 和宏定量相似度均 $70\% \leqslant P_m \leqslant 110\%$，分别为 81.0%、75.8% 和 83.8%，据此，我们判定广州粤华的复方甘草片在水中溶出曲线与北京国药的溶出曲线相似，这个方法的优势是把被评价厂家的溶出情况给出一个程度溶出度 $P_m$，它能详细揭示被评制剂的具体溶出情况（溶出药效物质总量情况）。

## 5.4.5　组分权重系数法

根据中药多成分的特点，有学者提出将制剂中各成分效应（如物质量、药效等）与总效应之间的比值作为权重系数，对各成分的溶出曲线进行加权得到整合溶出曲线，表征制剂整体的溶出行为[23,75,76]。郑娟等[75]采用 HPLC 法测定六味五灵片中五味子甲素、特女贞苷和连翘苷的溶出度，并根据各成分的质量权重得到制剂的整合溶出度，同时基于制剂溶出液对 LX-2 肝星状细胞的抑制率得到制剂的生物效应溶出度，采用相似因子法对各单一成分和整合溶出度与生物效应溶出度进行比较，发现整合溶出度与生物效应溶出度相似性最好，可反映制剂的整体溶出特性。

## 5.5　中药固体制剂溶出度测定的重要性

　　中药固体制剂一致性评价的关键问题之一是溶出度的控制与测定，采用的方法应能评价中药复杂样品体系整体组分溶出的一致性，能够考量制剂工艺的重复性和恒定性。中药固体制剂在完成药效总物质的恒定性和一致性控制后，关键问题应该是溶出度一致性控制的问题，因为溶出度直接关系到药效的重现性和稳定性。中药制剂药效物质总量的一致性固然重要，但控制并不难，难的是溶出度的一致性控制，药效物质的溶出一致性才是保证药效一致性的必要基础。中药一致性评价的重点和难点应是溶出度控制，它是比总药效物质控制更难的一个技术问题，也是更关键的一步。

　　溶出度作为固体制剂体外质量评价的重要指标，其应用日益广泛，中药药效成分复杂多样，在溶出度研究过程中应注重整体性，物质组和全成分指纹图谱法、生物效应法等技术的应用可实现中药制剂整体溶出特性评价的要求，可根据药效物质特性选择相应的溶出检测方法，同时有些问题还需进一步探讨，如指纹图谱法依据指纹峰进行溶出度评价，如何确立指纹峰？再如指纹峰对应物质是否与药效作用相关等，需与中药药效物质基础研究相结合。多学科交叉融合，如色谱技术、光谱成像技术、化学计量学、机械设备技术等，可提升中药固体制剂溶出度的研究水平和应用价值，实现制剂溶出度快速在线检测，探讨制剂药效成分的溶出机制和控制因素，保证现代中药固体制剂的质量一致性和可控性。本书推荐使用紫外全指纹溶出度测定法，该法已在我国第一个主要成分为中药组分的复方甘草片质量一致性评价中获得成功应用。

## 5.6　中药溶出系统指纹定量法

　　中药溶出系统指纹定量法就是用溶出宏定性相似度（$S_m$）和溶出宏定量相似度（$P_m$）评价中药固体制剂溶出曲线的一致性的方法。这里以复方甘草片为例，在水和 pH 1.0 的盐酸溶出介质中，用紫外全指纹溶出度测定法测定样品累积溶出度，对溶出曲线用 $S_m$、$P_m$ 及 $f_2$ 因子进行评价，并研究 $f_2$ 因子与 $P_m$ 间的关系。结果在选择不同溶出介质和不同参比制剂时，评价结果显著不同。这可清晰反映不同厂家生产的复方甘草片的体外溶出差别。当溶出曲线满足①$S_m \geqslant 0.9$，②$90\% \leqslant P_m \leqslant 110\%$ 时，$f_2$ 因子基本大于 50。本方法从定性和定量两个方面对复方甘草片溶出过程进行评价，能体现不同厂家产品工艺质量的差异性。中药制剂溶出曲线可定在 DG3（$85\% \leqslant P_m \leqslant 115\%$）。特殊情况可以定在 DG5，即满足①$S_m \geqslant 0.9$，②$70\% \leqslant P_m \leqslant 130\%$。中药制剂的溶出曲线相似性标准要根据制剂的复杂程度和制剂工艺来确定。本研究可对中药固体制剂溶出曲线的评价提供新思路。

　　溶出度[77]是指活性药物从片剂、胶囊剂或颗粒剂等普通制剂在规定条件下的溶出速率和程度。固体制剂只有溶出才能被机体吸收，所以溶出度能反映药物在体内的吸收和利用，是评价药物工艺的重要指标。药物溶出曲线评价方法[4,78]主要有差异因子（$f_1$）法、相似因子（$f_2$）法、溶出模型依赖法、Kalman 滤波法、组分权重系数法和自身对照法等。根据《普通口服固体制剂溶出曲线测定与比较指导原则》及相关文献[25,40,49,79-81]，多采用 $f_2$ 法对中药固体制剂中单一组分或多组分进行溶出度测定，但是中药成分复杂多样，多组分协同发挥作用，测定单一或数个指标成分溶出行为不能充分体现制剂整体药效成分的溶出特性，在中药质量控制时应体现"整体观"，而 $f_2$ 法对差异限度要求过高，有 1～2 点相差 10％ 则判定为 $f_2$ 因子不合格，而且 $f_2$ 因子不能够给出溶出曲线整体溶出总量的差异程度，其数值与溶出总体量差异无法鲜明揭示出来。$f_2$ 因子不适合中药固体制剂溶出度控制的客观要求，更主要地体现了一个定性相似度层面的判断参数，量值表达模糊。

基于大多数中药成分具有紫外吸收的特性，孙国祥教授提出采用紫外全指纹溶出度测定法来监控中药固体制剂在 190～400nm 范围内的紫外全化学指纹成分的溶出情况。提出不同批次制剂的溶出曲线指纹要基本满足①$S_m \geqslant 0.9$，②$70\% \leqslant P_m \leqslant 130\%$，其作为判定中药溶出曲线基本一致性的新标准，从而对中药溶出特征进行整体一致性控制。

复方甘草片[82]为常用镇咳祛痰药，收录于《中国药典》（2020 年版）二部，其质量按照化学药控制方法测定其吗啡和甘草酸含量，无溶出度测定。其主要成分为甘草浸膏粉 112.5mg、罂粟果提取物粉 4mg、八角茴香油 2mg、樟脑 2mg 和苯甲酸钠 2mg，这 5 种原料质量约占片重的 90％。中药提取物成分约占片重的 88％，因此复方甘草片是地道的中药复方制剂，但因含吗啡和磷酸可待因等麻醉物质而被列入麻醉品管控名单，按照化学药质量控制管理。复方甘草片 2016 年被中国列入一致性评价 289 目录第 97 号，为国内特有品种，中国有 36 个厂家生产。孙国祥教授为该品种一致性评价的首席科学家，他系统地主持该药的一致性评价方案制订和分析方法开发。鉴于我国中药固体制剂溶出曲线相似性无统一和被广泛认可的评价方法，孙国祥教授从中药的特殊性角度出发，对 11 个厂家共 39 批复方甘草片的紫外全指纹溶出曲线进行溶出系统指纹定量法评价，用 $S_m$ 和 $P_m$ 作为评价指标，并与现行 $f_2$ 因子评价法作对比，从而找到中药固体制剂溶出曲线简捷快速的评价方法，本文对新方法的优缺点进行对比研究，以便为中药固体制剂溶出度的评价方法提供新思路。

## 5.6.1　基本原理

系统指纹定量法已成功应用于紫外全指纹溶出度法的累计溶出度的测定和计算，其能快捷方便地计算出不同取样点的累积溶出度。本文成功地将其应用于溶出曲线相似性评价，把溶出曲线考察点看成是溶出曲线的定量指纹，提出中药溶出系统指纹定量法。中药溶出系统指纹定量法为复杂中药多组分体系的溶出曲线相似性评价提供了通用评价方法。

### 5.6.1.1　中药溶出系统指纹定量法[7, 51, 83, 84]

在中药溶出曲线测定试验中，把获得的中药供试品溶出曲线全部考察点的溶出度值按时间顺序排列为样品溶出指纹向量 $\boldsymbol{X} = (x_1, x_2, \cdots, x_n)$，把参比制剂溶出曲线的全部考察点的溶出度值按时间顺序排列为参比溶出指纹向量 $\boldsymbol{Y} = (y_1, y_2, \cdots, y_n)$，则 $\boldsymbol{X}$ 与 $\boldsymbol{Y}$ 之间的夹角余弦值即为定性相似度 $S_F$，但其受溶出度大值影响。为消除这种影响，将参比溶出指纹向量 $\boldsymbol{Y}$ 作 $\boldsymbol{P}_0 = (1, 1, 1, \cdots, 1)$，样品溶出指纹向量 $\boldsymbol{X}$ 作 $\boldsymbol{P}_s = (\dfrac{x_1}{y_1}, \dfrac{x_2}{y_2}, \cdots, \dfrac{x_n}{y_n})$，则 $\boldsymbol{P}_0$ 和 $\boldsymbol{P}_s$ 之间的夹角余弦值即为比率定性相似度 $S_F'$，将定性相似度 $S_F$ 与比率定性相似度 $S_F'$ 的均值 $S_m$ 称为溶出宏定性相似度，见式(5-8)；用其整体监测样品溶出曲线各指纹点溶出度大小的分布比例与参比制剂溶出曲线指纹点的溶出度大小的分布比例的相似程度，一般 $S_m \geqslant 0.90$ 时认为样品溶出曲线与参比溶出曲线为很相似（这一数值很容易达到）。投影含量相似度 $C$ 用来揭示样品制剂溶出曲线和参比制剂溶出曲线中的全部对应指纹点的溶出度的投影含量相似程度（大溶出指纹占权重大，会掩蔽小溶出度指纹），定量相似度 $P$ 是宏观含量相似度 $R$ 经 $S_F$ 校正所得（大小溶出指纹点等权且消除溶出度大小交叠效应），将投影

含量相似度 $C$ 和定量相似度 $P$ 的均值 $P_{\mathrm{m}}$ 称为宏定量相似度,用来表征样品制剂溶出曲线指纹和参比制剂溶出曲线指纹中的全部对应指纹点溶出度的总体量值百分比,就是样品溶出曲线下面积相当于参比制剂溶出曲线下面积的百分比,是以参比制剂溶出曲线面积为基础来定量描述被测制剂溶出曲线下面积的百分比,见式(5-9)。利用溶出曲线宏定性相似度和溶出曲线宏定量相似度二者结合来定性定量评价中药固体制剂溶出曲线的相似性方法,称为溶出系统指纹定量法,见图 5-1,并据此将中药溶出曲线的相似性划分为 8 级,见表 5-1。

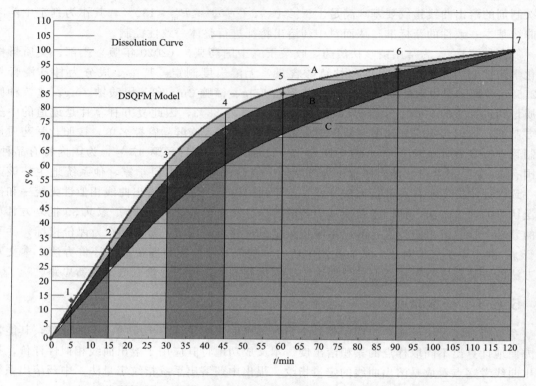

图 5-1　三种类型的中药溶出定量指纹曲线图（见彩插）

（A—溶出宏定量相似度大于 100%；B—参比制剂溶出曲线；C—溶出宏定量相似度小于 100%）

$$S_{\mathrm{m}} = \frac{1}{2}(S_{\mathrm{F}} + S'_{\mathrm{F}}) = \frac{1}{2}\left( \frac{\sum\limits_{i=1}^{n} x_i y_i}{\sqrt{\sum\limits_{i=1}^{n} x_i^2}\,\sqrt{\sum\limits_{i=1}^{n} y_i^2}} + \frac{\sum\limits_{i=1}^{n} \dfrac{x_i}{y_i}}{\sqrt{n\sum\limits_{i=1}^{n}\left(\dfrac{x_i}{y_i}\right)^2}} \right) \tag{5-8}$$

$$P_{\mathrm{m}} = \frac{1}{2}(C + P) = \frac{1}{2}\left( \frac{\sum\limits_{i=1}^{n} x_i y_i}{\sum\limits_{i=1}^{n} y_i^2} + \frac{\sum\limits_{i=1}^{n} x_i}{\sum\limits_{i=1}^{n} y_i} S_{\mathrm{F}} \right) \times 100\% \tag{5-9}$$

表 5-1　中药溶出系统指纹定量法划分中药溶出曲线相似性等级标准

| 类别 | DG1 | DG2 | DG3 | DG4 | DG5 | DG6 | DG7 | DG8 |
|---|---|---|---|---|---|---|---|---|
| $S_{\mathrm{m}}$ | ≥0.95 | ≥0.90 | ≥0.85 | ≥0.80 | ≥0.70 | ≥0.60 | ≥0.50 | <0.5 |
| $P_{\mathrm{m}}$/% | 95~105 | 90~110 | 85~115 | 80~120 | 70~130 | 60~140 | 50~150 | 0~∞ |
| 溶出曲线 | 极相似 | 很相似 | 相似性好 | 相似性良好 | 相似 | 相似性一般 | 相似性差 | 相似性劣 |

注：DG——dissolutiongrade。

### 5.6.1.2  $f_2$因子评价法 [73, 5, 86]

$f_2$因子评价法是一种简单的非模型依赖方法，是用来评价相同溶出条件下受试与参比制剂溶出曲线的相似程度的参考值，$f_2$值越接近100，则认为两条曲线越相似。一般情况下，$f_2$值高于50，可认为两条曲线具有相似性，根据式(5-2)计算相似因子($f_2$)，其中$R_t$与$T_t$分别代表参比和受试制剂第$t$时间点的平均累积释放度，$n$为测试点数。$f_2$因子的最大特点是放大了$R_t$与$T_t$差异值，其数值和溶出量对应差异关系不够简单明确。一般被评测制剂的溶出曲线指纹与参比制剂的溶出曲线指纹相似度满足①$S_m \geqslant 0.9$，②$90\% \leqslant P_m \leqslant 110\%$时，$f_2$因子是充分大于50的。但对于中药复杂体系只要满足①$S_m \geqslant 0.9$，②$70\% \leqslant P_m \leqslant 130\%$，即可认为中药溶出度合格。

### 5.6.1.3  中药紫外全指纹溶出度测定法 [6, 42, 74, 87]

中药紫外光谱突出反映中药主组分化学物质对紫外光的吸收信息，由不饱和双键、三键、长共轭体系结构及少量特殊饱和键产生（由 $\pi \rightarrow \pi^*$，$n \rightarrow \pi^*$，$n \rightarrow \sigma^*$ 跃迁产生）。中药紫外全指纹溶出度测定采用 HPLC-DAD 法，以空心 PEEK 管（5000mm×0.18mm）代替色谱柱测定样品的非分离色谱图（所有组分在同一色谱峰内），通过记录中药全部混合主组分化学指纹的在线紫外光谱来获得整体化学物质在 190～400nm 紫外光谱指纹图谱（装置图见图 5-2）。其包括如下两种测定方法。①2h 溶出标准谱法：以 2h 点作为全溶出紫外标准指纹图谱来定量测定其他取样点的溶出度，这种方法会出现在 2h 的时刻部分组分并非全溶出。②全溶出标准谱法：取本品 10 片，精密称定，研细，精密称取细粉适量（约相当于 1 片重），置 900mL 的溶出介质中，超声 10～30min 至完全溶解（这个时间需要预实验测定），测定该溶出点为全溶出紫外标准图谱来定量测定其他取样点紫外指纹的溶出度。第二种方法由于采用非样品溶出环境常会导致组分的过度溶出，因此对于不同厂家的同一品种的制剂和不同批次制剂用第 2 种方法评价为佳，因为他们采用了固定标准（溶出彻底）。此两种方法均监控 190～400nm 紫外光谱的 221 个紫外波长下的指纹点，采用中药系统指纹定量法计算，实际上仍然使用了式(5-8)及式(5-9)。用"中药主组分一致性数字化评价系统 2.0"软件（带审计追踪功能）计算出各溶出紫外指纹点的 $S_m$、$P_m$，以 $P_m$ 为指标（溶出介质体积为 900mL，每次取样 2.5mL，补液体积为 2.5mL），计算累积溶出度见式(5-10)；不补液时按式(5-11)计算。

$$\text{补液法：} \quad P_{asi} = P_{mi} + \frac{2.5}{900} \sum_{i=2}^{n-1} P_{m(i-1)} \tag{5-10}$$

$$\text{弃液法：} P_{asi} = P_{mi} + \sum_{i=2}^{n-1} \frac{V_0}{V - (i-1)V_0} P_{m(i-1)} = P_{mi} + \sum_{i=2}^{n-1} \frac{2.5}{900 - 2.5(i-1)} P_{m(i-1)} \tag{5-11}$$

紫外全指纹溶出度测定法被应用于广西壮族自治区花红药业股份有限公司申报的"复方两面针含片（更换辅料后）质量标准和质量一致性比较试验研究"中，受理号 CYZB1804105，批件号 2019B03412。CDE 中药民族药药学部于 2019 年 7 月审评通过，获得批件。该方法符合多组分植物药溶出度控制规律，被 CDE 认可并批准药品标准 YBZ05292019。复方甘草片质量一致性评价中有 12 个药企采用该方法评价复方甘草片体外溶出度的差异。经过 5 年多的应用试验（2016.7—2021.8），事实证明该方法能有效区分复方甘草片工艺中存在的具体问题，为复方甘草片制剂工艺的一致性控制提供了有效的监测方法。

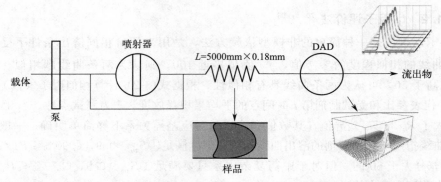

图 5-2  紫外全波段（190～400nm）监测中药全化学指纹成分的溶出度装置图

## 5.6.2  应用实例

### 5.6.2.1  仪器与试药

Agilent 科技有限公司 Agilent 1100 型液相色谱仪（配有二极管阵列检测器、四元梯度泵、在线脱气机、自动进样器），Agilent OpenLAB CDS Chemstation（Edition C. 01. 07）网络工作站，ZRS-8G 溶出度测定仪（天津市新天光分析仪器技术有限公司），ES-E120BⅡ电子分析天平（天津市德安特传感技术有限公司），JP-040S 超声波清洗器（深圳市洁盟清洗设备有限公司）。磷酸（色谱纯，天津市科密欧化学试剂有限公司），盐酸（色谱纯，天津市凯信化学工业有限公司），乙腈（色谱纯，山东禹王实业有限公司化工分公司），娃哈哈纯净水（沈阳娃哈哈启力食品有限公司）。复方甘草片共 39 批，由厂家 A（S1～S3）、厂家 B（S4～S6）、厂家 C（S7～S9）、厂家 D（S10～S12）、厂家 E（S13～S15）、厂家 F（S16～S20）、厂家 G（S21～S23）、厂家 H（S24～S26）、厂家 I（S27～S29）、厂家 J（S30～S34）、厂家 K（S35～S39）。

### 5.6.2.2  紫外全指纹溶出度测定法

**（1）色谱条件**

聚醚醚酮空心管替换色谱柱（PEEK Tube 5000mm×0.18mm，i. d.）；柱温 35.0℃；流动相为乙腈-水-磷酸（40：60：0.2）；流速 0.7mL/min；进样量 5μL；紫外检测波长 190～400nm（DAD）。

**（2）溶出介质为 pH 1.0 盐酸溶液**

采用桨法测定样品溶出度。取同一厂家同一批号样品 6 片分别投入溶出杯中，溶出介质（pH 1.0 盐酸配制：精密量取盐酸 9mL，用水稀释至 1000mL，摇匀，即得）900mL，温度为 37℃，转速 50r/min，溶出时间取样点分别为 5min、30min、60min、90min、120min、180min、240min、300min，取样体积为 2.5mL，仪器自动取液并补充相同体积及温度的溶出介质。

**（3）溶出介质为纯化水**

采用桨法测定样品溶出度。取同一厂家同一批号样品 6 片分别投入溶出杯中，溶出介质体积为 900mL，温度为 37℃，转速 50r/min，溶出取样时间点分别为 5min、15min、30min、45min、60min、90min、120min，取样体积为 2.0mL，仪器自动取液并补充相同体积及温度的溶出介质。

**（4）全溶出供试品溶液的制备**

取复方甘草片（S1）10 片，精密称定，研细，精密称取 1 片量，置于 900mL 的溶出介质（纯化水）中，超声 15min 至完全溶解，摇匀，用 $0.45\mu m$ 水系微孔滤膜滤过，即得。

**（5）测定法**

取每个企业生产的 3～5 批不同批号的复方甘草片，每批各 6 片，分别按上述（2）、（3）、（4）项下的方法制备紫外全指纹溶出度测定法用供试品溶液，再按"色谱条件"进行检测。将测得的非分离色谱图导出在线紫外光谱 ＊.csv 文件，将其导入"中药主组分一致性数字化评价系统 2.0"软件（带审计追踪功能），分别以最后全溶出点或 120min、300min 的紫外指纹图谱做标准计算各时间点的溶出液的 $P_m$，其中 $P_{asi}$ 即为各时间点的相对累积溶出度。

### 5.6.2.3 方法学考察

**（1）精密度试验**

取上述全溶出供试品溶液适量，按上述色谱条件，连续测定 6 次，按平均值法生成紫外对照指纹图谱，以该标准计算评价 6 次测定在线紫外指纹图谱，结果 6 次的平均宏定性相似度 $S_m=1.00$（$RSD=0.00\%$，$n=6$）；平均宏定量相似度 $P_m=100.0\%$（$RSD=0.7\%$，$n=6$），试验结果表明本法的仪器精密度良好。

**（2）稳定性试验**

取上述全溶出供试品溶液适量，分别于室温下放置 0h、3h、6h、9h、12h、24h 后，按上述色谱条件进样测定，以 0 时测定的紫外指纹图谱为标准，计算评价其他 5 次测定在线紫外指纹图谱，测定结果 $S_m$、$P_m$ 的 $RSD$ 均小于 $2.0\%$，试验表明在 24 小时内供试品溶液稳定。

**（3）重复性试验**

取厂家 A 同一批样品（S1），按上述"全溶出供试品溶液的制备"项下方法平行制备供试品溶液 6 份，再按色谱条件分别进样 1 次，按平均值法生成紫外对照指纹图谱，以该指纹图谱评价 6 次重复性测定结果，6 次测定结果 $S_m$、$P_m$ 的 $RSD$ 均小于 $2.0\%$，试验结果表明方法重复性良好。

### 5.6.2.4 不同溶出介质中溶出情况比较

以不同时间相对累积溶出度为纵坐标，溶出时间为横坐标绘制累积溶出曲线，不同企业样品在纯净水中和 pH 1.0 盐酸溶液中的溶出曲线图见图 5-3。

### 5.6.2.5 用两种方法评价同一厂家批内溶出曲线相似性

同一厂家批内，选择各厂家溶出曲线点的均值为参比，分别采用 $f_2$ 相似因子法和 $S_m$、$P_m$ 法，对同一厂家内不同批次的样品进行溶出曲线相似性比较。以末点为标准，在水介质和 pH 1.0 盐酸介质中，39 批复方甘草片批内除 S33（末点标准－pH 1.0 盐酸介质＝43）外，其他 38 批复方甘草片的溶出曲线相似性都合格（$f_2$ 因子都大于 50）。以全溶出为标准，S2、S20 和 S27 三批制剂在水介质中溶出曲线相似性不合格（$f_2$ 因子都小于 50）。以全溶出为标准时，在 pH 1.0 盐酸介质中有 11 批复方甘草片（S18～S19，S25～S26，S28～S29，S31～S36）批内溶出曲线相似性都不合格（$f_2$ 因子均小于 50），总计有 15 个结果的 $f_2$ 因子不合格，见表 5-2。把 39 批复方甘草片的 $f_2$ 因子为纵坐标，溶出宏定量相似度为横坐标作图见图 5-4，图中底部方框内按照中药溶出系统指纹定量法只要满足①$S_m \geqslant 0.9$，

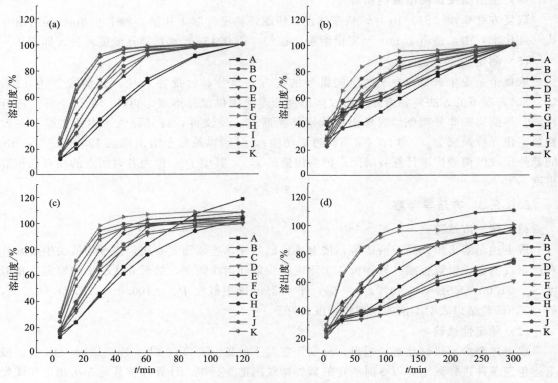

图 5-3 十一厂家复方甘草片在水介质和 pH 1.0 盐酸介质中的溶出曲线（见彩插）
（a）水介质中以末点为标准；（b）pH 1.0 盐酸介质中以末点为标准；
（c）水介质中以全溶出为标准；（d）pH 1.0 盐酸介质中以全溶出为标准

②70%≤$P_m$≤130%即可认为中药溶出度合格，这个标准会把部分 $f_2$ 因子低的制剂的溶出曲线纳入合格范围，比如上述 15 个不合格的 $f_2$ 因子对应的复方甘草片溶出曲线按新方法评价只有 3 个数据逸出。当溶出曲线满足①$S_m$≥0.9，②90%≤$P_m$≤110%时 $f_2$ 因子基本都大于 50，因此把中药溶出系统指纹定量法规定在以上标准范围内其评价结果与 $f_2$ 因子评价结果完全一致。

**表 5-2    在两种不同介质中用中药溶出系统指纹定量法和 $f_2$ 因子法评价 11 个厂家批内溶出曲线的相似性**

| 序号 | 末点标准－水介质 | | | 末点标准－pH 1.0 盐酸介质 | | | 全溶出标准－水介质 | | | 全溶出标准－pH 1.0 盐酸介质 | | |
|---|---|---|---|---|---|---|---|---|---|---|---|---|
| | $f_2$ | $S_m$ | $P_m$ | $f_2$ | $S_m$ | $P_m$ | $f_2$ | $S_m$ | $P_m$ | $f_2$ | $S_m$ | $P_m$ |
| S1 | 90.1 | 1.000 | 99.2 | 64.2 | 0.999 | 93.2 | 73.3 | 1.000 | 96.1 | 62.4 | 0.999 | 106.5 |
| S2 | 87.1 | 0.999 | 98.7 | 62.7 | 0.997 | 105.5 | 44.7 | 0.999 | 116.7 | 63.9 | 0.997 | 96.1 |
| S3 | 80.5 | 0.998 | 102.1 | 72.3 | 0.998 | 101.1 | 50.5 | 0.998 | 87.1 | 73.0 | 0.998 | 97.2 |
| S4 | 82.3 | 1.000 | 98.9 | 81.9 | 1.000 | 101.5 | 67.8 | 1.000 | 104.3 | 76.8 | 0.999 | 98.5 |
| S5 | 61.8 | 0.997 | 96.8 | 74.3 | 0.999 | 97.8 | 52.7 | 0.997 | 91.4 | 73.8 | 0.999 | 99.1 |
| S6 | 60.3 | 0.998 | 104.1 | 86.4 | 1.000 | 100.7 | 60.3 | 0.998 | 104.2 | 76.8 | 1.000 | 102.4 |
| S7 | 81.6 | 0.999 | 99.4 | 54.7 | 0.989 | 102.7 | 72.9 | 0.999 | 96.8 | 54.2 | 0.988 | 95.8 |
| S8 | 66.6 | 0.999 | 104.5 | 60.4 | 0.995 | 102.2 | 52.6 | 0.999 | 110.5 | 50.4 | 0.995 | 110.5 |
| S9 | 66.8 | 0.998 | 96.0 | 58.8 | 0.994 | 93.9 | 58.6 | 0.998 | 92.6 | 58.3 | 0.994 | 93.1 |
| S10 | 59.9 | 0.997 | 93.5 | 70.6 | 0.998 | 99.0 | 54.3 | 0.997 | 89.9 | 73.3 | 0.998 | 105.6 |
| S11 | 56.2 | 0.996 | 107.0 | 71.7 | 0.999 | 97.8 | 60.1 | 0.996 | 103.8 | 69.4 | 0.999 | 107.2 |
| S12 | 87.6 | 0.999 | 99.2 | 73.0 | 0.999 | 103.1 | 63.8 | 0.999 | 106.0 | 61.6 | 0.999 | 87.0 |

| 序号 | 末点标准－水介质 | | | 末点标准－pH 1.0 盐酸介质 | | | 全溶出标准－水介质 | | | 全溶出标准－pH 1.0 盐酸介质 | | |
|---|---|---|---|---|---|---|---|---|---|---|---|---|
| | $f_2$ | $S_m$ | $P_m$ | $f_2$ | $S_m$ | $P_m$ | $f_2$ | $S_m$ | $P_m$ | $f_2$ | $S_m$ | $P_m$ |
| S13 | 92.1 | 1.000 | 99.3 | 91.9 | 1.000 | 100.5 | 87.4 | 1.000 | 101.4 | 78.9 | 1.000 | 96.8 |
| S14 | 83.6 | 0.999 | 101.1 | 83.8 | 1.000 | 100.2 | 83.7 | 0.999 | 101.0 | 57.3 | 1.000 | 109.3 |
| S15 | 88.4 | 0.999 | 99.6 | 77.6 | 0.999 | 99.2 | 77.9 | 0.999 | 97.5 | 64.4 | 0.999 | 93.9 |
| S16 | 76.8 | 0.999 | 101.4 | 55.4 | 0.994 | 107.3 | 76.3 | 1.000 | 101.9 | 48.4 | 0.993 | 112.9 |
| S17 | 66.8 | 0.998 | 102.4 | 72.1 | 0.997 | 99.1 | 52.5 | 0.997 | 109.3 | 70.0 | 0.997 | 97.1 |
| S18 | 87.2 | 0.999 | 99.6 | 51.5 | 0.994 | 90.6 | 79.9 | 1.000 | 102.0 | 33.7 | 0.994 | 71.2 |
| S19 | 81.8 | 1.000 | 101.0 | 71.6 | 0.998 | 101.6 | 66.0 | 1.000 | 105.0 | 36.3 | 0.999 | 124.9 |
| S20 | 61.4 | 0.998 | 95.5 | 83.1 | 0.999 | 101.0 | 39.8 | 0.997 | 81.6 | 64.7 | 0.999 | 93.4 |
| S21 | 75.3 | 0.999 | 97.8 | 83.8 | 1.000 | 99.0 | 75.9 | 0.999 | 99.9 | 55.9 | 1.000 | 91.4 |
| S22 | 62.4 | 0.996 | 103.9 | 86.8 | 1.000 | 100.0 | 59.3 | 0.996 | 104.7 | 49.0 | 1.000 | 111.9 |
| S23 | 77.1 | 0.999 | 98.2 | 78.3 | 1.000 | 101.0 | 65.6 | 0.999 | 95.3 | 70.8 | 0.999 | 96.7 |
| S24 | 92.0 | 1.000 | 100.0 | 66.4 | 0.999 | 94.3 | 57.5 | 1.000 | 110.4 | 80.6 | 0.999 | 100.9 |
| S25 | 78.6 | 0.999 | 102.7 | 60.7 | 0.995 | 97.2 | 85.4 | 0.999 | 100.5 | 39.9 | 0.997 | 129.6 |
| S26 | 80.4 | 1.000 | 97.3 | 55.4 | 0.996 | 108.1 | 56.9 | 1.000 | 89.1 | 39.4 | 0.995 | 69.2 |
| S27 | 67.0 | 0.998 | 96.6 | 61.1 | 0.996 | 96.4 | 46.1 | 0.995 | 114.3 | 58.9 | 0.998 | 110.3 |
| S28 | 75.7 | 1.000 | 102.5 | 65.5 | 0.997 | 101.0 | 73.8 | 0.999 | 97.7 | 43.8 | 0.998 | 123.5 |
| S29 | 65.9 | 0.997 | 100.7 | 70.0 | 0.998 | 102.3 | 51.4 | 0.995 | 87.6 | 36.2 | 0.992 | 65.9 |
| S30 | 62.5 | 0.997 | 95.3 | 50.1 | 0.991 | 90.3 | 56.7 | 0.997 | 91.7 | 59.5 | 0.992 | 93.7 |
| S31 | 61.3 | 0.998 | 93.9 | 73.0 | 0.998 | 100.9 | 66.2 | 0.998 | 97.1 | 46.0 | 0.998 | 77.3 |
| S32 | 66.2 | 0.999 | 104.6 | 63.5 | 0.998 | 95.3 | 64.9 | 0.999 | 105.3 | 61.5 | 0.997 | 107.7 |
| S33 | 75.9 | 0.999 | 102.1 | 43.0 | 0.989 | 112.1 | 66.6 | 0.999 | 95.4 | 31.3 | 0.990 | 142.4 |
| S34 | 69.4 | 0.999 | 103.8 | 69.8 | 0.998 | 100.3 | 54.3 | 0.999 | 110.2 | 46.1 | 0.997 | 77.7 |
| S35 | 91.3 | 1.000 | 98.9 | 53.5 | 0.994 | 91.5 | 74.1 | 1.000 | 96.3 | 46.6 | 0.994 | 85.2 |
| S36 | 61.2 | 0.998 | 94.9 | 72.3 | 0.999 | 96.9 | 60.4 | 0.998 | 104.0 | 40.8 | 0.999 | 119.9 |
| S37 | 90.3 | 1.000 | 101.2 | 73.1 | 0.999 | 102.6 | 78.9 | 1.000 | 97.3 | 67.4 | 0.999 | 95.3 |
| S38 | 73.4 | 1.000 | 103.2 | 65.9 | 0.999 | 104.9 | 76.7 | 1.000 | 102.3 | 52.7 | 0.999 | 111.5 |
| S39 | 73.4 | 0.999 | 101.6 | 70.9 | 0.999 | 103.8 | 74.8 | 0.999 | 100.0 | 51.8 | 0.999 | 87.8 |

### 5.6.2.6 用两种方法评价厂家之间的溶出曲线相似性

**(1) 厂家 A 为参比制剂评价其他厂家的溶出曲线相似性**

不同厂家之间溶出曲线评价时，首先选择厂家 A 为参比制剂，其余企业生产的复方甘草片作为受试制剂，分别采用 $f_2$ 相似因子法和溶出系统指纹定量法评价。对生产工艺不同和辅料不尽相同的 11 家企业进行溶出曲线相似性评价结果见表 5-3。结果对于不同厂家的溶出曲线，两种评价方法结果差异较大。例如，厂家 D 在以末点为标准，溶出介质为水时，选择厂家 A 为参比制剂，$f_2 < 50$，这显然是不合格的。但中药溶出系统指纹定量法的 $S_m >$ 0.90、$P_m = 118.4\%$，厂家 D 制剂相当于厂家 A 制订的 118.4%，用新方法制订的标准评价是合格的，新方法的优点在于明确给出了被评制剂溶出度相当于参比制剂溶出曲线的具体百分数值。若 $f_2$ 值 < 50，新给出的 $P_m$ 值可判断待评制剂溶出总量度情况，对于指导提高工艺具有明确判定指标值。根据中药特殊性，$P_m$ 大于 70% 认为是合格的。用中药溶出系统指纹定量法的 $S_m$、$P_m$ 评价溶出曲线时，在选择不同溶出介质和不同参比制剂时，评价结果显著不同。这可清晰反映不同厂家生产的复方甘草片的体外溶出差别，说明其存在的工艺差异。选择厂家 A 为参比制剂，只有厂家 H 的复方甘草片与 A 溶出曲线相似，其他均不相似。当以全溶出为标准时，只有在水中厂家 H 复方甘草片溶出曲线与 A 相似。复方甘草片批内溶出曲线一致性评价时 $f_2$ 因子与溶出宏定量相似度的关系见图 5-4。

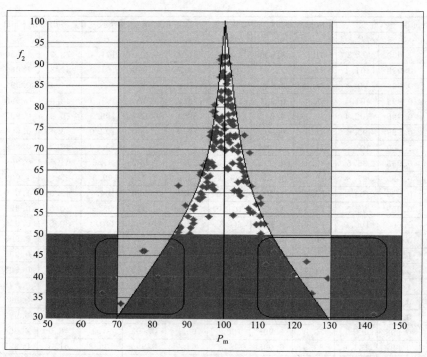

图 5-4　复方甘草片批内溶出曲线一致性评价时 $f_2$ 因子与溶出宏定量相似度的关系图（见彩插）

**（2）以 11 个厂家溶出曲线均值为参比评价溶出曲线的相似性**

选择 11 个厂家的均值为标准曲线，分别采用 $f_2$ 相似因子法和溶出系统指纹定量法评价。对生产工艺不同和辅料不尽相同的 11 家企业进行溶出曲线相似性评价结果见表 5-4。无论采用末点法，还是以全溶出为标准，在水介质中厂家 C、D、E、F、I、J 复方甘草片的溶出曲线 $f_2$ 因子均大于 50。但在 pH 1.0 的 HCl 介质中，以末点为标准，B、C、D、E、F、H、I、J、K 的 $f_2$ 因子均大于 50；但以全溶出为标准时，A、C、E、F、K 的 $f_2$ 因子均大于 50。选择标准不同则评价结果有差异。把 11 个厂家的复方甘草片的 $f_2$ 因子为纵坐标，溶出宏定量相似度为横坐标作图见图 5-5，图中底部三个方框内按照中药溶出系统指纹定量法只要满足①$S_m \geqslant 0.9$，②$70\% \leqslant P_m \leqslant 130\%$ 即可认为中药溶出度合格，但 $f_2$ 因子低于 50，此时只有 10 个数据不合格。一般溶出曲线是 DG1、DG2 时对应 $f_2$ 因子基本大于 50，部分 DG3 溶出曲线的 $f_2$ 因子也合格（与制剂溶出规律有关）。通过本文数据可知，如果溶出曲线相似度落在 DG1 和 DG2 区间，则 $f_2$ 因子基本合格。对于 DG3 区间需要具体计算。因此溶出系统指纹定量法，当溶出曲线满足①$S_m \geqslant 0.9$，②$90\% \leqslant P_m \leqslant 110\%$ 时 $f_2$ 大于 50，因此对于溶出效果好的制剂可以定在此方位范围。如果中药制剂溶出度较差可以考虑将标准定在 DG3。特殊情况可以把溶出标准定在 DG5 即满足①$S_m \geqslant 0.9$，②$70\% \leqslant P_m \leqslant 130\%$。中药制剂的溶出曲线相似性标准要根据制剂的复杂程度来确定。

表 5-3　以厂家 A 为参比制剂评价 11 个厂家间复方甘草片溶出曲线相似性结果

| 编号 | 厂家 A 为参比时的末点为标准 | | | | | | 厂家 A 为参比时的全溶出为标准 | | | | | |
| | 水介质 | | | pH 1.0 的 HCl | | | 水介质 | | | pH 1.0 的 HCl | | |
| | $f_2$ | $S_m$ | $P_m$ | $f_2$ | $S_m$ | $P_m$ | $f_2$ | $S_m$ | $P_m$ | $f_2$ | $S_m$ | $P_m$ |
| A | 100.0 | 1.000 | 100.0 | 100.0 | 1.000 | 100.0 | 100.0 | 1.000 | 100.0 | 100.0 | 1.000 | 100.0 |

| 编号 | 厂家 A 为参比时的末点为标准 | | | | | | 厂家 A 为参比时的全溶出为标准 | | | | | |
|---|---|---|---|---|---|---|---|---|---|---|---|---|
| | 水介质 | | | pH 1.0 的 HCl | | | 水介质 | | | pH 1.0 的 HCl | | |
| | $f_2$ | $S_m$ | $P_m$ | $f_2$ | $S_m$ | $P_m$ | $f_2$ | $S_m$ | $P_m$ | $f_2$ | $S_m$ | $P_m$ |
| B | 23.6 | 0.933 | 135.4 | 31.8 | 0.975 | 125.5 | 25.9 | 0.933 | 117.1 | 24.4 | 0.974 | 143.7 |
| C | 41.6 | 0.988 | 118.1 | 49.0 | 0.994 | 112.9 | 46.0 | 0.988 | 105.3 | 46.3 | 0.994 | 115.7 |
| D | 40.8 | 0.988 | 118.4 | 45.2 | 0.987 | 112.1 | 46.6 | 0.988 | 99.4 | 33.6 | 0.989 | 68.9 |
| E | 34.7 | 0.979 | 123.7 | 39.8 | 0.984 | 116.4 | 38.7 | 0.978 | 108.6 | 41.8 | 0.983 | 114.1 |
| F | 27.2 | 0.951 | 131.0 | 41.3 | 0.987 | 116.2 | 30.1 | 0.952 | 113.4 | 40.9 | 0.986 | 116.8 |
| G | 24.3 | 0.939 | 135.1 | 27.7 | 0.967 | 130.1 | 24.5 | 0.939 | 124.0 | 25.9 | 0.965 | 135.7 |
| H | 77.8 | 0.999 | 102.9 | 52.9 | 0.992 | 108.0 | 52.9 | 0.999 | 89.3 | 43.9 | 0.995 | 81.4 |
| I | 32.0 | 0.966 | 125.6 | 37.5 | 0.984 | 119.5 | 33.1 | 0.965 | 115.0 | 48.0 | 0.996 | 85.4 |
| J | 36.6 | 0.979 | 121.7 | 49.6 | 0.992 | 111.5 | 41.8 | 0.979 | 103.1 | 45.2 | 0.994 | 83.7 |
| K | 24.8 | 0.941 | 134.1 | 39.4 | 0.984 | 117.5 | 28.2 | 0.941 | 113.5 | 41.2 | 0.984 | 115.3 |

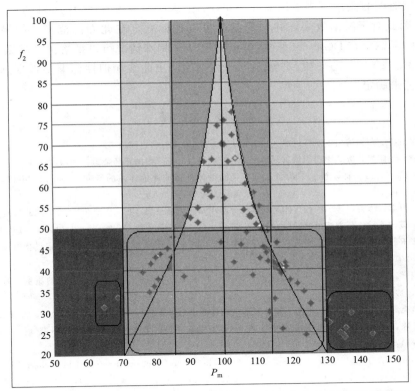

图 5-5　复方甘草片批间溶出曲线一致性评价时 $f_2$ 因子与溶出宏定量相似度的关系图（见彩插）

表 5-4　以均值为标准评价 11 个厂家间溶出曲线相似性结果

| 编号 | 末点为标准的均值法 | | | | | | 全溶出为标准的均值法 | | | | | |
|---|---|---|---|---|---|---|---|---|---|---|---|---|
| | 水介质 | | | pH 1.0 的 HCl | | | 水介质 | | | pH 1.0 的 HCl | | |
| | $f_2$ | $S_m$ | $P_m$ | $f_2$ | $S_m$ | $P_m$ | $f_2$ | $S_m$ | $P_m$ | $f_2$ | $S_m$ | $P_m$ |
| A | 35.0 | 0.974 | 78.1 | 43.2 | 0.9 | 84.8 | 38.5 | 0.974 | 88.4 | 51.2 | 0.990 | 92.8 |
| B | 42.1 | 0.989 | 113.1 | 50.6 | 0.9 | 109.7 | 42.8 | 0.989 | 110.7 | 29.5 | 0.995 | 137.5 |
| C | 59.2 | 0.996 | 94.9 | 66.5 | 0.9 | 97.0 | 59.9 | 0.996 | 95.9 | 58.5 | 0.998 | 109.0 |
| D | 59.8 | 0.995 | 95.3 | 57.5 | 0.9 | 96.7 | 52.5 | 0.995 | 90.6 | 31.3 | 0.993 | 64.9 |
| E | 70.1 | 0.998 | 100.5 | 57.1 | 0.9 | 100.6 | 70.2 | 0.998 | 99.9 | 52.6 | 0.993 | 108.0 |

| 编号 | 末点为标准的均值法 | | | | | | 全溶出为标准的均值法 | | | | | |
|---|---|---|---|---|---|---|---|---|---|---|---|---|
| | 水介质 | | | pH 1.0 的 HCl | | | 水介质 | | | pH 1.0 的 HCl | | |
| | $f_2$ | $S_m$ | $P_m$ | $f_2$ | $S_m$ | $P_m$ | $f_2$ | $S_m$ | $P_m$ | $f_2$ | $S_m$ | $P_m$ |
| F | 52.5 | 0.996 | 108.5 | 75.9 | 0.9 | 100.6 | 54.2 | 0.996 | 106.3 | 55.2 | 0.999 | 110.8 |
| G | 44.1 | 0.991 | 112.6 | 42.1 | 0.9 | 114.3 | 39.0 | 0.99 | 117.0 | 32.5 | 0.991 | 130.6 |
| H | 38.0 | 0.981 | 80.8 | 54.8 | 0.9 | 92.8 | 36.2 | 0.981 | 79.5 | 39.6 | 0.995 | 76.3 |
| I | 72.3 | 0.999 | 102.8 | 66.6 | 0.9 | 103.9 | 60.5 | 0.999 | 106.6 | 43.1 | 0.996 | 80.0 |
| J | 74.6 | 0.998 | 98.7 | 59.0 | 0.9 | 95.8 | 65.9 | 0.998 | 94.7 | 41.7 | 0.995 | 78.6 |
| K | 45.4 | 0.993 | 111.6 | 65.8 | 0.9 | 101.8 | 48.8 | 0.993 | 107.0 | 55.2 | 0.997 | 109.4 |

### 5.6.2.7 结论

本节首次提出中药溶出曲线相似性评价方法——中药溶出系统指纹定量法,将溶出曲线相似性等级划分为 8 级,通过 11 个厂家的复方甘草片溶出曲线试验数据,找到了 $f_2$ 因子与溶出宏定量相似度的关系,当溶出曲线满足①$S_m \geqslant 0.9$,②$90\% \leqslant P_m \leqslant 110\%$时 $f_2$ 因子基本大于 50,因此对于溶出效果好的中药制剂可以把标准定在此方位范围。如果中药制剂溶出度较差可以考虑定在 DG3($85\% \leqslant P_m \leqslant 115\%$)。特殊情况可以把溶出标准定在 DG5 即满足①$S_m \geqslant 0.9$,②$70\% \leqslant P_m \leqslant 130\%$。中药制剂的溶出曲线相似性标准要根据制剂的复杂程度和制剂工艺来确定。

## 参 考 文 献

[1] 阳长明,侯世祥. 药物溶出度研究进展[J]. 中成药,2000,22(7):511-515.

[2] 张嫱,黎翩,孙阳恩,等. 中药固体制剂溶出行为研究进展[J]. 中国新药杂志,2019,28(20):2498-2501.

[3] 张美敬,刘志宏,房盛楠,等. 中药多组分缓释制剂体外释放评价体系的研究进展[J]. 中国药房,2017,28(10):1408-1411.

[4] 李文栋,朱卫丰,李哲,等. 中药固体制剂多成分溶出研究方法进展[J]. 中成药,2020,42(7):1842-1847.

[5] 魏农农,王霞,苏敏. 药物溶出度试验方法研究进展[J]. 中国新药杂志,2013,22(10):1119-1124.

[6] 孙国祥,张玉静,孙万阳,等. 中药一致性评价关键问题——中药标准制剂控制模式和定量指纹图谱检查项[J]. 中南药学,2016,14(10):1026-1032+1025.

[7] 闫慧,孙国祥,迟晗笑,等. 基于标准制剂控制模式和定量指纹图谱评价复方甘草片的质量一致性[J]. 色谱,2019,37(11):1200-1208.

[8] 刘长英,唐克慧,王宇驰,等. 不同厂家蒲地蓝消炎片溶出行为研究[J]. 中南药学,2019,17(12):2058-2063.

[9] 江茂源,张臻,石金凤,等. 基于甘草中 2 种成分同时测定的附子理中丸溶出行为研究[J]. 中国中药杂志,2018,43(5):952-958.

[10] Yu F, Zhou WL, Kan JY, et al. Comparison of dissolution profile characteristics of 11 berberine hydrochloride tablet brands in different dissolution media[J]. *J. Chin. Pharm. Sci.*, 2020, 29(2), 102–112.

[11] 张嫱,李正,瞿海斌,等. 复方丹参片溶出行为比较研究[J]. 中国中药杂志,2020,45(8):1918-1923.

[12] 叶英响,陈烨,翁夏蒙,等. 不同类型六味地黄丸的物质组释放动力学特征及其可视化表征[J]. 中草药,2017,48(21):4425-4431.

[13] 刘超,宗剑飞. 影响片剂溶出度的因素分析[J]. 中国医药工业杂志,2019,50(3):252-259.

[14] 马彦江,王娇,刘瑞霞,等. 丸剂物料的不同配比组成对其体外溶出的影响研究[J]. 世界科学技术—中医药现代化,2019,21(6):1209-1215.

[15] 蔡延渠,董碧莲,朱志东,等. 桃胶改良前后的多糖含量、功能性质以及体外释放度变化研究[J]. 中草药,2018,49(20):4808-4815.

[16] 闫丹,江敏瑜,张传辉,等. 基于多成分测定的血竭三七接骨膏中粉体粒径与溶出度的相关性研究[J]. 中草药,2017,48(21):4432-4439.

[17] 祁俊,刘亮镜,江玲丽. 参术益肠丸普通粉体和超微粉体溶出行为比较研究[J]. 中草药,2017,48(16):3333-

3337.

[18] 王姗姗，施崇精，刘小妹，等．基于有效成分的溶出性与粉末分散性构建通脉大生片的粉末分散体 [J]．中草药，2018，49（13）：3017-3025.

[19] 蒋且英，曾荣贵，李哲，等．逐步回归分析方法研究影响山楂叶颗粒溶出行为的关键颗粒物理特性参数 [J]．中国中药杂志，2107，42（10）：1894-1900.

[20] 包圆圆，张琪，吴闻哲．体内体外相关性的评价方法及应用 [J]．中国医药工业杂志，2017，48（5）：638-643.

[21] 陈天朝，胡玉青，刘瑞霞，等．不同中药物料对丸剂溶出的影响及其体内外评价 [J]．中国中医药信息杂志，2018，25（2）：83-88.

[22] 王金凤，王芳，杨翠燕，等．鸢尾苷元胃内漂浮缓释片兔体内药动学及其体内外相关性研究 [J]．中草药，2017，48（2）：266-271.

[23] 俞建东，陈芝，唐超园，等．银杏酮酯缓释微丸多成分体内吸收动力学与体外释药动力学的相关性研究 [J]．中草药，2017，48（14）：2850-2856.

[24] 赖宏强，胡悦，李孝栋．基于吸波面积法对川芎组分片整体成分溶出度的考察及其体内外相关性的研究 [J]．药学学报，2015，50（6）：788-792.

[25] 刘芳芳，王章伟，邓双炳，等．创新中药奥兰替胃康片体外溶出行为探索 [J]．中国新药杂志，2020，29（14）：1648-1653.

[26] 刘会珍，董丹丹，范明松．不同厚朴酚制剂的制备、表征及其在 SD 大鼠体内药动学行为比较 [J]．中草药，2020，51（17）：4442-4448.

[27] 李金鑫，张京华，陈达，等．喉症丸中 2 种成分溶出度测定及不同制丸方法比较 [J]．中成药，2020，42（5）：1124-1128.

[28] 吴嫣艳，郭青，周佳益．黄杨宁片溶出度测定方法研究及溶出行为评价 [J]．药物分析杂志．2019，39（12）：2273-2278.

[29] 段晓颖，贾庆涵，郝亚洁．愈溃膜中丹皮酚、靛玉红、龙脑体外释放机制比较 [J]．中华中医药学刊，2017，35（7）：1823-1826.

[30] 闫瑾璠．祖师麻贴剂的制备与药物体外释放度研究 [D]．天津：天津大学，2016：41.

[31] 韩煦，皮佳鑫，张瀛，等．流通池法测定消糜栓 5 种成分溶出度的研究 [J]．天津中医药大学学报，2018，37（6）：511-515.

[32] 谷升盼，樊耀文，王丽峰，等．基于药物仿生系统分析雷公藤双层片的释药特征 [J]．中国实验方剂学杂志，2015，21（15）：1-6.

[33] 李自强，何新，刘昌孝．基于胃肠道生理驱动的药物溶出/透过特征同步评价技术研究进展 [J]．药学学报，2016，51（10）：1540-1550.

[34] Sironi D，Christensen M，Rosenberg J，et al. Evaluation of a dynamic dissolution/permeation model：Mutual influence of dissolution and barrier-flux under non-steady state conditions [J]. *Int. J. Pharm.*，2017，522（1-2）：50-57.

[35] 吴崇乐，黄胜，颜冬兰，等．六味地黄丸浓缩丸多指标成分体外溶出度研究 [J]．亚太传统医药，2020，16（9）：68-71.

[36] Chen ZJ，ZhuQG，QiJP，etal. Sustained and controlled release of herbal medicines：The concept of synchronized release [J]. *Int. J. Pharm.*，2019，560（1）：116-125.

[37] 闫慧．复方甘草片标准制剂和组方控制方法研究 [D]．沈阳：沈阳药科大学，2020：54.

[38] 李智慧，吴素香，石森林，等．中药制剂物质组释放/溶出动力学研究的思考与探索 [J]．中华中医药学刊，2013，31（3）：509-512.

[39] Zhang JW，Chen LB，Gu JK，etal. Novel theory and methods for chemomic multi-component release/dissolution kinetics of traditional chinese medicine [J]. *Chin. J. Nat. Med.*，2008，6（1）：48-52.

[40] 吴素香，石森林，葛卫红，等．桂枝茯苓丸有效成分与物质组的溶出相关性 [J]．中成药，2016，38（11）：2360-2365.

[41] 凌昳，张继稳，陈立兵，等．应用中药物质组释放动力学理论研究银翘解毒丸的缓释动力学及其同步性 [J]．药学学报，2008，43（11）：1140-1146.

[42] 孙国祥，孙万阳，闫慧，等．中药整体质量控制标准体系构建和中药一致性评价步骤 [J]．中南药学，2019，17（3）：321-331.

[43] 陆茵，王爱云，韦忠红，等．基于"整体观"探讨中药的研究思维和方法 [J]．世界科学技术—中医药现代化，2019，21（1）：1-7.

[44] 蔡延渠，陈健，谢吉福，等．基于指纹图谱喘平缓释片复杂成分均衡释放的评价 [J]．中国中药杂志，2013，38（9）：1360-1365.

[45] 杨岩涛，吴春英，刘文龙，等．从补阳还五缓释片体外释放特征窥中药制剂超分子印迹模板 [J]．中国中药杂志，2016，41（6）：1040-1045.

[46] 阚丽莉，宋惠珠，严国俊．指纹图谱整体释放动力学评价陈白清肝微丸缓释特性 [J]．中华中医药学刊，2015，33（8）：1817-1823.

[47] 黄雪，袁海龙，肖小河，等．基于生物热动力学表征的中药固体制剂体外溶出度分析方法初步研究 [J]．药学学报，2010，45（3）：338-342.

[48] 戴领，白金霞，尹蓉莉，等．基于肝星状细胞增殖的复方鳖甲软肝片的溶出度初步研究 [J]．中国药学杂志，2013，48（23）：2018-2021.

[49] 盛艳梅，谢兴亮，凌保东，等．基于解痉效应表征的香连丸多成分整合溶出度研究 [J]．中国医院药学杂志，2017，37（16）：1607-1611.

[50] 郭懿望，赵壮，程艳珂，等．以抗氧化活性为指标对栀子缓释片体外释放的评价研究 [J]．中国中药杂志，2014，39（17）：3274-3277.

[51] 邢秀，李琼，张晶，等．多波长串联指纹图谱结合紫外全指纹溶出度测定评价复方两面针含片质量 [J]．药物分析杂志，2020，40（10）：1887-1896.

[52] 孙林艳，孙国祥，张晶，等．复方两面针含片定量指纹图谱和体外全成分溶出方法测定研究 [J]．中南药学，2017，15（4）：403-408.

[53] 王嵩，赵永恒，周毅生，等．艾纳香挥发油栓的制备工艺及体外溶出度研究 [J]．中国中药杂志，2014，39（10）：1805-1810.

[54] 王春柳，唐涛，臧巧真，等．天竺黄炮制对冰片有效成分溶出的影响 [J]．现代中药研究与实践，2016，30（6）：50-52.

[55] 王振，杜守颖，陆洋，等．复方丹参肠黏附微丸中龙脑含量测定方法的建立及不同剂型龙脑溶出的研究 [J]．中国中药杂志，2015，40（16）：3194-3199.

[56] 王丽琼，余敏灵．自身对照法测定复方甘草酸苷胶囊的溶出度 [J]．华西药学杂志，2020，35（1）：97-100.

[57] 蔡延渠，李碧云，钟晓雨，等．基于多指标成分均衡释放喘平方缓释片的脱落颗粒研究 [J]．中草药，2019，50（4）：836-843.

[58] 刘慧敏，林哲人．UPLC-MS/MS 法测定4种银杏叶制剂中萜类内酯的溶出度 [J]．湖北中医药大学学报，2019，21（6）：43-47.

[59] 马诗瑜，沈岚，王清清，等．大川芎方多组分制剂释药特性的评价 [J]．中成药，2017，39（5）：939-945.

[60] 庞颖，杨健，高峰．基于 UPLC-TQMS 的丹七软胶囊中8种活性成分的溶出度考察 [J]．世界科学技术—中医药现代化，2018，20（3）：413-418.

[61] 孙国祥，闫波，侯志飞，等．中药色谱指纹图谱评价方法研究进展 [J]．中南药学，2015，13（7）：673-681.

[62] 马晓斐，王建春，潘金火，等．基于细胞生物电传感效应的复方丹参片溶出动力学研究 [J]．中草药，2019，50（17）：4131-4137.

[63] 梁兰，王琳，庞其昌，等．基于光谱成像技术对中药黄柏煎煮实验的研究 [J]．光谱学与光谱分析，2012，32（5）：1359-1361.

[64] 王小亮，贾建忠，杨欣，等．近红外透射光谱法快速测定布洛芬缓释胶囊释放度 [J]．药物分析杂志，2012，32（10）：1898-1902.

[65] Gil OM, Rocha MA, Constantino VRL, et al. Modified drug release system based on Sulindac and layered double hydroxide: An *in vivo* Raman investigation [J]. *Vib. Spectrosc.*, 2016, 87: 60-66.

[66]  Ahme DA, AbdEi-RahmanMK, Lotfy HM, et al. Double-dip approach: simultaneous dissolution profiling of pseudoephedrine and ibuprofen in a combined dosage form by ion selective electrodes [J]. *J. Electrochem. Soc.*, 2018, 165（14）：999-1003.

[67] 陈建秀，郭桢，李海燕，等．实时紫外成像研究氯霉素眼用原位凝胶的固有溶出特征 [J]．药学学报，2013，48（7）：1156-1163.

[68] 杨硕，殷宪振，李海燕，等．同步辐射显微 CT 研究药物制剂结构的进展 [J]．生命科学，2013，25（8）：

794-802.

[69]　黎丹奇，杜守颖，陆洋，等．Kalman滤波-分光光度法评价栀子缓释片的体外释放［J］．中成药，2016，38（9）：1929-1933.

[70]　Peppas NA. Analysis of fickian and non-fickian drug release from polymers［J］．*PharmActaHelv*，1985，60（4）：110-111.

[71]　相秉仁．计算药学［M］．北京：中国医药科技出版社，1990：154.

[72]　沈岚，翟宇，马诗瑜，等．应用于多组分中药制剂释药评价的基于数学集合的释放动力学评价方法与Kalman滤波法的比较研究［J］．中国中药学杂志，2013，38（8）：1165-1171.

[73]　孙国祥，赵新．通宣理肺丸溶出高效液相色谱指纹图谱研究［J］．中南药学，2009，7（11）：854-858.

[74]　孙国祥，孙万阳，张晶，等．中药质量一致性评价体系——基于定量指纹图谱检查的中药标准制剂控制模式的解析［J］．中南药学，2018，16（1）：2-13.

[75]　郑娟，程玲，沈成英，等．基于生物效价和整合溶出度的六味五灵片体外溶出度研究［J］．中国中药杂志，2015，40（22）：4395-4399.

[76]　刘丹，张振海，陈小云，等．银杏内酯组分释药单元体外释药行为评价研究［J］．中国中药杂志，2014，39（8）：1426-1429.

[77]　国家药典委员会．中华人民共和国药典：四部［M］．北京：中国医药科技出版社，2020：132.

[78]　陈贤春，吴清，王玉蓉，等．关于溶出曲线比较和评价方法［J］．中国医院药学杂志，2007（05）：662-664.

[79]　江美芳，高崎，王丹丹．银杏酮酯片中萜内酯、黄酮苷整合溶出度的测定［J］．中成药，2020，42（10）：2716-2719.

[80]　刘湾，涂亮星，杨世林，等．口服固体制剂仿制药一致性评价体内外相关性研究进展［J］．药物评价研究，2020，43（12）：2565-2570.

[81]　李霞，闫富龙，柯寄明，等．秋水仙碱片溶出度一致性评价［J］．医药导报，2021，40（03）：361-365.

[82]　国家药典委员会．中华人民共和国药典：二部［M］．北京：中国医药科技出版社，2020：960.

[83]　孙国祥，侯志飞，张春玲，等．色谱指纹图谱定性相似度和定量相似度的比较研究［J］．药学学报，2007（01）：75-80.

[84]　谢沐风．溶出曲线相似性的评价方法［J］．中国医药工业杂志，2009，40（04）：308-311.

[85]　程弘夏，姜亚平，王仲．*f*因子及AV法考察不同厂家甲硝唑片溶出度［J］．中国药师，2013，16（12）：1858-1861.

[86]　王昕，唐素芳，高立勤．溶出曲线相似性的两种评价方法［J］．天津药学，2011，23（01）：53-56.

[87]　孙国祥，陈新新，孙万阳，等．中药标准制剂控制模式发展历程和构建全质量关控制中药质量模式［J］．中南药学，2014，12（01）：1-10.

（孙长山）

# 第 6 章

# 中药谱效一致性

建立科学的中药质量控制与评价方法是保障中药安全、有效的关键点和难点。现有的中药质量控制与评价方法存在诸多的局限性，绝大部分中药的"质-量-效"三者关系尚未明确。在现有中药质量评价体系基础上，结合中药活性和效价检验评价方法，在"质-量-效"三者之间开展相关性研究能实现中药质量控制及评价的科学性，为中药现代化提供必要技术支撑。

## ▶ 6.1 中药活性评价方法

### 6.1.1 中药成分的生物学活性评价

中药活性成分是中药防治疾病的物质基础，中药化学成分复杂，除极少数矿物药以外，每一个单味中药所含的成分就相当于一个化合物库。这些众多类型的化合物并非都是活性成分，中药特定的药理活性往往与某些具有一定结构特征的分子群直接相关。除立足于化学成分的解决思路外，中药成分的生物学活性评价也是探索中药药效物质基础的主要手段[1]。早在唐代，人们就有了以功能活性来鉴定中药真伪的实践。《本草图经》记载，相传欲试上党人参者，当使二人同走，一与人参含之，一不与，度走三、五里许，其不含人参者，必大喘，含者气息自如者，其人参乃真也。近年来，随着现代生物技术、化学分离技术和现代仪器分析技术的发展，中药成分生物学活性评价及筛选研究日趋繁荣。

#### 6.1.1.1 整体药效评估法

神农尝百草是最早的以人为试验对象的整体药效评估法，也是鉴定药物、食物与毒物，寻找中药资源最有效、最直接的方法，当然也是最危险的方法。因而以动物（包括正常、疾病动物模型）进行药效评估的要求自然产生。动物层次药效评估能够从整体水平检测药物的疗效、毒副作用，其结果最接近人体试验。目前，利用疾病动物模型进行药效评估是中药新药研发过程中的重要环节。部分相关研究见表 6-1。

表 6-1 整体药效评估研究举例

| 药物名称 | 有效部位或成分 | 药效模型 | 参考文献 |
|---|---|---|---|
| 当归 | 70%乙醇浸渍部位 | 小鼠便秘模型、血虚模型和血瘀模型 | [2] |
| 4 种中药注射剂 | 注射用益气复脉、生脉注射液、参麦注射液和参附注射液 | 大鼠慢性心力衰竭模型 | [3] |
| 乳香-没药 | 乳香总三萜酸与没药倍半萜配伍 | 大鼠缺血性中风模型 | [4] |
| 红花注射液 | 药渣中亚精胺有效部位 | 慢性温和不可预知应激（CUMS）大鼠抑郁模型 | [5] |
| 红车轴草 | 70%乙醇提取物 | 大鼠骨质疏松模型 | [6] |
| 扶正解毒化瘀方 | 全方及总苷、挥发油 | 小鼠 RSV 肺炎模型 | [7] |
| 板蓝根 | 生物碱、有机酸、木脂素 | 小鼠 RSV 肺炎模型 | [8] |
| 茯苓 | 茯苓三萜、水溶性多糖和水不溶性多糖 | 肾阳虚下焦水肿模型 | [9] |
| 栀子 | 不同乙醇洗脱部位 | 大鼠肝内胆汁淤积模型 | [10] |

### 6.1.1.2 细胞层次的活性评估法

细胞是生命最基本的结构与功能单位。对于一个完整而有活性的细胞来说，生存环境中各种因素的变化，均会引起其内部的代谢变化；因而能够为中药活性成分筛选提供一个最小而又相对完整的生物体系。同时使用培养的细胞筛选活性成分成本低、周期短，因此细胞药物筛选模型得到了迅速发展。部分相关研究见表 6-2。

表 6-2 细胞层次的活性评估研究举例

| 药物名称 | 有效部位或成分 | 细胞模型 | 参考文献 |
|---|---|---|---|
| 乳香-没药 | 不同比例配伍的提取物 | PC12 细胞损伤模型、BV2 细胞神经炎症模型 | [4] |
| 金花茶 | 总皂苷、总多酚、总皂苷、总多酚 | 非小细胞肺癌细胞 | [11] |
| 蜜炙黄芪 | 黄芪多糖、黄芪黄酮、黄芪皂苷 | RAW264.7 巨噬细胞炎症模型 | [12] |
| 青钱柳 | 常春藤皂苷元等 | 骨肉瘤细胞系、肺癌细胞和乳腺癌细胞 | [13] |
| 鹿药 | 正丁醇部位 | 白念珠菌、耐药白念珠菌、光滑念珠菌、近平滑念珠菌、克柔念珠菌、热带念珠菌和新生隐球菌 | [14] |
| 鹿茸 | 鹿茸多糖、鹿茸蛋白和鹿茸水提物 | RAW264.7 细胞 | [15] |

### 6.1.1.3 生物大分子层次的活性评估法

细胞信号转导理论发展的同时催生了生物大分子层次的中药成分活性评价及筛选方法。该方法属于靶受体或酶的体外筛选模式，其思路是如果已证实某关键的信号通路与某生理、病理环节密切相关，那么以该信号通路上的关键受体、酶为探针，从众多中药成分中筛选靶受体的激活剂、抑制剂，或靶酶的催化剂、抑制剂、底物，从而发现候选药物。核心技术是把关键的受体、酶从组织细胞内分离纯化出来，选择合适的对照品，在合适的反应体系中与各种中药提取物、部位、组分等成分共同孵育，利用灵敏的检测器通过光吸收等原理检测是否发生免疫结合或酶促反应。在分子层次对中药成分进行生物学活性评估，不依赖动物模型与细胞、受试样品需要量少、实验周期短、费用低、操作过程可实现自动化，因而极大提高了筛选的通量与规模。具体可分为普通体外筛选模式和生物色谱技术。

**（1）普通体外筛选模式**

这种筛选方式中，中药成分的活性检测与不同成分的分离分析、结构鉴定分别进行。其基本思路是利用纯化的特定酶、受体，先检测中药粗提物或部位的活性，选择其中活性显著部位，再利用色谱、质谱技术进行精细的成分分离、鉴定。部分相关研究见表 6-3。

表 6-3　普通体外筛选模式研究举例

| 药物名称 | 有效部位或成分 | 筛选模型 | 参考文献 |
| --- | --- | --- | --- |
| 金花茶 | 总皂苷、总多酚、总皂苷、总多酚 | 表皮生长因子受体（EGFR）激酶 | [11] |
| 千金子 | 二萜醇酯有效部位及 8 种单体化合物 | 酪氨酸酶 | [16] |
| 虎杖 | 大黄素、大黄素甲醚、大黄酸等 | 腺苷脱氨酶 | [17] |
| 桑叶 | 乙酸乙酯部分 | α-葡萄糖苷酶和酪氨酸酶 | [18] |

**（2）生物色谱技术**

生物色谱技术（biochromatography）于 20 世纪 80 年代中后期问世，是由生命科学与色谱分离技术交叉形成的一种极具发展潜力的新兴色谱技术，以有活性的细胞膜、生物大分子作为靶标固着在色谱填料上形成固定相，以各种缓冲溶液为流动相。中药提取物作为溶质添加在流动相中，中药提取物经过色谱柱时，其中不同成分与靶标作用程度、结合性能不同，从而在固定相上表现出不同的保留行为。根据保留行为的差别，结合使用高分离效能的HPLC、高分辨率的质谱检测技术，将具有不同生物学活性的成分筛选、分离出来。根据固定相不同，生物色谱技术可分为细胞膜色谱法和亲和色谱法。

**① 细胞膜色谱法**（cell membrane chromatography，CMC）　它是将细胞膜结合到硅胶表面，制成细胞膜固定相（cell membrane stationary phase，CMSP），利用色谱学技术研究流动相中药物与受体相互作用规律的受体动力学新方法[19]。细胞膜色谱法作为一种生物色谱技术，将色谱分离与活性成分筛选结合，可在体外实现药物体内过程的动态模拟，适用于中药等复杂体系物质基础的研究[20-22]。

**② 亲和色谱法**（affinity chromatography）　它是将相互间具有高度特异亲和性的两种物质之一作为固定相，利用生物大分子具有对某一类生物大分子特异性识别和可逆结合的特性而建立起来的一种分离方法，也叫生物亲和或生物特异性亲和色谱[23]。亲和识别类型包括抗原-抗体、酶-底物、激素-受体等。如王启龙[24]构建复壁碳纳米管修饰的巨噬细胞脂筏免疫亲和色谱系统以及黄嘌呤氧化酶免疫亲和色谱系统，实现了多糖免疫活性的在线筛选；陈艺丹等[25]采用肝细胞亲和色谱法筛选大黄蒽醌类细胞亲和成分，建立了肝细胞亲和色谱法与体外肝细胞降脂活性评价的联用技术。

### 6.1.1.4　其他方法

**（1）生物热活性检测技术**

生物热活性检测技术基于生物体生长代谢都伴随能量的转移和热的变化，并在一定的阈值内呈规律性波动，而中药的生物活性实质上就是中药药效物质对生物体生长代谢的干预作用，这种干预作用不可避免地将影响生物体的能量转移和产热变化[26,27]。通过测定能量和产热的变化，可以间接地了解生物体的生长代谢，从而判断药物的生物活性情况[28,29]。

**（2）亲和超滤质谱技术**

亲和超滤质谱技术是 20 世纪 90 年代中期发展起来的一种快速、简单、有效的药物小分子发现模式。该技术利用配体与受体之间特异性结合，通过超滤装置快速筛选活性小分子化合物，再结合液相色谱-质谱联用技术（LC-MS），鉴定活性成分结构[30]。亲和超滤质谱技术集药物活性成分筛选、结构鉴定于一体，非常适用于从中药复杂体系中筛选潜在的活性成分。

**（3）HPLC 柱后生物活性联机检测技术**

HPLC 柱后生物活性联机检测技术是将分离功能强大的 HPLC 技术与成熟的生物活性体外生化检测技术联合使用，可实现化学分离与活性检测的同步进行，克服了传统药物筛选方法存在的操作烦琐、成本高等缺点，已被广泛地应用于多种中药或天然产物中活性成分的高通量筛选[31]。

## 6.1.2　分子对接技术

近年来，研究人员在不断探索新颖、可靠的方法来推动中药研究领域的发展，计算机辅助药物设计（CADD）因其直观、便捷和高效的特点而成为药物研发领域十分活跃的一部分，已渗透到药物设计进程的各个环节，并逐渐地成为连接传统中药与现代化的重要纽带[32]。其中，分子对接技术作为较为完善的药物设计方法和大规模虚拟筛选的方法，在研究中药活性方面也开始展现出优势。

### 6.1.2.1　分子对接的目的和意义

小分子与蛋白质的相互作用参与几乎所有的主要生命活动，也是细胞各种基本功能的主要完成者。分子对接（molecular docking）是一种基于生物信息学的分析技术，由 Fisher. E 根据"锁钥原理"首次提出，是有效的分析靶蛋白质与小分子相互作用的方法。分子对接技术从已知结构的受体和配体出发，按照几何互补、能量互补以及化学环境互补的原则，模拟配体与受体之间的相互作用，通过打分函数筛选出配体与受体匹配最佳的复合物构象。一般认为能使配体受体体系自由能最低的构象是分子最稳定的构象，所以，分子对接就是要找到配体与受体活性区域相结合时能量最低的结合模式[33,34]。

通过分子对接可以从已有化合物分子库中筛选出有希望的苗头化合物，特别适宜于从中药复杂的多成分中筛选出可能的有效成分，从而节省实验操作，缩短实验时间。中药有效成分研究以及其与相关靶标的相互作用研究能初步揭示中药的药效物质基础，同时可以将中药的药理学研究推进到分子水平，为现代中药研发奠定基础。

### 6.1.2.2　分子对接的方法

分子对接的方法大概可以分为三类：基于配体的分子对接、基于受体的分子对接、基于受体-配体相互作用的对接。现介绍如下。

**（1）基于配体的分子对接原理和方法**

基于配体小分子的对接是通过定量构效关系来获得结合数据。在没有受体信息的情况下，这一方法通常是虚拟筛选中药的方法。某些相似的算法可以将已知配体-受体模型与当前的预测结合在一起，从而生成更精确的结合模式。具体而言，将候选配体与数据库中的已知配体-受体结合模型进行对比，然后比较配体的结构相似性，这一方法也被称为药效团模型。药效团模型包含了配体-蛋白质相互作用的特征，这些相互作用对配体-受体结合和生物活性至关重要。这种基于配体的化学模型依赖于已知的化学特征。在药效团模型中，对结构不同的配体结合而言很重要的物理化学特征，在药效团模型汇总可能被忽略[35]。将已知配体排列成柔性构象，并在 3D 空间中识别共同特征以识别药效团，如果药效团相似，可以认为候选配体与已知配体可能可以靶向同一个受体或同一类受体。

**（2）基于受体的分子对接原理和方法**

基于受体的对接，也称为基于结构的分子对接，是根据蛋白质结构而进行的。单纯蛋白质受体或与结合有小分子的蛋白质复合物通过 X 射线晶体学确定的蛋白质结构是最直接的基于结构的数据形式。此外，核磁共振谱也可以得到受体的结构，或者可用于获取关于蛋白质-小分子相互作用的信息。因此，基于受体的分子对接模式中，小分子可以直接对接到经X射线或核磁共振谱确定的受体结构，如果没有这样的结构，可以对接同源的受体模型；小分子也可以对接到配体-受体复合物的晶体结构，通常认为第二种方式的对接结果更加精确。

**（3）基于配体-受体相互作用的对接原理和方法**

基于配体-受体之间的相互作用的这一方法较常用，因为它可以识别特定的结合位点，提供最有力的结合信息[36]。这一方法是将特定的小分子和配体进行对接，然后评估其结合能力。所有这些三维结构都是通过三种主要技术进行实验确定的，其中最主要的是X射线衍射和核磁共振谱。由于确定蛋白质结构的实验十分困难，因此在数据库中可用的结构很少。然而，有学者可根据现有数据和序列建立蛋白质模型。这是一种基于生物信息学的蛋白质建模方法，这种模拟方法是基于同源蛋白质进化过程中的序列相似性[37]。

### 6.1.2.3　评价函数[38]

评价函数是在进行分子对接的时候，用来评估受体大分子与配体小分子的各种构象之间的亲和力，同时也是分子对接中构象优化过程的适应度函数，用于对分子对接过程中预测出的小分子构象进行打分排序，进而选择一组得分最高的小分子配体进行进一步的实验研究。

如何判定受体与配体之间的结合强度从而有效地预测小分子活性，涉及配体分子与受体分子进行对接时所产生的结合自由能的计算，这些自由能包括：①受体和配体小分子在气态下对接时自由能的计算，即对接过程中的焓变；②受体与配体以及对接形成的复合物分子的溶剂化自由能的计算。目前常用的自由能评价函数主要有三种：基于立场、基于经验和基于知识的评价函数。

**（1）基于立场的评价函数**

这种评价函数相对简单，且计算速度较快，主要采用CHARMm等力场的非键相互作用部分，包括范德华相互作用项和静电相互作用项。同时可以在网格点上将蛋白质受体的能量进行预处理，因此可以提高计算效率，在常用的分子对接软件中有着广泛的应用。但是基于立场的评价函数也有其不足之处，因为只考虑了范德华力及静电相互作用，对配体与受体结合过程的其他作用考虑得不足，因此影响它的对接精度，特别在处理一些疏水性原子或含有大量氢键的分子对接时，其评价结果并不理想。

**（2）基于经验的评价函数**

它是指配体与受体在对接时，结合自由能是通过多项不同作用的加和来解释的，权重系数则由配体与受体蛋白的训练集经过统计方法获得。该评价函数不仅明确地描述了配体与受体结合时的各作用项，同时对结合过程考虑得更加全面具体。其不足之处在于各作用项的复杂性，以及训练集的选取过于依靠人为经验，使得该评价函数对于不同类型的复合物在计算精度方面差别较大。

**（3）基于知识的打分函数**

基于知识的评价函数是大分子受体与小分子配体的原子对间的作用能的加和，是基于概率统计原理，用反-Boltzmann规则将原子间距离的概率分布转化为与距离有关的蛋白质-配体原子对间的作用能。与上述两类评价函数相比，理论上涵盖了受体与配体结合过程中的所有力，且应用范围更广。其不足处在于，所考虑的作用力过多，因此在计算精度不高时，很难找出是配体与受体间哪种相互作用造成。

不同的评价函数都有各自特定的使用专属性，也有其某种程度上的局限性，因此在分子对接过程中要充分考虑配体与受体的分子情况，选择合适的评价函数以保证对接过程的准确性。

#### 6.1.2.4　分子对接常用软件

第一个分子对接软件是加利福尼亚大学 Kuntz 研究小组于 1982 年开发的 DOCK，早期软件以刚性对接为主，随着计算机技术的不断发展，从 DOCK 3.0 开始在分子对接的过程中考虑配体小分子的柔性，即半柔性对接［刚性受体-柔性配体对接（rigid receptor-flexible ligand docking）］。类似的半柔性对接软件还有 AutoDock、FlexX、LibDock 等[38]。AutoDock 是由 Molecular Graphic 实验室 OIson 科研小组开发的免费分子对接软件，AutoDock vina 是 AutoDock Tool 的第二代产品。另外，还有柔性对接程序，即同时考虑配体小分子和受体大分子柔性，主要是采用遗传算法来对对接体系中的结合构象进行优化[38]。表 6-4 列出了一些有代表性的分子对接软件。

表 6-4　常用的分子对接软件介绍[38]

| 分子对接软件 | 构象搜索方法 | 评价函数 | 对接速度 |
| --- | --- | --- | --- |
| DOCK | 片段生长法 | 分子力场、化学环境匹配得分 | 快 |
| AutoDock | 遗传算法 | 半经验自由能评价函数 | 一般 |
| ICM-Docking | 随机全局优化法 | 半经验自由能评价函数 | 快 |
| GOLD | 遗传算法 | 半经验自由能评价函数 | 快 |
| FlexX | 片段生长法 | 半经验自由能评价函数 | 快 |
| Affinity | 分子力学/分子动力学 | 分子力场 | 慢 |
| ZDock & RDock | 几何匹配/分子动力学 | CAPRI/分子力场 | 慢 |
| FlexiDock | 遗传算法 | 分子力场 | 慢 |
| eHiTS | 系统搜索法 | 半经验自由能评价函数 | 快 |
| Hex | 几何匹配法 | CAPRI | 快 |

此外，在进行分子对接时，还会用到 PyMOL 和 Discovery Studio。PyMOL 是少数可以用在结构生物学领域的开放源代码视觉化工具，适用于显示和创作生物大分子（特别是蛋白质）的三维结构。Discovery Studio（简称 DS）是专业的生命科学分子模拟软件，应用于蛋白质结构功能研究以及药物发现，在进行分子对接时可运用 DS 进行活性小分子和蛋白质的可视化分析[39]。

#### 6.1.2.5　分子对接的基本流程

使用不同分子对接软件的具体操作略有不同，但基本流程如下：

① 查找药材所含的主要指标成分，作为小分子配体进行对接；

② 确定药物所治疗的疾病，查找疾病对应的靶标蛋白质作为受体进行对接；

③ 对接完成，得到结合能打分，打分为负值说明小分子配体和受体蛋白具有结合作用，打分绝对值越大说明配体和蛋白质结合作用越强，为对接的最佳构象；

④ 对打分最好的配体和蛋白质进行可视化分析（作图分析）。

#### 6.1.2.6　分子对接存在的问题

**（1）受体限制**

在进行分子对接时，选择对接的靶标不同则结果不尽相同。另外，蛋白质数据库所收录的蛋白质结构越来越多，但仍有大量的蛋白质晶体结构未得到解析，同源建模获得蛋白质结构的准确度取决于模板蛋白质与目标蛋白质的同源性，若同源建模获得的蛋白质结构准确度较低，对接结果亦不准确。

**（2）配体限制**

用以对接的配体库越大，结果越能代表中药整体；大多数中药化学成分并不以原型形式与靶蛋白作用，其自身物理化学性质也影响它在靶蛋白中的暴露情况。再者，软件的搜索算法与打分函数决定对接的精度和速度，不同分子对接软件计算结果不一定相同。如能结合动力学模拟或体内外试验，可以排除假阳性结果，调节对接软件参数有利于排除假阴性结果，获得更准确的对接结果[40]。

**（3）配体和受体的最佳结合位点**

并非所有的蛋白质表面氨基酸残基可以和小分子、其他蛋白质、DNA 以及 RNA 结合。在蛋白质-配体结合位点预测、蛋白质功能注释、基于配体结构的药物设计中，蛋白质表面的活性口袋和空腔是研究的起始点[41]。如何快速、有效地搜索出受体和配体间可能的最优结合方式，该问题可以通过完善优化算法来解决。如何准确地评价配体与受体间相互作用的紧密程度，该问题可以通过开发更加完善的评价函数来解决。从本质上说，分子对接就是应用优化算法将评价函数作为目标函数来求解最小值的过程。目前，分子对接发展的重点为建立更完善的打分函数及寻找更准确的活性位点确定方法。从国内外的研究发展来看，打分函数今后的开发方向主要集中在两个方面：一方面是提高打分函数的计算效率，如将线性判别分析（LDA）、主成分分析（PCA）等降维方法应用于打分函数的计算，可显著提高计算效率，此外可以根据计算机处理器的特点，开发出基于 GPU 的并行计算方法来加速计算；另一方面提高打分函数的精确度，由于实际生物反应大都是在水溶液环境下进行的，因此在结构评价中应该充分考虑溶剂效应以及离子效应，开发出能够更加准确地描述配体与受体相互作用过程的打分函数是下一步努力的目标[38]。

**（4）需进行药理验证**

在对接过程中将各靶标构象设定为固定不变，但靶标在体内可能会根据体内环境的改变以及受体的作用而发生变化，所以并不能完全实现靶标在体内的真实模拟，得分较高的分子也未必是作用较好的配体。此外，筛选所得待对接分子以及靶标受已有数据库的限制，未知成分以及靶标无法实现筛选，所以，仍需对分子对接结果进行药理验证[42]。

### 6.1.2.7 分子对接在中药领域的应用

作为中药物质基础研究的一种新思路，分子对接方法虽然仍存在许多不足之处，但从分子层面赋予了传统中药新的科学内涵，为中医药的现代化和国际化进展指明了方向。

**（1）分子对接技术在单味中药的药效成分筛选研究中的应用**

分子对接方法很大程度上减小了药物的筛选数量、时间，提升了筛选效率与精确性。林卫东等[43]把分子对接技术应用于寻找葛根改善胰岛素抵抗的有效化合物的虚拟筛选中，随后在此基础上建立了葛根成分-靶标网络，并基于网络药理学方法预测了葛根治疗胰岛素抵抗的有效成分及其潜在作用靶点，从而帮助揭示其物质基础和分子作用机制，体现了中药多成分、多靶标、协同作用的特点。苟美玲等[44]在白芷化学成分研究的基础上，将虚拟筛选与药效学实验研究结合，能更快速和全面地明确白芷治疗偏头痛的有效成分和多种药效指标间的复杂对应关系，为进一步揭示白芷治疗偏头痛作用机制奠定了基础。李志立等[45]应用分子对接技术虚拟筛选红花抗心肌缺血活性组分，最终筛选得到 14 个最具潜在抗心肌缺血活性的化学成分，均为黄酮类成分，且每个化学成分与各靶标的结合模式与上市药物具有相似性。张金杰等[46]首次将分子对接应用到野菊花黄酮类化合物的药效物质筛选中，共筛选出 11 个潜在活性的化合物，相对于传统筛选，节约了大量时间、精力和物力。

**（2）分子对接技术在中药复方药效物质筛选研究中的应用**

中药方剂常以多味药材组合入药，其作用机制更加复杂。徐青青等[47]以六味地黄方为研究对象，采用分子对接技术虚拟筛选方中抑制 α-GC 活性的有效物质，发现泽泻醇 B 与 α-GC 的结合与上市药物阿卡波糖相当，从分子水平阐述了六味地黄方降血糖作用的机制。胡衍保等[48]通过将心可舒的多种化学成分和冠心病相关的糖类代谢、脂类代谢、炎症反应、凝血作用及血管收缩作用的 5 个靶标进行对接分析，初步阐释了心可舒防治冠心病的多靶标作用机制，为复方心可舒的实验研究提供了方向。

**（3）在天然产物新药研发中的应用**

目前我国已经建立了中药有效成分三维结构数据库，如中国天然产物数据库（CNPD）、中药化学数据库（TCMD）等，分子对接方法提高了化学活性评价的效率和先导化合物发现的导向性[49]。史艳丽等[50]通过同源建模及分子动力学优化获得柞蚕小吐白水软化病毒（Ap Ⅳ）3C 蛋白酶的 3D 结构，通过分子对接对天然产物库进行虚拟筛选，得到 1 个 Ap Ⅳ 3C 蛋白酶的有效抑制剂，体内外的 Ap Ⅳ 病毒抑制试验结果表明，这个抑制剂具有良好的抗病毒活性。王卓亚等[51]通过虚拟筛选陆生天然产物库与海洋来源化合物库，总共得到了 75 个有潜力成为治疗非洲猪瘟的苗头化合物分子，并找到在中国境内有分布、来源的动植物和微生物，为后期非洲猪瘟药物的研究与开发提供理论基础和方向。

# 6.2 基于生物活性与效应基准的中药质量评价方法

## 6.2.1 中药生物活性测定

生物活性测定法是以药物的生物效应为基础，以生物统计学为工具，运用特定的实验设计，测定药物有效性的一种方法[52]。生物活性测定与中药临床疗效和安全性的关联性较为紧密，是反映中药临床功效的基本方法之一，结合中药及其制剂的主治功能或不良反应，通过比较对照品和供试品对生物体或离体器官与组织、生物标记物等特定的生物效应，从而评价和控制中药整体的质量和活性，在中药质量控制和评价中具有独特的优势[53]。其测定方法包括中药生物效价检测法、中药生物活性限值测定法和中药生物毒价测定法[54]。其中，生物效价与生物活性限值的区别在于前者在一定剂量范围内的量效关系明显，而后者往往在达到某一特定值（如给药量）后，才表现出某效应，如出现死亡、惊厥等，属于半定量或定性范畴[53]。

### 6.2.1.1 中药生物效价检测法

生物效价检测法又称为生物效应评价法，是利用生物体（包括整体动物、离体组织、器官、细胞、微生物等）评估药物生物活性（包括药效和毒性）的研究方法。它以药物的药理作用为基础，以生物统计为工具，运用特定的实验设计，在一定条件下比较供试品和相当的标准品或对照品所产生的特定反应，通过对反应剂量间比例的运算，测得供试品的效价或毒性[55]。

**（1）生物学效价的概念及表征**

生物学效价，具体是指某一物质能够引起生物效应的功效单位，常用于衡量生物物质的效能[56]。以抗生素类药物为例，其纯品的质量与标准品效价单位的折算比例被定义为效价，又称为理论效价。在生产过程中，由于某些药物原料本身可能含有一些杂质，或生产工艺中产生的杂质等原因导致纯度不够，以药物的常用质量及容量单位不能表示其药理效价，因此，以药理作用效价单位表示剂量[57]。

效价强度是指药物达到预期作用的相对浓度或者剂量。药理学定义为产生等效反应（一般采用质量分数为 50% 的效应量）时所需药物剂量的大小，药物的剂量越小，其效价强度越大。效价强度反映了药物与受体的亲和力大小，两者成反比关系[58]。效能指的是药物的最大反应强度，即最大效应，在量效曲线上，药物的药理作用随着剂量的增大而增加，当药物剂量达到一定值后，药理作用将不再变化或产生毒性反应。效能反映了药物的内在活性，是指该药物最大效应的水平高低。药物的最大效能与效价强度含义完全不同，两者并不平行。

临床上，激素类、维生素类及部分抗生素类等生物制剂的药物，通常使用效价单位来计量活性，又称为药物效价单位。《中国药典》（2020 年版）规定，这些药物均以其特有的药理效价来表示剂量[59]，针对药物代谢动力学，把最小有效量作为计量单位，即为效价。药物产生同等药效的剂量大小，反映了该药物的效价高低。

**（2）中药生物效价研究的发展历程**

1951 年，国内首次尝试利用生物活性检测进行中药质量控制，当时利用小鼠服植物性泻剂排出湿便建立了泻下药的生物检定法[55]。2010 版《中国药典》（一部）附录新增《中药生物活性测定指导原则》，为规范中药生物活性测定研究设计、方法学建立等提供了一定指导。2015 版和 2020 版《中国药典》四部均收载了《中药生物活性测定指导原则》。2020 版《中国药典》提出，拟开展生物活性测定研究的中药材、饮片、提取物或中成药功能主治应明确，其中，优先考虑适应证明确的品种，对中药注射剂、急重症用药应重点进行研究[59]。国家药品监督管理局药品审评中心于 2018 年启动《中药生物效应检测研究技术指导原则（试行）》制定工作，经广泛征求意见，于 2020 年 12 月正式发布。近年来，多种中药均进行了生物效价测定方法建立的初步尝试，但均尚未作为新药申报要求及产品质控及放行指标推行。国际上，2004 年美国 FDA 提出植物药质控生物效价（bioassay）的开发建议。2015 年，美国 FDA 颁布《植物药研发指导原则》修订草案，明确描述了 bioassay 的开发要求，这也预示着中药生物活性测定/效价测定必将成为中药质量评价体系中的一个重要指标[60]。

**（3）中药生物效价评价法的构建**[61]

① **实验对象的选取**　细菌、细胞、蛋白质、相关病原微生物及动物等均可作为实验对象。所选取对象应具有来源广，敏感性强、见效快、效果明显等特点。

② **检测方法的筛选**　所选方法应具有快速、灵敏、客观、可定量、普适性好等特点。如抗生素微生物效价检测法、体外细胞实验、体外酶实验、抗氧化实验、免疫测定法、生物热动力学法等。

③ **检测指标的确立**　检测指标重现性要好，能将方法与中药生物效应活性联系在一起，并能较好地与现行的中药质量等级联系紧密。

④ **生物效应评价法的方法学考察**　包括精密度考察、中间精密度考察、可靠性考察、稳定性考察、重现性考察及线性关系考察。

⑤ **评价方法的建立**　根据中药的药理作用、功能主治等开展相应的实验，如抗炎、抗菌、抗氧化、活血化瘀等实验，以验证生物效价检测方法所得结论的客观性和可靠性，筛选快速、灵敏、稳定、高效、经济、通用性好的生物效价检测方法。

**（4）建立中药生物效价评价方法的难点与挑战**[60]

中药生物效价方法的探究可借鉴生物药的质控模式，但中药与生物药的特征又存在诸多差异，如专属靶标未知或多靶标、生物效应多样、PK-PD不清楚等，这些都为中药生物效价的研究增加了挑战。

**① 中药生物效价方法的选择**　基于相关法规和指南要求，效价方法的选择应与药品的功能主治、作用机制相关，还要符合准确度、精密度、专属性、线性和范围等要求。但是中药的功能主治一般较为广泛，部分药品的作用机制尚不明确，而且生物效价测定与"功能主治"只能部分相关而不能完全一致[52]；再加上复方中药对药效物质基础、PK-PD关系、专属性靶标和生物标志物的研究较为薄弱，极大限制了生物效价开发时方法的选择（表6-5）。

表6-5　不同生物效价方法的优缺点[60]

| 模型 | 优点 | 缺点 | 应用 |
| --- | --- | --- | --- |
| 细菌/细胞/酶学实验 | 高通量、操作简单、重复性好 | 缺少药物体内代谢的过程，易出现假阳性或干扰结果 | 效价检测，适用于注射剂或体内外物质成分相同的中药 |
| 离体试验 | 直观反映药物对靶组织的作用 | 组织来源于动物，验证需同时考虑体内和离体的一致性"替换"开发与验证相对 | 效价检测 |
| 模式动物 | 兼具体内与体外试验的优势 | 在换算剂量的评价需进一步证明 | 效价检测 |
| 哺乳动物 | 能最大限度模拟动物在体内的情况 | 个体差异较大，重复性差，较难通过验证要求 | 定性或半定量检测 |

**② 标准品（阳性对照）的选择**　标准品的存在是为了确保生物效价测定方法中阳性待测药品在一定剂量时的实验结果有良好的重复性，以及对待测药品阴性结果判断的准确性。因此，标准品的选择至关重要。最理想的标准品应与供试品是同质的，在一定浓度范围内，标准品可视为供试品不同程度的浓缩物或稀释物，以最大限度地消除系统误差。但由于中药成分复杂，很难找到同质物质作为其标准品使用，目前生物测定用中药标准品尚属空白[62]。参考USP通则的要求，标准品的选择应和待测样品具有相同成分，或不同成分但有活性/毒性相似性[63]。因此可以采用逆向思维，建立中药针对某一药理活性的标准品，这样就可以很好地量化药理活性[62]。若待测药品的作用机制明确，可采用与之作用机制相同的化学药或生物药作为标准品进行生物效价测定[64]。若待测药品的物质基础研究较为全面，可以以主要药效成分的标准品作为生物效价测定的标准品[65]。或者当待测中药药效成分的组成及配比已十分明确后，可采用各组分标准品相同配比的组合物作为参照标准品。此外，还应考虑标准品来源易得、成本较低、稳定性较好等因素。

**③ 统计学模型的选择**　不同标准品的选择影响相对效价计算的统计学模型的选择。生物效价中的"效价"指的是相对效价（relative potency），是测试样品和标准品间产生预期生物学活性能力的比较测定。在证明了待测样品和标准品之间的相似性后，用来计算相对效价的统计学模型[63]主要有4种：①平行线性模型；②平行曲线模型；③斜率比例模型；④量子化反应生物活性检测模型。通常情况下，前2种模型适用于标准品与供试品同质或作用机制相同的情况，第3种模型则适用于化学药或其他非同质的标准品，第4种适用于量子化（非连续性）的检测指标。

**（5）中药生物效价评价法的应用**

中药生物效应评价法应与中药的药效相联系，已有学者针对活血化瘀、宣肺平喘、抑菌、抗炎等药效开展了相关研究[61]。近年来部分相关研究见表6-6。

表 6-6　中药生物效价评价研究举例

| 生物效价类型 | 药物名称 | 实验方法 | 标准品 | 文献号 |
|---|---|---|---|---|
| 抗凝血酶活性 | 活血通脉胶囊 | 琼脂糖-纤维蛋白原平板法 | 水蛭素 | [66] |
| 抗血小板聚集 | 小金丸 | 体外测定血小板聚集率 | 阿魏酸钠 | [67] |
| 抗血小板聚集 | 水蛭 | 体外抗血小板聚集试验 | 阿司匹林 | [68] |
| 抑菌 | 三黄泻心汤 | 体外抑菌试验 | 亚胺培南 | [69] |
| 抗菌 | 板蓝根 | 管碟法、生物热动力学方法 | 硫酸庆大霉素 | [70] |
| 抗病毒 | 板蓝根 | 神经氨酸酶活性检测 | 磷酸奥司他韦 | [70] |
| 胃蛋白酶活力 | 鸡内金 | 胃蛋白酶活性检测（Folin 法） | 多酶片 | [71] |
| 抑制环氧化酶-2 | 紫丹参、丹参 | 测定环氧化酶-2 活性抑制率 | 塞来昔布 | [72] |

#### 6.2.1.2　中药生物活性限值测定法

生物活性的存在是实现药效作用的前提和基础，一般优先选用生物效价测定法，未能建立生物效价测定的品种可考虑采用生物活性限值测定法，待条件成熟后可进一步研究采用生物效价测定法[73]。生物活性限值是一种定性或半定量的评价方法，可采用中药成分或化学药品作为方法可靠性验证用对照品[54]。近年来部分相关研究举例见表 6-7。

表 6-7　中药生物活性限值测定研究举例

| 生物活性类型 | 药物名称 | 考察指标或实验方法 | 文献号 |
|---|---|---|---|
| 抗血栓 | 红花注射液 | 对小鼠的偏瘫保护率 | [74] |
| 镇静催眠作用 | 天麻超微粉 | 小鼠自发活动次数，小鼠戊巴比妥钠诱导睡眠时间 | [75] |
| 抗炎及免疫调节 | 清金化痰汤水提物冻干粉 | 巨噬细胞 RAW264.7 吞噬指数、对白细胞介素-6（IL-6）分泌量的抑制率 | [76] |
| 免疫调节 | 甘草水提物冻干粉 | 巨噬细胞 RAW264.7 吞噬指数 | [77] |
| 活血祛瘀、通脉养心 | 丹参注射液 | 对小鼠血栓的保护率、对血小板聚集的抑制率和凝血时间延长率 | [78] |
| 活血祛瘀、通络止痛 | 灯盏细辛注射液 | 脑缺血试验和血栓形成试验 | [79] |

#### 6.2.1.3　中药生物毒价测定法

中药毒性具有现代生物技术难以检测的微小毒性、综合毒性等特点，是中药安全性评价的关键问题之一。如何准确、快速、高效地评价中药的毒性，是中药毒性研究的重要方向[80-81]。化学毒性评价存在一定的问题，如部分成分不能完全代表有毒中药的整体毒性，成分简单相加求和缺乏依据等。而生物毒价可直接反映中药产品的毒性，是一种关联临床、客观准确、快速经济的评价方法，可用于中药的安全性评价。以毒价作为统一的毒性标示对药材生产、加工、炮制等环节质量进行序贯控制，可辅助医生在临床上根据标示毒价调整剂量，确保用药安全[53]。近年来部分相关研究见表 6-8。

表 6-8　中药生物毒价测定研究举例

| 实验目的 | 药物名称 | 实验方法/评价指标 | 阳性对照 | 文献号 |
|---|---|---|---|---|
| 毒性剂量限值 | 制附子水提物 | 对大鼠心肌细胞活力抑制率 | 新乌头碱 | [82] |
| 整体心脏毒性 | 生附子及其不同炮制品 | 大鼠室性早搏最小中毒量 | 乌头碱 | [83] |
| 生物毒价测定法 | 附子及炮制品 | 整体动物最小致死量 | 乌头碱 | [84] |
| 评估药材安全性 | 乌头类中药 | 整体动物最小致死量 | 乌头碱 | [85] |
| 肝细胞毒价 | 何首乌 | CCK-8 法测定细胞抑制率 | 对乙酰氨基酚 | [86] |
| 微毒测试技术可行性 | 金银花和山银花 | 对发光菌发光强度抑制率 | — | [80] |

### 6.2.2　生物效应表达谱

生物效应表达谱（bio-response profile）是指在特定的实验条件下，供试药物作用于生物体系所表达出的一组特征生物学信息或图谱，通常具有时间-效应或剂量-效应依赖关系，相对于经典生物效价检测，生物效应表达谱能反映药物作用于生物的更多指纹和（或）动态信息，因此在很大程度上能够表征出药物作用的特异性或专属性，既能够定性鉴别、又能定量评价，在中药质量一致性评价方面具有优势[87]。生物效应表达谱具体包括生物热活性指纹图谱、细胞指纹图谱、生物自显影薄层色谱、高内涵分析等[53,88-92]。

### 6.2.3　以生物评价为核心的整合评价方法[87]

鉴于中药质量控制的复杂性，通过整合临床评价、生物评价、理化分析及传统经验鉴别等多种评价模式和技术手段优势，已建立起一系列生物评价为核心的整合评价方法，如效应成分指数（effective components index，ECI）、效应当量（efficacy equivalent，EE）、道地指数（dao-di index，DDI）、生物标志物（biomarker）等[93-95]。

效应成分指数（ECI）适用于药效物质相对清楚的中药，该方法整合了化学评价在测定精准性方面的技术优势与生物评价在关联药效的技术优势，具有多指标整合量化集成的特点，克服了目前中药内在质量评价指标单一、分散、难关药效等弊端。针对有效性，ECI越高，质量和疗效越好；针对安全性，毒性ECI越高，安全性风险越高。

基于效价计算的效应当量（EE），可以对不同质量的中药进行剂量调整，从而实现疗效稳定，解决质量差异对临床疗效稳定性的影响。

DDI虽然只是一个相对数值，但其实质内涵很丰富，它不仅反映中药材的品种、规格、质量，而且在一定程度上反映中药材的历史和品牌，因而在中药材产业化发展与临床合理用药方面均具有指导意义和应用前景。

生物标志物定量分析可广泛用于中药生物评价中，该应用尚待进一步完善。

## 6.3　量效和谱效关系在中药评价中的应用

### 6.3.1　中药量效关系研究

剂量即药剂的用量，其实质就是药物应用于机体能够产生特定生物效应的量。量效关系是指在一定范围内药物的剂量（或浓度）增加或减少时，药物的效应随之增强或减弱，这种关系是确定临床用药剂量的基础[96]。理想的剂量要求是达到最好、最大的疗效，最少的不良反应。中药剂量是中医学中依据传统经验为达到一定治疗作用所应用的中药量。中药剂量除具有一般药物的共有属性外，还受到中药的产地、炮制及辨证论治等因素的影响，具有特殊性和复杂性[97]。

中药及方剂是中医临床实践的重要内容，其中方剂更是临床用药的主要形式。方剂中不仅包含组成药味，还必须为每味药物确定合适的用量。方剂中药物的用量与方剂的临床效果密切相关，若用量选用不当，轻则方剂疗效降低或消失，重则可能产生相反效果甚至产生毒性，严重者还可能造成死亡。因此，正确认识中药的用量与其效果间的关系是临床应用安全、有效的前提和基础。但中药的量效关系与化学药常见的"S"形曲线有着显著的区别[98]。中药是一个高度复杂的化学物质体系，其复杂性不仅表现在组成方剂的化学组分的复杂性及各组分相互关系的复杂性，也体现在方剂与人体相互关系的复杂性。同时，中药的主要应用形式为方剂，多种药物同时使用，其功效随配伍药物的不同而变化。因此，方剂的量效关系研究不能照搬化学药量效关系的研究方法，需要同时考虑多种影响因素和配伍情况，研究难度高[99]。

### 6.3.1.1 传统中医药理论指导下的中药量效关系[100]

历代医家均十分重视中药量效关系的探讨，在传统中医基础理论的指导下，根据辨证论治的原则遣药组方，确定药味的多少，剂量的大小。明代张介宾在《类经》中指出："盖以治病之法，药不及病，则无济于事，药过于病，则反伤其正而生他患矣，故当知约制，而进止有度也。""病重者宜大，病轻者宜小。"《冉雪峰医案·厥冒》中"凡大病需用大药，药量得当力愈大而功愈伟"是对"量效关系"最精辟的概括。

张仲景在其经典著作《伤寒论》与《金匮要略》中对中药的剂量进行了明确的区分，同种中药在治疗同一病证根据病证的严重程度对其剂量进行了严格的阐述，如《伤寒论》中从"微呕""喜呕"及"呕不止"到"呕家""胃反"，呕吐的程度由轻到重，半夏的用量也随之加大，由 2 合半到半升、1 升乃至 2 升，由此不难看出半夏止呕这一功效其强度与其用量成正比关系[101]。又如提出的"治上焦如羽，非轻不举"的三焦辨证医学家吴鞠通，治疗温病初期的银翘散的服用量每次仅 18g，而治疗病重邪甚热毒炽盛之脱疽的四妙勇安汤，银花达90g，减则无效。《内外伤辨惑论》中当归补血汤，黄芪剂量为当归剂量的 5 倍，取其阳升阴长，补气生血，是气血同治以调气血的实例；若相反重用当归，因有形之血不能自生，而难以奏效。这些充分说明了历代医家对中药药物的"量"与"效"的关系的重视。

### 6.3.1.2 现代中药量效关系研究

中药量效关系是中医药现代化研究中的关键问题之一。中药用量的复杂性是方剂临床效应的决定因素之一，蕴含着丰富的科学内涵。方剂组成中的药量变化，会影响全方功效的发挥程度，甚至改变方剂配伍关系、方中组成药物的君臣地位，从而使全方主治证及功用发生变化，这也是中药量效关系区别于西药量效关系的特征所在[102]。中医药学者试图借助先进的科学技术研究中药，探讨中药剂量与功效的内在联系，发现规律，揭开对中药临床剂量"中医不传之秘在量上，中医治病的巧处在量上"的神秘面纱，为全球各种文化所认可。目前中药量效关系的研究思路主要是从数据挖掘、临床病症、效应物质 3 个角度来进行探讨[103]。

**(1) 基于数据挖掘的中药量效关系研究**

传统模式下，中医对病、证、药、方及方剂配伍规律的认知主要通过中医理论的传承以及反复的临床实践。近年来，随着生物信息学的发展，利用计算机强大的计算能力，人工智能、数据挖掘等技术和方法已被广泛引入中药量效关系的研究中，该研究思路主要是通过统一计量单位、规范药名、记录方式等，建立方药数据库，采用信息数据处理的方式研究中药的用量策略，对古文献及现代中医医案中的中药剂量经验进行系统梳理，从而总结方药"随证施量"的规律，形成"以人为本体"的中药量效理论[103]。其不足之处是还需要在此基础上进行更加全面的基础实验和临床研究加以佐证[104]。

**(2) 基于临床病症的中药量效关系研究**

中医在长期的历史发展中形成了特色的中药量效观，即方药-病症-人的整体量效观。基于临床病症的中药量效关系研究思路多是中医结合自己多年的临床实践总结出一些中药量效经验，或学术传承人等对其临床所用方药的疗效与用量进行相关性分析，揭示中药量效关系的特点及规律[103]。该思路最能体现"病-证"结合的中药量效关系，但需要较长时间的临床积累与总结[104]。

**（3）基于效应物质的中药量效关系研究**

中药剂量变化与中药有效成分含量密切相关，而中药成分多样、作用机制复杂为中药的量效关系研究带来了挑战。近年来，随着现代科学技术和实验手段的迅速发展，从药效物质基础层面及整体动物药理药效层面来研究和探讨中药量效关系已得到了广泛的推广和认可，传统药理学、中药血清药理学、代谢组学、拆方研究等已逐步应用于中药量效关系研究中，具体涉及中药有效成分、单味中药、中药复方、药对配伍、中药注射剂、中成药等方面的量效关系研究[103,104]。如胡雅儿等[105]研究证实知母苷元 ZMS 对大龄小鼠脑 M 受体的上调作用与剂量成正相关；陈建萍等[106]研究证实中药益苷颗粒剂能使正常大鼠胆汁流量增加，且与剂量正相关，三个剂量组存在明显量效关系；潘海宇等[107]研究证实 13 种伞形科中药提取液对超氧自由基均有清除作用，且提取液的加入量与抑制超氧自由基的能力呈现明显量效关系。这一思路从中药的化学物质角度来揭示中药的"量"与"效"的内涵，同时给出了较为详细的中药量效关系，为临床合理选择剂量提供科学依据和参考。但所选动物模型是否真实地反映了中医临床中所针对的"症"，还需要进一步的研究和验证[104]。

中药不是一般的受体型药物或单一靶标药物，其量效关系十分复杂。根据可能的"治疗窗"大小，中药的量效关系大致可分为 3 类（如图 6-1 所示）。

① 治疗窗不明显　该类药物既无明显的量效关系，也无明显的量毒关系，安全剂量范围大。一些作用缓和的方药，如四物汤、四君子汤，以及大多数补益调节类药物，如当归、党参、人参、黄芪等多属于这种类型。该类中药量效关系研究在药理研究时有良好的可操作性，但临床试验观测比较难。但是研究中药的量效关系，不能回避也不应回避对该类中药的研究。

② 治疗窗相对较宽　该类药物有明显的量效关系，也有一定的量毒关系，两者可能有重叠，但重叠部分很少。一些作用较峻的方药如大黄、大承气汤、茵陈蒿汤等可能属于该类型。这类药物可能是研究中药量效关系的最佳载体，在药理实验和临床试验中均有良好的可操作性。

③ 治疗窗相对较窄　该类药物有明显的量效关系，同时也有明显的量毒关系，且两者部分重叠或大部分重叠。一些"有毒"方药如附子、四逆汤等可能属于该类型。这类药物同样是研究中药量效关系的较好载体，但该类中药在药理学试验观测可操作性好，而临床试验可行性较差[108]。

医生可参考上述量效关系分型，依据患者病情缓急、处方组方特点及自身用药经验，有目标的增大或减少某味中药的用量，以达到增效或减毒的临床目的。上述中药量效关系分型的提出，对阐明中药量效关系及其规律性、总结和提炼基于现代科学研究成果的中医方药剂量理论具有一定指导意义[109]。以麻黄汤为例，麻黄汤主治寒邪凝闭于表的伤寒病症，君药是麻黄，其功能是发汗散寒。在研究麻黄汤量效关系时，首先必须确定麻黄的发汗散寒量效曲线，最小有效量是多少，最大安全用量是多少，常用量范围是多少；然后研究不同用量桂枝、杏仁和甘草对麻黄发汗散寒功能量效曲线的影响。桂枝辛温发散，能够加强麻黄的发汗散寒功能，所以配伍桂枝以后，麻黄的量效曲线应该上抬。当进一步加入了杏仁以后，由于杏仁具有宣肺发散功能，能够加强麻黄的发散之力，所以麻黄的量效曲线在桂枝、杏仁的增进作用下将进一步上抬。甘草味甘性缓，对麻黄的发汗散寒功能有一定的制约，所以如果麻

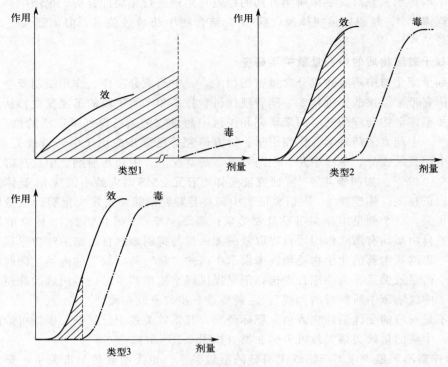

图 6-1　中药的量效关系

黄配伍甘草，麻黄的发汗散寒量效曲线将出现一定程度的下移。桂枝、杏仁和甘草三味药物对麻黄发散作用的影响都将各有一条由不同用量产生不同影响强度的量效曲线。四味药相互作用，麻黄的药力有增有减，所以麻黄汤全方的量效曲线可能会略低于麻黄、桂枝、杏仁三物合用的功能，见图 6-2[110]。

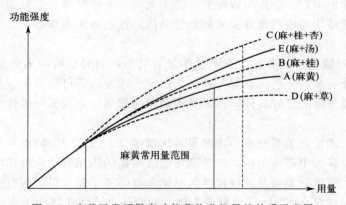

图 6-2　麻黄汤发汗散寒功能药物分解量效关系示意图

### 6.3.1.3　中药指纹学体系与量效关系

中药复方剂量包括两层含义：一是处方总量大小，二是处方中不同药味的配比剂量。西药剂量与药物用量、成分含量或浓度之间有"直通"关系，可以相互换算。对于中药而言，中药的剂量不仅与药材用量、药效成分含量或浓度之间有关联，还与药材基原品种、商品规格等级、饮片颗粒大小等有关联，但这些关联之间并非"直通"关系。因此，研究中药量效关系，首先应明确中药剂量绝不仅仅是一个药材用量的问题，而必须从质、量关联考虑；离开品质概念内涵的中药剂量是难以想象的；离开品质概念内涵的中药量效关系研究，很可能会成为"无本之木，无源之水"。因此，研究中药量（剂量）-效（药效）关系，离不开中药质（品质）-量（剂量）关系的研究[111]。

均一性、同质性（homogeneity）是指某一制品或物质，就其中一种或多种特定性质而论，其组成和结构相同。质量均一性是药品存在的基础，是药品的内在要求。人们的用药剂量又与药品的每一单位产品，如一片药、一支注射剂、一瓶输液等有着密切的关系。制剂产品含量不均匀，直接影响到用药剂量的准确性，进而影响到药品的疗效[99]。由于中药成分的复杂性，其质量控制一直是难题，更何况做到质量均一性控制。我国中药质量控制体系不能照搬化学药的质量控制体系，这不符合中药整体观。而中药指纹图谱是一种综合的、可量化的化学鉴定手段。中药指纹图谱系指中药原料药材、饮片、半成品、成品等经适当处理后，采用一定的分析手段，得到的能够标示其特性的共有峰的图谱。可借以鉴别真伪、评价原料饮片、半成品和成品质量均一性。检测中药指纹图谱方法有 HPLC 法、UV 法、TLC 法、近红外光谱法等，其可以从整体性评价中药成分的均一性。针对药味成分复杂、标准物质要求高、指标成分缺乏专属性的品种，建立专属性强、多成分同时控制的质量指标，建立完善有效活性成分测定、多成分同步定量，特征图谱（或指纹图谱）检测技术[112]。逐步做到每个品种有科学规范的安全性数据，要有与活性直接相关的有效性控制方法和专属的能反映整体特征的质量指标。

## 6.3.2 中药谱效关系研究

中药谱效学（谱效关系）是在中医药理论现代研究的基础上，以中药指纹图谱为基础，以效应学为主要内容，应用生物信息学方法，建立中药指纹图谱与中药疗效关系的一门学科[113]。李戎等[114]首先提出将中药指纹图谱中化学成分的变化与中药药效的研究结果联系起来，建立起具有实际意义的中药谱效学。中药谱效关系研究的目的就是通过指纹图谱与药效作用的相互关系研究，揭示中药所含的化学成分与药效之间的相互关系。近年来，国内外学者探索建立了谱效关系的研究模式，研究过程包括采用合适的分析方法构建中药指纹图谱，并对指纹图谱中的成分进行分析；建立适合的药效评价模型，获取药理学数据；采用数据处理技术将指纹图谱数据和药理学数据进行关联、分析，结合中医药专业知识，建立有意义的谱效关系，进而揭示中药的药效物质，建立中药的药效指纹图谱[115]。

目前国内外普遍接受的指纹图谱能够反映中药"多组分、多靶标"的特点[116]，而谱效关系是基于中药指纹图谱而高于指纹图谱的更深一层次的科学研究，且能够反映中药内在质量。中药谱效关系能从整体上控制中药及中药复方制剂的质量，能够鉴别中药真实性、评价中药质量一致性及稳定性，从而有利于促进我国中医药走向世界，实现中药现代化和国际化发展[117]。

### 6.3.2.1 中药谱效关系传统研究[115]

传统的谱效关系研究常采用经典的化学分离方法，将单味药或复方按照一定的分离制备流程，制备成各个有效部位，然后对各有效部位进行指纹图谱表征和药效学筛选，进而揭示药效作用和指纹图谱的相关性，确定中药的药效物质。

Liu 等[118]通过对气血并治方不同化学部位进行化学分析和活性筛选，建立了筛选气血并治方主要活性成分的谱效关系研究方法，确定了气血并治方的主要活性成分，包括柚皮素、橙皮素、藁本内酯、洋川芎内酯 A、伞形花内酯等。Nie 等[119]研究了白芷指纹图谱和药理活性的谱效关系，结果发现白芷指纹图谱中的成分可以分为 3 组，其中，白芷镇静和镇痛作用与化学成分组 2 相关，抗炎和解热等作用与化学成分组 3 有关。何前松等[120]研究了疏毛吴茱萸不同提取物指纹图谱与缓解家兔离体肠平滑肌痉挛的相关性，建立了谱效关系，结果发现醇提物保留了传统水煎液的药效，进一步研究鉴定了醇提物指纹图谱中的 8 个化学成分，包括吴茱萸碱、吴茱萸次碱、绿原酸及其异构体、槲皮素-3-$O$-$\beta$-D-半乳糖苷、去氢吴茱萸碱、14-甲酰基二氢吴茱萸次碱和柠檬苦素。林珊等[121]采用谱效关系方法研究了太子参细胞毒作用的活性成分，结果发现太子参的细胞毒作用与环肽类化合物有关。

传统的谱效关系研究方法可以在一定程度上揭示中药的药效物质，但是由于中药中所含的化学成分极其复杂，化学成分和药效作用之间存在复杂的相关性，既有正相关，也有负相关，化学成分之间还存在协同和拮抗作用，加上传统的化学方法所得的各个部位存在成分交叉的情况，因此，难以有效揭示中药谱效关系，也无法准确揭示中药药效物质基础。

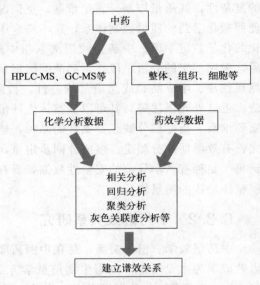

图 6-3　谱效关系的现代研究方法

### 6.3.2.2　中药谱效关系现代研究[115]

随着现代分析技术的快速发展和各种统计分析方法的日趋成熟，新的谱效关系研究方法和模式逐渐形成，并在谱效关系研究中得以广泛采用（图 6-3）。在指纹图谱研究中，常采用各种现代分析方法，包括高效液相色谱法（HPLC）、气相色谱法（GC）以及各种色谱质谱联用技术，如高效液相色谱-串联质谱（HPLC-MS/MS）、高效液相色谱-四级杆飞行时间质谱（HPLC-Q-TOF-MS）、气相色谱-质谱（GC-MS）等。在建立中药谱-效相关关系方面，有多种统计学方法，包括相关分析、主成分回归分析、典型相关分析、多元线性回归分析、灰色关联度分析、逐步回归分析、聚类分析、偏最小二乘回归分析等[122]。

### 6.3.2.3　中药谱效关系研究的应用实例

#### （1）在单味中药质量控制中的应用[27]

近年来，通过中药谱效关系在单味药中的研究发现，主要是在对选取不同产地、不同品种、不同药用部位、同种药材的不同提取部位或不同炮制方法等方面，进行了建立指纹图谱和与之相关的中药药效学研究，通过采用多种统计分析方法进行数据处理，得到相应的谱效关系，进而确定单味中药中的主要活性成分或药效物质，为单味中药的质量控制提供基础研究。如有学者对禹州漏芦[123]、白芷[124]、黄连[125]、三七[126]、两面针[127]等多种单味中药的化学成分与其主要的药效作用进行了谱效研究，确定了单味中药对药效起主要作用的活性成分或药效物质，为单味中药的质量控制提供了基础研究。

#### （2）在中药炮制质量控制中的应用[128]

中药在加工炮制的过程中化学成分存在水解、异构化、氧化、置换、分解等变化[129]。炮制过程不仅使化学成分的含量发生了变化，也使成分的种类出现差异，影响中药药效，给中药质量控制带来了新要求。杨冰月等[130]建立半夏及其炮制品总有机酸关于止咳作用的谱效关系，解释并说明了半夏及其炮制品止咳作用的物质基础以及总有机酸 HPLC 指纹图谱和止咳作用的相关性。吴环宇等[131]建立黑顺片醇提物 SD 大鼠血浆指纹图谱与血压、心率间的谱效关系，阐明附子抗心力衰竭作用的药效物质基础。

**（3）在中药复方制剂质量控制中的应用[128]**

中药复方的研究大多沿用西药的研究思路，即采用化学成分分离结合、简单活性成分筛选的方法，然而这种方法很难真正阐释中药复方整体性的科学内涵[132]，而谱效关系正好解决这一问题。窦志华等[133]研究复方五仁醇胶囊，通过对含药血清指纹图谱和保肝作用关联度分析，表明君药五味子所含有的木脂素类成分是保肝作用主要药效物质基础。程玲等[134]研究六味五灵片的组成中药 20 个不同比例组合提取物对 LX-2 细胞的抑制作用表明，14、20、17、19、21 号峰与药效高度关联，因此认为六味五灵片的抗肝纤维化作用不是单一化学成分直接影响药效结果，可能是多成分相互作用和影响的结果，这一结论为六味五灵片的质量控制提供了一定的理论基础。包永睿等[135]在气滞胃痛颗粒中找到 20 个与促胃肠动力作用关联度高的成分，成功建立了基于促胃肠动力作用的气滞胃痛颗粒谱效关系，为复方组效研究奠定了实验基础，也为后续中药复方谱效关系的研究提供参考。

**（4）中药谱效关系的进一步探索**

尹莲等[136,137]分别运用 HPLC 和 GC 方法研究了加味四妙丸中各有效部位及各组方药中的有效部位进行正交组合，测定指纹图谱及评价抗炎、镇痛及降尿酸作用，再利用数理统计学的方法将药理数据与色谱峰的相对面积相关联，能够将有效部位群中的 12 个峰进行归属，并与抗炎、镇痛、降尿酸作用具有相关性。沈岚等[138]通过芍药、甘草的各效应组分 8 组不同配比，进行给药后大鼠血清的胃底肌条解痉实验，获得各组抑制率，找出有 4 个色谱峰与药效相关性较大，这个研究是血清指纹图谱与血清药效的直接相关分析，建立了一种体内活性物质谱效研究的新方法。

### 6.3.2.4  中药指纹学体系与谱效关系

基于传统中医药理论和历代中医实践的中药，无论单味中药还是复方制剂，成分均为多组分的复杂体系，影响其质量的因素也复杂多样。传统的单一成分的质量控制模式不适合中药的复杂性，不足以解决中药质量控制的复杂问题，故评价其质量应采用与之相适应的、能提供丰富鉴别信息的质控方法，中药现代化研究思路之一——谱效关系的研究，建立在中药指纹图谱研究基础上，但又不等同于中药指纹图谱，而是比指纹图谱更深入的科学研究方向[117,139]，最大限度地获取有用的化学信息，将标示物质群特征峰的指纹图谱与药效结果联系起来，为确立中药药效物质基础、制定反映产品内在质量的控制标准而进行的研究，通过谱效关系研究，不仅可以使指纹图谱表征的化学成分能够体现出中药的药效，而且还能够阐明指纹图谱特征与药效的相互关系，确定相应的质控指标，使构建的指纹图谱用于中药质量控制更具有针对性，更能反映中药与其药效基本一致的内在质量[140]。

**参 考 文 献**

[1]  李建锋，荀丽英，李航，等. 中药成分的生物学活性评价及筛选 [J]. 中草药，2015，46（04）：588-594.

[2]  朱顺娟. 基于当归补血活血、润肠通便的有效部位筛选与化学成分分离分析 [D]. 兰州：甘肃中医药大学，2018.

[3]  翟优，刘思远，陈善夫，等. 4 种中药注射剂改善大鼠慢性心力衰竭的药效研究 [J]. 中草药，2021，52（14）：4248-4254.

[4]  缪晓冬. 乳香—没药配伍有效部位的制备工艺研究及其对缺血性中风的保护作用 [D]. 南京：南京中医药大

学，2020.

[5] 李婷．红花注射药渣中亚精胺有效部位提取物抗抑郁作用研究［D］．太原：山西大学，2020.

[6] 于海涛．红车轴草有效部位化学成分及活性研究［D］．济南：济南大学，2016.

[7] 武先奎．扶正解毒化瘀方及有效部位干预 RSV 肺炎小鼠的作用机制研究［D］．北京：北京中医药大学，2017.

[8] 许会芹．板蓝根抗病毒有效部位协同作用及其免疫信号通路机制研究［D］．南京：南京中医药大学，2019.

[9] 李慧君，郭爽，王天合，等．茯苓利下焦水湿有效物质部位的筛选及其作用机制研究［J］．中国医院药学杂志，2022，42（5）：519-524.

[10] 付小梅，王芳，刘婧，等．栀子抗肝内胆汁淤积有效部位筛选及其化学成分研究［J］．中成药，2021，43（10）：2825-2829.

[11] 王梓灵，郭瑜婕，朱芸芸，等．金花茶有效部位抑制表皮生长因子受体（EGFR）抗非小细胞肺癌的作用机制研究［J］．中国中药杂志，2021，46（20）：5362-5371.

[12] 廖婧竹．蜜炙黄芪有效部位的分离及其抗炎活性研究［D］．广州：广东药科大学，2017.

[13] Gao Y，He CN，Bi W，et al. Bioassay guided fraction-ation identified hederagenin as a major cytotoxic agent from cyclocarya paliurus leaves ［J］. *Planta Med*，2016，82（1-2）：171-179.

[14] 刘伟，赵然然，张梦莎，等．鹿药抗真菌有效部位筛选及其作用机制研究［J］．陕西科技大学学报，2021，39（06）：58-64.

[15] 刘松鑫，李志满，邵紫君，等．鹿茸不同有效部位的抗氧化活性与对 RAW 264.7 细胞的免疫调节作用研究［J］．中华中医药学刊，2022，40（6）：137-144＋004.

[16] 包龙跃．千金子中二萜醇酯类成分及其有效部位研究［D］．长春：吉林大学，2018.

[17] Zhang XG，Ma GY，Kou F，et al. Reynoutria japonica from traditional chinese medicine：a source of competi-tive adenosine deaminase inhibitors for anticancer ［J］. *Comb Chem High T Scr*，2019，22（2）：113-122.

[18] 杨振中．抗 2 型糖尿病中药药效物质发现方法及网络药理学研究［D］．杭州：浙江大学，2014.

[19] 毛希琴，邹汉法，罗权舟，等．模拟生物膜色谱用于预测药物的小肠吸收［J］．分析化学，2001，29（10）：1135-1139.

[20] 马文苑，谢媛媛，王义明，等．细胞膜色谱技术在中药质量评价中的应用与思考［J］．药学学报，2017，52（12）：1827-1838.

[21] Fu J，Lv YN，Jia QQ，et al. Dual-mixed/CMC model for screening target components from traditional Chinese medicines simultaneously acting on EGFR & FGFR4 recep-tors ［J］. *Talanta*，2019，192：248-254.

[22] Gu YQ，Chen XF，Wang R，et al. Comparative two-di-mensional HepG2 and L02/ cell membrane chromatography/ C18/ time-of-flight mass spectrometry for screening selective anti-hepatoma components from Scutellariae Radix ［J］. *J Pharm Biomed Anal*，2019，164：550-556.

[23] 何媛．功能蛋白与药物相互作用的亲和色谱法研究［D］．西安：西北大学，2012.

[24] 王启龙．基于免疫亲和色谱的中药多糖活性筛选与构效关系研究［D］．镇江：江苏大学，2019.

[25] 陈艺丹，周律，王妮华，等．肝细胞亲和色谱法体外筛选大黄降脂活性成分研究［J］．世界科学技术-中医药现代化，2018，20（04）：534-540.

[26] 肖小河，王永炎，刘义．从热力学角度审视和研究中医药［C］//中医药学术发展大会论文集．2005：183-188.

[27] 肖小河，金城，赵中振，等．论中药质量控制与评价模式的创新与发展［J］．中国中药杂志，2007（14）：1377-1381.

[28] 余惠旻，肖小河，刘塔斯，等．中药四性的生物热力学研究 I：生晒参和红参药性的微量量热学比较［J］．中国中药杂志，2002，27（5）：393-396.

[29] 周韶华，潘五九，肖小河，等．中药四性的生物热力学研究—黄连不同炮制品药性的微量热学比较［J］．中草药，2004，35（11）：34-36.

[30] 周慧，王义民，郑重，等．亲和超滤质谱技术在中药活性成分筛选中的研究进展［J］．质谱学报，2018，39（06）：641-652.

[31] 王晓飞，焦海胜，李玉民．HPLC-柱后生物活性检测在线联用技术在天然活性成分筛选中的应用［J］．中草药，2013，44（8）：1047-1051.

[32] Huang H J，Yu H W，Chen C Y，et al. Current developments of computeraided drug design ［J］. *J Taiwan In-st Chem E*，2010，41（6）：623-635.

[33] 任洁，魏静．分子对接技术在中药研究中的应用［J］．中国中医药信息杂志，2014，21（01）：123-125.

[34] 刘利锋．基于分子对接的 β-葡糖苷酶和纤维二糖相互作用研究 [D]．长沙：湖南大学，2013．

[35] Hu B，Lill M A. PharmDock：a pharmacophore -based docking program [J]．Journal of Cheminformatics，2014，6 (1)：1-14．

[36] Fu D Y，Meiler J. Predictive power of different typcs of experimental restraints in small molecule docking：a review [J]．*Journal of Chemical Information and Modeling*，2018，8（2）：225-233．

[37] MalathiK，Raiah S. Binfomatits aproache for ner drug discovery：a review [J]．*Bitecholoy and Cenetie Eneerine Revies*，2018，34（2）：243-260．

[38] 宋向岗．基于分子对接技术探讨中药川芎治疗脑缺血的物质基础及分子作用机制 [D]．广州：广东药学院，2015．

[39] 陈奕玮．基于网络药理学研究中药丹参、三七治疗心血管疾病的作用机制 [D]．贵阳：贵州大学，2020．

[40] 王雪洁．菊苣治疗高尿酸血症多靶点作用机制的分子对接研究 [D]．北京：北京中医药大学，2016．

[41] 王强．基于网络药理及分子对接探讨断藤益母汤靶向 MAP3K2 治疗类风湿关节炎的作用机制 [D]．广州：广州中医药大学，2019．

[42] 李志立，杨冰，翟艳敏，等．基于分子对接技术虚拟筛选红花中抗心肌缺血活性组分 [J]．中国中药杂志，2020，45（12）：2881-2890．

[43] 林卫东，马文苑，田元新，等．基于分子对接技术探讨葛根改善胰岛素抵抗的物质基础 [J]．中国实验方剂学杂志，2016，22（06）：194-199．

[44] 苟美玲，李玲，杨文宇，等．虚拟筛选白芷治疗硝酸甘油诱导的偏头痛的活性成分 [J]．中成药，2014，36（04）：789-795．

[45] 李志立，杨冰，翟艳敏，等．基于分子对接技术虚拟筛选红花中抗心肌缺血活性组分 [J]．中国中药杂志，2020，45（12）：2881-2890．

[46] 张金杰，吕文文，孙迎东，等．野菊花中黄酮类成分抗炎活性的虚拟筛选 [J]．药学研究，2018，37（10）：565-571．

[47] 徐青青，肖敏，王鹏，等．分子对接虚拟筛选六味地黄方中 α-葡萄糖苷酶抑制剂 [J]．中国实验方剂学杂志，2018，24（05）：64-70．

[48] 胡衍保，彭静波，顾硕，等．复方心可舒治疗冠心病多靶点作用的分子对接 [J]．物理化学学报，2012，28（05）：1257-1264．

[49] 黎永良，杜志云，郑杰．基于分子对接虚拟筛选 MEK1 中药抑制活性成分 [J]．中国中药杂志，2017，42（10）：1951-1956．

[50] 史艳丽，刘宇博，吴思晋，等．ApIV 3C 蛋白酶抑制剂的虚拟筛选及活性测定 [J]．高等学校化学学报，2018，39（04）：701-707．

[51] 王卓亚，李阳阳，徐锡明，等．以非洲猪瘟病毒 DNA 聚合酶 X 为靶点的海洋药物计算机虚拟筛选 [J]．中国海洋药物，2018，37（06）：1-7．

[52] 唐元泰，芮菁．关于中药标准采用"生物活性测定"项目的建议 [J]．中国药品标准，2007，8（6）：39-45．

[53] 张萌，封亮，贾晓斌．基于生物活性与效应基准的中药质量评价技术发展现状与展望 [J]．世界中医药，2020，15（15）：2234-2239．

[54] 游云，廖福龙，黄璐琦．基于生物活性测定开展中药质量控制的研究进展 [J]．中国中药杂志，2018，43（3）：452-456．

[55] 周海钧．药品生物检定 [M]．北京：人民卫生出版社，2005：11．

[56] 郑敏霞，沈洁，丰素娟．生物效价检测研究进展 [J]．中国现代应用药学，2011，28（06）：511-514．

[57] 李德培．抗生素的效价剂量标示量及其相互关系 [J]．兽药与饲料添加剂，2001，6（2）：9-10．

[58] 尹卫平，吕碧玉，刘华清，等．生物效价检测在天然药物国际化发展中的应用 [J]．河南科技大学学报（自然科学版），2018，39（02）：99-104＋10．

[59] 国家药典委员会．中华人民共和国药典 [S]．四部．北京：中国医药科技出版社，2020：796-797．

[60] 孙婷婷，马晓慧，李欣欣，等．中药生物效价研究现状及开发思路探讨 [J]．中草药，2017，48（09）：1906-1911．

[61] 张旭，任晓航，王慧，等．生物效应评价在中药质量控制研究中的应用进展 [J]．中草药，2018，49（11）：2686-2691．

[62] 王碧松，郭玉东，王志斌，等．中药生物活性测定法中标准品建立的研究 [J]．药物分析杂志，2013，33（4）：706-708，715．

[63]  USP37 [S]. 2010.

[64]  王碧松. 生物活性测定法用于活血化瘀类中药注射剂质量控制的研究 [D]. 北京：北京中医药大学，2010.

[65]  陆兔林，翟为民，蔡宝昌. 对照提取物在中药质量控制中的应用 [J]. 中国中药杂志，2013，38（3）：462-465.

[66]  高天红，朴晋华，董培智，等. 活血通脉胶囊抗凝血酶活性生物效价测定法的建立 [J]. 中国药理学通报，2020，36（12）：1771-1775.

[67]  曹波，慈志敏，许润春，等. 基于抗血小板聚集效价的小金丸质量评价研究 [J]. 中草药，2020，51（05）：1251-1256.

[68]  王玄，甘奇超，史景彦，等. 水蛭抗血小板聚集生物效价检测方法研究 [J]. 药学学报，2019，54（12）：2178-2183.

[69]  刘晶晶，胡晓茹. 三黄泻心汤质量标志物抑菌生物效价测定 [J]. 药物分析杂志，2019，39（05）：852-858.

[70]  李寒冰. 板蓝根质量生物评价与控制方法的研究及应用 [D]. 成都：成都中医药大学，2009.

[71]  黄伟，王伽伯，谭鹏，等. 基于消化酶活力检测的鸡内金质量生物检定方法研究 [J]. 药学学报，2021，56（05）：1453-1459.

[72]  张彦如. 基于生物效价的紫丹参与丹参质量一致性评价研究 [D]. 大理：大理大学，2021.

[73]  肖小河，王伽伯，鄢丹. 生物评价在中药质量标准化中的研究与应用 [J]. 世界科学技术-中医药现代化，2014，16（03）：514-518.

[74]  高天红，董培智，朴晋华，等. 红花注射液生物活性质量控制方法的建立 [J]. 中国药理学通报，2020，36（5）：727-731

[75]  周雪，陈婷婷，蒋朝晖，等. 基于镇静催眠作用的天麻超微粉生物活性限值测定方法研究 [J]. 中药药理与临床，2018，34（5）：132-136

[76]  张琼玲，孙正霄，肖顺丽，等. 基于巨噬细胞吞噬及分泌功能的清金化痰汤生物限值测定 [J]. 中国实验方剂学杂志，2021，27（24）：10-16.

[77]  张琼玲，肖苏萍，刘蕾，等. 基于RAW264.7巨噬细胞吞噬功能的甘草水提物生物限值测定研究 [J]. 中国药物警戒，2020，17（10）：659-664.

[78]  刘倩，陈晨，张媛，等. 丹参注射液生物活性限度测定方法适用性研究 [J]. 中国药事，2013，27（09）：938-941.

[79]  芮菁，张月玲，李元静，等. 灯盏细辛注射液生物活性限度测定方法适用性研究 [J]. 中国药品标准，2010，11（02）：95-99.

[80]  华桦，鄢良春，吴诗惠，等. 山银花、金银花微毒测试（Microtox）与安全性研究 [J]. 世界中医药，2020，15（02）：219-224.

[81]  鄢良春，华桦，罗茜，等. 基于微小毒性检测的中药注射剂质量波动及安全风险预警研究进展 [J]. 药学学报，2019，54（12）：2189-2194.

[82]  刘蕾，张琼玲，王继永，等. 制附子水提物的生物活性限值测定研究 [J]. 中国药物警戒，2020，17（02）：75-80. DOI：10.19803/j.1672-8629.2020.02.03.

[83]  赵志浩，张定堃，吴明权，等. 基于大鼠室性早搏心脏毒性的附子质量生物评价方法研究 [J]. 中国中药杂志，2016，41（20）：3814-3820.

[84]  温瑞卿. 基于生物毒价检测和化学成分分析的毒性中药附子质量评控研究 [D]. 成都：成都中医药大学，2013.

[85]  秦谊. 基于生物毒价检测的乌头类 “有毒” 中药质量评价模式与方法的建立 [D]. 昆明：昆明理工大学，2011.

[86]  吕旸. 基于肝细胞毒性检测的何首乌质量控制方法研究 [D]. 北京：北京化工大学，2013.

[87]  李寒冰，吴宿慧，牛明，等. 中药品质生物评价的历史与发展 [J]. 中草药，2017，48（14）：2809-2816.

[88]  Ren Y S, Zhang P, Yan D, et al. A strategy for the detection of quality fluctuation of a Chinese herbal injection based on chemical fingerprinting combined with biological fingerprinting [J]. *J Pharm Biomed Anal*，2011，56（2）：436-442.

[89]  谷丽华，俞桂新，王峥涛. 基于ABTS自由基的薄层色谱-生物自显影新方法的建立及其在中药抗氧化活性评价中的应用 [J]. 上海中医药大学学报，2013，27（3）：99-104.

[90]  王偲如，李娜，曹亮，等. 应用高内涵技术研究桂枝茯苓胶囊抗炎及免疫调节活性成分 [J]. 中国中药杂志，2015，40（6）：1005-1011.

[91]  张雅铭，鄢丹，张萍，等. 基于化学特征图谱-生物热活性图谱关联检测的注射用双黄连冻干粉针质量控制方法的初步研究 [J]. 药学学报，2010，45（1）：93-97.

[92]  Feng WW, Zhang Y, Tang JF, et al. Combination of chemical fingerprinting with bioassay, a preferable approach for quality control of Safflower Injection [J]. *Anal Chim Acta*, 2018, 1003: 56-63.

[93]  熊吟, 肖小河, 鄢丹, 等. 综合量化集成的中药品质评控策略: 效应成分指数 [J]. 中草药, 2014, 45 (1): 1-7.

[94]  张海珠, 肖小河, 王伽伯, 等. 中药质量评控的第一要义: 效应当量一致性 [J]. 中草药, 2015, 46 (11): 1571-1575.

[95]  肖小河, 王伽伯, 鄢丹, 等. "道地综合指数" 的构建及其应用价值 [J]. 中国中药杂志, 2012, 37 (11): 1513-1516.

[96]  谢晚晴, 连凤梅, 姬航宇, 等. 中药量效关系研究进展 [J]. 中医杂志, 2011, 52 (19): 1696-1699.

[97]  张卫红, 吴文博, 蔡建丽, 等. 中药剂量的特点与量效关系浅析 [J]. 河北中医. 2014, 36 (8): 1222-1223.

[98]  倪力军, 王国东, 郭佳, 等. 基于图论的色谱指纹图谱谱峰的全局匹配 [J]. 分析化学研究简报, 2006, 34 (10): 1454-1458.

[99]  王金钱. 结合量效关系及指纹图谱智能软件分析系统的中药质量均一性控制策略研究 [D]. 北京: 中国中医科学院, 2017.

[100]  范丽丽, 邓家刚. 传统中医药理论指导下的中药量效关系 [J]. 中医临床研究. 2010, 2 (20): 48-50.

[101]  杨大华. 仲景学说量效关系举偶 [J]. 南京中医药大学学报, 1997, 13 (5): 268-269.

[102]  范欣生, 段金廒, 王中越, 等. 中药量效关系特征问题的探讨 [J]. 中华中医药杂志, 2009, 24 (3): 270-274.

[103]  朱春胜, 聂安政, 王笑, 等. 中药量效关系的研究进展 [J]. 中草药, 2019, 50 (07): 1708-1712.

[104]  彭磊. 浅析中药量效关系研究思路 [J]. 中医药信息, 2019, 36 (05): 30-33.

[105]  胡雅儿, 易宁宇, 刘学理, 等. ZMS 对自然衰老小鼠脑 M 受体调整作用的时效和量效研究 [J]. 中国中医基础医学杂志, 2005, 11 (2): l10-112

[106]  陈建萍, 韩峰, 韩超, 等. 益苷颗粒剂对大鼠利胆作用的研究 [J]. 中药新药与临床药理, 2005, 16 (6): 412-414.

[107]  潘海宇, 韩刚, 姜辉, 等. 13 种伞形科中药抗氧化能力研究 [J]. 时珍国医国药, 2006, 17 (8): 1480-1481.

[108]  浦仕彪, 王伽伯, 赵艳玲, 等. 中药量效关系研究方向的探讨 [J]. 解放军药学学报, 2013, 29 (2): 164-166.

[109]  肖小河. 转化医学中的中药关键科学问题研究 (I): 中药现代研究策论 [M]. 北京: 科学出版社, 2011: 405.

[110]  傅延龄. 中药量效关系核心科学问题及其研究思路 [J]. 北京中医, 2016, 36 (6): 513-516.

[111]  肖小河. 中医药科学研究的几个基本问题 [J]. 医学争鸣, 2011, (1): 11-15.

[112]  张定堃, 韩雪, 周永峰, 等. 附子精标饮片的研制 (I): 规格大小与质量均一性研究 [J]. 中国中药杂志, 2015, 40 (17): 3488-3495.

[113]  戚进, 余伯阳. 中药质量评价新模式——"谱效整合指纹谱" 研究进展 [J]. 中国天然药物, 2010, 8 (3): 171-176.

[114]  李戎, 闫智勇, 李文军, 等. 创建中药谱效关系学 [J]. 中医教育, 2002, 21 (2): 62.

[115]  秦昆明, 郑礼娟, 沈保家, 等. 谱效关系在中药研究中的应用及相关思考 [J]. 中国中药杂志, 2013, 38 (01): 26-31.

[116]  张晓娟, 左冬冬, 谢国梁, 等. "谱效相关" 研究新进展 [J]. 中医药学报, 2015, 43 (1): 78.

[117]  李戎, 闫智勇, 李文军, 等. 创建中药谱效关系学 [J]. 中医教育, 2002, 21 (2): 62.

[118]  Liu L, Li Y F, Cheng Y Y. A method for the production and characterization of fractionated libraries from Chinese herbal formulas [J]. *J Chromatogr B*, 2008, 862: 196.

[119]  Nie H, Zhang H, Zhang XQ, et al. Relationship between HPLC fingerprints and in vivo pharmacological effects of a traditional Chinese medicine: Radix Angelicae Dahuricae [J]. *Nat Prod Res*, 2011, 25 (1): 53-61.

[120]  何前松, 杨卫平, 张丽艳, 等. 疏毛吴茱萸提取物缓解家兔离体肠肌痉挛的谱效关系研究 [J]. 时珍国医国药, 2012, 23 (5): 1108-1110.

[121]  林珊, 蔡巧燕, 曾建伟, 等. 太子参细胞毒活性部位 HPLC 谱效关系分析 [J]. 天然产物研究与开发, 2012, 24 (3): 349-352+324.

[122]  陈峰. 医用多元统计分析方法 [M]. 北京: 中国统计出版社, 2006: 30.

[123]  李喜凤, 王优滑, 安硕, 等. 禹州漏芦抗炎有效部位的谱效关系研究 [J]. 中国实验方剂学杂志, 2014, 20 (18): 137-141.

[124]  张慧, 海广范, 栗志勇, 等. 白芷中活血化瘀有效组分的谱效关系 [J]. 中国实验方剂学杂志, 2014, 20 (15):

139-143.

[125] 马欣欣,刘吉华,余伯阳.黄连抑菌活性的谱效关系研究 [J].药物评价研究,2013,36(3):171-175.

[126] 刘旭,李明春,徐霞,等.中药三七对大鼠心肌缺血保护作用的谱效学研究 [J].中国现代应用药学,2013,30(8):819-823.

[127] 王宏虹,刘华钢,黄慧学,等.两面针抗宫颈癌谱-效关系研究 [J].中药药理与临床,2011,27(5):84-89.

[128] 吴思宇,杨丹丹,傅静,等.谱效关系在中药质量控制中的应用 [J].长春中医药大学学报,2019,35(2):399-402.

[129] 刘斌.中药炮制过程中化学成分的变化及其机理 [J].中草药,1997,2(9):566-568.

[130] 杨冰月,李敏,任敏,等.基于灰色关联度分析法对半夏及其炮制品总有机酸止咳作用的谱-效关系研究 [J].中草药,2016,47(13):2301-2307.

[131] 吴环宇,许妍妍,卢志强,等.黑顺片血浆指纹图谱与抗心衰作用的谱效关系研究 [J].中草药,2015,46(6):861-865.

[132] 严诗楷,赵静,窦圣姗,等.基于系统生物学与网络生物学的现代中药复方研究体系 [J].中国天然药物,2009,7(4):249-259.

[133] 窦志华,罗琳,候金燕,等.基于方剂配伍含药血清"谱-效关系"的茵陈蒿汤保肝作用药效物质研究 [J].中国医院药学杂志,2016,36(22):1968-1972.

[134] 程玲,郑娟,徐平华,等.六味五灵片抗肝纤维化作用的谱效关系 [J].中成药,2016,38(4):820-825.

[135] 包永睿,王帅,孟宪生,等.气滞胃痛颗粒促胃肠动力作用谱效关系网络模型的构建 [J].中药材,2014,37(5):828-832.

[136] 尹莲,徐立,时乐,等.加味四妙丸有效部位群的筛选研究 [J].世界科学技术-中医药现代化,2005,7(4):28-33+48.

[137] 尹莲,钱俊.加味四妙丸有效部位群 GC 指纹图谱谱效关系及配伍变化研究 [J].中成药,2007,29(5):634-637.

[138] 沈岚,张梁,冯怡,等.芍药甘草复方效应组分谱效关系研究 [J].中国中药杂志,2008,33(22):2658-2662.

[139] 贾富霞,罗容,王秀娟.谱效关系研究方法在中药研究中的应用进展 [J].北京中医药,2015,34(12):996-1000.

[140] 姜东京,杜伟锋,蔡宝昌.中药谱效关系在中药质量控制方面的应用 [J].中华中医药杂志,2015,30(11):3811-3814.

（侯志飞）

# 第 **7** 章

# 中药一致性评价

## 7.1 中药一致性评价概况

2016 年国务院办公厅下发《关于开展仿制药质量和疗效一致性评价的意见》（国办发〔2016〕8 号文件），对一致性评价的对象、时限、方法、参比制剂等作出了纲领性规定。确立化学药固体制剂 289 品种参加一致性评价。

### 7.1.1 一致性评价简介

2012 年，国务院办公厅下发了《关于印发国家药品安全"十二五"规划的通知》，宣布仿制药质量一致性评价工作作为"十二五"期间一项重要任务。同年，国务院办公厅发布《仿制药质量一致性评价工作方案（征求意见稿）》。2015 年，国务院办公厅发布《关于改革药品医疗器械审评审批制度的意见》，标志着仿制药一致性评价工作开始提速。2016 年，国务院办公厅发布《国务院办公厅关于开展仿制药质量和疗效一致性评价的意见》，宣布仿制药质量和疗效一致性评价工作正式启动。2016 年国家食品药品监管总局发布《总局关于落实〈国务院办公厅关于开展仿制药质量和疗效一致性评价的意见〉有关事项的公告》（2016 年第 106 号）的附件中列出了 289 个化学药品种。2017 年，国务院办公厅发布《关于仿制药质量和疗效一致性评价工作有关事项的公告》，同年发布的《关于深化审评审批制度改革鼓励药品医疗器械创新的意见》为口服固体制剂一致性评价文件。注射剂一致性评价文件主要包括：2017 年发布的《已上市化学仿制药（注射剂）一致性评价技术要求（征求意见稿）》，2018 年发布的《关于改革完善仿制药供应保障及使用政策的意见》，2020 年发布的《关于化学药品注射剂质量和疗效一致性评价工作的公告》等文件。接下来，原国家食品药品监督管理总局（CFDA）陆续发布了多个一致性评价的指导原则和技术要求，一致性评价工作正式落实并如火如荼地开展[1-3]。作为药品生命周期管理中一个非常重要的环节，一致性评价实际上就是一个再评价的过程，通过对仿制药质量和疗效的再评价，从源头上控制药品质量，提高药品的有效性，降低患者用药支出，节约医疗费用，提高我国医药行业的国际竞争能力。药品领域中的"一致性评价"，一般需要具备下列要求：①要求所比较的特性是产品的重要质量特性（critical quality characteristic）；②所比较的质量特性，是可以使用统计分析的可测量产品特性（measurable quality characteristic）；③能确定出这些可测量的产品特性，是在多大范围内没有本质区别（essential difference）的客观或科学标准（objective or scientific criteria）[4]。

### 7.1.2　国家对一致性评价的支持

国家大力支持和推进一致性评价工作，以提高药品疗效和降低药品价格。实施药品供给侧改革，降低药品价格并且提高药品供给质量，将供给市场让给有准备地积极参与一致性评价的制药企业，淘汰产品质量低劣的小企业。具体体现在：①鼓励企业积极参与一致性评价，响应国家政策改革，国家实行持续不断的带量采购政策，同时地方政府支持和鼓励制药企业积极参与一致性评价，给予补贴；要推动规模化平台建设，灵活带量采购入围；②鼓励企业布局高仿、首仿、难仿药，鼓励企业积极拓展产品线，尤其是临床急需、市场较大的品种，支持高仿、难仿和首仿药，引进增量企业开展仿制，提高用药可及性，抢占新市场；③保障上游原料药供给，推动企业升级转型；对于原料药供给不足且原料药产业发展受限地区，支持跨区域原料药-制剂一体化产业布局，保障仿制药企业的原料供给。

### 7.1.3　化学药一致性评价的进展

截至 2019 年 12 月 31 日，已上市的仿制药一致性评价受理号总数达到 1722 个，其中注射剂一致性评价受理号为 557 个。2020 年全年累计有 908 个受理号申报仿制药质量和疗效一致性评价并获受理，共计 861 个品规的药品通过一致性评价（含视同通过），仿制药一致性评价进入收获期。2021 年全年共有 1972 个品规的仿制药通过一致性评价（包含按化学药品新注册分类批准的 895 个品规仿制药），涉及 571 家医药企业，532 个药品品种，其中有 264 个药品品种为首家过评。2022 年共有 1764 个品规的药品通过一致性评价，包括 955 个品规药品视同通过一致性评价。其中南方药企申报通过一致评价项目较多。

### 7.1.4　中药一致性评价的必要性

近年来，随着国际化程度的不断加深，中药品质一致性评价愈发受到关注，而中药品质可控和药效一致是中药走向现代化和国际化的关键。不同于化学药，中药存在天然的多样性，其品质容易受到多方面因素的影响，如种植环境、加工技术、炮制手段、生产工艺等。多成分、多靶标、多途径的复杂作用机制，也为其质量研究带来巨大的挑战。另一方面，中药缺乏系统而规范的质量监控标准与质量评价体系，目前，《中国药典》中的大部分中药制剂基本上只建立了单一指标成分的含量测定项，此类评价方式存在很大的不足，既难以反映中药的整体疗效，也不能实现全面有效的质量把控。欧洲药典收录的草药制品一般采用对大类组分（如总生物碱、总黄酮等）含量进行含量上下限控制的方式，其优点是可以对含量偏低组分按大类进行控制，增强了质量的可控性，但也存在难以保证含量测定的特异性的不足。美国食品药品管理局（FDA）迄今为止只批准了 Veregen 和 Fulyzaq 两例植物药，其中 Veregen 为单方外用制剂，Fulyzaq 为单方口服植物制剂。以 Veregen 为例，其为绿茶提取物，87.5%～97.5%为已知成分，质量标准中对 8 个儿茶素类成分进行了单独或加和的控制。显然，建立全面系统且科学准确的中药一致性标准评价体系，势在必行[5,6]。

中药特殊性决定了其一致性研究的特殊性。目前，中药一致性评价的方法多种多样，如传统的性状鉴别，通过鉴别其大小、形状、气味、色泽、质地、断面等特征，来判断中药品质的真伪优劣。随着科学技术的不断更新，色谱法逐渐成为实现中药标准化建立最基础的工作之一，如高效液相色谱法、气相色谱法、高速逆流色谱法、薄层色谱法、毛细管电泳法等各类技术，如今，此类技术已趋于发展成熟并作为常规的中药化学成分分离分析手段。同时，紫外光谱、红外光谱、质谱联用、核磁共振等分析技术也逐步广泛应用于中药成分的品质评价上，实现了中药化学成分的在线分离与结构鉴定，推动了中药产业化的大力发展。随着研究的不断深入，为了实现从整体上控制中药质量，指纹图谱应运而生，中药指纹图谱是一种综合的和可量化的鉴定手段，主要用于中药原料药物和中药制剂等的质量评价。它不仅能够综合反映出中药整体化学特征，还能体现各成分含量的比例，弥补了现有单一或多个指标质量控制模式的种种弊端，是一种有效和切实可行、容易被国内外普遍接受的中药品质评价方法，然而因其"整体性"和"模糊性"较为显著，并不能完全体现出所含的化学成分是否为药效成分，而且多靶标、多途径的作用机制尚不能阐释清楚。因此，仅仅依靠指纹图谱来评价中药品质也存在一定的局限性。通过化学计量学联系指纹图谱与中药的药效评价指标，探讨其相关性（即谱效学研究），阐明该指标与所发挥的药效之间的相互作用关系，从而更具有针对性地构建中药药效指纹图谱来实现全面控制中药的品质[7-9]。生物学效价，具体是指某一物质能够引起生物效应的功效单位，常用于衡量生物物质的效能，尤其适用于那些性质不稳定、化学结构较为复杂、理化测定不能准确反映其临床生物活性的药物。目前，生物效价不仅应用于生物制品、生化药物的检测，基于疗效评价的效价检测方法还被广泛应用到中药品质与药性研究中。中药生物效价是以依据药物的固有生物效应，采用生物统计方法，运用特定的实验设计，用于测定药物的有效性，从而实现全面控制药品的质量。21 世纪初，生物效价检测法在中药品质评价中的应用得到了极大的发展，其中，一些常规的生物效价检测方法已逐步被药典等法定标准收录[11-13]。另外，随着科学技术的快速发展，分析方法不断推陈出新，一些有效科学的新方法也不断涌现，如差热扫描技术、微量量热法、药效图谱的建立和 Q-mark 寻找等。

### 7.1.5　推进中药质量一致性评价体系的建立

中药品种是保障我国人民健康安全的重要组成，在国家鼓励中医药发展政策的支持下，中药现代化、国际化已逐步深入。但中药品种也存在低水平仿制，这种简单仿制品种不能有效保障其内在质量，将不利于中药国际化的系统开展，同时对药材资源是一种浪费。

2013 年，国家食品药品监督管理局发布《关于开展仿制药质量一致性评价工作的通知》，并制定了化学仿制药质量一致性评价的工作方案。但中药不同于化学药，中药组分复杂、作用靶标多元，中药品种目前尚难以通过化学等效性评价及生物等效性来进行质量一致性评价，如果均采用临床等效性研究评价则势必带来临床资源的大量浪费，即使临床研究符合要求，也还不能保障生产上市的每批产品均与临床批次产品具有相同的疗效。究其原因，主要在于当前的中药品种质量标准还不够完备，产品检验合格还不能完全代表其临床疗效一致性。

为促进中药质量标准提升，促进中药标准主导国际标准制定，促进辅料、包材、标准品等中药生产相关行业共同提升，同时避免中药品种的低水平仿制以持续有效利用中药材资源，为我国人民健康安全持续稳定地发展中药行业做好基础，对中药品种也应及早建立质量一致性评价体系。提高中药品种总体技术标准，建议通过以下几个方面推进中药质量一致性评价体系的建立。

**（1）提升中药质量控制标准体系**

建立中药研发审批质量标准及中药生产验证质量标准两级体系。中药研发审批质量标准用于药品审批，主要确立药品组方、药材基源、制法及终产品质量标准，结合药理临床等研究评价药品安全、有效。中药生产验证质量标准则用于生产监管评价，应细化建立药品生产全过程所涉及到的药材、原辅料、包装材料、工艺助剂、生产设备、工艺介质、管道容器等的质量标准或性能要求；细化建立生产过程控制参数、方法、标准；细化建立产品及过程中间体储存期标准、质量稳定性评价标准；采用产品质量风险分析确定关键质量属性指标，并建立质量属性指标与工艺参数控制范围的相关性；通过对生产过程各项指标的控制，从而确保产品批间质量一致性。

**（2）建立中药品种质量一致性评价方法**

设定专项课题，引导推进中药品种质量一致性评价方法的研究与创新。一方面通过明确中药药效组分、建立多元组分定性定量指纹谱一致性评价方法、建立中药质量控制数学分析评价模型等方法创新，创建多元组分化学等效性评价方法；另一方面通过解析组分与药效关系、创新建立中药产品生物测试方法、评价化学组分比例范围的药效一致性，从而实现中药品种生物等效性评价。

**（3）建立中药品种仿制评价体系**

系统构建中药品种仿制评价管理办法、评价标准、鼓励原研创新制度。细化《中药注册管理补充规定》中仿制药的注册申请的相关规定，制定中药品种仿制申请依据，制定可以仿制（或不可以仿制）品种的标准和范围。对仿制品种与被仿品种进行品种研究审批质量标准对比，保证质量指标一致性；对生产验证质量标准进行对比，保证质量控制一致性；对多元组分实施一致性评价，保证化学等效性；对组分药效实施生物测试或临床评价，保证临床等效性。制定中药原研品种的确定原则，参照化学药原研品种政策，对原研品种实施优惠定价，以鼓励中药品种持续创新。

**（4）鼓励企业持续提升中药品种质量水平**

在保障有效性与安全性的前提下，鼓励应用成熟的新辅料、新技术、新方法，带动老品种升级换代；通过质量一致性评价方法的不断研究提升，促进与加速中药品种工艺革新的技术审评；促进高新技术应用品种的优质优价，以鼓励企业持续提升与创新中药品种质量水平。

**（5）鼓励中药品种国际标准研究制定**

通过鼓励中药品种国际化研究注册，提升中药品种质量标准，同时制定中药国际注册品种在国内审批的一体化机制，保障中药品种质量标准成为国际标准。

**（6）成立中药质量一致性评价专项**

通过专项政策引导，实施项目集管理，鼓励国家相关部门、科研单位、企业共同推进中药质量标准水平的研究提升。

# ▶ 7.2 中药一致性评价理论

虽然物质基础一致并不能保证药物的安全有效性，但离开此基础就无法真正评价一个药物的安全有效性，因而基于化学成分的指纹图谱一致性评价具有广泛而现实的意义。中药指纹图谱是表征中药复杂成分与其质量关系的重要手段，在表征过程中，相似度评价起着关键作用。在相似度评价中常用的方法有向量夹角余弦法、峰重叠率法（Nei系数法）、相关系数法、距离系数法与峰重叠率法。通过大量计算化学方面的比较与验证，综合考虑受指纹图谱波动的影响程度，受小峰及大峰缺失的影响程度，选择了夹角余弦法，并对数据标准化方法及对照模式的计算进行考察，最终开发出了"中药色谱指纹图谱相似度评价系统"研究版（2004A）和检验版（2004B）。其中A版应用于科学研究，具有生成对照图谱功能；而B版应用于指纹图谱的检验工作，不具有生成对照图谱功能[14]。本节主要介绍夹角余弦法进行相似度评价的理论。"中药色谱指纹图谱相似度评价系统"研究版（2012版）将A、B版合为一个版本。中国药典相似度指标是向量的夹角余弦，其不具有定量控制能力，在控制中药的主要组分面积分布比例十分有效，但无法计算量值传递，主要原因是它只利用了中药指纹图谱的定性功能，因此中药一致性评价使用该软件具有很大欠缺性和不完整性。中药一致性评价和中药质量控制当前最重要和最主要的是需要改革使用定量指纹图谱技术，否则我们国家的中药指纹图谱的评价技术仍不能达到先进水平。

## 7.2.1　定性相似度 $S_F$ [15, 16]

在指纹图谱试验中，获得中药样品供试液指纹向量 $X=(x_1,x_2,\cdots,x_n)$ 和对照指纹向量 $Y=(y_1,y_2,\cdots,y_n)$，如图7-1，$x_i$ 与 $y_i$ 为各指纹峰面积，计算 $X$ 与 $Y$ 间夹角余弦值即为定性相似度 $S_F$，见式（7-1）。

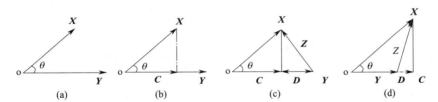

图 7-1　样品指纹向量与对照指纹向量

$$S_F = \cos\theta = \frac{\sum_{i=1}^{n} x_i y_i}{\sqrt{\sum_{i=1}^{n} x_i^2}\sqrt{\sum_{i=1}^{n} y_i^2}} \qquad (7-1)$$

$S_F$ 清晰地揭示了供试品化学成分与对照指纹图谱化学成分在分布比例上的相似程度，是目前《中国药典》采用的中药指纹图谱相似度评价方法。

## 7.2.2　比率定性相似度 $S_F$

$S_F$ 不具有定量性质,正如向量 $a=(1,2,3,4,5)$ 和向量 $b=(5,10,15,20,25)$ 的 $S_F=1.0$,但 $b$ 各组分含量均是 $a$ 的5倍,而且各元素对 $S_F$ 贡献不一样,存在大峰掩盖小峰问题。若将对照指纹向量 $Y$ 作 $P_0=(1,1,1,\cdots,1)$,样品 $X$ 作 $P_S=(\frac{x_1}{y_1},\frac{x_2}{y_2},\cdots,\frac{x_n}{y_n})=(r_1,r_2,\cdots,r_n)$,把 $P_S$ 与 $P_0$ 间夹角余弦称为比率定性相似度,见式（7-2）。

$$S'_F = \frac{\sum\limits_{i=1}^{n} r_i}{\sqrt{n \sum\limits_{i=1}^{n} r_i^2}} \tag{7-2}$$

$S'_F$ 反应指纹比例分布好于 $S_F$，评价时更灵敏，更为重要的是它对各指纹峰具有等权性，能消除大指纹峰的影响。

### 7.2.3 定量相似度理论

#### 7.2.3.1 投影含量相似度 C% 与模长百分比 W%

根据 $\boldsymbol{X}$ 在 $\boldsymbol{Y}$ 上的投影为

$$X_L = \frac{\boldsymbol{X} \cdot \boldsymbol{Y}}{|\boldsymbol{Y}|} = \frac{\sum\limits_{i=1}^{n} x_i y_i}{\sqrt{\sum\limits_{i=1}^{n} y_i^2}} = |\boldsymbol{C}| \tag{7-3}$$

则

$$C\% = \frac{X_L}{|\boldsymbol{Y}|} \times 100\% = \frac{\sum\limits_{i=1}^{n} x_i y_i}{\sum\limits_{i=1}^{n} y_i^2} \times 100\% \tag{7-4}$$

$$W\% = \frac{|\boldsymbol{X}|}{|\boldsymbol{Y}|} \times 100\% = \sqrt{\frac{\sum\limits_{i=1}^{n} x_i^2}{\sum\limits_{i=1}^{n} y_i^2}} \times 100\% \tag{7-5}$$

$$C\% = S_F \times W\% \tag{7-6}$$

式中，$C\%$ 为投影含量相似度，由于各批样品 $\boldsymbol{X}$ 均投影到 $\boldsymbol{Y}$ 上时为 $\boldsymbol{C}$，$\boldsymbol{C}$ 与 $\boldsymbol{Y}$ 方向相同，二者的模长比即为 $C\%$；$\boldsymbol{X}$ 和 $\boldsymbol{Y}$ 大小的最简单比较即模长百分比为 $W\%$，见式(7-5)。式(7-6)揭示了 $C\%$ 与 $W\%$ 关系，在 $\theta$ 趋于 0 时，$C\% = W\%$，在 $S_F \geqslant 0.90$ 时 $W\%$ 可较好地反映样品中各组分与对照指纹图谱之间的总体含量关系，$W\%$ 受大峰影响严重即存在大峰严重掩盖小峰问题，并受 $\theta$ 影响。$C\%$ 考虑了样品中各组分的含量性质，同时也考虑了各组分的分布比例，具有精确性，是利用指纹图谱进行宏观定量评价时非常优秀的指标之一。

#### 7.2.3.2 宏观含量相似度 R% 和定量相似度 P%

样品共有指纹峰总积分面积与对照指纹图谱的指纹峰总积分面积的百分比 $R\%$，见式(5-7)，称为宏观含量相似度，可宏观判定二者含量差异，因对各指纹峰等权其反映的含量性质准确，但存在大峰和小峰交叉抵偿问题。由于色谱法以峰面积一次方形式定量，$R\%$ 值评价结果的可靠性是很理想的。

$$R\% = \frac{\sum\limits_{i=1}^{n} x_i}{\sum\limits_{i=1}^{n} y_i} \times 100\% \tag{7-7}$$

如考虑各峰的相对重量校正因子，其本身就是所有组分质量和的比值。相加时不同指纹峰面积有互相抵偿作用，应进行相似度 $S_F$ 校正，则得到定量相似度 $P\%$[见式(7-8)]。它考虑了不同组分的分布比例，评价准确性好于 $R\%$，特别在 $S_F$ 较低时影响明显。

$$P\% = S_F \times R\% \tag{7-8}$$

### 7.2.3.3　含量相似度 Q% 和校正含量相似度 $Q_F$%

用 $P_S$ 与 $P_0$ 模长百分比值来从总体上说明样品中各组分在多大程度上与对照指纹成分含量的接近程度，见式 (7-9)。$Q\%$ 值能够代表指纹图谱中各组分的含量与对照指纹图谱对应各组分的含量相似情况，称为含量相似度。当考虑各成分分布比例时对 $Q\%$ 值进行校正得到校正含量相似度，见式(7-10)，显然 $Q_F\%$ 比 $Q\%$ 计算结果更合理些，但由于公式中的平方项影响使得二者数值常常偏高，$r_i$ 为 0.5～2.0 时，评价的真实性会更好些。

$$Q\% = \frac{|P_S|}{|P_0|} \times 100\% = \sqrt{\frac{1}{n}\sum_{i=1}^{n} r_i^2} \times 100\% \tag{7-9}$$

$$Q_F\% = S_F \times Q\% \tag{7-10}$$

# 7.3　系统指纹定量法[17-27]

中药标准制剂控制模式采用系统指纹定量法（SQFM）。通过两种方式实现控制：①标准图谱控制法。用标准制剂的 RFP 作为定量标准（单标谱和双标谱校正量值传输误差，《中国药典》RFP 完全可以通过系统定量因子的校正实现对主组分指纹物质的整体定量检查功能，药典标准指纹图谱可以用兼容软件"中药主组分一致性数字化评价系统 3.0"实现对指纹图谱的整体定量）。②标准制剂随行控制法。用中药标准制剂进样不少于 2 次测定 RFP 和测定样品指纹图谱 2 次，以各自均值谱评价样品质量。

以上两种方法都能实现对中药主组分指纹的整体定量。前者需要系统定量校正因子校正，后者在相同色谱条件下即时测定样品指纹图谱，直接定量比对计算，一次完成对系统主组分整体定量并给予单指纹分别定量；①和②在原理上针对每个化学指纹都采用了外标法定量，因此 SQFM 可对系统进行最大简化和最优定量检验；标准图谱法乘以系统定量校正因子具有标准固定和量值传输准确的特点，而标准制剂随行控制法的前提是标准制剂要进行零误差校正即标准制剂复原，存在一定的技术困难；标准图谱控制法更容易被广泛接受，《中国药典》自 2010 年版已采用中药标准图谱法进行整体鉴定检查，在此基础上开展主组分指纹的整体定量检查简单易行；多波长串联指纹图谱和多波长全融合指纹图谱能增强中药质量一致性控制（全信息）；中药智能组方指纹图谱能直接预测中药产品质量（要有原料对制剂的工艺转移系数校正），避免低劣原料入药。中药智能组方指纹图谱是利用中药定量指纹图谱智能化控制中药质量的前沿技术，属于中药定量指纹创新前沿技术范畴。在 SQFM 中，第三个参数 $\alpha$ 是一个显著性系数，见式(7-13)，系统适用性试验时不要太关注此系数（可忽略），只有在指纹图谱可靠度评价时才对其进行详细计算。$\alpha$ 是评价标准指纹图谱和样品指纹可靠度时的重要参数。在中药质量整体控制标准体系中，整体定性判别时用 $S_m$，整体定量检查时用 $P_m$，见式(7-13)、式(7-14)。SQFM 法有两种判断标准：第一种方法是通用等级评价法（等级评价法是以整体定性和整体定量误差都对称的方式与误差的大小来划分等级），见表 7-1，它在多样品分析和多厂家样品分析时区分效果好；第二种方法是 $S_m$ 采用低

限控制法和 $P_m$ 采用幅度范围控制法，此种方法在质量标准中更常用。

$$S_m = \frac{1}{2}(S_F + S'_F) = \frac{1}{2}\left[\frac{\sum_{i=1}^{n} x_i y_i}{\sqrt{\sum_{i=1}^{n} x_i^2}\sqrt{\sum_{i=1}^{n} y_i^2}} + \frac{\sum_{i=1}^{n} \frac{x_i}{y_i}}{\sqrt{n\sum_{i=1}^{n}\left(\frac{x_i}{y_i}\right)^2}}\right] \tag{7-11}$$

$$P_m = \frac{1}{2}(C + P) = \frac{1}{2}\left[\frac{\sum_{i=1}^{n} x_i y_i}{\sum_{i=1}^{n} y_i^2} + \frac{\sum_{i=1}^{n} x_i}{\sum_{i=1}^{n} y_i}S_F\right] \times 100\% \tag{7-12}$$

$$\alpha = \left|1 - \frac{\gamma_x}{\gamma_y}\right| = \left|1 - \frac{P}{C}\right| \tag{7-13}$$

表 7-1 系统指纹定量法划分中药质量级

| 类别 | G1 | G2 | G3 | G4 | G5 | G6 | G7 | G8 |
|---|---|---|---|---|---|---|---|---|
| $S_m$ | ≥0.95 | ≥0.90 | ≥0.85 | ≥0.80 | ≥0.70 | ≥0.60 | ≥0.50 | <0.5 |
| $P_m/\%$ | 95～105 | 90～110 | 85～115 | 80～120 | 70～130 | 60～140 | 50～150 | 0～∞ |
| $\alpha$ | ≤0.05 | ≤-0.10 | ≤0.15 | ≤0.20 | ≤0.30 | ≤0.40 | ≤0.50 | >0.50 |
| 质量 | 极好 | 很好 | 好 | 良好 | 中 | 一般 | 次 | 劣 |
| Quality | Best | Better | Good | Fine | Moderate | Common | Inferior | Defective |

# 7.4 中药标准计量模式

## 7.4.1 等位等价理论

中药一致性评价包括质量与药效评价两个方面，本质上基于"等位等价"理论。中药药效要达到一致（等价）需要：①化学指纹组成和各指纹成分含量与比例完全一致（等位）；②固体制剂必须达到化学溶出指纹等位即化学指纹溶出曲线一致（$f_2$ 不低于 50，溶出指纹定量相似度达到 $70\% \leqslant P_m \leqslant 130\%$），只要中药达到等位则中药药效必然等价。中药要达到原制剂（标准制剂或者经标准化研究的参比制剂）药效必须达到化学等位，这是中药一致性评价研究的出发点和本质要求，为此开展中药制剂标准化研究就变得十分重要。任何中药从诞生那天就存在着标准制剂模型：其标准制剂化学指纹模型可用 $\boldsymbol{Y}_{SP} = (Y_1 + Y_2 + Y_3 + \cdots + Y_n)$ 表达。要想药效等价必须首先做到：①把 $n$ 个指纹成分做成含量、比例分布与原方完全一致（质量一致性）；②固体制剂溶出指纹与原方也完全一致（$f_2$ 不低于 50，溶出指纹定量相似度达到 $70\% \leqslant P_m \leqslant 130\%$），那么药效必然等价（药效一致性）。中药一致性评价最终目标就是与中药制剂发明时刻的标准制剂完全一致，实现等位等价。

## 7.4.2 用药物制剂工艺制备基准样品模式

经典名方的基准样品一般为浓缩膏，干燥品，无辅料，采用低温浓缩、冷冻干燥技术或其他适宜方法获得的不低于 15 批次的样品，是建立经典名方物质基准和质量标准的基础。基准样品应该满足：①基准样品应是沿用标准汤剂概念和工艺获得的浓缩膏或膏粉，无辅料影响；②鼓励用优质药材制备，但不反对在兼顾药效前提下考虑资源优势问题；③基准样品应是获得经典名方物质基准的直接来源；④基准样品的标准制剂（平均模式）是制剂质量对照物和药效对照物；⑤基准样品平均模式涵盖在标准制剂范畴内，是经典名方提取物（中间体）的标准制剂；⑥基准样品的提取工艺可以有创新（水以外溶剂提取），但需要辅以整体定量指纹图谱对比和药效试验对照；⑦经典名方质量标准来源于对 15 批次以上的基准样品研究结果的平均模式，用基准样品的标准制剂质量标准（就是中间提取物标准制剂）恒量三批注册用制剂样品应该在优秀以上（$S_m \geqslant 0.95$ 和 $80\% \leqslant P_m \leqslant 120\%$）；⑧依据基准样品和三批注册用经典名方制剂获得的生产产品的质量标准应该满足 $S_m \geqslant 0.90$ 和 $80\% \leqslant P_m \leqslant 120\%$，经典名方制剂在保质期内全部符合此范畴；⑨基准样品的质量标准不等同于经典名方的制剂标准；⑩经典名方标准制剂的质量标准是在遵循基准样品的物质基准基础上，综合考虑辅料对稳定性和药效影响结果后制定的质量标准；⑪经典名方标准制剂的质量标准⊆物质基准⊆基准样品标准，因此标准制剂的质量标准是最为现实的；⑫中药一致性评价可测定基准样品模式，即按照待评价制剂生产工艺条件制备基准样品模式以作为质量对照和药效对照物，但通常其质量过高；⑬把经典名方的基准样品概念推广到使用任何中药制备工艺可得到非水煎煮工艺之外的基准样品，称为非水提基准样品，这是一种创新思路；⑭非水提基准样品是获得中药标准制剂的一种重要方式，但要辅以定量指纹与水提基准样品的定量比较和必要的药效试验。

### 7.4.3 物质基准

#### 7.4.3.1 基准物质 （praimary standard）

它是分析化学中用于直接配制标准溶液或标定滴定分析中操作溶液浓度的物质。基准物质的定义越来越准确，分类明确，在许多领域有着重要应用，其含量在 $99.95\% \sim 100.05\%$ 之间。基准物质是分析化学计量的基础标准，经典名方中物质基准概念虽然在词序上发生变化，但仍然具有标定经典名方药效物质与药效效价的度量性质。

#### 7.4.3.2 物质基准 （material praimary standard）

它是经典名方研究中提出的重要药效物质的基准，简称物质基准，见式(7-14)，对汤剂而言就是标准汤剂或其浸膏、浸膏粉，中药复方物质基准控制是一个带幅度变动值的药效组分分布范畴，见式(7-15)，按照中药作用特点，药效物质在这个范畴内药效一致且等价。

物质基准的含义：①物质基准是建立经典名方质量标准的对照系；②物质基准是通过不同产地各单味药组方制备不低于 15 批的基准样品后，测定而得到的平均模式，从这个意义上来说，物质基准概念基本就是标准汤剂的标准；③因古今计量单位不同，物质基准应该配合药效试验验证；④物质基准可用几个主要药效指标成分量值范围限定其基准幅度范围，也可根据多维定量指纹图谱的宏定量相似度变动范畴来控制；⑤物质基准建立在各单味药定量指纹图谱研究基础上（每味药 3 产地 15 批以上药材），使用优化后工艺按经典名方组成，依据药材定量指纹图谱标准选择合格以上的优良原料药材或优良饮片进行均匀设计获得 15～30 批次经典名方的基准样品，以定量指纹图谱大数据获得物质基准的标准指纹图谱；⑥物质基准概念超越了标准汤剂，即提取工艺非水提时，仍然存在物质基准概念；⑦物质基准不是经典名方制剂质量标准，是经典名方起药效等价作用的一个动态控制范畴，药品在保质期内其质量要落在物质基准内；⑧中药物质基准在药品保质期内是保证发挥药效的基准控制范畴，其下限含量是保证药物质量的最低标准；⑨它是标定经典名方药效物质范畴与药效作用的度量标尺；⑩物质基准是 15 批以上基准样品的平均模式，就是基准样品的标准制剂控制范畴；⑪物质基准是从 15 批以上的基准样品定量指纹大数据中获得的平均模式；⑫中药一致性评价可创新建立待评制剂物质基准模式，即按照待评价制剂工艺制备获得基准样品模式以形成物质基准，作为质量对照和药效对照物。

$$\boldsymbol{X} = (\overline{x}_1 + \overline{x}_2 + \overline{x}_3 + \cdots + \overline{x}_n) \tag{7-14}$$

$$\boldsymbol{X}_R = \left[ (\overline{x}_1 \pm t_1 \frac{s_1}{n_1}) + (\overline{x}_2 \pm t_2 \frac{s_2}{n_2}) + (\overline{x}_3 \pm t_3 \frac{s_3}{n_3}) + \cdots + (\overline{x}_n \pm t_n \frac{s_n}{n_j}) \right] \tag{7-15}$$

### 7.4.4 标准制剂计量模式

中药标准制剂也称中药本底制剂，是在中药研制和创新过程中用药效学和毒理学试验证明为最佳组方（药效最优、毒性最小）和具有恒定化学成分含量和分布比例的规范制剂，中药标准制剂的全成分含量固定不变。标准制剂是实物质量标准，是理想化并契合中药生产现实的标准模型——中药标准制剂模式，可作为中药质量标准和药效标准物质对照物。经典名方从诞生那天起就存在经典名方的标准制剂概念。经典名方的控制目标是实现等位等价药效，就是以标准制剂控制模型进行质量和药效一致性控制。经典名方结合药效试验的深入研究可以使用水提以外的制剂工艺。标准制剂的数学期望见式（7-16），标准制剂是一个多元指纹向量的唯一模型，其控制药物质量按照定量指纹图谱的幅度控制方法：① $S_m \geqslant 0.90$；② $80\% \leqslant P_m \leqslant 120\%$，药品在保质期内全部符合此范畴，也就意味着新生产的制剂基本控制在 $P_m \geqslant 105\%$，以便留足保质期内的总量下降问题，用双标谱校正和确定标准制剂的数学模型无定量误差。经典名方标准制剂研究过程：①首先建立各单味药材的定量指纹图谱（3 产地 15 批药材）基础上，原料药物质量研究是建立经典名方标准制剂的色谱条件的基础上，建议采用与制剂的相同色谱条件；②优化提取工艺，建立中间体（基准样品）定量指纹图谱，找到关键药效指纹成分的量值传递规律；③使用优化后工艺按经典名方组成，依据药材定量指纹图谱标准选择合格以上的高、中、低原料药材或饮片进行均匀设计获得 15～30 批次经典名方基准样品，以定量指纹图谱大数据获得符合物质基准的标准制剂的标准指纹图谱；④标准制剂是药物实物标准和综合考虑原料与辅料资源现实的药效最优、毒性最低的制剂，可纳入国家标准物质库范畴；⑤标准制剂模式用定量指纹图谱来表达，物质基准服务于标准制剂，物质基准从属于标准制剂概念；⑥物质基准是标准制剂的基础概念，经典名方标准制剂的物质基准基本就是经典名方的基准样品的质量标准限度；⑦经典名方的标准制剂工艺不限于水煎煮提取，可以有创新工艺（水以外提取溶剂），但需要辅以整体定量指纹图谱对比和药效试验对照；⑧经典名方标准制剂符合经典名方的物质基准控制范畴，但标准制剂考虑了药效一致性与原料药物的资源现实；⑨基准样品无辅料，标准制剂存在辅料对稳定性和药效的影响，物质基准是描述基准样品质量特征的一个标准概念；⑩从药物原料到基准样品，再到标准制剂，要用物质基准来度量三者间量值传递规律，基准样品和物质基准都没有进入标准制剂的最终层次；⑪基于系统指纹定量法，依据从基准样品定量指纹大数据获得的物质基准和基准样品的标准制剂是制定经典名方标准制剂质量标准的对照系标准，以宏定量相似度控制最为简捷和效果最有效；⑫概念的从属顺序如下：中药标准制剂的质量标准 ⊆ 物质基准 ⊆ 基准样品标准，因此标准制剂的质量标准是最为现实的和最为科学的。

$$\boldsymbol{Y}_{SP} = (Y_1 + Y_2 + Y_3 + \cdots + Y_n) \tag{7-16}$$

## 7.4.5　中药标准制剂的质量标准

中药质量标准的实质是对中药质量及检验方法所作的技术规定，其贯穿于中药种植、加工、生产、经营、使用、检验和监督管理等过程，以保证药品的安全性、有效性、稳定性和可控性（表7-2）。经典名方制剂质量标准来源对15批以上的基准样品的研究结果，用其定量指纹大数据首先获得平均模式，据此得到基准样品的物质基准，结合制剂工艺稳定性可获得制剂质量标准。就是从中间体质量标准出发，始终为保证达到与经典名方标准汤剂的等位等价药效。经典名方制剂质量标准应满足：①采纳标准汤剂概念和传统水煎工艺，把获得的15批以上的基准样品的平均模式作为物质基准；②鼓励用优质药材或饮片制备基准样品来研究制剂质量最高标准，但不反对在兼顾药效等价前提下考虑资源优势问题，提倡使用标准制剂概念；③符合经典名方物质基准的范畴，即落在药效基本等价的物质基准幅度范围内；④基准样品的平均模式（实质就是无辅料标准制剂，也称为提取物中间体的标准制剂）是制剂质量标准的对照物和药效对照物；⑤基准样品的平均模式（以物质基准来描述）涵盖在标准制剂概念范畴内，是经典名方提取物的标准制剂；⑥基准样品的提取工艺可以有创新，但需要辅以整体定量指纹图谱对比和药效试验对照；⑦经典名方质量标准来源于对15批次以上的基准样品研究的平均模式研究的结果，用基准样品的平均模式所形成的物质基准来恒量三批注册用制剂样品应该在优秀以上；⑧依据基准样品平均模式和三批注册用经典名方制剂样品获得的制剂质量标准应该满足 $S_m \geqslant 0.90$ 及 $80\% \leqslant P_m \leqslant 120\%$，经典名方制剂在保质期内全部符合此标准；⑨根据基准样品（15批以上）的平均模式得到的经典名方基准样品的标准构成了经典名方的物质基准，参考制剂工艺纳入辅料后的影响而最终形成经典名方制剂的质量标准；⑩基准样品及其物质基准都是为制剂质量标准服务的准则，制剂质量标准禁止低于基准样品的物质基准；⑪物质基准是用来描述基准样品平均模式的，是标准汤剂的质量标准，用物质基准保证经典名方制剂质量标准不低于标准汤剂；⑫基准样品 $\xrightarrow{产生}$ 物质基准 $\xrightarrow{产生}$ 经典名方标准制剂 $\xrightarrow{产生}$ 制剂质量标准；

**表 7-2　中药使用质量控制模式类型和本质含义**

| 序号 | 名称 | 主要意义 | 不同点 |
|---|---|---|---|
| 1 | 标准汤剂 | 全部采用优质道地药材水提制备，质量远远超现实中药和植物药质量，可作质量对照物和药效对照物，概念源于日本 | ①其是经典名方复方制剂的物质基准起源和度量中药配方颗粒质量对照物和药效对照物，受原料药物资源限制不支撑广泛使用<br>②标准汤剂是一个相对的动态标准，化学指纹没有稳定化和固定化<br>③没有系统定量指纹大数据筛选后的恒定量值固化、带有不稳定化<br>④其是基于对道地药材复方汤剂药效的源信任，是中药复方的直接临床<br>⑤不同实验室、不同人、不同基源药材所得标准汤剂差异很大 |
| 2 | 对照制剂 | 全部采用优质道地药材制备，质量远远超现实中药和植物药的质量，只作为质量对照物，不能作为药效对照物。概念起源于中检院专家，作为制剂物质组成最佳情况对照 | ①用于中药质量研究的对照控制，评价产品投料真实性和投料量的可靠性<br>②需使用对照药材进行标定，包括：品种确定、原料收集与初验、原料生物药鉴定、原理粉碎、成品的理化标定等，以确证其原料真实可靠，外源性杂质可控，组分分布均匀<br>③首批研制时需制备3批以上候选样品进行以上所有项目的研究<br>④对照制剂使用原料质量过高，无法作为药效对照物，只具有质量参照的意义，及制剂稳定性研究对照用 |

| 序号 | 名称 | 主要意义 | 不同点 |
|---|---|---|---|
| 3 | 参比制剂 | 凡是工艺优良且质量稳定的中药制剂经过标准化自证研究后可申请作参比制剂，经审批后生效，可作质量对照物和药效对照物。原研不具代表性 | ①用于中药制剂质量和疗效一致性评价的对照制剂<br>②必须进行自证和标准化研究后申请，批准后生效<br>③中药参比制剂又不完全等同于中药标准制剂，按照参比制剂的定义，只要质量达到良好或者良好以上即可以作为参比制剂，参比制剂可以通过行政审批指定，但标准制剂需要定量指纹大数据筛选试验验证且必须是药效最优化和毒性最小化的规范制剂。<br>④中药参比制剂容易引起行业内的激烈矛盾，原研不具有代表性。 |
| 4 | 标准制剂 | 为最佳组方（药效最优、毒性最小）且具有恒定化学成分含量和分布比例的规范制剂，中药标准制剂的全成分含量固定不变，可作质量对照物和药效对照物。标准制剂是质量标准对应的实物制剂标准，其对应的质量就是制剂质量标准 | ①建立中药标准制剂实质是构建一个化学指纹成分的含量和比例恒定不变的理想化并切合中药生产现实的标准模型——中药标准制剂模式<br>②经过药效学和毒理学试验证为最佳中药组方（药效最佳、毒性最低）<br>③具有恒定化学成分含量和分布比例的规范制剂，其全成分含量固定不变，具有组成固化，满足等位条件，可实现等价药效<br>④需鉴定制剂中主要化学成分和标定主要成分含量比例<br>⑤建立定量指纹图谱标准，有基本的谱效定量关系<br>⑥制定双标谱：有固定浓度双参照物标定系统指纹适用性（双标参照物峰），来标定系统基本定量度量系数<br>⑦必须有可靠的制剂量值的等位等价复原方法<br>⑧一旦建立，需要由定点厂家生产，由法定检验单位检验标定后发放 |
| 5 | 物质基准 | 全部采用优质道地药材制备，质量超越现实中药质量，可作为经典名方制剂质量对照物和药效对照物。实质是标准汤剂的质量标准。特殊情况可用非水溶剂提取，则诞生中药现代制剂新的质量控制的物质基准标准 | ①物质基准是包含了基准样品中饮片质量、制备工艺稳定性等信息的标准，通过对15批以上基准样品的研究来制定<br>②物质基准是经典名方复方制剂生产的化学药效物质基准和生物效应基准<br>③物质基准是后续复方制剂生产及质量控制的对照系标准<br>④物质基准可根据量值传递转移率确定，转移率在其均值$70\%\sim130\%$时，可确定为物质基准<br>⑤不同实验室或人做出的物质基准可能出现差异<br>⑥物质基准是水提取中间体的标准制剂的质量标准概念，用于控制经典名方制剂的和质量与药效一致性性<br>⑦用现代工艺制备新型中药制剂的15批以上的基准样品，会获得非水提工艺的物质基准，因此物质基准可外延全部中药 |
| 6 | 基准样品 | 全部采用优质道地药材制备，远超越现实中药质量，用15批以上的平均模式可作为经典名方制剂质量对照物和药效对照物，是产生经典名方物质基准的基础。可衍生为非水提现代工艺的制剂 | ①15批以上基准样品平均模式是制剂质量标准对照物和药效对照物<br>②基准样品的质量标准是经典名方制剂质量标准的物质基准<br>③基准样品是标准汤剂的干浸膏或浸膏粉，是制剂中间体，也称中间体的标准制剂<br>④提取工艺可用非水提取的现代工艺制剂，但需要定量指纹大数据对比和药效对比，则诞生新的中药质量控制模式<br>⑤基准样品$\xrightarrow{产生}$物质基准$\xrightarrow{产生}$经典名方标准制剂$\xrightarrow{产生}$制剂质量标准 |
| 7 | 质量标准 | 其是对中药质量及检验方法所作的技术规定，其贯穿于中药种植、加工、生产、经营、使用、检验和监督管理等过程 | 包括①基源鉴定；②纤维鉴别和色谱鉴别；③有害物质检查；④建立统一色谱条件下的定量指纹图谱检查，对各单味原料药物和中间体也能用相同色谱条件进行定性定量检查；⑤指标成分的上下限量控制；⑥用"中药主组分一致性数字化评价系统3.0"软件控制原料药物、中间体和制剂的质量一致性和相关性及量值传递；⑦质量标准是药物的最低上下限度标准，药物质量的最佳状态是标准制剂 |

# 7.5 中药标准制剂理论[28]

中药标准化是实现中药国际化和现代化的必由之路，化学仿制药进行一致性评价时会以原研药作为评价标准，那么中药一致性评价时以什么为标准呢？针对这些问题，研究者们提出了许多理论假设。《中国药典》鉴别＋多指标精准定量控制模式、中药标准制剂控制模式、中药参比制剂控制模式、中药标准汤剂控制模式和中药对照制剂控制模式等概念的出现，标志着中药一致性评价理论和方法的逐渐走向成熟和取得巨大进展。

## 7.5.1 中药标准制剂的概念

中药标准制剂也称中药本底制剂，是在中药研制和创新过程中用药效学和毒理学试验证明为最佳组方（药效最优、毒性最小）和具有恒定化学成分含量和分布比例的规范制剂，中药标准制剂的全成分含量固定不变（或在一定微小范围变化）。中药标准制剂涵盖标准药材、标准饮片、标准提取物、标准配方颗粒、标准超微粉和中药标准制剂，以上每个都能得到标准物，任何中药原料和中药制剂都能建立一个理想控制模型-中药标准制剂。中药标准制剂必须是一个主组分化学成分含量、分布比例绝对恒定化、稳定化标准体系，具有药效最佳和毒性最低的显著特点。中药标准制剂应具备：①已鉴定制剂中主要化学成分（必要时全指认）；②已准确标定主要成分含量（必要时全标定）；③主要化学指纹成分含量分布比例量值已确定为恒定值；④建立定量指纹图谱标准；⑤有基本谱效定量关系；⑥有固定浓度双参照物标定系统指纹适用性（双标参照物峰），来标定系统基本定量度量系数；⑦中药标准制剂必须有临床有效性和安全性大数据支撑；⑧对于来源于工业化的中药标准制剂，必须经过大数据定量指纹筛选；⑨中药标准制剂必须有可靠的制剂量值的等量等价复原方法；⑩中药标准制剂必须制订好确定条件下的标准制剂的标准指纹图谱（双标谱）。

## 7.5.2 中药标准制剂的来源

通过中药定量指纹图谱大数据来筛选中药标准制剂，按以下方法基本能够筛选出合格的中药标准制剂：①在新药创制过程建立，今后研制中药时首先要建立标准制剂和对应标准，方可批准其工业化生产。②寻找中药原料标准制剂（药材、饮片、提取物、超微粉、配方颗粒）的方法，应根据有代表性的 2 或 3 个以上主产地（或厂家），总批次不低于 15 批次研究结果来建立。同时，原料标准制剂还要考虑中药制剂生产工艺技术和中药标准制剂的具体量值来建立。③从工业化生产的中药制剂中寻找标准制剂，采取分层抽样方法，单一品种不少于 100 批制剂（每月采样 10 批连续考察 1 年，排除药厂检修期）。对于多家生产的中药产品每家参与标准制剂研究的样品数量不得低于 10 批次。样品要有代表性，能够跨越保质期的不同时间段，要考虑生产总量与抽样数量的概率一致。标准制剂指纹图谱要给出指纹峰稳定性情况，这是确定标准制剂保质期的科学依据。标准制剂一旦建立，需要由定点厂家生产，由法定检验单位检验标定后发放。④中药原料标准制剂（药材、饮片、提取物、配方颗粒、超微粉）和中药标准制剂可以用标准图谱法固定下来，首先标定好重要指纹量值和指纹系统定量校正系数，可在后续质控中首先测定该系数后即可直接控制样品质量，此为标准图谱法。⑤中药标准制剂必须有临床数据支撑药效为最优，否则不构成标准制剂。⑥中药标准制剂必须有安全性数据支撑毒性为最小，否则不构成标准制剂。

## 7.5.3 中药标准制剂控制模式

中药标准制剂用中药标准指纹图谱来等价表达。中药质量一致评价时中药标准制剂和其控制模式建立要完成：①中药标准制剂应以临床疗效为首要基础；②鉴定制剂中主组分化学成分并建立质量平衡（MBE），准确测定主要成分含量并固化恒定量值；③建立标准主组分图谱（指认大多数指纹），对标准指纹图谱分区控制；④测定指纹系统的单标校正或双标校正绝对定量系数，作为系统定量指纹应用的基础；⑤测定标准指纹图谱的可靠度和进行标准指纹图谱（RFP）频度分析；⑥公布测试标准指纹图谱所具有的质量浓度（指纹图谱具有质量概念）；⑦公布标准指纹图谱的特征技术参数；⑧阐明 MARKERs 定量指标的选择依据和与制剂药效相关性说明；⑨阐明 MARKERs 指标含量与宏定量相似度的选择依据和与制剂药效相关说明；⑩制订样品的 $n$ 个主组分指纹用 RFP 计算时应满足 $S_m \geqslant 0.9$ 和 $80\% \leqslant P_m \leqslant 120\%$（以具体情况而定）；⑪中药标准制剂复原要满足 MARKERs 含量误差为 $\pm 5\%$，指纹图谱满足 $S_m \geqslant 0.95$，$95\% \leqslant P_m \leqslant 105\%$ 时为极好等级并精密校正复原，同时要满足体外溶出度和 MARKERs 绝对生物利用度合格。

## 7.5.4 中药标准制剂与中药参比制剂、中药标准汤剂、中药对照制剂的区别

中药和植物药首先要建立标准模型作为质量控制目标——实物标准制剂。中药目标模型包括四种，按重要程序依次为①中药标准制剂，②中药参比制剂，③中药标准汤剂和④中药对照制剂。中药标准制剂来自于中药工业现实和符合中药工业实践，中药参比制剂是标准制剂的补充（必须自证和标准化），未自证和标准化的中药参比制剂会受到全行业质疑且无法通行。中药标准制剂在各个层次内涵上都超越了中药参比制剂，标准制剂是植物药和中药质量一致性评价的核心技术与关键所在。中药参比制剂无创新而且难于选择，很难得到广泛认可，原因是无法令人信服。中药参比制剂必须经历严格的标准化自证，必须实现从基础原料、中间体和制剂成品的物料平衡传递控制，解决好质量平衡问题。选择中药参比制剂带来同行业矛盾的根本原因是其质量受到极大质疑，都要看到其真实实验数据和药效数据。实践是检验真理的标准，中药参比制剂必须接受实践检验和自证。中药对照制剂和中药标准煎剂（汤剂）全部采用优质道地药材制备的做法已完全脱离中药和植物药资源现实和生产现实，虽然其质量远远超越现实中药和植物药的质量，但只具有化学成分参照和质量对照意义，因此无法作为中药和植物药的质量控制的标准模型。中药和植物药必须建立标准制剂模型，即中药原料和制剂要建立一个恒定不变的理想化并切合生产现实的标准模型——中药标准制剂模式，以此标准制剂模式对中药样品（原料和制剂）采取整体定性和整体定量的双重质量鉴别评价[7,8]。中药标准制剂是一个理想化植物药模型，其切合中药现实并不断提升标准，采用渐进的方式建立标准制剂控制模式是中药行业首要和必然目标。

中药和植物药的四种制剂控制模式和《中国药典》现行定性鉴别和多指标定量控制模式构成了中药质量基础控制模式。按照科学性、实用性和精准性价值排列如下，中药标准制剂＞中药参比制剂≥中药对照制剂＞中药标准汤剂。中药标准制剂基于中药农业和工业现实，经过定量指纹大数据筛选而后恒定量值并固化，有充分的药效和毒理学数据支撑，因此最为科学。中药标准制剂以 SQFM 控制化学指纹归属和药效物质总量转移，明确指认各重要指纹并标示含量，以数学方法解析药效活性和标示毒性量值大小从而使其显著超越标准汤

剂内涵与外延。中药准制剂是最佳中药的理想模型和现实实物制剂统一。中药标准制剂涵盖标准药材、标准饮片、标准提取物、标准配方颗粒、标准超微粉和中药标准制剂，以上每种原料和制剂都能得到标准制剂实物。中药标准制剂具备国家战略层面意义而不以个人意志为转移。中药标准制剂控制模式以参比制剂为辅助，结合对照制剂和标准汤剂是我国中药质量一致性评价体系的创新基础架构，中药标准制剂控制模式是四种控制模式的核心和重点所在，它为中药获得国际化认可奠定了理论支撑和技术支撑。《中国药典》现行定性鉴别和多指标定量精准控制模式是基础方法，其对中药质量控制做出了基础贡献。以上四种制剂控制模式必须结合《中药药典》现有控制模式才能实现中药质量的一致性评价。当前全面提高中药品质和得到国际化认可并走出国门，建立中药标准制剂控制模式是必由之路和优良策略。

# 7.6　中药一致性评价方法

## 7.6.1　中药溶出一致性

随着药物制剂体内外相关性研究的逐步成熟，溶出在药物制剂质量一致性评价中的应用越来越受到重视。日本在 1998 年开始"药品品质再评价"工程，出版了《日本医疗用医药品品质情报集》（也叫橙皮书）。其中包含了溶出度质量标准，4 条标准溶出曲线（pH＝1.2、4.0、6.8 的溶出介质和水）的 $f_2$ 因子均应大于 50，参比制剂溶出度试验步骤等大量信息，为仿制药一致性评价提供了科学的技术支持。美国 FDA 药品审评中心的仿制药办公室推出了溶出曲线评价法，美国 FDA 选择 1 条溶出曲线来评价，要满足：①该药物在体内消化道吸收部位 pH；②最能灵敏地反映制剂生产工艺变化的那条曲线；③四条溶出曲线中最难做到的那条溶出曲线，即溶解度最低的那条曲线。此后美国仿制药的申报数量亦不断增加。2016 年 3 月，我国国务院印发《关于开展仿制药质量和疗效一致性评价的意见》，其明确指出，与原研参比制剂的溶出曲线一致或具有相似性，是评价仿制药制药质量和疗效一致性的重要指标。中药制剂的许多剂型的生产为传统工艺，产品质量参差不齐，即使药量含量相同的制剂、不同厂家制作的制剂甚至同一制药厂生产的不同批次的同一制剂的临床效果也可能不同，这给临床治疗带来了困扰。因此随着一致性评价的顺利进行和不断深入展开，继化学药之后，中药领域的一致性评价将很快到来。溶出作为体外检测手段，与体内药效具有一定的相关性，通过测定多批中药制剂的溶出度，可以预测疗效一致性情况。通过全面、细致的体外溶出度试验研究，对药品的内在品质、有效性及安全性进行评价，以保证口服固体制剂对于不同患者均有较高的生物利用度；使同一制剂的不同产品均能具有相同的生物等效性。

## 7.6.2　中药药代动力学一致性

化学成分的一致并不能完全保证药效的一致性，体内研究能够更好地保证药效基础物质。通过动物药代动力学试验，测定血药浓度，计算药代参数如 $AUC_{(0\sim t)}$、$AUC_{(0\sim\infty)}$、$t_{1/2}$、$V_d$、$CL$、$k_e$、$k_a$、$C_{max}$，对房室和非房室模型的药代参数进行统计分析，计算是否具有统计学差异，从而比较不同中药在动物体内一致性，确定其是否生物等效[29]。中药多成分药代动力学（简称多成分药代）是中医药理论和作用机制阐明的重要研究内容。但是由于中药成分的复杂和多样性，以及中药成分与生物体系相互作用的复杂性和不确定性，中药多成分药代动力学的研究一直面临着巨大挑战。因此需要运用先进的分析技术，能够快速、准确、全面的定性分析中药体内多成分，灵敏、快速、准确、宽动态范围的定量分析中药体内多成分，建立符合中医治病整体观的更深层次和更广视角的新策略，为符合中医理论的中药多成分药代动力学研究提供技术支持和科学数据[30]。

**中药主要活性成分的生物等效性（BE）** 是指中药主要活性指标成分（2～3个）含量能达到一定治疗剂量并能体现主要的药效，通过测定其相对生物利用度来评价中药药效一致性，其指标选取成为中药药效一致性评价的难点和关键。具体过程包括寻找合作临床机构、招募受试者采血、生物样品测试及分析、数据管理及统计分析等全过程的组织管理。

### 7.6.3  中药效应成分当量[31, 32]

中药的优质性和稳定性是保证临床疗效的关键因素，中药的质量评控方法应以保证临床疗效为最终目标，如何在复杂的中药质量影响因素中寻求一条以临床应用为导向的方法对中药的质量评控具有重要的意义。"效应当量"是指能产生特定生物效应强度的量。"效应当量一致性"是指有效物质发挥生物效应总量的等效性，其核心是保证每一次服用的中药产生的作用以模式生物计算是一致的。"效应当量"反映了不同药材之间的质量差异，效应当量高，则药材质量好，效应当量低，则药材质量劣。在临床用药过程中，只有保证了"效应当量一致性"即有效物质发挥的生物效应总量是相等的，才能最大限度地保证中药质量的优质性、稳定性和一致性，保证临床用药的安全性和有效性，这才是中药质量评控的最重要部分，也是最有意义的部分。"效应当量"是以生物效价或化学成分和生物效应检测共同加权的效应成分指数为核心，以有效物质发挥的生物效应总量为评价指标的中药质量综合评控的新模式。这一指标的建立，不仅能使中药质量标准真正结合临床疗效，而且使碎片化的成分研究整合为对中药整体药效的研究，更重要的是可以通过调整中药临床调剂规格、煎煮条件和临床用量保证效应当量的一致，使不同质量的中药降低批间差异，实现中药的优质性、稳定性和均一性。

### 7.6.4  其他方面[33]

微量量热法主要研究生命体系的热动力学过程，广泛应用于化工、环保、生物医药等领域，其原理是在生物体生长、繁殖、衰亡的过程中均会伴随着热量代谢与释放，通过记录热量变化所得到的热谱图以及相关参数便可对生物体整个生长代谢过程进行定性、定量分析，具有较强的专属性、灵敏度以及重现性。

## ▶ 7.7  中药一致性评价的步骤[17,34,35]

### 7.7.1  HPLC指纹图谱一致性评价

#### 7.7.1.1  标准制剂控制模式指导下的样品选择方法

中药原料药物的标准制剂（药材、饮片、提取物、超微粉、配方颗粒）要选择有代表性的2个以上主产地（或厂家），总批次应不低于15批次的定量指纹的研究结果来建立。工业化中药制剂的单一品种应不少于100批。多家生产的中药品种必须收集到主要生产厂家的样品且每家样品数量不得低于 10 批次。要考虑样品代表性和跨越保质期的不同时间段、抽样量概率与样品生产总量基本一致。

### 7.7.1.2 色谱条件选择试验

中药定量指纹图谱的色谱条件应尽可能使每个主组分都达到基线分离，主组分指纹峰尽量为单一组分峰，系统耐用性要好，不发生指纹峰漂移问题。方法宗旨是中药原料药物、中间体和中药制剂都采用一个固定的相同色谱洗脱系统，把定量指纹图谱试验和多指标精准定量测定都在一个相同的色谱系统条件下完成。用定量指纹图谱来控制中药原料、中间体和中药制剂之间的主组分化学指纹物质的量值传递效率和质量平衡的传输。一般常规 HPLC 系统在 40min 基本完成分离分析，加上洗脱系统溶剂峰和返回初始梯度比例，以及下次进样前预平衡，用时约 1h。UPLC 系统大概需要 30min 内完成检测分析试验。

① **样品供试溶液制备** 尽量不采用固相萃取法，因为固相萃取会导致主组分浓度降低而产生系统误差。样品制备法要兼顾极性高和极性低的全组分的充分溶出（通常用 80％甲醇或乙醇提取），样品供试液制备是试验的一个关键点。

② **对照品溶液制备** 尽量使用样品制备的溶剂，必要时可以用甲醇和乙腈等有机溶媒作溶剂（可以与样品溶剂不同），只要回收试验合格就符合要求。对照品溶液尽量不建议用固相萃取处理，会导致样品含量升高或降低。

### 7.7.1.3 系统适用性试验

《中国药典》（2020 年版）一部系统适用性试验中要求，对照品峰面积的重复性 $RSD$ 不大于 3％即可。因为中药多组分之间存在相互影响（耦合作用），对于保留时间大于第一参照物峰的第 $i$ 参照物峰的 $RSD$ 可按式(7-17) 控制，第一参照峰之前参照物峰的 $RSD$ 按照不大于 3％控制。双标系统适用性试验最好按照整体 $P_m$ 的 $RSD$ 不大于 3％即可，这样不用计算每个峰的 $RSD$。要给出第一主参照物峰的理论塔板数和双标分离度。由于分离分析中药复杂样品系统，其技术指标要根据样品具体情况而定，不要严格按照化学药的系统适用性试验机械执行。化学药只有一个主组分，未发生组分之间的干扰耦合作用，因此系统稳定性、重复性及精密度都是极高的。测定中药指纹图谱的色谱系统常采用梯度洗脱，使系统存在不稳定性和变动性，这会导致一些指纹峰峰面积的精密度试验的变动性增大。

$$RSD_i = RSD_s \times \frac{t_{R_i}}{t_{R_s}} \tag{7-17}$$

### 7.7.1.4 定量指纹图谱方法学考察步骤

**(1) 精密度试验**

在给定色谱条件下，取新制备的样品连续进样 6 针，记录色谱图。确定参照物峰和各指纹峰，对色谱图进行积分处理。导出色谱图的 ＊.cdf 文件并导入评价软件，采取两种方法：①以第一针样品色谱图为匹配基准和评价标准，进行指纹峰匹配和直接评价计算；②以第一针样品色谱图为匹配基准进行指纹峰匹配（要求指纹峰数尽量相同），按平均值法生成精密度试验的标准指纹图谱。以此标准指纹图谱为评价标准计算 6 针样品指纹的 $S_m$ 、 $P_m$ 及《中国药典》相似度。对指纹图谱各项技术参数指标进行平均值、 $RSD$ 、最大最小值、量值分布特征进行分析，包括基本数据分析表和详细数据分析表。基本数据分析表包括：①各指纹峰相对峰面积精密度试验结果；②各指纹峰相对保留时间精密度试验结果；③相似度法评价仪器精密度试验结果（ $S_m$ 、 $P_m$ 和《中国药典》相似度）。依据 5 个分析结果对仪器精密度给出结论。

**中间精密度试验**　通常采用同品牌至少 3 台不同仪器各测定 6 针样品指纹图谱，考察仪器精密度。

**（2）样品稳定性试验**

在给定色谱条件下，取新制备的样品分别在制备后 0h、3h、6h、12h、18h、24h 进样分析，记录色谱图。确定参照物峰和各指纹峰，对色谱图进行积分处理。导出色谱图的 *.cdf 文件并导入评价软件。以第一针进样获得的指纹图谱作为稳定性试验 RFP，计算各时间点的指纹图谱的 $S_m$、$P_m$ 及《中国药典》相似度。对指纹图谱各项技术参数指标进行平均值、$RSD$、最大最小值、量值分布特征进行分析，包括基本数据分析表和详细数据分析表格。依据数据分析结果对样品溶液的稳定性给出结论。

**（3）线性关系考察**

在给定色谱条件下，取新制备的样品 $3V$、$2V$、$1V$、$0.5V$、$0.25V$、$0.1V$（$V$ 为色谱条件中确定分析方法所用的进样量，单位 $\mu L$）分别进样分析 2 次，记录色谱图。确定参照物峰和各指纹峰，对色谱图进行积分处理。导出色谱图的 *.cdf 文件并导入评价软件，以第 $V$ 进样体积的色谱图为匹配基准进行指纹峰匹配（要求指纹峰数尽量相同），以此 $V$ 指纹图谱为评价标准计算各针样品指纹的 $S_m$、$P_m$ 和《中国药典》相似度。把各 $P_m$ 对进样量进行线性回归分析得到定量指纹图谱的线性范围、定量限（10%）、检测限（2%）。

**（4）重复性试验**

平行制备 6 份样品，在给定色谱条件下，对每个新制备的样品连续进样 2 针，记录色谱图。确定参照物峰和各指纹峰，对色谱图进行积分处理。导出色谱图的 *.cdf 文件并导入评价软件，以平均值法生成重复性试验的 RFP。以此标准指纹图谱为评价标准计算 12 针样品指纹图谱的 $S_m$、$P_m$（进行称样量校正）及《中国药典》相似度。由于每个样品均进样测定 2 次，数据分析时取均值。对指纹图谱各项技术参数指标进行平均值、$RSD$、最大值及最小值和量值分布特征进行分析，包括基本数据分析表和详细数据分析表格。依据分析结果对重复性试验给出结论。

**（5）系统耐用性试验**

具体操作规程见表 3-6。

**（6）样品测定法**

按样品制备方法制备各样品，在给定色谱条件下，对每个新制备的样品连续进样 2 针，记录色谱图。确定参照物峰和各指纹峰，对色谱图进行积分处理。导出色谱图的 *.cdf 文件并导入评价软件，以第一针样品色谱图为匹配基准进行指纹峰匹配（要求指纹峰数尽量相同），按平均值法生成 RFP。以 RFP 为评价标准计算各批次样品指纹图谱的 $S_m$、$P_m$ 和《中国药典》相似度。依据 $S_m$、$P_m$ 进行系统聚类分析，排除 $P_m$ 极高和极低的样品，根据大类样品重新生成 RFP，以此 RFP 重新评价所有样品。由于每个样品均测定 2 次，数据分析时取均值。对指纹图谱各项技术参数指标进行平均值、$RSD$、最大最小值和量值分布特征进行分析，包括基本数据分析表和详细数据分析表格。依据分析结果对样品质量给出评价结论。

### 7.7.1.5　中药多指标定量方法学

它是指在指纹图谱条件下进行多指标定量分析方法学验证。

## 7.7.2　标准制剂随行对照控制法

以实物标准——中药标准制剂替代标准指纹图谱模式，它采用随行对照模式对样品指纹图谱进行整体定量，它能避免各种系统误差问题。该方法前提条件是标准制剂恒定准确和易于复原，即保持标准制剂在质和量上等值传输。对于新复原标准制剂要进行标准制剂指纹图谱的0误差校正。精密吸取中药标准制剂供试液适量测定2次指纹图谱的平均模式作为标准指纹图谱，另精密吸取等量的中药待检制剂供试液测定2次指纹图谱的平均模式作为样品指纹图谱，采用系统指纹定量法，用①宏定性相似度 $S_m \geqslant 0.90$ 整体监测化学指纹数量和分布比例一致性；用②宏定量相似度 $120\% \geqslant P_m \geqslant 80\%$（依据具体品种稳定性制订这一幅度值）整体监测化学指纹整体含量一致性。国际植物药关于定量指纹谱图的基本要求是用①宏定性相似度 $S_m \geqslant 0.90$；②宏定量相似度 $115\% \geqslant P_m \geqslant 85\%$；这个要求已经足够高，由于 $P_m$ 缓冲性，达到这标准并不难。

### 7.7.3 标准指纹图谱控制法

以标准指纹图谱评价样品质量，要做好①系统的双标校正和②样品称样量校正。

### 7.7.4 中药溶出度一致性评价步骤

#### 7.7.4.1 中药固体制剂溶出度测定方法

中药固体制剂溶出度测定是中药质量一致性评价内容之一，因为溶出度反应工艺稳定性，同时对其在体内起效有一定程度的相关预测性。中药溶出度测定包括：①药效指标成分溶出度测定法，这是最理想方法，但要先分离再测定因而费时费力；②紫外自身对照法，它是一种简捷方法；③紫外全指纹溶出度测定法，相对准确可靠。用 $f_2$ 因子评估供试制剂与标准制剂间的溶出度曲线的一致性。

#### 7.7.4.2 药效指标成分溶出度测定

中药选择重点指标成分作为测定溶出度的监控指标有其科学意义，属于抓主要矛盾。但这种模仿化学药品的溶出度测定方法有很大弊端，费时费力且效果并非理想。中药溶出度测定应该采取紫外全指纹溶出度测定法，实验证明这种方法测定的溶出度能代表全部主组分的溶出度。也就是指标成分溶出度只能高于此法测定的溶出度，而不会低于本法测定值。因此用此法测定的溶出度数据是一个保守值，实际指标成分溶出度要高于此法测定的溶出度。也就是用此法测定的溶出度完全能保证各指标全部溶出。

#### 7.7.4.3 紫外自身对照法

用10片（粒）样品研细混匀，称取适量来代替对照品。其优点如下：①针对性强且与含量无关，自身对照法只与药物的晶型、粒度、处方、辅料和生产工艺有关，能更真实地反映药物在制剂中的溶出情况；②可消除辅料本底产生的系统误差；③自身对照是中药固体制剂溶出度测定的简便易行方法，但监测化学成分范围有限而导致对各组分有歧视效应。

#### 7.7.4.4 中药紫外全指纹溶出度测定法

测定中药在190～400nm紫外光谱，突出反映主组分的 $\pi \rightarrow \pi^*$，$n \rightarrow \pi^*$ 及饱和键 $n \rightarrow \sigma^*$ 紫外光谱信息，依据190～400nm紫外光谱211个指纹点来监测中药固体制剂主组分溶出度，其装置图见图5-2。

**(1) 2h溶出标准谱法**

以2h点为全溶出紫外标准指纹图谱来定量测定其他取样点溶出度（该法2h谱需要用全溶出谱评测溶出百分度）。

**（2）全溶出标准谱法**

**① 溶杯法（不称重）** 取复方甘草片 10 片，投入到 1000mL 试剂瓶中，内盛已预热至 37℃的溶出介质 900mL，于 37℃超声 15min，冷至室温，摇匀。在瓶中（上、中、下）三个不同位置各取 2.0mL 混合，充分摇匀，过滤，即得全溶出供试液。进样量设置为正常体积的十分之一，测定 2 次，取均值谱作为全溶出标准紫外光谱。该法测定的结果与溶出杯测定溶出度的环境类似，不称量样品，具有简便、快捷的特点，缺点是浪费溶剂，浓度是测定时的 10 倍。

**② 容量瓶法（称重）** 取复方甘草片 10 片，精密称定，研细，精密称取 1 片量，置于 100mL 量瓶中，用溶出介质定容至刻线，于 37℃超声 15min，冷至室温，摇匀，过滤，即得全溶出供试液。进样量设置为正常体积的九分之一，测定 2 次，取均值谱作为全溶出标准紫外光谱。该法测定的结果是作为 1 片量全部中药物质成分溶出时的总量，要考察超声时间对溶出彻底性的影响（但不要造成过度溶出，其溶出量会远远超过溶出仪测定的结果），方法需要称量样品而费时，但节省溶出介质试液。浓度是测定时的 9 倍。此两种方法均监控 211 个紫外波长下的指纹点构成的 190～400nm UV 光谱，用系统指纹定量法测定各点的宏定性相似度 $S_m$ 和宏定量相似度 $P_m$，用补液法和 $P_m$ 为指标按式（7-18）计算累积溶出度，其结果科学性和可靠性均好于自身对照法。若不进行补液则按式（7-19）计算累积溶出度。若溶杯体积为 $V$ mL 来测定溶出度，在不同时刻每次取样均为 $V_0$ mL。补液法在不同取样点的表观溶出度即校正累积溶出度分别为 $P_{as1}$，$P_{as2}$，…，$P_{asi}$ 的计算公式见式（7-18），其中 $P_{mi}$ 测定各点的宏定量相似度。对于非补液法的计算公式见式（7-19），由于会出现 $P_{as1}$，$P_{as2}$，…，$P_{asi}$ 有大于 100 的情况。

补液法
$$P_{asi} = P_{mi} + \frac{2}{900}\sum_{i=2}^{n-1} P_{m(i-1)} \tag{7-18}$$

非补液法 $P_{asi} = P_{mi} + \sum_{i=2}^{n-1} \frac{V_0}{V-(i-1)V_0}P_{m(i-1)} = P_{mi} + \sum_{i=2}^{n-1} \frac{2_0}{900-2(i-1)}P_{m(i-1)}$ （7-19）

## 参 考 文 献

[1] 胡林峰，虞忠. 仿制药一致性评价的产业影响研究 [J]. 中国医药工业杂志，2016，47（8）：1097-1101.

[2] 王俏瑾，陈珏. 仿制药一致性评价工作的进展与展望 [J]. 中国现代应用药学，2019，36（04）：500-501.

[3] 谭德讲，冯国双，朱容蝶，等. 一致性评价所用统计分析方法辨析 [J]. 中国新药杂志，2017，26（24）：2881-2886.

[4] 杜爽，梁毅. 仿制药一致性评价与全面质量管理一体化的解析 [J]. 中国卫生政策研究，2017，10（8）：40-43.

[5] 陶兴宝，黄银秋，洪兵，等. 中药品质一致性评价探索 [J]. 世界科学技术：中医药现代化，2017，19（11）：1781-1786.

[6] 侯湘梅，岳洪水，张磊，等. 中药质量一致性评价探讨 [J]. 药物评价研究，2016，39（1）：38-45.

[7] 熊皓舒. 中药质量及制药过程一致性评价方法研究 [D]. 杭州：浙江大学，2013.

[8] 何毅. 中药质量一致性评价模式的建立与应用 [D]. 天津：天津大学，2011.

[9] 王茹茹，何祖新. 中药仿制一致性评价的思考 [J]. 中国药房，2014，25（19）：1820-1822.

[10] 郑敏霞，沈洁，丰素娟. 生物效价检测研究进展 [J]. 中国现代应用药学，2011，28（6）：511-514.

[11] GROSS S, JANSSEN S W, DE V B, et al. Collaborative study for the validation of alternative *in vitro* potency assays for human tetanus immunoglobulin [J]. *Biologicals*，2010，38（4）：501-510.

[12] 王建权，徐建中，俞旭平，等. 基于生物效价检测和高效液相色谱法的中药莪术及其炮制品质量评价的研究 [J]. 中国生化药物杂志，2016，36（3）：176-179.

[13] 刘书显. 基于生物效价检测和化学成分分析的人面子叶质量评控研究 [D]. 成都：成都中医药大学，2014.

[14] 邹纯才，鄢海燕. 我国中药色谱指纹图谱相似度评价方法 30 年（1988—2017 年）研究进展与展望 [J]. 中国中

药杂志，2018，43（10）：1969-1977.

[15] 孙国祥，宋杨，毕雨萌，等. 色谱指纹图谱全定性相似度和全定量相似度质控体系研究 [J]. 中南药学，2007，5（3）：263-267.

[16] 孙国祥，智雪枝，张春玲，等. 中药色谱指纹图谱超信息特征数字化评价系统 [J]. 中南药学，2007，5（6）：549-555.

[17] 孙国祥，孙万阳，闫慧，等. 中药整体质量控制标准体系构建和中药一致性评价步骤 [J]. 中南药学，2019，17（3）：321-331.

[18] 孙国祥，智雪枝，张春玲，等. 中药色谱指纹图谱超信息特征数字化评价系统 [J]. 中南药学，2007，5（6）：549-555.

[19] 孙国祥，胡玥珊，毕开顺. 系统指纹定量法评价牛黄解毒片质量 [J]. 药学学报，2009，44（4）：401-405.

[20] 孙国祥，张静娴. 系统指纹定量法鉴别龙胆泻肝丸质量 [J]. 分析化学，2009，37（8）：1183-1187.

[21] 孙国祥，任培培，毕雨萌，等. 双定性双定量相似度法评价银杏达莫注射液的高效液相色谱指纹图谱 [J]. 色谱，2007，25（4）：518-523.

[22] 孙国祥，王玲娇. 基于双波长 HPLC 指纹谱的一级系统指纹定量法鉴定木香顺气丸质量 [J]. 化学学报，2010，68（18）：1903-1908.

[23] 孙国祥，侯志飞，张春玲，等. 色谱指纹图谱定性相似度和定量相似度的比较研究 [J]. 药学学报，2007，42（1）：75-80.

[24] Sun GX，Zhi XZ，Bi KS. Overall qualitative and overall quantitative assessment of compound liquoric tablets using HPLC fingerprints [J]. *Anal Sci*，2009，25（4）：529-534.

[25] 孙国祥，史香芬，张静娴，等. 指纹定量法测定中药复方指纹归属度和药效物质工艺收率 [J]. 药学学报，2008，43（10）：1047-1052.

[26] Liu Y，Liu Z，Sun G，et al. Monitoring and evaluating the quality consistency of compound bismuth aluminate tablets by a simple quantified ratio fingerprint method combined with simultaneous determination of five compounds and correlated with antioxidant activities [J]. *PLoS One*，2015，10（3）：e0118223

[27] Yang L，Sun G，Guo Y，et al. Holistic evaluation of quality consistency of Ixeris sonchifolia（Bunge）Hance Injectables by quantitative fingerprinting in combination with antioxidant activity and chemometric methods [J]. *PLoS One*，2016，11（2）：e0148878.

[28] 孙国祥，孙万阳，张晶，等. 中药质量一致性评价体系——基于定量指纹图谱检查的中药标准制剂控制模式的解析 [J]. 中南药学，2018，16（1）：2-13.

[29] 冯晓杰. 苦参碱注射剂的含量测定及体内药代动力学一致性评价 [D]. 石家庄：河北医科大学，2016.

[30] 张金兰，王彩虹，吴彩胜，等. 中草药多成分药代动力学研究模式探索 [C] // 第一届《药学学报》药学前沿论坛暨 2015 年中国药学会中药与天然药物专业委员会会议，2015.

[31] 张海珠，肖小河，王伽伯，等. 中药质量评控的第一要义：效应当量一致性 [J]. 中草药，2015，46（11），1571-1575.

[32] 董芹，王伽伯，张定堃，等. 基于效应成分当量的黄连饮片调剂一致性研究 [J]. 中国中药杂志，2015，40（20）：3981-3986.

[33] 沙孟晨，张海珠，何琴，等. 基于微量量热法的连花清瘟胶囊质量一致性评价方法的建立 [J]. 中草药，2017，48（11）：2202-2206.

[34] 孙国祥，陈新新，孙万阳，等. 中药标准制剂控制模式发展历程和构建全质量关控制中药质量模式. 中南药学，2014，12（1）：1-9.

[35] 孙国祥，张玉静，孙万阳，等. 中药一致性评价关键问题——中药标准制剂控制模式和定量指纹图谱检查项 [J]. 中南药学，2016，14（10）：1026-1032＋1025.

（孙国祥）

# 第 **8** 章

# 中药指纹评价软件

　　中药指纹图谱反映和揭示中药复杂样品体系所呈现的规律，指纹峰选取和代表性仍然是中药指纹图谱的局限性所在，即整体性只是一定意义上对整体组分质量的反映，随着检测仪器灵敏度提高和分析方法的快速发展，中药指纹图谱所呈现的化学物质指纹丰富性将大幅度增加。二十多年来中药色谱指纹图谱评价方法得到长足发展，这为中药指纹图谱用于中药质量整体控制提供了可供多维选择的最优方法。中药指纹图谱评价的主要方法包括：①化学模式识别；②定性相似度法；③总量统计矩法（进入定量层次）；④超信息特征数字化法；⑤系统指纹定量法等。孙国祥等最早在 2003 年于日本《分析科学》杂志发表了定量相似度 $Q$ 概念，是文献报道中最早的定量指纹图谱研究。在 2002—2005 年，中药指纹图谱计算机评价软件由国内 5 所大学和总计 8 个单位集体参与研究并综合形成国家药典委员会统一的"中药色谱指纹图谱相似度评价系统" 2004 AB 版和如今的 2.0 版（2012 版）。孙国祥教授多年来以中药定量指纹图谱研究为核心研究方向，把中药指纹图谱技术发展为中药指纹学，并使其发展成研究中药质量一致性控制的边缘交叉学科体系，这是一种系统的创新研究，并给中药阐明作用机制提供了崭新的学科体系支撑。特别是中药主组分指纹整体定量评价的核心技术——系统指纹定量法（SQFM）的提出。在 SQFM 中宏定性相似度和宏定量相似度是两个正交关系的变量，二者不可分割，用任何一个都无法解决中药指纹图谱的评价问题。系统指纹定量法通过宏定性相似度解决品种归属问题，即解决"是不是"的鉴定问题；通过宏定量相似度解决评价全指纹系统的总量值问题，是对系统主组分的一种总量度量。中药质量一致性问题归根结底是每次产品输出的质量平衡问题，质量即能量，因此也是产品输出时能量值守恒问题。

　　中药指纹图谱[1]是综合的、可量化的鉴别手段（表明指纹图谱可用于定量），它是建立在中药化学成分系统研究的基础上，符合中药特色的，评价中药真实性、有效性和安全性的可行模式[2]。整体性、模糊性和特征性为其显著特点。孙国祥教授认为指纹图谱最重要的功能是可用来进行对整体指纹物质的定量评价，并提出中药标准指纹图谱源于中药标准制剂，通过相似度软件用化学指纹平均模式来获得中药标准指纹图谱只是数学上对中药标准制剂的一次运算和模拟的结果，中药标准指纹图谱的真正源泉是中药标准制剂。标准指纹图谱质量控制模式的提出使得中药（材）的研究方法和质量分析手段，由针对一个或者少数几个活性成分（指标成分）的分析，发展为对整个中药化学指纹图谱的综合分析[3]。中药指纹图谱作为现代中药质量标准体系的核心技术已得到国际公认，美国、德国、印度和日本等国家以及 WHO 均采用指纹图谱技术作为植物药的质量控制手段，要求制剂生产商提供半成品的指纹图谱以保证其品种的真实性以及产品的指纹图谱以证明其批次间产品质量的一致性和稳定性[4-8]。中药指纹学核心是依托中药指纹信息学技术手段获得关于中药全面的物质信息和药效活性信息[9]。因此，客观、全面地挖掘中药指纹图谱潜在有效信息和实施整体定性和定量评价技术便成为中药指纹学评价的核心和关键性技术之一。

目前，从文献考证，中药指纹图谱在中国发展有 50 余年的历史。特别是近二十多年来出现了许多新的中药指纹图谱评价方法。主要分为：①化学模式识别（各种统计软件提供）；②定性相似度评价法（夹角余弦值和相关系数值）；③总量统计矩法（未软件化）；④基于系统指纹定量法的"中药主组分一致性数字化评价系统 3.0"软件（为符合国家计算机认证的四级密码管理的中药工业化应用软件）；⑤中药指纹整体定性定量评价软件"中药色谱指纹图谱超信息特征数字化评价系统 4.0"；⑥基于中药标准制剂控制模式的指标成分精准定量和宏定性定量相似度有机结合的系统指纹定量法软件系列；⑦"中药指纹图谱多维多息评价系统 2.0"软件；⑧"中药光谱量子指纹一致性数字化评价系统 4.0"软件；⑨中药指纹在线专家系统数据库等方法。以下是对我国目前使用的主要中药指纹图谱评价软件进行简单介绍和比较。

# 8.1 化学模式识别法

化学模式识别法是根据物质所含化学成分信息多元指标，用计算机对其进行分类或描述，能够很好地解决指纹图谱整体性和模糊性问题，分为非监督方法和监督方法两类[10,11]。非监督方法针对那些不利用或没有样本所属类别信息的情况，它将复杂的数据降低到一个低维空间，以分类图的形式显示出来，从而使肉眼能够进行系统分析。常用的非监督方法主要包括主成分分析（principle component analysis，PCA）和系统聚类分析（hierarchical clustering analysis，HCA）2 类。监督方法的基本思路是用一组已知类别的样本作为训练集，即用已知的样本进行训练，并用这个训练集得到判别模型，再去识别未知样本。常用的监督方法有：簇类独立软模式分类法（soft independent modeling of class analogy，SIMCA）、偏最小二乘法（partial least squares，PLS）、人工神经网络（artificial neural network，ANN）、线性判别分析（linear discriminant analysis，LDA）。其他化学模式识别方法还包括非线性映照（nonlinear mapping，NLM）、广义夹角余弦法（cosine of generalized angle，CGA）、典型相关分析（canonical corelation analysis，CCA）、星座图技术（constellation graphing technique）、模糊信息分析法（fuzzy information analysis）、灰色关联聚类法（gray relational grade cluster，GRGC）等。

## 8.1.1 主成分分析法

主成分分析法由 Holtelling 于 1933 年提出，是利用降维思想，将多个指标转化为少数几个不相关的综合指标的多元统计方法。它是一个线性变换，将数据变换到一个新的坐标系统中，可用图形表示，选取前 2（3）个主成分或其中某 2（3）个主成分画出样本在二（三）维空间上的分布情况，由图形即可直观地看出各样本在主分量中的地位，进而还可以对样本进行分类处理。2003 年陈闽军等[12]对 21 个川芎药材的 HPLC 指纹图谱进行主成分分析，选取前两个主成分制作成分图，直观地描述了不同产地样品间化学组成的差异性，并结合聚类分析、相似度计算和 Fisher 因子判别，结果与 PCA 分析一致。本法具有变差最优性、熵值达到极小值、相关最优性、回归最优性等特点[13]，但是在降维的过程中难免会丢失部分有用信息，因此人们对该算法进行了各种改进。2005 年杨锦瑜等[14]提出了基于主灵敏度矢量的稳健主成分回归（RPPSV）法，其优点是不受数据中异常样本的影响，并以 29 个不同来源的银杏提取物和 33 个不同产地的灯盏花提取物的色谱指纹图谱为例，分别定性判断出银杏样本数据集中的 7 个异常样本和灯盏花样本数据集中的 4 个异常样本。2006 年冯雪松等[15]提出了核主成分分析（KPCA）法，通过事先确定的非线性映射函数将样本数据映射到特征空间中，再进行主成分分析，最大限度地保留了原数据所含的原始信息。目前提取 3 个主成分的分析方法的应用得到足够重视。

### 8.1.2　正交分解法

中药指纹图谱数据具有变量数很大而样本数较小的特点，2005 年朱尔一等[16]提出用拉格朗日求极值的方法得到一种新的适合用于数据处理的主成分正交分解法。实验结果表明，该方法与传统的主成分分析算法比较，具有节省存储单元、计算量小、计算速度快、计算效率高的优点。

### 8.1.3　系统聚类分析法

系统聚类分析法是根据一种事先选定的相似性或非相似性的度量和类间距离，经过计算建立谱系图，再根据谱系图决定分类结果。2003 年田兰等[17]对"白术的化学模式识别"应用系统聚类分析法，对 32 个白术样品进行 HPLC 分析，共获得 45 个特征峰，原始数据经标准化变换后根据欧氏距离的计算结果，用离差平方和法（Ward's 法）计算类与类之间的距离，将样品分为优等品、一般品和伪品 3 个等级，初步建立了评价白术真伪优劣方法。2004 年赵宇等[18]对收集到的 15 个枳实药材进行 K 均值聚类分析，考虑到样品主要来自两个产地，因此分为 2 类。为进一步证实聚类分析结果及分类数目的选择是否合适，采用主成分分析对分类结果进行验证，发现两者所得结果完全一致。2006 年王婷婷等[19]应用聚类分析法对不同产地的白芷药材指纹图谱进行分析，采用组内连接将 21 批白芷药材分为 4 类，并选定其中 11 批优质样品建立共有模式，应用"中药色谱指纹图谱相似度评价系统"对各产地药材进行了质量评价。结果显示，该方法能够简便、可靠地辨别白芷真伪和进行质量评价。

### 8.1.4　模糊聚类分析法

模糊聚类分析是根据客观事物间的特征、亲疏程度、相似性，通过建立模糊相似关系对客观事物进行聚类分析的方法。2005 年袁鹏等[20]采用模糊聚类分析法对 10 个郁金样品的裂解色谱图在 16 个峰参数上进行分类，并讨论了 6 种聚类方法的分类效果。分类所得到的结果与实际相符合。该研究表明，模糊聚类分析法能够全面、综合地反映图谱间的相似性关系，从而为中药指纹图谱的评价提供了一种直观、便捷的方法。

### 8.1.5 非线性映照法

非线性映照法（non-linear mapping，NLM）是在维持原有数据结构的情况下，将多维空间数据点非线性映照在二维平面上的模式分类方法。该法的优点是可以直观地对不同类别的点分类；缺点是其投影图坐标没有明确的物理意义和函数表达式，难以看出每个特征对分类的贡献，且维数太高或样本数太大，收敛困难，迭代容易失败[21]。

### 8.1.6 簇类独立软模式法

簇类独立软模式法（soft independent modeling of class analogies，SIMCA）是基于主成分分析的有监督的模式识别方法。2011 年，顾晓风等[22]对炮制前后续断散指纹图谱进行模式识别研究，并根据不同炮制方法进行分类判别。建立不同炮制品续断散 HPLC 指纹图谱共有模式，进行特征选择，然后采用 SIMCA 建立分类模型。研究表明，该方法有很高的判别率，并能使分类性能得到改善。

### 8.1.7 偏最小二乘法

偏最小二乘法（partial least squares regression，PLS）是一种新型的多元统计数据分析方法，于 1983 年由 S. Wold 和 C. Albano 等首次提出。其特点是在一个算法下，可以同时实现多元线性回归、主成分分析及典型相关分析。2006 年，卓林等[23]将 19 个不同来源的甘草药材的 HPLC 指纹图谱进行压缩校正，提取出 325 个特征变量，采用 PLS 建立分类模型。结果表明，不同植物种、不同种植方式的甘草药材能被较为清晰地区分开来，分类准确率达 100%。2009 年，姚卫峰[24]等提出以 40 个银杏叶提取物 HPLC 指纹图谱的色谱图轮廓作为输入，相应的提取物总抗氧化活性作为输出，建立最小二乘支持向量机回归模型，并对包含 10 个样本的测试集进行了预测，预测结果优于目前普遍使用的误差反向传播神经网络和偏最小二乘回归法。

### 8.1.8 人工神经网络

1943 年，心理学家 W. S. McCulloch 和数理逻辑学家 W. Pitts 建立了神经网络和数学模型，从而开创了人工神经网络研究的时代。人工神经网络（artificial neural network，ANN）具有非线性学习、自组织、自适应、联想记忆，能够处理带噪声、不完整的数据集的优点[25]。其缺点是推理过程不透明，只能看到输入和输出，而看不到中间的分析推理过程及其依据，不利于理解和使用推理结果；系统知识处理的正确性和可靠性很大程度受所选择的训练样本的限制等，限制了 ANN 的广泛使用。1996 年蔡煜东等[26]用自组织学习联想神经树对不同产地的 12 种厚朴样品进行评价，通过气相色谱分析得到各组分的相对含量，运用 BP 人工神经网络对这些样品进行分析和评价，选择 8 种样品作为训练集，4 个作为检验集，结果发现，评价结果与实际情况完全一致，成功率高达 100%。目前，运用 BP 网络方法已经成功地识别了苦丁茶、细辛和石斛茶等，均获得了理想的效果。1998 年苏薇薇等[27]采用反向传播人工神经网络模式识别技术开展了中药苦丁茶的化学模式识别研究，对 78 个苦丁样品的高效液相色谱数据进行处理，实现了苦丁样品的计算机快速分离鉴定，结果与生物学鉴定完全一致。2004 年汤丹等[28]运用 BP 网络对文献中广藿香 GC-MS 指纹图谱进行解析，建立了广藿香 GC-MS 指纹图谱解析人工神经网络模型，并通过训练优化的 BP 网络对不同产地的广藿香进行识别，证明其有较好的识别功能。

中药指纹图谱带有宏观、综合、模糊及非线性等特征，用人工识别的方法相当困难，因此，必须借助计算机对图谱进行解析。而人工网络方法可以获取反映中药内在的宏观的、综合的、多层次的或隐含性信息，评价中药内在质量的真实性、一致性和稳定性。该技术是综合评价中药内在质量较为先进的技术。中药指纹图谱评价不主张采取数据的标准化，那样会抹除数据的原始定量信息，其所获得的信息以定性属性为主。

### 8.1.9　支持向量机

支持向量机（support vector machine，SVM）是二十世纪九十年代中期由 Vapnik 提出的一种基于统计学习理论的一种机器学习算法。该方法是中药指纹图谱识别的一种新方法，通过对样本数据进行机器学习和训练，找到一个最优的"超平台"，该平面把待识别样本空间分成两个部分，如根据药品质量是否合格，可以把样本分成两个类别。2014 年，侯立强等[29]对机器学习算法进行了深入的研究，并对最有代表性的支持向量机等方法进行分析，实验表明，SVM 比传统的模式识别方法具有更高的精度，该方法在实际应用中更加有效。

### 8.1.10　灰色关联聚类法

灰色关联度由邓聚龙教授[30]于 1987 年首次提出，灰色关联分析是灰色系统理论中十分活跃的一个分支。灰色关联分析的基本思想是根据序列曲线几何形状的相似程度来判别其联系是否紧密。曲线越接近，相应序列之间的关联度就越大，反之就越小。2006 年，包锦渊等[31]应用灰色关联分析研究了青海秦艽药材指纹图谱之间的相关性，以秦艽指纹图谱的实验数据研究了灰色关联度、相关系数和夹角余弦的优劣。研究表明，相关系数和夹角余弦对数据的差异不够敏感，灰色关联度可以用于评价中药指纹图谱的相似性，并且该方法具有简洁性、有效性、灵活性、普适性等特点。

### 8.1.11　检验与判别分析

$t$ 检验、$\chi^2$ 检验和贝叶斯检验等均可用于中药指纹图谱的分析，Hansen[32]曾采用 $\chi^2$ 检验分析了麻黄中 6 种成分，效果良好。Gan 等[33]首次提出一种新的假设检验，并结合 $t$ 检验、贝叶斯检验和 PCA 等较好地鉴别了江西、四川、广东三省川芎药材的 HPLC 指纹图谱。此法必须事先假设符合哪种检验，否则可能会影响分析结果。2007 年，倪永年教授[34]用 $t$ 检验法评价中药色谱指纹图谱相似度。实验表明，$t$ 检验能够客观地反映中药样品间的相似性和差异性，能够作为评价中药色谱指纹图谱的方法。此外，Fisher 判别和逐步判别在分析中药指纹图谱的评价中也有应用。

### 8.1.12　小波变换与分形表达法

小波变换（wavelet transform）兴起于 20 世纪 80 年代，是泛函分析、Fourier 分析、数值分析比较完美的结合，具有窗口形状和大小随频率变化、多分辨分析、对称性、正交性及可变的时域及频域等优良特性[35]。该方法先用小波变换将色谱谱线分解至不同分辨尺度，然后计算各尺度分量的分形维数，用色谱的小波基分形参量替代色谱指纹图谱的采样值，这种小波变换与分形表达方法相结合分析的方法可解决色谱采样值易受谱峰保留时间漂移干扰的问题[36,37]。2003 年，程翼宇等[38]在《中药色谱指纹图谱的小波变换及分型表达法》一文中证明了该方法的分类效果优于色谱采样值。2008 年 10 月刘芳等[39]在《基于小波变换和分型表达的绞股蓝药材质量评价方法研究》一文中介绍，将小波变换的多分辨分析和分形维数对信号的整体表达能力相结合，用小波基分形参量描述指纹图谱，通过以小波基分形参量计算的相似度评价了 14 个批次绞股蓝样品的质量，结果表明，以小波基分形参量表达的色谱指纹图谱用于中药材的质量评价，相对于人工选择特征峰更具客观性。

# 8.2  相似度法

相似度法是以两者中若干共有的、具有特征性的指标作为统一的尺度，运用适当的判定原则来描述它们之间的匹配程度的方法。与化学模式识别相比，相似度法更加注重向量各元素间的相互影响及内在相关性。通常将样品指纹图谱的特征指标如峰积分看作 $n$ 维空间向量 $X=(x_1,x_2,\cdots,x_n)$，计算其与对照指纹向量 $Y=(y_1,y_2,\cdots,y_n)$ 的相似度。这种计算存在两类原则，致使出现定性相似度和定量相似度两大类本质迥然不同的相似度评价方法。孙国祥教授对相似度方法进行了深入的研究，自从 2003 年提出含量相似度 $Q$ 的概念以来，一直对中药色谱指纹图谱定量相似度进行广泛深入的研究，并形成了以系统指纹定量法为代表性的最优评价方法，其具备工业化应用基础，多家药厂已将其应用于止咳药——复方甘草片的过程质量控制。

相似度评价法具体方法介绍如下。

## 8.2.1  距离系数法

著名的欧氏距离（Euclidean distance）是目前应用最多的相似性度量，此法以距离系数作为相似度的判定原则，系数越大，二者的差异也就越大。其定义见式(8-1)，$n$ 为指纹峰数，$x_i$ 与 $y_i$ 为各指纹峰积分面积。叶皓等[45]以欧氏距离为相似性测度，对 11 个产地的野菊花的 HPLC 指纹图谱进行了评价。

$$\mathrm{Sim}(X,Y)=\sqrt{\sum_{i=1}^{n}(x_i-y_i)^2} \qquad (8\text{-}1)$$

欧氏距离侧重于特征变量值的大小亲疏程度的相似性[46]，而中药往往是各成分协同作用而达到治疗疾病的目的，该方法并没有考虑各指纹峰的相关性和方差的差异性，因此，利用该方法评价中药色谱指纹图谱具有一定的局限性[47]。欧氏距离不能给出 0～1 间定性判据值，也无法给出相对百分含量的明确信息。通过对欧氏距离公式进行改造可解决以上问题。

鉴于欧氏距离能灵敏刻画差异性的特点，孙国祥教授提出当样品向量 $X=(x_1,x_2,\cdots,x_n)$ 和对照指纹向量 $Y=(y_1,y_2,\cdots,y_n)$ 的夹角 $\theta$ 接近 0 时，可以用欧氏距离百分比 $d\%$ 代替 $X-Y$，根据余弦定理可得：①简单欧氏定性相似度 $S_{ed}$，见式(8-2)；②简单欧氏定量相似度 $P_{ed}$，见式(8-3)，其中当 $W\geqslant100\%$ 时取正号，$W<100\%$ 时用负号。用 $S_{ed}$ 和 $P_{ed}$ 同时鉴定中药种类归属和指纹物质总量性质的方法称为简单欧氏定量指纹法（SEQFM）。当样品指纹向量变换为 $X_0=(\dfrac{x_1}{y_1},\dfrac{x_2}{y_2},\cdots,\dfrac{x_n}{y_n})$ 和对照指纹向量变换为 $Y_0=(1,1,\cdots,1)$，同法可得欧氏比率定性相似度 $S_{red}$，见式(8-2a)；同时可得欧氏比率定量相似度 $P_{red}$，见式(8-3a)，其中当 $Q\geqslant100\%$ 时取正号，$Q\leqslant100\%$ 时用负号。用 $S_{red}$ 和 $P_{red}$ 同时鉴定中药种类归属和指纹物质总量性质的方法称为欧氏定量比率指纹法（EQRFM）。把 $S_{ed}$ 和 $S_{red}$ 取均值得欧

式定性相似度 $S_{ED}$，见式（8-2b），把 $P_{ed}$ 和 $P_{red}$ 取均值得欧式定量相似度 $P_{ED}$，见式（8-3b），用 $S_{ED}$ 和 $P_{ED}$ 联合鉴定中药种类归属和指纹物质总量性质的方法称为欧氏定量指纹法（EQFM）。三种方法的定性定量标准服从系统指纹定量法标准规划（加划分标准）。三种欧氏定量指纹法是对欧氏距离判别分析进行一次高级定量化升华，它能准确地刻画事物间相似性的定性过渡状态与定量测度差别的大小。这是利用欧氏距离定量判别多维事物间差异能力的巨大提升。使用时：①$W < 100\%$ 用负号（比率法中 $Q < 100\%$），此时三种欧式定量相似度小于 $100\%$；②$W \geqslant 100\%$ 取正号（比率法中 $Q \geqslant 100\%$），则有三种欧式定量相似度大于 $100\%$；③限度法按照 $S_{ed} \geqslant 0.90$ 作为判定样品属性归类的基本判据，此时样品与标准制剂属同一种类；④$80\% \leqslant P_{ed}$（或 $P_{red}$ 或 $P_{ED}$）$\leqslant 120\%$ 是判定样品总量合格与否的基本量值幅度范围；⑤可根据品种实际稳定性的特点来确定定性相似度和定量相似度的大小和量值的幅度范围。

**（1）简单欧氏定量指纹法（SEQFM）**

$$S_{ed} = 1 - \sqrt{W^2 + 1 - 2C} \tag{8-2}$$

$$P_{ed} = (1 \pm \sqrt{W^2 + 1 - 2C}) \times 100\% \tag{8-3}$$

式中，若 $W \geqslant 100\%$ 取正号，$W < 100\%$ 取负号。

**（2）欧氏定量比率指纹法（EQRFM）**

$$S_{red} = 1 - \sqrt{Q^2 + 1 - 2M} \tag{8-2a}$$

$$P_{red} = (1 \pm \sqrt{Q^2 + 1 - 2M}) \times 100\% \tag{8-3a}$$

式中，若 $Q \geqslant 100\%$ 取正号，$Q < 100\%$ 取负号。

**（3）欧氏定量指纹法（EQFM）**

$$S_{ED} = \frac{1}{2}(S_{ed} + S_{red}) = 1 - \frac{1}{2}(\sqrt{W^2 + 1 - 2C} + \sqrt{Q^2 + 1 - 2M}) \tag{8-2b}$$

$$P_{ED} = \frac{1}{2}(P_{ed} + P_{red}) = (1 \pm \frac{1}{2}(\sqrt{W^2 + 1 - 2C} + \sqrt{Q^2 + 1 - 2M}) \times 100\% \tag{8-3b}$$

式中，若 $W \leqslant 100\%$ 取负号，$W > 100\%$ 取正号。

马氏距离（Mahalanobis distance）的计算公式见式（8-4），它不受各指标量纲的影响，可以证明，将原数据作线性交换后，马氏距离仍不变。

$$\text{Sim}(\boldsymbol{X}_i, \boldsymbol{Y}_i) = (\boldsymbol{X}_i - \boldsymbol{Y}_i)^T S^{-1}(\boldsymbol{X}_i - \boldsymbol{Y}_i) \tag{8-4}$$

式中，$S$ 代表协差阵。吴昊等[48]在评价参麦注射液时选择了合格品与伪品两组样品，首先用系统聚类分析成功地分辨出了合格品与伪品，然后选定一群合格样品作为基准样本，通过计算未知样品与基准样本间的马氏距离来判断样品合格与否。

## 8.2.2　相似系数法

夹角余弦法（cosine coefficient）和相关系数法（correlation coefficient）是目前最为常用的 2 种相似度评价方法。2002 年，王龙星等[49]首次运用夹角余弦法对 11 个不同产地及炮制方法的吴茱萸样品的 HPLC 指纹图谱进行评价，利用向量夹角余弦的基本公式计算两个指纹图谱间的相似度，见式（8-5）。结果表明，该法能较好地评价指纹图谱间的相似性。相关系数法的计算公式见式（8-6），冯子男等[50]采用夹角余弦法和相关系数法计算了 10 批灯盏花素注射液，区别了不同厂家的产品，指出不同厂家生产的灯盏花素注射液在化学组成上具有差异性，并采用聚类分析进一步研究样品之间的关系。此外，Jaccard 系数[见式(8-7)]等也可用于指纹图谱相似性计算。夹角余弦法和相关系数法与变量的单位无关，对各特征变量值的大小不敏感，不能提供定量信息，同时这两种相似度计算方法受大峰影响严重，并不能全面灵敏地反映中药（材）的化学物质差异情况。但它们反映和突出高含量指纹组分的权益非常有效。相似系数法最大缺陷是当实数 $A \neq 0$ 时样品任意增大和减小一个固定倍数值 $A$ 时，相似系数值不发生任何改变。它完全扼杀了药物剂量大小的药效作用特征，这是要引入宏定量相似度 $P_m$ 的原因。

$$\mathrm{Sim}(\boldsymbol{X},\boldsymbol{Y}) = \frac{\sum_{i}^{n} x_i y_i}{\sqrt{\sum_{i}^{n} x_i^2} \sqrt{\sum_{i}^{n} y_i^2}} = \mathrm{Sim}(\boldsymbol{AX},\boldsymbol{Y}) \tag{8-5}$$

$$\mathrm{Sim}(\boldsymbol{X},\boldsymbol{Y}) = \frac{\sum_{i}^{n} (x_i - \overline{x})(y_i - \overline{y})}{\sqrt{\sum_{i}^{n} (x_i - \overline{x})^2} \sqrt{\sum_{i}^{n} (y_i - \overline{y})^2}} = \mathrm{Sim}(\boldsymbol{AX},\boldsymbol{Y}) \tag{8-6}$$

$$\mathrm{Sim}(\boldsymbol{X},\boldsymbol{Y}) = \frac{\sum_{i}^{n} x_i y_i}{\sum_{i}^{n} x_i^2 + \sum_{i}^{n} y_i^2 - \sum_{i}^{n} x_i y_i} = \mathrm{Sim}(\boldsymbol{AX},\boldsymbol{Y}) \tag{8-7}$$

### 8.2.3　相对关联度

所谓关联度，是指两个系统或两个因素间关联性大小的量度，它描述了系统发展过程中因素间相对变化的情况。相对关联度为：

$$r = \frac{r_1}{r_1 + r_2}$$

吴忠等[51]以定义的相对关联度为测度，构建了新的评价中药质量的模式识别模型，适合多组分多指标的中药质量进行综合评价并将其用于连翘质量的评价模型。

### 8.2.4　改进 Nei 系数法

Nei 系数法最早由 Nei 提出的，用来刻画个体间的遗传相似度。洪筱坤等[52,53]首次将 Nei 系数法引用到色谱指纹图谱评价，其定义如下：

$$重叠率 = \frac{样品指纹图谱与对照指纹图谱共有峰 \times 2}{样品指纹图谱的峰数 + 对照指纹图谱的峰数} \times 100\%$$

Nei 系数法只能从质的角度考察指纹图谱的相似性，不能反映指纹图谱峰强度的变化对相似性的影响。在此基础上，孟庆华等提出峰重叠率和共有峰强度结合算法，此法即为改进 Nei 系数法，见式(8-8)。改进 Nei 系数法考虑了色谱指纹图谱的整体性，把色谱指纹图谱的重叠率和共有峰的峰强度有机结合起来，无须对数据进行标准化处理，计算简单，判断准确，不需要复杂的模式识别方法，且灵敏度高于距离系数和相似系数[20]。Nei 系数法重点强调指纹峰个数使得其评价结果忽视和缺乏指纹图谱中能代表组分含量的重要峰面积信息，因此其评价结果不具有代表性和特别有效的意义，从其应用情况就能看到这一特点。

$$f = \frac{2n_t}{n_1 + n_2} - \frac{2}{n_1 + n_2} \sum \left| \frac{h_{1t} - h_{2t}}{h_{1t} + h_{2t}} \right| \tag{8-8}$$

### 8.2.5　向量夹角法

将色谱指纹图谱看作多维空间内的向量，利用向量夹角余弦的基本公式计算两个指纹图谱的相似度，用 VB6.0 编程自动完成色谱峰匹配并计算相似度。2002 年，王龙星、毕开顺[54]用 11 个不同产地及炮制方法的吴茱萸样品的液相色谱指纹图谱对计算方法及程序进行了检验，结果表明该程序能较好地评价指纹图谱间的相似性，并清楚地区别了汤洗 7 遍的炮制方法对指纹图谱的影响。结果表明，该方法能够较好地定量评价指纹图谱间的相似性，可应用于中药质量的控制。但该法存在大峰严重掩蔽小峰的问题。

### 8.2.6　相似系统理论

刘永锁等[55,56]引入相似系统理论中的程度相似度来比较中药色谱指纹图谱的共有峰，并提出了改良的程度相似度这一评价指标，见式(8-9)，其以相似系统理论对栀子药材提取物高效液相色谱指纹图谱的相似度评价，发现相似系统理论对数据的差异比较敏感，而且相似度的计算结果能够反映样品的相对差异。段和祥等[57]采用程度相似度结合聚类分析法评价金银花药材质量，结果表明两种评判方法的结果基本一致，并与实际相符。实际上是用 1 减去相对平均偏差，这个方法最大错误为在极端大比值和极端小比值出现时对结果造成的巨大误差。

$$Q' = 1 - \frac{\sum_{i=1}^{n} \left| 1 - \frac{x_i}{y_i} \right|}{n} = 1 - \frac{1}{n} \sum_{i=1}^{n} |\Delta M_i| \tag{8-9}$$

### 8.2.7　相对熵法

相对熵法是在模糊数学和信息学的基础上提出来的，相对熵是一种用来比较两种概率分布差异的方法，相对熵歧异值则被用来衡量分布差异。2007 年，王康等[58]利用歧异值的特点计算中药指纹图谱的相似度，相比较于传统的相似度计算方法，相对熵法得到的结果更好，且计算量也少于其他方法。

### 8.2.8　组合相似度法

组合相似度在共有峰的夹角余弦相似度基础上纳入了非共有峰 $\omega \Delta S_{\text{非}}$ 的影响，以组合相似度 $S_{\cos\theta} + \omega \Delta S_{\text{非}}$ 来表征两样本的相似度，分别计算非共有峰和共有峰对相似度的贡献，并以最大峰比例同态性为指标，确定非共有峰的合适权重。詹雪艳等[59]以土茯苓色谱指纹图谱数据为实例证实了当两样本数据间比例相差较大时，夹角余弦相似度对共有峰和非共有峰响应的灵敏程度相差很大。基于样本峰面积数据建立的组合相似度模型能灵敏地反映待测样本与参照样本内在成分的峰比例变化，适合衡量多个药材样本间的相似程度。这种方法带有一定的主观随意性，很难做到科学公正，因而无法成为公认的好方法。

## 8.3 总量统计矩法

贺福元等[60]借鉴药物动力学数据处理方法运用统计矩原理提出一种中药复方多成分指纹图谱定性定量分析法——总量统计矩方法，其包括 4 个参数：①总零阶矩 $AUC_T$；②总响应率 $AUCPW_T$；③总量一阶矩 MCRTT，亦总量中心矩或总量平均保留时间；④总体二阶矩 $VCRT_T$，亦为平均保留时间方差。其中 $AUC_T$ 能用于中药复方指纹图谱定量分析，其余参数可用于中药复方指纹图谱定性分析。2008 年，贺福元等[60]利用该方法对不同产地大黄醇浸膏成分 HPLC 指纹图谱进行评价，证明了此法具有加和运算的特征，能消除溶剂干扰，并能与多维向量偶联构成多维曲线中心矩及偏差分析。该方法的分析结果常带有大的系统误差，不适合作为高精准定量分析主组分指纹总量值的变化。

## 8.4 超信息特征数字化评价

孙国祥教授在指纹图谱的研究过程中逐渐形成了多套独特的指纹图谱超信息特征数字化评价理论，多侧面、多角度、全方位挖掘色谱和光谱指纹图谱的超信息，并结合计算机技术和化学计量学手段对大量信息进行提取、加工、精练，提出用 100 多个量化指标揭示指纹图谱的多维多息特征[61,62]。2014 年，孙国祥等[43]利用该方法对银杏叶片红外指纹图谱进行评价，证明了该方法能够快速、简便、准确地检验中药复杂系统总化学物质含量，该方法已开发成"中药红外数字化定量指纹图谱评价系统 3.0"软件，并开发成"中药紫外数字化定量指纹图谱评价系统 3.0"软件。该法目前获得国内外广泛认可，并成为很成熟的数字化方法。超信息特征数字化评价参数目前已形成多套（5～6 套）数字化特征诊断参数，用以智能化诊断中药色谱和光谱指纹图谱所反应的质量问题。

### 8.4.1 指纹图谱指数 $F$ 和相对指数 $F_r$

孙国祥于 2004 年首次提出色谱指纹图谱指数 $F$ 和相对指数 $F_r$ 的概念[63]，将其应用于评价射干抗病毒注射液及其各单味药材的指纹图谱，并对文献中丹参 HPLC 指纹图谱进行了评价。结果表明，$F$ 与 $F_r$ 可客观、全面、简要地评价色谱指纹图谱。

### 8.4.2 指纹信息量指数 $I$ 和相对指数 $I_r$

孙国祥于 2005 年首次提出用色谱指纹图谱信息量指数 $I$ 和相对指数 $I_r$ 评价苦碟子注射液 CEFP[64]的优劣，它既能揭示指纹图谱总信息量、反应指纹图谱总信号大小，又能揭示指纹信号均化程度。孙国祥等在对栀子[65]和连翘[66]的毛细管电泳指纹图谱进行研究时运用信息量指数 $I$ 和相对指数 $I_r$ 来评价指纹图谱的优劣。实验证明，指数 $I$ 和 $I_r$ 可以反映从样品中提取信息的丰富程度和样品中化学成分含量的高低，能够起到评价色谱指纹图谱的作用。

### 8.4.3 中药统一化指纹法

中药统一化色谱指纹图谱和相对统一化特征的判据方法是用 RA 统一化相对时间 $b$、

$RT$ 扩展率 $f$ 和指纹相对空间占有率 $\varphi$ 等 30 个参数揭示中药统一化色谱指纹图谱的相对统一化特征。它把不同类型仪器检测的色谱指纹图谱统一化到横纵坐标都为 1 的坐标系内，以实现整体性的特征化表现方式。孙国祥等[67]对银杏叶提取物、银杏达莫注射液和苦碟子与苦碟子注射液的对照 HPLC 指纹图谱进行统一化色谱指纹图谱和相对统一化特征判据研究，获得了较好效果。实验证明，中药统一化色谱指纹图谱能客观、真实、全面地反映指纹图谱的特征全貌，该方法为制订理想的中药统一化色谱指纹图谱提供了动态判据参数，能够有效地对中药指纹图谱质量进行评价。该方法目前也能够应用于中国药典委员会制定的单参照物峰建立的特征指纹图谱，目前统一化参数已确定为 30 个。中药统一化指纹法能够返回原谱图标准体系，并进行有效定量分析。

### 8.4.4 系统指纹定量法

2008 年孙国祥等[68,69]提出系统指纹定量法（SQFM）对中药（材）进行质量评价，该法是在指纹系统宏观定性分析合格基础上，直接对系统主组分指纹进行整体定量分析，是对系统的宏观量化评价，具有实用性和可操作性。该法将双定性相似度（$S_F$ 与 $S'_F$）均值 $S_m$ 称为宏定性相似度，见式(8-10)，用其整体监测化学指纹数量和分布比例；将双定量相似度（$C$ 与 $P$）均值 $P_m$ 称为宏定量相似度，见式(8-11)，其能够整体监测化学指纹整体含量；将样品的相对标准偏差 $\alpha$ 称为指纹均化性变动系数，见式(8-12)。将 $S_m$、$P_m$ 和 $\alpha$ 相结合来鉴定中药质量的方法称为系统指纹定量法，据此将中药质量划分为 8 级列于表 8-1 中，其细划分中药质量等级标准见表 8-2。孙国祥等[70,71]运用系统指纹定量法结合聚类分析法对 15 个批次的牛黄解毒片进行了质量评价的实验，及用系统指纹定量法鉴别龙胆泻肝丸质量的实验。结果表明，系统指纹定量法是对中药系统指纹整体定量鉴别，是对中药质量整体量化评价的最可靠、最便捷的有效方法。

$$S_m = \frac{1}{2}(S_F + S'_F) = \frac{1}{2}\left(\frac{\sum\limits_{i=1}^{n} x_i y_i}{\sqrt{\sum\limits_{i=1}^{n} x_i^2}\sqrt{\sum\limits_{i=1}^{n} y_i^2}} + \frac{\sum\limits_{i=1}^{n}\dfrac{x_i}{y_i}}{\sqrt{n\sum\limits_{i=1}^{n}\left(\dfrac{x_i}{y_i}\right)^2}}\right) \tag{8-10}$$

$$P_m = \frac{1}{2}(C + P) = \frac{1}{2}\left(\frac{\sum\limits_{i=1}^{n} x_i y_i}{\sum\limits_{i=1}^{n} y_i^2} + \frac{\sum\limits_{i=1}^{n} x_i}{\sum\limits_{i=1}^{n} y_i}S_F\right) \times 100\% \tag{8-11}$$

$$\alpha = \left|1 - \frac{\gamma_x}{\gamma_y}\right| = \left|1 - \frac{P}{C}\right| \tag{8-12}$$

**表 8-1　系统指纹定量法划分中药质量等级标准**

| 类别 | G1 | G2 | G3 | G4 | G5 | G6 | G7 | G8 |
|---|---|---|---|---|---|---|---|---|
| $S_m$ | ≥0.95 | ≥0.90 | ≥0.85 | ≥0.80 | ≥0.70 | ≥0.60 | ≥0.50 | $S_m$<0.5 |
| $P_m$/% | [95～105) | [95～105) | [85～115) | [80～120) | [70～130) | [60～140) | [50～150) | 0～∞ |
| $\alpha$ | ≤0.05 | ≤0.10 | ≤0.15 | ≤0.20 | ≤0.30 | ≤0.40 | ≤0.50 | >0.50 |
| 质量 | 极好 | 很好 | 好 | 良好 | 中 | 一般 | 次 | 劣 |

注：$S_m$—宏定性相似度；$P_m$—宏定量相似度；$\alpha$—均化系统相对偏差。

SQFM 是中药一致性评价核心方法，它是中药质量一致性监控最佳评价工具软件的核心算法，2016 年的一致性评价 289 品种第 97 号复方甘草片质量一致性评价有 12 厂家采用 SQFM 进行过程质量控制和终产品质量内控检验。近 5 年使用 SQFM 法研究 2 种中药注射剂质量标准提高和改变辅料前后的 3 种中药复方固体制剂的质量一致性比较评价均通过国家 CDE 审评和获得提高质量标准批件。

表 8-2　系统指纹定量法细划分中药质量等级标准

| 质量等级 | 亚级 | $S_m$ | $P_m$/% | $\alpha$ | 质量 | Quality |
|---|---|---|---|---|---|---|
| 1 | | ≥0.95 | 95～105 | ≤0.05 | 极好 | Best |
| 2 | | ≥0.90 | 90～110 | ≤0.10 | 很好 | Better |
| 3 | | ≥0.85 | 85～115 | ≤0.15 | 好 | Good |
| 4 | | ≥0.80 | 80～120 | ≤0.20 | 良好 | Fine |
| 5 | 5up | ≥0.75 | 75～125 | ≤0.25 | 中上 | Moder/up |
| | 5dn | ≥0.70 | 70～130 | ≤0.30 | 中下 | Moder/dn |
| 6 | 6up | ≥0.65 | 65～135 | ≤0.35 | 一般/上 | Comn/up |
| | 6dn | ≥0.60 | 60～140 | ≤0.40 | 一般/下 | Comn/dn |
| 7 | 7up | ≥0.55 | 55～145 | ≤0.45 | 次上 | Defect/up |
| | 7dn | ≥0.50 | 50～150 | ≤0.50 | 次下 | Defect/dn |
| 8 | | <0.5 | 0～∞ | >0.50 | 劣 | Inferior |

### 8.4.5　指纹全息整合法

目前，色谱指纹图谱研究以紫外单波长检测为主。由于中药材尤其复方中药的各种化学指纹成分的紫外吸收光谱差异很大，很难找到一个合适的紫外波长能够兼顾检测所有化学指纹成分。多波长指纹图谱适应复杂性的科学要求，实质是从多维信息角度揭示指纹图谱代表的整体化学指纹系统的全信息，它较单波长指纹图谱更能全面地反映中药的化学物质信息。2010 年，孙国祥等[72,73]通过建立平行五波长杞菊地黄丸 HPLC 指纹图谱，分别采用权重法、均值法和投影参数法整合平行五波长下各样品的定性定量全信息，用系统指纹定量法鉴定 11 批杞菊地黄丸的质量，为该制剂的全面质量控制提供了综合的、客观的评价方法。目前多波长串联指纹图谱和多波长并联指纹图谱的全息整合法也被开发出来。

### 8.4.6　相似度分析仪

2010 年沈晋慧等[74]提出了一种基于 BP 神经网络的液相色谱指纹图谱相似性判别的新算法。该分析仪具有较高的可靠性，能够用于中药炮制现场进行质量控制且操作简便。

## 8.5　中药指纹质控评价软件

2002 年，苗爱东等[75]利用 Microsoft Office XP 办公软件系列中的 Excel 2002 组件较强的图表、函数和数据处理等功能，实现了对中药指纹图谱的谱峰匹配和相似度计算。该方法具有操作简单、计算迅速、结果准确、可靠等优点。此外，程翼宇[76]教授课题组首次对参麦注射液主要化学成分进行了较为深入系统的研究和分析，检定出 39 种皂类成分，基本揭示了参麦注射液的药效物质基础。并建立了中药指纹图谱相似度测量方法科学实验技术平台，提出了中药指纹图谱相似性计算方法，设计出了可普遍应用于植物药质量评价的计算软件，已被 CFDA 批准在全国范围内使用。但该软件在一定程度上存在计算速度缓慢、评价信息量少、需要使用 MATLAB 平台等缺点。目前中药指纹图谱的评价主要应用中国药典委员会组织 5 个高等院校联合开发的 2004 版"中药色谱指纹图谱相似度评价系统"软件，分为 A、B 版，该软件的相似度计算采用夹角余弦法，只能完成定性评价，存在大峰严重掩蔽小峰、匹配峰时不够灵活和易于使药品达到合格等缺点，目前最新版本为 2012 版。2008年，由董鸿晔、金杰等[77]以 Microsoft Visual Studio 2003 作为开发平台，利用面向对象技术和相关统计算法对中药指纹图谱进行评价。结果表明，该评价系统能够实现对中药指纹图谱的定性鉴别评价，具有实用性和稳定性。近年来，孙国祥等根据多年科研经验和实际应用自主创新，研发并不断完善了"中药色谱指纹图谱超信息特征数字化评价系统 4.0"，该软件使用的指标均避免了复杂数学处理方法，数据处理方便快捷，为建立数字化定量指纹图谱提供了大量特征信息数据，可全面评价中药（材）质量。表 8-3 将目前常用的指纹图谱评价软件进行了简要介绍。这些软件的推广使中药指纹图谱评价更加简捷、准确、便于实验室研究和企业实际使用。

**表 8-3　中药指纹图谱核心评价软件**

| 指纹图谱评价软件名称 | 发明单位 | 主要功能 | 支持格式 |
| --- | --- | --- | --- |
| "中药色谱指纹图谱相似度评价系统"2012 版 | 药典委员会 | 文件导入,数据库管理,谱图处理,相似度计算(只有定性相似度) | AIA,TXT,SCP |
| "中药主组分一致性数字化评价系统"2.0 和 3.0 版软件<br>"中药光谱量子指纹一致性数字化评价系统"4.0软件 | 药都(本溪)一致科技有限公司 | 自动峰匹配,定性定量相似度计算,图表排版,可计算近 200 个数字化参数。提供每个指纹峰全信息,能对中药定量指纹图谱评价分析,是中药一致性评价最佳软件。执行中药系统指纹定量法和具有多功能溶出曲线评价和溶出度计算,$f_2$ 因子计算,也可用于化学药 CRO 研发。它是目前唯一具有审计追踪功能和符合国家计算机软件认证的工业化软件。算法公布 | CSV,IA(cdf),TXT,SCP;与中国药典软件全兼容,标准数据互认,标准通用,光谱量子软件可使用 *.CSV 文件 |
| "中药色谱图分析和数据管理系统" | 中国药品生物制品检定所 | 文件导入,谱图处理,相似度计算 | CSV, TXT, ARW, SAC,AIA |
| "中药色谱指纹图谱辅助分析系统"1.0 和 2.0 版软件<br>"中药色谱指纹图谱超信息特征数字化评价系统"4.0软件 | 沈阳药科大学 | 自动峰匹配,相似度计算,图表排版,简单数据挖掘,可计算 177 个超信息参数,提供每个指纹峰峰信息及峰缺失变化,可进行定量指纹图谱分析,适于中药一致性评价。是数字化定量化软件 | CSV,AIA |
| "中药数字化色谱指纹谱相似度评价系统" | 中南大学 | 数据前处理,谱峰识别匹配,计算定性相似度,模式识别 | CSV,TXT,MAT |
| "中药指纹图谱相似度计算软件" | 浙江大学 | 数据处理和谱图缩放,保留时间校正和谱峰自动匹配,定性相似度计算 | TXT,CSV |
| "大连化物所指纹谱相似度软件" | 大连化物所 | 自动峰匹配,定性相似度计算 | Word,Excel |
| "Chromap Chromafinger" | 珠海科曼中药研究有限公司 | 定性相似度评价算法(如相关系数,夹角余弦和欧氏距离);多元数据分析和模式识别:聚类分析和主成分分析;可提供 Web 数据库访问 | CSV,AIA,BMP,JPG |

近年带审计追踪功能的"中药主组分一致性数字化评价系统 3.0"定量指纹评价软件系统正式发布，专门用于中药质量一致性评价的整体定量计算，其带有中药固体制剂紫外全指纹溶出度评价系统和 $f_2$ 因子评价溶出曲线相似性功能。其符合计算机认证评测和具备审计追踪功能，是中药行业质量一致性评价和生产质量检验的工业化评测软件。该软件能对中国药典色谱指纹图谱相似度评价软件的数据全兼容，对中国药典标准指纹图谱能全部调用，并用其对中药原料药物和制剂产品指纹图谱进行整体定量评测，也能生成中国药典软件的标准指纹图谱文件。

# 8.6 中药指纹在线专家系统

2006 年 1 月—2008 年 12 月[78]，孙国祥、毕开顺和董鸿晔等获得国家自然科学基金重大研究计划"以网络为基础的科学环境研究"面上项目，资助"中药指纹图谱在线专家系统研究（90612002）"，课题组对 HPLC、GC、HPCE、TLC、光谱指纹图谱、X 射线衍射指纹图谱和中药 GAP 基地在线专家系统总体知识库、在线数据库和评价系统进行设计和研究，这一项目研究标志着中药指纹图谱评价正式进入了人工智能信息化阶段。2010 年，孙国祥等[79]以 SQL Server 2005 Analysis manager 和 Visual Studio. NET 系统作为开发工具，以中药指纹图谱专家知识为研究对象，利用面向对象技术，构建了基于 B/S 结构的"中药指纹图谱专家系统知识库系统"。该系统实现了中药指纹图谱知识库信息的分类获取、存储、查询、推理、管理等功能。研究表明，该知识库具有结构合理、数据丰富、推理严谨等特点，为中药指纹图谱在线专家系统核心模块的设计与实现奠定了基础。目前这一专家系统将进入普遍实用化应用阶段。

# 8.7 衍生指纹质控法

## 8.7.1 均谱法

2011 年，孙国祥等[80]提出了评价中药指纹图谱的新方法——均谱法，作者利用该方法对桂附地黄丸五波长高效液相色谱指纹图谱进行评价，并用该评价方法与用系统指纹定量法相比较，结果表明，均谱法的评价结果与系统指纹定量法评价结果相一致。此外，均谱法具有实现化学指纹信息最大化、改善指纹信号质量等优点，因此该方法能够作为综合定量鉴定中药质量的有效、可靠、便捷的方法。均谱法是多波长指纹图谱的一种有效融合方法。

## 8.7.2 串联指纹法

孙国祥教授提出，把分别表征不同化学成分最大紫外吸收的 2 个以上的色谱指纹图谱按照时间顺序串联起来称为串联指纹图谱[81]。串联指纹图谱具有以下优点：①串联指纹图谱把多维波长信息排列在同一色谱图平面上，便于数据评价；②采用时间延续的串联方式，除第一个波长的指纹谱外，其他波长指纹图谱不代表其真实的保留时间，因此是一种虚拟时间延续排列；③采用真实保留时间的串联方式所展现的是多维波长指纹的平面化表达；④串联指纹图谱的 SQFM 计算结果与均值法在理论上应该十分接近；⑤串联指纹图谱是多维波长指纹图谱的一种简化方式；⑥串联指纹图谱能克服单波长定量评价中药质量的片面性，它保留了每个波长指纹图谱全信息，是原谱信息的整体整合；⑦串联指纹图谱符合信息最大化原则，对真实地整体评价中药质量更为有力；⑧串联指纹图谱因能弥补单波长信息缺失，故可应用于中药质量标准中来控制中药质量。张玉静等[81]用四波长串联 HPLC 指纹评价 30 批丹参质量并与均值法整合四波长 HPLC 指纹图谱的评价结果进行比较，其结果基本一致。多波长串联指纹图谱为中药生产质量控制提供了一种便捷定量指纹图谱控制方法。

### 8.7.3　并联指纹法

用单一紫外波长检测的色谱指纹图谱来评价中药质量具有片面性，指纹图谱研究发展的必然趋势是用能够全面真实地反映中药复杂系统化学指纹完整信息特征的 HPLC-DAD 三维空间指纹图谱来评价中药质量。依据主成分原理用平行多波长指纹图谱代替 HPLC-DAD 三维空间指纹图谱，是一种简化处理，其更能全面地反映中药的化学物质信息。多波长指纹图谱模式的本质就是尽可能使每个化学指纹成分在其最大吸收波长下表达在指纹图谱中，突出强调信息最大化原则[82,83]，并能显著降低 HPLC-DAD 三维空间指纹系统的信息冗余度。孙国祥等[84]建立了补中益气丸平行五波长 HPLC 指纹图谱，用全息整合法鉴定补中益气丸整体质量。结果表明平行多波长指纹图谱全信息整合法是基于从多维全信息角度整体定性和整体定量鉴定中药质量的有效可信方法，可作为补中益气丸质量控制的依据。

### 8.7.4　融合指纹法

信息融合技术是协同利用多源信息，以获得对同一事物或目标的更客观、更本质的认识信息的综合处理技术。它比直接从各信息源得到的信息更全面，对事物的评价更客观、更有价值。指纹图谱融合技术以非分离、快速、简便为优点，以宏观指纹特征为基础，与计算机技术相结合，实现指纹图谱的全面和整体评价[85]。聂磊等[83]采用主成分分析方法对不同特征吸收波长下栀子的指纹图谱进行融合，并与整合法进行了比较，两种融合方法的相似度评价结果比较接近，但也存在一定的差异。范晓辉等[86]运用串行融合和并行融合 2 种方式进行色谱指纹图谱的信息融合，同时提出了一种基于信息融合的中药多元色谱指纹图谱相似性的计算方法，计算机仿真和中药产品实际应用结果表明，该方法能够评价多元色谱指纹图谱相似度。由孙国祥教授提出的多波长全融合指纹图谱[87]是基于中药多成分协同作用的特色，考虑全面反映不同化合物的紫外吸收特征，并将复杂的数据处理和图谱并联转化为简单、综合、有效的指纹图谱信息全融合，应用"中药色谱指纹图谱超信息特征数字化评价系统4.0"对不同波长下的指纹图谱选择最佳的融合时间窗将同一样品不同波长下的多张指纹图谱融合成为单张指纹图谱，并采用系统指纹定量法对融合指纹图谱进行定性定量评价。采用"中药色谱指纹图谱超信息特征数字化评价系统 4.0"对多波长指纹信息进行融合的技术，①可有效选取化合物最大吸收波长的指纹信息；②可避免不同波长数据评价的复杂性；③可根据不同样品的色谱峰特征选择合适的融合时间窗，从而在有效表达化合物信息的同时使色谱峰信息最大化。马迪迪等[88]建立银翘解毒片三波长融合指纹图谱，采用系统指纹定量法对其进行定性和整体定量评价，为科学评价和有效控制中药质量提供了可靠的参考。

## ▶ 8.8　全标谱法

把用峰宽、半峰宽、标准偏差、峰高、分离度、峰高和差比、柱效板数、相对保留时间、相对峰面积、对称因子和全标构造的指纹谱统称为 11 种全标谱，它能反映指纹系统的指标变化趋势和全标变化动态。因此全标谱法是描述全指纹系统特征的多侧面特征方法。由孙国祥于 2020 年 9 月 12 日构造定制成功，总计 108 个参数。

## 8.8.1　柱效谱

各指纹峰的理论板数对保留时间作图获得柱效谱。表达方法有：①原形谱（用指纹原形且把积分面积改为理论板数）；②柱状谱（用设定谱带宽度的柱状谱表达）；③特征谱（$RN \sim RT_i$），以相对柱效对相对保留时间作图；④比率谱（$RON \sim t_R$），以样品各指纹柱效与标准谱对应的各指纹的比值对保留时间作图。

### 8.8.1.1　柱效基本参数

系统柱效描述用：①平均柱效 $N_{avg}$，见式（8-13）；②几何平均柱效 $N_{geo}$，见式（8-14），当 $N_{avg} = N_{geo}$ 时，各指纹柱效相等；③柱效均化系数 $\gamma_n$，是 $\boldsymbol{N} = (n_1, n_2, \cdots, n_n)$ 与 $\boldsymbol{a} = (1, 1, \cdots, 1)$ 的相似度因子 $\gamma_n$，见式（8-15），其越大柱效均化性越好；④柱效宏定量相似度 $P_{m-N}$；⑤柱效波动度 $FN$，见式（8-16）；⑥最大柱效 $N_{max}$；⑦最低柱效 $N_{min}$。

$$N_{avg} = \frac{1}{n} \sum_{i=1}^{n} N_i \tag{8-13}$$

$$N_{geo} = \sqrt[n]{\prod_{i=1}^{n} N_i} \tag{8-14}$$

$$\gamma_N = \frac{\sum_{i=1}^{n} N_i}{\sqrt{n \sum_{i=1}^{n} N_i^2}} \tag{8-15}$$

$$FN = \frac{N_{max} - N_{min}}{N_{avg}} \tag{8-16}$$

假设色谱原点为峰面积和峰宽都为 0 的峰，计算首峰离开原点的分离情况，则得首峰分离度 $R_1$，见式（8-17），则 $n$ 指纹峰就有同序号的 $n$ 个分离度，其构成分离度向量 $\boldsymbol{R} = (R_1, R_2, \cdots, R_n)$，则有分离度均化系数 $\tau$，见式（8-18）。指纹峰达到基线分离时，峰对数 $m$ 与 $n-1$ 指纹间隔之比称为有效分离率 $\beta$，见式（8-19），最大值为 1。无论哪种全标谱都是基于 $\tau$ 和 $\beta$ 的基础分离情况而进行构造的，因此二者是系统的基本特征指标，会在所有公式中出现。11 个全标均化性描述各不相同，因选择的指标是不同性质的。

$$R_1 = \frac{t_{R_1}}{W_1} \tag{8-17}$$

$$\tau = \frac{\sum_{i=1}^{n} R_i}{\sqrt{n \sum_{i=1}^{n} R_i^2}} \tag{8-18}$$

$$\beta = \frac{m}{n} \tag{8-19}$$

### 8.8.1.2　柱效指数

反映指纹柱效均化性、分离度均化性、有效分离率和峰分离度为 1 的柱效对数和，称为柱效指数（$C$），见式（8-17），当进样量 $Q=1\text{mg}$ 时称为标准柱效指数 $C_{r(q)}$，见式（8-21）。$C$ 和 $C_{r(q)}$ 越大表明柱效越高。用最末峰时间 $t_E$ 校正获得**时间校正柱效指数** $C_{r(t)}$，见式（8-22）；同时考虑进样量校正则得相对柱效指数 $C_r$，见式（8-23）。$C_{(t)}$、$C_r$ 越大越好。式（8-24）用于描述柱效谱复杂度，它代表系统柱效谱复杂性大小，越大越复杂。

$$C = \beta\gamma_n\tau\sum_{i=1}^{n}\lg\frac{N_i}{R_i} \tag{8-20}$$

$$C_{r(q)} = \frac{1}{Q}\beta\gamma_n\tau\sum_{i=1}^{n}\lg\frac{N_i}{R_i} \tag{8-21}$$

$$C_{r(t)} = \frac{50}{t_E}\beta\gamma_n\tau\sum_{i=1}^{n}\lg\frac{N_i}{R_i} \tag{8-22}$$

$$C_r = \frac{50}{Qt_E}\beta\gamma_n\tau\sum_{i=1}^{n}\lg\frac{N_i}{R_i} \tag{8-23}$$

$$CX = \frac{Qt_E FC}{50\beta\gamma_n\tau}\sum_{i=1}^{n}\left|\lg\frac{R_i}{N_i}\right| \tag{8-24}$$

### 8.8.2　峰宽谱

峰宽谱是各指纹峰宽对保留时间作图获得峰宽谱。表达方法有：①原形谱 $W\sim t_R$，用指纹峰原形且把积分面积改为峰宽值；②柱状谱，用设定谱带宽度的柱状谱表达；③特征谱（$RW_i\sim RT_i$），以相对峰宽对相对保留时间作图；④比率谱（$ROW\sim t_R$），以样品各指标与标准谱对应的各指标的单峰比值对保留时间作图。

#### 8.8.2.1　基本参数

描述系统峰宽用：①平均峰宽 $W_{avg}$，见式（8-25）；②几何平均峰宽 $W_{geo}$，见式（8-26）；③峰宽均化系数 $\gamma_W$，它是 $\boldsymbol{W}=(W_1,W_2,\cdots,W_n)$ 与 $\boldsymbol{a}=(1,1,\cdots,1)$ 的相似度因子，见式（8-27）；④峰宽宏定量相似度 $P_{m\text{-}N}$；⑤峰宽波动度 $FW$，见式（8-28）；⑥最大峰宽 $N_{max}$；⑦最低峰宽 $N_{min}$。

$$W_{avg} = \frac{1}{n}\sum_{i=1}^{n}W_i \tag{8-25}$$

$$W_{geo} = \sqrt[n]{\prod_{i=1}^{n}W_i} \tag{8-26}$$

$$\gamma_W = \frac{\sum_{i=1}^{n}W_i}{\sqrt{n\sum_{i=1}^{n}W_i^2}} \tag{8-27}$$

$$FW = \frac{W_{max}-W_{min}}{W_{avg}} \tag{8-28}$$

#### 8.8.2.2　峰宽指数

反映指纹峰宽均化性、分离度均化性、有效分离率和单位时间产生的类峰高性质的综合指数，称为峰宽指数（$WI$），见式（8-29）。当进样量 $Q=1\text{mg}$ 时称为标准峰宽指数，见式（8-27）。$WI$ 和 $WI_{r(q)}$ 越大表明信号越大。用最末峰时间 $t_E$ 校正获得时间校正峰宽指数

$WI_{r(t)}$，见式（8-31）；同时考虑进样量校正则得相对峰宽指数 $WI_r$，见式（8-32）。$WI_{r(t)}$ 和 $WI_r$ 越大表明信号越大。峰宽谱复杂度见式（8-33），代表系统峰宽谱的复杂性大小。

$$WI = \beta\gamma_w\tau\sum_{i=1}^{n}\lg\frac{A_i}{W_i t_{R_i}} \tag{8-29}$$

$$WI_{r(q)} = \frac{\beta\gamma_w\tau}{Q}\sum_{i=1}^{n}\lg\frac{A_i}{W_i t_{R_i}} \tag{8-30}$$

$$WI_{r(t)} = \frac{50}{t_E}\beta\gamma_w\tau\sum_{i=1}^{n}\lg\frac{A_i}{W_i t_{R_i}} \tag{8-31}$$

$$WI_r = \frac{50}{Qt_E}\beta\gamma_w\tau\sum_{i=1}^{n}\lg\frac{A_i}{W_i t_{R_i}} \tag{8-32}$$

$$WX = \frac{Qt_E}{50}\frac{FW}{\beta\gamma_n\tau}\sum_{i=1}^{n}\left|\lg\frac{W_i t_{R_i}}{A_i}\right| \tag{8-33}$$

### 8.8.3　标准偏差谱

标准偏差谱是每个指纹的标准偏差对保留时间作图。表达方法有：①原形谱（$\sigma \sim t_R$），用指纹峰原形，将积分面积改为标准偏差值；②柱状谱，用设定谱带宽度的柱状谱表达；③特征谱（$R\sigma \sim RT$），以相对标准偏差对相对保留时间作图；④比率谱（$RO\sigma \sim RT$），以样品各指标与标准谱对应的各指标的单峰比值对保留时间作图。

#### 8.8.3.1　基本参数

标准偏差描述可用：①平均标准偏差 $\sigma_{avg}$，见式（8-34）；②几何平均标准偏差 $\sigma_{geo}$，见式（8-35）；③标准偏差均化系数 $\gamma_\sigma$，它是 $\boldsymbol{\sigma}=(\sigma_1,\sigma_2,\cdots,\sigma_n)$ 与 $\boldsymbol{a}=(1,1,\cdots,1)$ 的相似度因子，见式（8-36）；④以标准偏差计算宏定量相似度 $P_{m\text{-}\sigma}$；⑤标准偏差波动度 $F\sigma$，见式（8-37）；⑥最大标准偏差 $\sigma_{max}$；⑦最低标准偏差 $\sigma_{min}$。

$$\sigma_{avg} = \frac{1}{n}\sum_{i=1}^{n}\sigma_i \tag{8-34}$$

$$\sigma_{geo} = \sqrt[n]{\prod_{i=1}^{n}\sigma_i} \tag{8-35}$$

$$\gamma_\sigma = \frac{\sum\limits_{i=1}^{n}\sigma_i}{\sqrt{n\sum\limits_{i=1}^{n}\sigma_i^2}} \tag{8-36}$$

$$F\sigma = \frac{\sigma_{max}-\sigma_{min}}{\sigma_{avg}} \tag{8-37}$$

#### 8.8.3.2　标准偏差指数

反映标准偏差均化性、分离度均化性和单位时间代表的高度性质的综合指数，称为标准偏差指数（$I\sigma$），见式（8-38）。当进样量 $Q=1mg$ 时称为标准偏差指数，见式（8-39），$I\sigma$ 和 $I\sigma_{r(q)}$ 越大表明标准偏差越高。用最末峰 $t_E$ 校正获得时间校正标准偏差指数 $I\sigma_{r(t)}$，见式（8-40）；同时考虑时间和进样量校正则得相对标准偏差指数 $I\sigma_r$，见式（8-41）。$I\sigma_{r(t)}$ 和 $I\sigma_r$ 越大越好，表明信号越大。标准偏差谱复杂度见式（8-42），代表标准偏差谱的复杂性大小。

$$I\sigma = \beta\gamma_\sigma\tau \sum_{i=1}^{n} \lg \frac{A_i}{2\sigma_i t_{R_i}} \tag{8-38}$$

$$I\sigma_{r(q)} = \frac{\beta\gamma_\sigma\tau}{Q} \sum_{i=1}^{n} \lg \frac{A_i}{2\sigma_i t_{R_i}} \tag{8-39}$$

$$I\sigma_{(t)} = \frac{50}{t_E}\beta\gamma_\sigma\tau \sum_{i=1}^{n} \lg \frac{A_i}{2\sigma_i t_{R_i}} \tag{8-40}$$

$$I\sigma_r = \frac{50}{Qt_E}\beta\gamma_\sigma\tau \sum_{i=1}^{n} \lg \frac{A_i}{2\sigma_i t_{R_i}} \tag{8-41}$$

$$X\sigma = \frac{Qt_E}{50} \frac{F\sigma}{\beta\gamma_\sigma\tau} \sum_{i=1}^{n} \left| \lg \frac{2\sigma_i t_{R_i}}{A_i} \right| \tag{8-42}$$

### 8.8.4 半峰宽谱

将每个指纹半峰宽对保留时间作图获得半峰宽谱。表达方法有：①原形谱（$W \sim t_R$），用指纹峰原形，将积分面积改为半峰宽；②柱状谱，用设定谱带宽度的柱状谱表达；③特征谱（$RW_{\frac{1}{2}} \sim RT_i$），以相对半峰宽对相对保留时间作图；④比率谱（$ROW_{\frac{1}{2}} \sim t_R$），以样品各指标与标准谱对应的各指标的单峰比值对保留时间作图。

#### 8.8.4.1 基本参数

半峰宽参数的表达方式有：①平均半峰宽 $W_{\frac{1}{2}\text{avg}}$，见式（8-43）；②几何平均半峰宽 $W_{\frac{1}{2}\text{geo}}$，见式（8-44）；③半峰宽均化系数 $\gamma_{W_{\frac{1}{2}}}$，是 $\boldsymbol{W}_{\frac{1}{2}} = [W_{\frac{1}{2}(1)}, W_{\frac{1}{2}(2)}, \cdots, W_{\frac{1}{2}(n)}]$ 与 $\boldsymbol{a} = (1,1,\cdots,1)$ 的相似度因子 $\gamma_{W_{\frac{1}{2}}}$，见式（8-45）；④半峰宽宏定量相似度 $P_{\text{m-}W_{\frac{1}{2}}}$；⑤半峰宽波动度 $FW_{\frac{1}{2}}$，见式（8-46）；⑥最大半峰宽 $W_{\frac{1}{2}\text{max}}$；⑦最低半峰宽 $W_{\frac{1}{2}\text{min}}$。

$$W_{\frac{1}{2}\text{avg}} = \frac{1}{n}\sum_{i=1}^{n} W_{\frac{1}{2}i} \tag{8-43}$$

$$W_{\frac{1}{2}\text{geo}} = \sqrt[n]{\prod_{i=1}^{n} W_{\frac{1}{2}i}} \tag{8-44}$$

$$\gamma_{W_{\frac{1}{2}}} = \frac{\sum_{i=1}^{n} W_{\frac{1}{2}i}}{\sqrt{n\sum_{i=1}^{n} W_{\frac{1}{2}i}^2}} \tag{8-45}$$

$$FW_{\frac{1}{2}} = \frac{W_{\frac{1}{2}\text{max}} - W_{\frac{1}{2}\text{min}}}{W_{\frac{1}{2}\text{avg}}} \tag{8-46}$$

#### 8.8.4.2 半峰宽指数

反映半峰宽均化性、分离度均化性和单位时间产生的高度性质的综合指数，称为半峰宽指数（$HWI$），见式（8-47）。当进样量 $Q = 1\text{mg}$ 时称为标准半峰宽指数，见式（8-48）。$HWI$ 和 $HWI_{(q)}$ 越大表明半峰宽计算的高度性质就越高。用最末峰 $t_E$ 校正获得时间校正半峰宽指数 $HWI_{r(t)}$，见式（8-49）；同时考虑时间和进样量校正则得相对半峰宽指数 $HWI_r$，见式（8-50）。$HWI_{r(t)}$ 和 $HWI_r$ 越大越好，表明信号高度越大。半峰宽谱复杂度参数见式(8-51)，代表半峰宽谱的复杂性大小。

$$HWI = \beta \gamma_{W_{\frac{1}{2}}} \tau \sum_{i=1}^{n} \lg \frac{A_i}{2W_{\frac{1}{2}i} t_{R_i}} \tag{8-47}$$

$$HWI_{r(q)} = \frac{\beta \gamma_{W_{\frac{1}{2}}} \tau}{Q} \sum_{i=1}^{n} \lg \frac{A_i}{2W_{\frac{1}{2}i} t_{R_i}} \tag{8-48}$$

$$HWI_{r(t)} = \frac{50}{t_E} \beta \gamma_{W_{\frac{1}{2}}} \tau \sum_{i=1}^{n} \lg \frac{A_i}{2W_{\frac{1}{2}i} t_{R_i}} \tag{8-49}$$

$$HWI_r = \frac{50}{Q t_E} \beta \gamma_{W_{\frac{1}{2}}} \tau \sum_{i=1}^{n} \lg \frac{A_i}{2W_{\frac{1}{2}i} t_{R_i}} . \tag{8-50}$$

$$HWX = \frac{Q t_E}{50} \frac{FHW}{\beta \gamma_{W_{\frac{1}{2}}} \tau} \sum_{i=1}^{n} \left| \lg \frac{2W_{\frac{1}{2}i} t_{R_i}}{A_i} \right| \tag{8-51}$$

### 8.8.5 峰高谱

各指纹峰高对保留时间作图获得峰高谱 $h \sim t_R$。表达方法有：①原形谱，用指纹峰原形，将积分面积改为峰高值；②柱状谱，用设定谱带宽度的柱状谱表达；③特征谱（$Rh_i \sim RT_i$），以相对峰高对相对保留时间作图；④比率谱（$ROh \sim t_R$），以样品各指标与标准谱对应的各指标的单峰比值对保留时间作图。

#### 8.8.5.1 基本参数

峰高代表最大吸收信号，峰高参数包括：①平均峰高 $H_{avg}$，见式(8-52)；②几何平均峰高 $H_{geo}$，见式(8-53)；③峰高均化系数 $\gamma_H$，是 $\boldsymbol{H} = (h_1, h_2, \cdots, h_n)$ 与 $\boldsymbol{a} = (1, 1, \cdots, 1)$ 的相似度因子，见式(8-54)；④峰高宏定量相似度 $P_{m\text{-}H}$；⑤峰高波动度 $FH$，见式(8-55)；⑥最大峰高 $H_{max}$；⑦最低峰高 $H_{min}$。

$$H_{avg} = \frac{1}{n} \sum_{i=1}^{n} H_i \tag{8-52}$$

$$H_{geo} = \sqrt[n]{\prod_{i=1}^{n} H_i} \tag{8-53}$$

$$\gamma_H = \frac{\sum_{i=1}^{n} H_i}{\sqrt{n \sum_{i=1}^{n} H_i^2}} \tag{8-54}$$

$$FH = \frac{H_{max} - H_{min}}{H_{avg}} \tag{8-55}$$

#### 8.8.5.2 峰高指数

反映峰高均化性、分离度均化性、有效分离率和单位时间所产生的宽度性质的综合指数，称为峰高指数（$HI$），见式(8-56)。当进样量 $Q = 1\text{mg}$ 称为标准峰高指数，见式(8-57)。$HI$ 和 $HI_{(q)}$ 越大表明峰宽度性质越大。用最末峰 $t_E$ 校正获得时间校正峰高指数 $HI_{r(t)}$，见式(8-58)；同时考虑时间和进样量校正则得相对峰高指数 $HI_r$，见式(8-59)。

$HI_{r(t)}$ 和 $HI_r$ 越大柱效越低，表明峰展宽越大。峰高谱复杂度参数见式（8-60），代表峰高谱的复杂性大小。

$$HI = \beta \gamma_H \tau \sum_{i=1}^{n} \lg \frac{A_i}{H_i t_{R_i}} \tag{8-56}$$

$$HI_{r(q)} = \frac{\beta \gamma_H \tau}{Q} \sum_{i=1}^{n} \lg \frac{A_i}{H_i t_{R_i}} \tag{8-57}$$

$$HI_{r(t)} = \frac{50}{t_E} \beta \gamma_H \tau \sum_{i=1}^{n} \lg \frac{A_i}{H_i t_{R_i}} \tag{8-58}$$

$$HI_r = \frac{50}{Q t_E} \beta \gamma_H \tau \sum_{i=1}^{n} \lg \frac{A_i}{H_i t_{R_i}} \tag{8-59}$$

$$HX = \frac{Q t_E}{50} \frac{FH}{\beta \gamma_H \tau} \sum_{i=1}^{n} \left| \lg \frac{H_i t_{R_i}}{A_i} \right| \tag{8-60}$$

### 8.8.6 分离度谱

各指纹峰与前峰分离度对保留时间作图获得分离度谱 $R \sim t_R$。表达方法有：①原形谱，用指纹原形并把积分面积改为分离度。②柱状谱，用设定谱带宽度的柱状谱表达。③特征谱（$RR_i \sim RT_i$），以相对分离度对相对保留时间作图。令首峰分离度为 $n_1 = \frac{t_{R_1}}{W_1}$，则有 $n$ 个分离度峰。④比率谱（$ROR \sim t_R$），以样品各指标与标准谱对应的各指标的单峰比值对保留时间作图。

#### 8.8.6.1 基本参数

描述系统分离度包括：①平均分离度 $R_{avg}$，见式（8-61）；②几何平均分离度 $R_{geo}$，见式（8-62）；③分离度均化系数 $\tau$，是 $\boldsymbol{R} = (R_1, R_2, \cdots, R_n)$ 与 $\boldsymbol{a} = (1, 1, \cdots, 1)$ 的相似度因子，见式（8-63）；④分离度宏定量相似度 $P_{m\text{-}R}$；⑤分离度波动度 $FR$，见式（8-64）；⑥最大分离度 $R_{max}$；⑦最低分离度 $R_{min}$。

$$R_{avg} = \frac{1}{n} \sum_{i=1}^{n} R_i \tag{8-61}$$

$$R_{geo} = \sqrt[n]{\prod_{i=1}^{n} R_i} \tag{8-62}$$

$$\tau = \frac{\sum_{i}^{n-1} R_i}{\sqrt{n \sum_{i}^{n-1} R_i^2}} \tau \tag{8-63}$$

$$FR = \frac{R_{max} - R_{min}}{R_{avg}} \tag{8-64}$$

#### 8.8.6.2 分离度指数

反映分离度大小均化性、有效分离率和分离度总和性质的指数，称为分离度指数（$RI$），见式（8-65）。当进样量 $Q = 1\text{mg}$ 时称为标准分离度指数，见式（8-66）。$RI$ 和 $RI_{(q)}$ 越大表明分离度越高。用最末峰 $t_E$ 校正获得时间校正分离度指数 $RI_{r(t)}$，见式（8-67）；同时考虑时间和进样量校正则得相对分离度指数 $RI_r$，见式（8-68）。$RI_{r(t)}$ 和 $RI_r$ 越大越好，表明信号越大。分离度谱复杂度参数见式（8-69），代表分离度谱的复杂性大小。

$$RI = \beta\tau \sum_{i=1}^{n} \lg R_i \tag{8-65}$$

$$RI_{r(q)} = \frac{\beta\tau}{Q} \sum_{i=1}^{n} \lg R_i \tag{8-66}$$

$$RI_{r(t)} = \frac{50}{t_E}\beta\tau \sum_{i=1}^{n} \lg R_i \tag{8-67}$$

$$RI_r = \frac{50}{Qt_E}\beta\tau \sum_{i=1}^{n} \lg R_i \tag{8-68}$$

$$RX = \frac{Qt_E}{50} \frac{FR}{\beta\tau} \sum_{i=1}^{n} \lg R_i \tag{8-69}$$

## 8.8.7  峰高和差比谱

峰高和差比谱（$q_i$）是相邻峰高之和除以其差绝对值，见式（8-70），对保留时间所作的图，用 $q_i \sim t_R$ 表示。表达方法有：①原形谱，用指纹原形并把积分面积改为峰高和差比。②柱状谱，用设定谱带宽度的柱状谱表达。③特征谱（$Rq_i \sim RT_i$），以相对峰高和差比对相对保留时间作图。令末峰峰高和差比为 $q_n$，见式（8-71），则有 $n$ 个同序的峰高和差比。④比率谱（$ROq_i \sim t_R$），以样品各指标与标准谱对应的各指标的单峰比对保留时间作图。

$$q_i = \frac{h_i + h_{i+1}}{|h_i - h_{i+1}|} \tag{8-70}$$

$$q_n = \frac{h_n + h_1}{|h_n - h_1|} \tag{8-71}$$

### 8.8.7.1  基本参数

描述峰高和差比谱的参数包括：①平均峰高和差比 $q_{avg}$，见式（8-72）；②几何平均峰高和差比 $q_{geo}$，见式（8-73）；③峰高和差比均化系数 $\gamma_q$，它是 $q=(q_1, q_2, \cdots, q_n)$ 与 $a=(1,1,\cdots,1)$ 的相似度因子，见式（8-74）；④峰高和差比宏定量相似度 $P_{m-q}$；⑤峰高和差比波动度 $F_q$，见式（8-75）；⑥最大峰高和差比 $q_{max}$；⑦最低峰高和差比 $q_{min}$。

$$q_{avg} = \frac{1}{n} \sum_{i=1}^{n} q_i \tag{8-72}$$

$$q_{geo} = \sqrt[n]{\prod_{i=1}^{n} q_i} \tag{8-73}$$

$$\gamma_q = \frac{\sum_{i=1}^{n} q_i}{\sqrt{n \sum_{i=1}^{n} q_i^2}} \tag{8-74}$$

$$FW = \frac{q_{max} - q_{min}}{q_{avg}} \tag{8-75}$$

#### 8.8.7.2　峰高和差比指数

反映峰高和差比均化性、分离度均化性、有效分离率和峰高和差比大小导致产生的宽度性质大小的综合指数，称为峰高和差比指数（$qI$），见式（8-76）。当进样量 $Q=1\mathrm{mg}$ 时称为标准峰高和差比指数，见式（8-77）。$qI$ 和 $qI_{(q)}$ 越大表明峰高和差比越高。用最末峰 $t_E$ 校正获得时间校正峰高和差比指数 $qI_{(t)}$，见式（8-78）；同时考虑时间和进样量校正则得相对峰高和差比指数 $qI_r$，见式（8-79）。$qI_{(t)}$ 和 $qI_r$ 越大越好，表明峰宽度性质越大。描述峰高和差比谱复杂度参数见式（8-80），代表峰高和差比谱的复杂性大小，其值越大越复杂。

$$qI = \beta\gamma_q\tau\sum_{i=1}^{n}\lg\frac{A_i}{q_i t_{R_i}} \tag{8-76}$$

$$qI_{r(q)} = \frac{\beta\gamma_q\tau}{Q}\sum_{i=1}^{n}\lg\frac{A_i}{q_i t_{R_i}} \tag{8-77}$$

$$qI_{r(t)} = \frac{50}{t_E}\beta\gamma_q\tau\sum_{i=1}^{n}\lg\frac{A_i}{q_i t_{R_i}} \tag{8-78}$$

$$qI_r = \frac{50}{Qt_E}\beta\gamma_q\tau\sum_{i=1}^{n}\lg\frac{A_i}{q_i t_{R_i}} \tag{8-79}$$

$$X_q = \frac{Qt_E}{50}\frac{F_q}{\beta\gamma_q\tau}\sum_{i=1}^{n}\left|\lg\frac{q_i t_{R_i}}{A_i}\right| \tag{8-80}$$

### 8.8.8　相对时间谱

相对时间谱是各指纹峰相对保留对保留时间所作的 $RT_i\sim t_R$ 图。表达方法有：①原形谱，用指纹原形并把积分面积改为相对保留时间。②柱状谱，用设定谱带宽度的柱状谱表达。③特征谱（$RRT_i\sim RT_i$），以二次相对保留时间对相对保留时间作图。令死时间为 $t_0\approx2$，则有 $n+1$ 个相对保留时间峰。④比率谱（$RORT_i\sim t_R$），以样品各指标与标准谱对应的各指标的单峰比值对保留时间作图。

#### 8.8.8.1　基本参数

描述相对时间谱的参数包括：①平均相对时间 $RT_{avg}$，见式（8-81）；②几何平均相对时间 $RT_{geo}$，见式（8-82）；③相对时间均化系数 $\gamma_{RT}$，是 $\boldsymbol{RT}=(RT_1,RT_2,\cdots,RT_n)$ 与 $\boldsymbol{a}=(1,1,\cdots,1)$ 的相似度因子，见式（8-83）；④相对时间宏定量相似度 $P_{m\text{-}RT}$；⑤相对时间波动度 $F_{RT}$，见式（8-84）；⑥最大相对时间 $RT_{max}$（末指纹峰）；⑦最低相对时间 $RT_{min}$（首峰，非死时间峰）。

$$RT_{avg} = \frac{1}{n}\sum_{i=1}^{n}RT_i \tag{8-81}$$

$$RT_{geo} = \sqrt[n]{\prod_{i=1}^{n}RT_i} \tag{8-82}$$

$$\gamma_{RT} = \frac{\sum_{i=1}^{n}RT_i}{\sqrt{n\sum_{i=1}^{n}RT_i^2}} \tag{8-83}$$

$$FRT = \frac{RT_{max}-RT_{min}}{RT_{avg}} \tag{8-84}$$

#### 8.8.8.2 相对时间指数

反映相对时间均化性、分离度均化性、有效分离率和相对时间大小的综合参数，称为相对时间参数（$RTI$），见式(8-85)。当进样量 $Q=1mg$ 时称为标准相对时间指数，见式(8-86)。$RTI$ 和 $RTI_{r(q)}$ 越大表明相对时间越高。用最末峰 $t_E$ 校正获得时间校正相对时间指数 $RTI_{r(t)}$，见式(8-87)；同时考虑时间和进样量校正则得双相对时间指数 $RTI_r$，见式(8-88)。$RTI_{r(t)}$ 和 $RTI_r$ 越大越好，表明相对时间性质越大。描述相对时间谱复杂度的参数 $RTX$ 见式(8-89)，代表相对时间谱的复杂性大小，数值越大越复杂。

$$RTI = \beta\gamma_{RT}\tau\sum_{i=1}^{n}RT_i \tag{8-85}$$

$$RTI_{r(q)} = \frac{\beta\gamma_{RT}\tau}{Q}RT_i \tag{8-86}$$

$$RTI_{r(t)} = \frac{50}{t_E}\beta\gamma_{RT}\tau\sum_{i=1}^{n}RT_i \tag{8-87}$$

$$RTI_r = \frac{50}{Qt_E}\beta\gamma_{RT}\tau\sum_{i=1}^{n}RT_i \tag{8-88}$$

$$RTX = \frac{Qt_E}{50}\beta\gamma_{RT}\tau\sum_{i=1}^{n}\frac{1}{RT_i} \tag{8-89}$$

## 8.8.9 相对面积谱

相对面积谱是各指纹峰相对峰面积对保留时间所作 $RA_i \sim t_R$ 图。表达方法有：①原形谱，用指纹原形并把积分面积改为相对保留面积。②柱状谱，用设定谱带宽度的柱状谱表达。③特征谱（$RRA_i \sim RT_i$），以二次相对保留面积对相对保留时间作图。④比率谱（$RORA_i \sim t_R$），以样品各指标与标准谱对应的各指标的单峰比值对保留时间作图。

#### 8.8.9.1 基本参数

描述系统相对面积参数包括：①平均相对面积 $RA_{avg}$，见式(8-90)；②几何平均相对面积 $RA_{geo}$，见式(8-91)；③相对面积均化系数 $\gamma_{RA}$，是 $\boldsymbol{RA} = (RA_1, RA_2, \cdots, RA_n)$ 与 $\boldsymbol{a} = (1, 1, \cdots, 1)$ 的相似度因子，见式(8-92)；④相对面积宏定量相似度 $P_{m\text{-}RA}$；⑤相对面积波动度 $F_{RA}$，见式(8-93)；⑥最大相对面积 $RA_{max}$；⑦最低相对面积 $RA_{min}$。

$$RA_{avg} = \frac{1}{n}\sum_{i=1}^{n}RA_i \tag{8-90}$$

$$RA_{geo} = \sqrt[n]{\prod_{i=1}^{n}RA_i} \tag{8-91}$$

$$\gamma_{RA} = \frac{\sum_{i=1}^{n}RA_i}{\sqrt{n\sum_{i=1}^{n}RA_i^2}} \tag{8-92}$$

$$FRA = \frac{RA_{max} - RA_{min}}{RA_{avg}} \tag{8-93}$$

#### 8.8.9.2 相对面积指数

反映相对面积均化性、分离度均化性、有效分离率和相对面积大小的综合指数，称为相对面积指数（$RAI$），见式(8-94)。当进样量 $Q=1mg$ 时称为标准相对面积指数，见式(8-95)。$RAI$ 和 $RAI_{(q)}$ 越大表明相对面积越高。用最末峰 $t_E$ 校正获得时间校正相对面积指数 $RAI_{r(t)}$，见式(8-96)；同时考虑时间和进样量校正则得相对峰面积指数 $RAI_r$，见式(8-97)。$RAI_{r(t)}$ 和 $RAI_r$ 越大越好，表明相对面积性质越大。相对面积谱复杂度参数见式(8-98)，代表相对面积谱的复杂性大小。

$$RAI = \beta\gamma_{RA}\tau\sum_{i=1}^{n}RA_i \tag{8-94}$$

$$RAI_{r(q)} = \frac{\beta\gamma_{RA}\tau}{Q}\sum_{i=1}^{n}RA_i \tag{8-95}$$

$$RAI_{r(t)} = \frac{50}{t_E}\beta\gamma_{RA}\tau\sum_{i=1}^{n}RA_i \tag{8-96}$$

$$RAI_r = \frac{50}{Qt_E}\beta\gamma_{RA}\tau\sum_{i=1}^{n}RA_i \tag{8-97}$$

$$RAX = \frac{Qt_E}{50}\frac{FRT}{\beta\gamma_{RA}\tau}\sum_{i=1}^{n}\frac{1}{RA_i} \tag{8-98}$$

### 8.8.10　对称因子谱

对称因子谱是各指纹峰对称因子对保留时间所作 $f\sim t_R$ 图。表达方法有：①原形谱，用指纹原形并把积分面积改为对称因子。②柱状谱，用设定谱带宽度的柱状谱表达。③特征谱（$Rf_i\sim RT_i$），以相对对称因子对相对保留时间作图，有 $n$ 个对称因子峰；④比率谱（$ROf_i\sim t_R$），以样品各指标与标准谱对应的各指标的单峰比值对保留时间作图。

#### 8.8.10.1　基本参数

对称因子参数包括：①平均对称因子 $f_{avg}$，见式(8-99)；②几何平均对称因子 $f_{geo}$，见式(8-100)；③对称因子均化系数 $\gamma_f$，它是 $\boldsymbol{f}=(f_1,f_2,\cdots,f_n)$ 与 $\boldsymbol{a}=(1,1,\cdots,1)$ 的相似度因子，见式(8-101)；④对称因子宏定量相似度 $P_{m\text{-}f}$；⑤对称因子波动度 $Ff$，见式(8-102)；⑥最大对称因子 $f_{max}$；⑦最低对称因子 $f_{min}$。

$$f_{avg} = \frac{1}{n}\sum_{i=1}^{n}f_i \tag{8-99}$$

$$f_{geo} = \sqrt[n]{\prod_{i=1}^{n}f_i} \tag{8-100}$$

$$\gamma_f = \frac{\sum_{i=1}^{n}f_i}{\sqrt{n\sum_{i=1}^{n}f_i^2}} \tag{8-101}$$

$$Ff = \frac{f_{max}-f_{min}}{f_{avg}} \tag{8-102}$$

#### 8.8.10.2　对称因子指数

反映对称因子均化性、分离度均化性、有效分离率和对称因子大小的综合指数，称为对称因子指数（$fI$），见式(8-103)。当进样量 $Q=1mg$ 时称为标准对称因子指数，见式(8-

104）。$fI$ 和 $fI_{(q)}$ 越大表明对称因子越高。用最末峰 $t_E$ 校正获得时间校正对称因子指数 $fI_{r(t)}$，见式（8-105）；同时考虑时间和进样量校正则得相对峰面积指数 $fI_r$，见式（8-106）。$fI_{r(t)}$ 和 $fI_r$ 越大越好，表明对称因子性质越大。定义对称因子复杂度见式（8-107）。

$$fI = \beta \gamma_f \tau \sum_{i=1}^{n} f_i \tag{8-103}$$

$$fI_{r(q)} = \frac{\beta \gamma_f \tau}{Q} \sum_{i=1}^{n} f_i \tag{8-104}$$

$$fI_{r(t)} = \frac{50}{t_E} \beta \gamma_f \tau \sum_{i=1}^{n} f_i \tag{8-105}$$

$$fI_r = \frac{50}{Q t_E} \beta \gamma_f \tau \sum_{i=1}^{n} f_i \tag{8-106}$$

$$fX_r = \frac{Q t_E}{50} \frac{Ff}{\beta \gamma_f \tau} \sum_{i=1}^{n} \frac{1}{f_i} \tag{8-107}$$

### 8.8.11  全标谱

用理论塔板数除以峰宽、峰高和对称因子三者积，取常用对数后再乘以分离度得 $EF_i$，称为全标，见式（8-108）。把各指纹峰全标对保留时间所作 $EF_i \sim t_R$ 图叫全标谱。表达方法有：①原形谱，用指纹原形并把积分面积改为全标。②柱状谱，用设定谱带宽度的柱状谱表达。③特征谱（$REF_i \sim RT_i$），以相对全标对相对保留时间作图，有 $n$ 个全标峰。④比率谱（$ROEF_i \sim t_R$），以样品各指标与标准谱对应的各指标的单峰比值对保留时间作图。

$$EF_i = R_i \lg \left( \frac{N_i}{h_i W_i f_i} \right) \tag{8-108}$$

#### 8.8.11.1  基本参数

描述全标谱参数包括：①平均全标 $EF_{avg}$，见式（8-109）；②几何平均全标 $EF_{geo}$，见式（8-110）；③全标均化系数 $\gamma_{EF}$，是 $\boldsymbol{EF} = (EF_1, EF_2, \cdots, EF_n)$ 与 $\boldsymbol{a} = (1, 1, \cdots, 1)$ 的相似度因子 $\gamma_{EF}$，见式（8-111）；④全标宏定量相似度 $P_{m\text{-}EF}$；⑤全标波动度 $F_{EF}$ 见式（8-112）；⑥最大全标 $EF_{max}$；⑦最低全标 $EF_{min}$。

$$EF_{avg} = \frac{1}{n} \sum_{i=1}^{n} EF_i \tag{8-109}$$

$$EF_{geo} = \sqrt[n]{\prod_{i=1}^{n} EF_i} \tag{8-110}$$

$$\gamma_{EF} = \frac{\sum_{i=1}^{n} EF_i}{\sqrt{n \sum_{i=1}^{n} EF_i^2}} \tag{8-111}$$

$$FEF = \frac{EF_{max} - EF_{min}}{EF_{avg}} \tag{8-112}$$

#### 8.8.11.2  全标指数

反映全标均化性、分离度均化性、分离有效率和全标大小的综合指数，称为全标指数

（$RTI$），见式（8-113）。当进样量 $Q=1$mg 时称为标准全标指数，见式（8-114）。$EFI$ 和 $EFI_{(q)}$ 越大表明全标越高。用最末峰 $t_E$ 校正获得时间校正全标指数 $EF_{r(t)}$，见式（8-115）；同时考虑时间和进样量校正则得相对峰面积指数 $EF_r$，见式（8-116）。$EF_{r(t)}$ 和 $EF_r$ 越大越好，表明全标性质越大。全标谱复杂度参数 $EFX$ 见式（8-117），代表全标谱的复杂性大小。全标谱共 11 套参数，详见表 8-4。

$$EF = \beta\gamma_{EF}\tau\sum_{i=1}^{n}R_i\lg(\frac{N_i}{h_iW_if_i}) \tag{8-113}$$

$$EF_{r(q_i)} = \frac{1}{Q_i}\beta\gamma_{EF}\tau\sum_{i=1}^{n}R_i\lg(\frac{N_i}{h_iW_if_i}) \tag{8-114}$$

$$EF_{r(t)} = \frac{50}{t_E}\beta\gamma_{EF}\tau\sum_{i=1}^{n}R_i\lg(\frac{N_i}{h_iW_if_i}) \tag{8-115}$$

$$EF_r = \frac{50}{Qt_E}\beta\gamma_{EF}\tau\sum_{i=1}^{n}R_i\lg(\frac{N_i}{h_iW_if_i}) \tag{8-116}$$

$$EFX = \frac{Qt_E}{50}\frac{FEF}{\beta\gamma_{EF}\tau}\sum_{i=1}^{n}\frac{1}{R_i}\lg(\frac{h_iW_if_i}{N_i}) \tag{8-117}$$

**表 8-4　全标谱 11 套参数（2020 年 9 月孙国祥教授发明）**

| 序号 | 类别 | 中文名称 | 数学模型公式 | 物理含义 |
|---|---|---|---|---|
| 1 | $N_{avg}$ | 平均柱效 | $N_{avg} = \frac{1}{n}\sum_{i=1}^{n}N_i$ | 描述系统平均柱效大小 |
| 2 | $N_{geo}$ | 几何平均柱效 | $N_{geo} = \sqrt[n]{\prod_{i=1}^{n}N_i}$ | 描述系统几何平均柱效大小 |
| 3 | $\gamma_n$ | 柱效均化系数 | $\gamma_n = \sum_{i=1}^{n}N_i(n\sum_{i=1}^{n}N_i^2)^{-\frac{1}{2}}$ | 描述系统柱效的均化性质 |
| 4 | $FN$ | 柱效波动度 | $FN = \frac{N_{max}-N_{min}}{N_{avg}}$ | 描述系统柱效的波动性大小 |
| 5 | $R_1$ | 首峰分离度 | $R_1 = \frac{t_{R_1}}{W_1}$ | 描述第 1 峰离开原点的分离度大小情况 |
| 6 | $\tau$ | 分离度均化系数 | $\tau = \sum_{i=1}^{n}R_i(n\sum_{i=1}^{n}R_i^2)^{-\frac{1}{2}}$ | 描述系统分离度的均化性质，是通用特征参数 |
| 7 | $\beta$ | 有效分离率 | $\beta = \frac{m}{n}$ | 描述基线分离峰对数 $m$ 与 $n-1$ 之比 |
| 8 | $C$ | 柱效指数 | $C = \beta\gamma_n\tau\sum_{i=1}^{n}\lg\frac{N_i}{R_i}$ | 描述有效分离率、柱效均化性和单位分离度下的柱效指数 |
| 9 | $C_{r(q)}$ | 标准柱效指数 | $C_{r(q)} = \frac{1}{Q}\beta\gamma_n\tau\sum_{i=1}^{n}\lg\frac{N_i}{R_i}$ | 当进样量 $Q=1$mg 时的标准柱效指数 |
| 10 | $C_{r(t)}$ | 时间校正柱效指数 | $C_{r(t)} = \frac{50}{t}\beta\gamma_n\tau\sum_{i=1}^{n}\lg\frac{N_i}{R_i}$ | 用末指纹峰保留时间校正 $C$ |
| 11 | $C_r$ | 相对柱效指数 | $C_r = \frac{50}{Qt_E}\beta\gamma_n\tau\sum_{i=1}^{n}\lg\frac{N_i}{R_i}$ | 用进样量和末峰时间同时校正 $C$ |

| 序号 | 类别 | 中文名称 | 数学模型公式 | 物理含义 |
|------|------|----------|--------------|----------|
| 12 | $CX$ | 柱效复杂度 | $CX = \dfrac{Qt_E FC}{50\beta\gamma_n\tau}\displaystyle\sum_{i=1}^{n}\left\lvert \lg\dfrac{R_i}{N_i}\right\rvert$ | 描述系统柱效谱的复杂性大小 |
| 13 | $W_{avg}$ | 平均峰宽 | $W_{avg} = \dfrac{1}{n}\displaystyle\sum_{i=1}^{n}W_i$ | 描述系统的平均峰宽大小 |
| 14 | $W_{geo}$ | 几何平均峰宽 | $W_{geo} = \sqrt[n]{\displaystyle\prod_{i=1}^{n}W_i}$ | 描述系统的几何平均峰宽大小 |
| 15 | $\gamma_W$ | 峰宽均化系数 | $\gamma_W = \displaystyle\sum_{i=1}^{n}W_i\left(n\displaystyle\sum_{i=1}^{n}W_i^2\right)^{-\frac{1}{2}}$ | 描述系统峰宽的均化性程度 |
| 16 | $FW$ | 峰宽波动度 | $FW = \dfrac{W_{max} - W_{min}}{W_{avg}}$ | 描述系统峰宽的波动性大小 |
| 17 | $WI$ | 峰宽指数 | $WI = \beta\gamma_w\tau\displaystyle\sum_{i=1}^{n}\lg\dfrac{A_i}{W_i t_{R_i}}$ | 描述指纹峰宽均化性、分离度均化性、有效分离率和单位时间产生的峰高性质的综合指数 |
| 18 | $WI_{r(q)}$ | 标准峰宽指数 | $WI_{r(q)} = \dfrac{\beta\gamma_w\tau}{Q}\displaystyle\sum_{i=1}^{n}\lg\dfrac{A_i}{W_i t_{R_i}}$ | 当进样量 $Q = 1\mathrm{mg}$ 时称为标准峰宽指数 |
| 19 | $WI_{r(t)}$ | 时间校正峰宽指数 | $WI_{r(t)} = \dfrac{50}{t_E}\beta\gamma_w\tau\displaystyle\sum_{i=1}^{n}\lg\dfrac{A_i}{W_i t_{R_i}}$ | 用最末峰时间 $t_E$ 校正获得 |
| 20 | $WI_r$ | 相对峰宽指数 | $WI_r = \dfrac{50}{Qt_E}\beta\gamma_w\tau\displaystyle\sum_{i=1}^{n}\lg\dfrac{A_i}{W_i t_{R_i}}$ | 用进样量校正获得 |
| 21 | $WX$ | 峰宽复杂度 | $WX = \dfrac{Qt_E}{50}\dfrac{FW}{\beta\gamma_n\tau}\displaystyle\sum_{i=1}^{n}\left\lvert \lg\dfrac{W_i t_{R_i}}{A_i}\right\rvert$ | 描述系统峰宽谱的复杂性大小 |
| 22 | $\sigma_{avg}$ | 平均标准偏差 | $\sigma_{avg} = \dfrac{1}{n}\displaystyle\sum_{i=1}^{n}\sigma_i$ | 描述系统的平均标准偏差大小 |
| 23 | $\sigma_{geo}$ | 几何平均标准偏差 | $\sigma_{geo} = \sqrt[n]{\displaystyle\prod_{i=1}^{n}\sigma_i}$ | 描述系统的几何平均标准偏差大小 |
| 24 | $\gamma_\sigma$ | 标准偏差均化系数 | $\gamma_\sigma = \displaystyle\sum_{i=1}^{n}\sigma_i\left(n\displaystyle\sum_{i=1}^{n}\sigma_i^2\right)^{-\frac{1}{2}}$ | 描述系统标准偏差的均化性程度 |
| 25 | $F\sigma$ | 标准偏差波动度 | $F\sigma = \dfrac{\sigma_{max} - \sigma_{min}}{\sigma_{avg}}$ | 描述系统标准偏差的波动性大小 |
| 26 | $I\sigma$ | 标准偏差指数 | $I\sigma = \beta\gamma_\sigma\tau\displaystyle\sum_{i=1}^{n}\lg\dfrac{A_i}{2\sigma_i t_{R_i}}$ | 描述标准偏差均化性、分离度均化性、有效分离率和单位时间代表的高度性质的综合指数 |
| 27 | $I\sigma_{r(q)}$ | 标准偏差指数 | $I\sigma_{r(q)} = \dfrac{\beta\gamma_\sigma\tau}{Q}\displaystyle\sum_{i=1}^{n}\lg\dfrac{A_i}{2\sigma_i t_{R_i}}$ | 当进样量 $Q = 1\mathrm{mg}$ 时称为标准偏差指数 |
| 28 | $I\sigma_{r(t)}$ | 时间校正标准偏差指数 | $I\sigma_{r(t)} = \dfrac{50}{t_E}\beta\gamma_\sigma\tau\displaystyle\sum_{i=1}^{n}\lg\dfrac{A_i}{2\sigma_i t_{R_i}}$ | 用最末峰时间 $t_E$ 校正获得 |

| 序号 | 类别 | 中文名称 | 数学模型公式 | 物理含义 |
|---|---|---|---|---|
| 29 | $I\sigma_r$ | 相对标准偏差指数 | $I\sigma_r = \dfrac{50}{Qt_E}\beta\gamma_\sigma\tau\displaystyle\sum_{i=1}^{n}\lg\dfrac{A_i}{2\sigma_i t_{R_i}}$ | 用进样量校正获得 |
| 30 | $X\sigma_r$ | 标准偏差谱复杂度 | $X\sigma_r = \dfrac{Qt_E}{50}\dfrac{F\sigma}{\beta\gamma_\sigma\tau}\displaystyle\sum_{i=1}^{n}\left\lvert\lg\dfrac{2\sigma_i t_{R_i}}{A_i}\right\rvert$ | 描述标准偏差谱复杂性大小 |
| 31 | $W_{\frac12\mathrm{avg}}$ | 平均半峰宽 | $W_{\frac12\mathrm{avg}} = \dfrac{1}{n}\displaystyle\sum_{i=1}^{n}W_{\frac12 i}$ | 描述系统的平均半峰宽大小 |
| 32 | $W_{\frac12\mathrm{geo}}$ | 几何平均半峰宽 | $W_{\frac12\mathrm{geo}} = \sqrt[n]{\displaystyle\prod_{i=1}^{n}W_{\frac12 i}}$ | 描述系统的几何平均半峰宽大小 |
| 33 | $\gamma_{W_{\frac12}}$ | 半峰宽均化系数 | $\gamma_{W_{\frac12}} = \displaystyle\sum_{i=1}^{n}W_{\frac12 i}\left(n\displaystyle\sum_{i=1}^{n}W_{\frac12 i}^{\,2}\right)^{-\frac12}$ | 描述系统的半峰宽大小的均化性质 |
| 34 | $FW_{\frac12}$ | 半峰宽波动度 | $FW_{\frac12} = \dfrac{W_{\frac12\max} - W_{\frac12\min}}{W_{\frac12\mathrm{avg}}}$ | 描述系统的半峰宽大小的波动性 |
| 35 | $HWI$ | 半峰宽指数 | $HWI = \beta\gamma_{W_{\frac12}}\tau\displaystyle\sum_{i=1}^{n}\lg\dfrac{A_i}{2W_{\frac12 i} t_{R_i}}$ | 描述半峰宽和分离度均化性及有效分离率和单位时间产生的高度性质的综合指数 |
| 36 | $HWI_{r(q)}$ | 标准半峰宽指数 | $HWI_{r(q)} = \dfrac{\beta\gamma_{W_{\frac12}}\tau}{Q}\displaystyle\sum_{i=1}^{n}\lg\dfrac{A_i}{2W_{\frac12 i} t_{R_i}}$ | 当进样量 $Q = 1\mathrm{mg}$ 时称为标准半峰宽指数 |
| 37 | $HWI_{r(t)}$ | 时间校正半峰宽指数 | $HWI_{r(t)} = \dfrac{50}{t_E}\beta\gamma_{W_{\frac12}}\tau\displaystyle\sum_{i=1}^{n}\lg\dfrac{A_i}{2W_{\frac12 i} t_{R_i}}$ | 用最末峰时间 $t_E$ 校正获得 |
| 38 | $HWI_r$ | 相对半峰宽指数 | $HWI_r = \dfrac{50}{Qt_E}\beta\gamma_{W_{\frac12}}\tau\displaystyle\sum_{i=1}^{n}\lg\dfrac{A_i}{2W_{\frac12 i} t_{R_i}}$ | 用进样量和末峰时间同时校正获得 |
| 39 | $HWX$ | 半峰宽谱复杂度 | $HWX = \dfrac{Qt_E}{50}\dfrac{FHW}{\beta\gamma_{W_{\frac12}}\tau}\displaystyle\sum_{i=1}^{n}\left\lvert\lg\dfrac{2W_{\frac12 i} t_{R_i}}{A_i}\right\rvert$ | 描半峰宽谱的复杂性程度大小 |
| 40 | $H_{\mathrm{avg}}$ | 平均峰高 | $H_{\mathrm{avg}} = \dfrac{1}{n}\displaystyle\sum_{i=1}^{n}H_i$ | 描述系统的平均峰高大小 |
| 41 | $H_{\mathrm{geo}}$ | 几何平均峰高 | $H_{\mathrm{geo}} = \sqrt[n]{\displaystyle\prod_{i=1}^{n}H_i}$ | 描述系统的几何平均峰高大小 |
| 42 | $\gamma_H$ | 峰高均化系数 | $\gamma_W = \displaystyle\sum_{i=1}^{n}H_i\left(n\displaystyle\sum_{i=1}^{n}H_i^{\,2}\right)^{-\frac12}$ | 描述系统的峰高大小的均化性质 |
| 43 | $FH$ | 峰高波动度 | $FH = \dfrac{H_{\max} - H_{\min}}{H_{\mathrm{avg}}}$ | 描述系统的峰高波动性大小 |
| 44 | $HI$ | 峰高指数 | $HI = \beta\gamma_H\tau\displaystyle\sum_{i=1}^{n}\lg\dfrac{A_i}{H_i t_{R_i}}$ | 描述峰高均化性、分离度均化性、有效分离率和单位时间代表的宽度性质的综合指数 |

| 序号 | 类别 | 中文名称 | 数学模型公式 | 物理含义 |
|---|---|---|---|---|
| 45 | $HI_{r(q)}$ | 标准峰高指数 | $HI_{r(q)} = \dfrac{\beta\gamma_H\tau}{Q}\sum\limits_{i=1}^{n}\lg\dfrac{A_i}{H_i t_{R_i}}$ | 当进样量 $Q=1\text{mg}$ 时称为标准峰高指数 |
| 46 | $HI_{r(t)}$ | 时间校正峰高指数 | $HI_{r(t)} = \dfrac{50}{t_E}\beta\gamma_H\tau\sum\limits_{i=1}^{n}\lg\dfrac{A_i}{H_i t_{R_i}}$ | 用最末峰时间 $t_E$ 校正获得 |
| 47 | $HI_r$ | 相对峰高指数 | $HI_r = \dfrac{50}{Qt_E}\beta\gamma_H\tau\sum\limits_{i=1}^{n}\lg\dfrac{A_i}{H_i t_{R_i}}$ | 用进样量和末峰时间校正获得 |
| 48 | $HX$ | 峰高谱复杂度 | $HX = \dfrac{Qt_E}{50}\dfrac{FH}{\beta\gamma_H\tau}\sum\limits_{i=1}^{n}\left|\lg\dfrac{H_i t_{R_i}}{A_i}\right|$ | 描述峰高谱复杂性大小 |
| 49 | $R_{avg}$ | 平均分离度 | $R_{avg} = \dfrac{1}{n}\sum\limits_{i=1}^{n}R_i$ | 描述系统的平均分离度大小 |
| 50 | $R_{geo}$ | 几何平均分离度 | $R_{geo} = \sqrt[n]{\prod\limits_{i=1}^{n}R_i}$ | 描述系统的几何平均分离度大小 |
| 51 | $FR$ | 分离度波动度 | $FR = \dfrac{R_{max}-R_{min}}{R_{avg}}$ | 描述系统的分离度波动性大小 |
| 52 | $RI$ | 分离度指数 | $RI = \beta\tau\sum\limits_{i=1}^{n}\lg R_i$ | 描述分离度大小均化性、有效分离率和分离度总和性质的指数 |
| 53 | $RI_{r(q)}$ | 标准分离度指数 | $RI_{r(q)} = \dfrac{\beta\tau}{Q}\sum\limits_{i=1}^{n}\lg R_i$ | 当进样量 $Q=1\text{mg}$ 时称为标准分离度指数 |
| 54 | $RI_{r(t)}$ | 时间校正分离指数 | $RI_{r(t)} = \dfrac{50}{t_E}\beta\tau\sum\limits_{i=1}^{n}\lg R_i$ | 用最末峰时间 $t_E$ 校正获得 |
| 55 | $RI_r$ | 相对分离度指数 | $RI_r = \dfrac{50}{Qt_E}\beta\tau\sum\limits_{i=1}^{n}\lg R_i$ | 用进样量和末峰时间同时校正获得 |
| 56 | $RX$ | 分离度谱复杂度 | $RX = \dfrac{Qt_E}{50}\dfrac{FR}{\beta\tau}\sum\limits_{i=1}^{n}\lg R_i$ | 描述分离度谱复杂性程度大小 |
| 57 | $q_r$ | 参比峰高和差比 | $q_r = \dfrac{h_r+h_{r+1}}{|h_r-h_{r+1}|}$ | 参比与邻峰高之和除以其差绝对值 |
| 58 | $q_n$ | 末峰峰高和差比 | $q_n = \dfrac{h_n+h_1}{|h_n-h_1|}$ | 末邻峰高之和除以其差绝对值 |
| 59 | $q_{avg}$ | 平均峰高和差比 | $q_{avg} = \dfrac{1}{n}\sum\limits_{i=1}^{n}q_i$ | 描述系统的平均峰高和差比大小 |
| 60 | $q_{geo}$ | 几何平均峰高和差比 | $q_{geo} = \sqrt[n]{\prod\limits_{i=1}^{n}q_i}$ | 描述系统的几何平均峰高和差比大小 |
| 61 | $\gamma_q$ | 峰高和差比均化系数 | $\gamma_q = \sum\limits_{i=1}^{n}q_i\left(n\sum\limits_{i=1}^{n}q_i^2\right)^{-\frac{1}{2}}$ | 描述系统峰高和差比均化性程度 |
| 62 | $Fq$ | 峰高和差比波动度 | $Fq = \dfrac{q_{max}-q_{min}}{q_{avg}}$ | 描述峰高和差比的波动大小 |
| 63 | $qI$ | 峰高和差比指数 | $qI = \beta\gamma_q\tau\sum\limits_{i=1}^{n}\lg\dfrac{A_i}{q_i t_{R_i}}$ | 描述峰高和差比均化性、分离度均化性、有效分离率和由峰高和差比导致产生的宽度性质的综合指数 |

| 序号 | 类别 | 中文名称 | 数学模型公式 | 物理含义 |
|---|---|---|---|---|
| 64 | $qI_{r(q)}$ | 标准峰高和差比指数 | $qI_{r(q)} = \dfrac{\beta\gamma_q\tau}{Q}\sum\limits_{i=1}^{n}\lg\dfrac{A_i}{q_i t_{R_i}}$ | 进样量 $Q = 1\text{mg}$ 时的峰高和差比指数称为标准峰高和差比指数 |
| 65 | $qI_{r(t)}$ | 时间校正峰高和差比指数 | $qI_{r(t)} = \dfrac{50}{t_E}\beta\gamma_q\tau\sum\limits_{i=1}^{n}\lg\dfrac{A_i}{q_i t_{R_i}}$ | 用最末峰 $t_E$ 校正获得时间校正峰高和差比指数 |
| 66 | $qI_r$ | 相对峰高和差比指数 | $qI_r = \dfrac{50}{Qt_E}\beta\gamma_q\tau\sum\limits_{i=1}^{n}\lg\dfrac{A_i}{q_i t_{R_i}}$ | 考虑时间和进样量校正得相对峰高和差比指数 |
| 67 | $qX$ | 峰高和差比谱复杂度参数 | $qX = \dfrac{Qt_E}{50}\dfrac{F_q}{\beta\gamma_q\tau}\sum\limits_{i=1}^{n}\left|\lg\dfrac{q_i t_{R_i}}{A_i}\right|$ | 代表峰高和差比谱的复杂性大小，越大越复杂 |
| 68 | $RT_{avg}$ | 平均相对时间 | $RT_{avg} = \dfrac{1}{n}\sum\limits_{i=1}^{n}RT_i$ | 描述系统的平均相对时间 |
| 69 | $RT_{geo}$ | 几何平均相对时间 | $RT_{geo} = \sqrt[n]{\prod\limits_{i=1}^{n}RT_i}$ | 描述系统的几何平均相对时间 |
| 70 | $\gamma_{RT}$ | 相对时间均化系数 | $\gamma_{RT} = \sum\limits_{i=1}^{n}RT_i\left(n\sum\limits_{i=1}^{n}RT_i^2\right)^{-\frac{1}{2}}$ | $\boldsymbol{RT} = (RT_1, RT_2, \cdots, RT_n)$ 与 $\boldsymbol{a} = (1,1,\cdots,1)$ 的相似度因子 |
| 71 | $FRT$ | 相对时间波动度 | $FRT = \dfrac{RT_{max} - RT_{min}}{RT_{avg}}$ | 描述相对时间的波动程度大小 |
| 72 | $RTI$ | 相对时间指数 | $RTI = \beta\gamma_{RT}\tau\sum\limits_{i=1}^{n}RT_i$ | 描述相对时间均化性、分离度均化性、有效分离率和相对时间大小的综合参数 |
| 73 | $RTI_{r(q)}$ | 标准相对时间指数 | $RTI_{r(q)} = \dfrac{\beta\gamma_{RT}\tau}{Q}\sum\limits_{i=1}^{n}RT_i$ | 当进样量 $Q = 1\text{mg}$ 时称为标准相对时间指数 |
| 74 | $RTI_{r(t)}$ | 时间校正相对时间指数 | $RTI_{r(t)} = \dfrac{50}{t_E}\beta\gamma_{RT}\tau\sum\limits_{i=1}^{n}RT_i$ | 用最末峰 $t_E$ 校正获得时间校正相对时间指数 |
| 75 | $RTI_r$ | 双相对时间指数 | $RTI_r = \dfrac{50}{Qt_E}\beta\gamma_{RT}\tau\sum\limits_{i=1}^{n}RT_i$ | 时间和进样量校正的双相对时间指数 |
| 76 | $RTX$ | 相对时间谱复杂度参数 | $RTX = \dfrac{Qt_E}{50}\dfrac{FRT}{\beta\gamma_{RT}\tau}\sum\limits_{i=1}^{n}\dfrac{1}{RT_i}$ | 代表相对时间谱的复杂性大小，越大越复杂 |
| 77 | $RA_{avg}$ | 平均相对面积 | $RA_{avg} = \dfrac{1}{n}\sum\limits_{i=1}^{n}RA_i$ | 描述系统的平均相对面积大小 |
| 78 | $RA_{geo}$ | 几何平均相对面积 | $RA_{geo} = \sqrt[n]{\prod\limits_{i=1}^{n}RA_i}$ | 描述系统的几何平均相对面积大小 |
| 79 | $\gamma_{RA}$ | 相对面积均化系数 | $\gamma_{RA} = \sum\limits_{i=1}^{n}RA_i\left(n\sum\limits_{i=1}^{n}RA_i^2\right)^{-\frac{1}{2}}$ | 描述系统相对面积的均化性大小 |
| 80 | $FRA$ | 相对面积波动度 | $FRA = \dfrac{RA_{max} - RA_{min}}{RA_{avg}}$ | 描述系统相对面积的波动性大小 |
| 81 | $RAI$ | 相对面积指数 | $RAI = \beta\gamma_{RA}\tau\sum\limits_{i=1}^{n}RA_i$ | 描述相对面积均化性、分离度均化性、有效分离率和相对面积大小的综合指数 |

| 序号 | 类别 | 中文名称 | 数学模型公式 | 物理含义 |
|---|---|---|---|---|
| 82 | $RAI_{r(q)}$ | 标准相对面积指数 | $RAI_{r(q)} = \dfrac{\beta \gamma_{RA} \tau}{Q} \sum\limits_{i=1}^{n} RA_i$ | 当进样量 $Q=1mg$ 时的相对面积指数 |
| 83 | $RAI_{r(t)}$ | 校正相对面积指数 | $RAI_{r(t)} = \dfrac{50}{t_E} \beta \gamma_{RA} \tau \sum\limits_{i=1}^{n} RA_i$ | 用最末峰 $t_E$ 校正获得时间校正相对面积指数 |
| 84 | $RAI_r$ | 相对峰面积指数 | $RAI_r = \dfrac{50}{Qt_E} \beta \gamma_{RA} \tau \sum\limits_{i=1}^{n} RA_i$ | 时间和进样量校正的相对峰面积指数 |
| 85 | $RAX$ | 相对面积谱复杂度参数 | $RAX = \dfrac{Qt_E}{50} \dfrac{FRA}{\beta \gamma_{RA} \tau} \sum\limits_{i=1}^{n} \dfrac{1}{RA_i}$ | 描述相对面积谱的复杂性程度的大小 |
| 86 | $f_{avg}$ | 平均对称因子 | $f_{avg} = \dfrac{1}{n} \sum\limits_{i=1}^{n} f_i$ | 描述系统的平均对称因子大小 |
| 87 | $f_{geo}$ | 几何平均对称因子 | $f_{geo} = \sqrt[n]{\prod\limits_{i=1}^{n} f_i}$ | 描述系统的几何平均对称因子大小 |
| 88 | $\gamma_f$ | 对称因子均化系数 | $\gamma_f = \sum\limits_{i=1}^{n} f_i \left( n \sum\limits_{i=1}^{n} f_i^2 \right)^{-\frac{1}{2}}$ | 描述系统对称因子的均化性大小 |
| 89 | $Ff$ | 对称因子波动度 | $Ff = \dfrac{f_{max} - f_{min}}{f_{avg}}$ | 描述系统对称因子的波动程度 |
| 90 | $fI$ | 对称因子指数 | $fI = \beta \gamma_f \tau \sum\limits_{i=1}^{n} f_i$ | 描述对称因子均化性、分离度均化性、有效分离率和对称因子大小的综合指数 |
| 91 | $fI_{r(q)}$ | 标准对称因子指数 | $fI_{r(q)} = \dfrac{\beta \gamma_f \tau}{Q} \sum\limits_{i=1}^{n} f_i$ | 描述对称因子均化性、分离度均化性和对称因子大小的综合指数 |
| 92 | $fI_{r(t)}$ | 校正对称因子指数 | $fI_{r(t)} = \dfrac{50}{t_E} \beta \gamma_f \tau \sum\limits_{i=1}^{n} f_i$ | 描述对称因子均化性、分离度均化性、有效分离率和对称因子大小的综合指数 |
| 93 | $fI_r$ | 相对峰面积指数 | $fI_r = \dfrac{50}{Qt_E} \beta \gamma_f \tau \sum\limits_{i=1}^{n} f_i$ | 时间和进样量校正的对称因子指数 |
| 94 | $fX_r$ | 对称因子复杂度 | $fX_r = \dfrac{Qt_E}{50} \dfrac{Ff}{\beta \gamma_f \tau} \sum\limits_{i=1}^{n} \dfrac{1}{f_i}$ | 描述对称因子复杂性程度的大小 |
| 95 | $EF_{max}$ | 最大全标指数 | $EF_{max} = R_i \lg \left( \dfrac{N_i}{h_i W_i f_i} \right)$ | 描述理论塔板数除以峰宽、峰高和对称因子三者积，取常用对数后再乘以分离度的最大值 |
| 96 | $EF_{avg}$ | 平均全标 | $EF_{avg} = \dfrac{1}{n} \sum\limits_{i=1}^{n} EF_i$ | 描述系统的平均全标数大小 |
| 97 | $EF_{geo}$ | 几何平均全标 | $EF_{geo} = \sqrt[n]{\prod\limits_{i=1}^{n} EF_i}$ | 描述系统的几何平均全标数大小 |
| 98 | $\gamma_{EF}$ | 全标均化系数 | $\gamma_{EF} = \sum\limits_{i=1}^{n} EF_i \left( n \sum\limits_{i=1}^{n} EF_i^2 \right)^{-\frac{1}{2}}$ | 描述系统全标数的均化性大小 |
| 99 | $F_{EF}$ | 全标波动度 | $F_{EF} = \dfrac{EF_{max} - EF_{min}}{EF_{avg}}$ | 描述系统全标数的波动程度 |
| 100 | $EF$ | 全指标指数 | $EF = \beta \gamma_{EF} \tau \sum\limits_{i=1}^{n} R_i \lg \left( \dfrac{N_i}{h_i W_i f_i} \right)$ | 描述全指标均化性、分离度均化性、有效分离率和全标大小的综合指数 |

| 序号 | 类别 | 中文名称 | 数学模型公式 | 物理含义 |
|---|---|---|---|---|
| 101 | $EF_{r(q_i)}$ | 标准全标指数 | $EF_{r(q_i)} = \dfrac{1}{Q_i}\beta\gamma_{EF}\tau\sum_{i=1}^{n}R_i\lg(\dfrac{N_i}{h_iW_if_i})$ | 进样量 $Q = 1mg$ 时的标准全标指数 |
| 102 | $EF_{r(t)}$ | 时间校正全标指数 | $EF_{r(t)} = \dfrac{50}{t_{R_i}}\beta\gamma_{EF}\tau\sum_{i=1}^{n}R_i\lg(\dfrac{N_i}{h_iW_if_i})$ | 描述用最末峰 $t_E$ 校正全标指数 |
| 103 | $EF_r$ | 相对全标指数 | $EF_r = \dfrac{50}{Q_it_{R_i}}\beta\gamma_{EF}\tau\sum_{i=1}^{n}R_i\left\|\lg(\dfrac{N_i}{h_iW_if_i})\right\|$ | 校正时间和进样量后的全标指数 |
| 104 | $EFX$ | 全标谱复杂度 | $EFX = \dfrac{Qt_{R_E}}{50Q_i}\dfrac{FEF}{\beta\gamma_{EF}\tau}\sum_{i=1}^{n}\dfrac{1}{R_i}\left\|\lg(\dfrac{h_iW_if_i}{N_i})\right\|$ | 代表全标谱的复杂性程度的大小，越大越复杂 |
| 105 | $n$ | 指纹峰总数 | 以 $70\%$ 概率确认指纹峰 | 描述系统指纹峰的容量大小 |
| 106 | $m$ | 有效分离峰对数 | $m = 1$ 时系统完全分离 | 描述系统达到基线分离的指纹峰对数 |
| 107 | $\lambda$ | 指纹系统检测波长 | 以指纹信息最大化为准 | 描述系统主指纹的检测波长，默认 $200nm$ |
| 108 | $Q$ | 样品进样质量(g/mg) | 通常是绝对进样质量，SQFM 可为称样量 | 描述样品的绝对进样质量，SQFM 可为称样量 |

注：11 种全标谱的定量方法均使用系统指纹定量法。具有不同批次样品 108 参数输出功能，输出表格数据的最右侧时要给出该参数的平均值、最大(代号)、最小(编号)、RSD。

## ▶ 8.9　中药色谱指纹图谱评价系统

中药色谱指纹图谱相似度评价系统，是国家药典委联合 5 个高校共 8 家单位研发的一款指纹图谱相似度评价系统。中药指纹图谱建立的目的是通过对所得到的能够体现中药整体特性的图谱识别，提供一种能够比较全面控制中药质量的方法，从化学物质基础的角度保证中药制剂的稳定和可靠。其具体实验是采用指纹图谱模式，将中药内在物质特性转化为常规数据信息，用于中药鉴别和质量评价。2004 版分为研究版和检验版。研究版主要用于科学研究工作，具有生成对照图谱功能。检验版侧重于色谱指纹图谱的检验工作，功能比较简化，不具有生成对照图谱的功能。

系统运行环境要求：①最低配置为 CPU 主频 533MHz 以上，内存 64M，硬盘剩余最小空间 100M，操作系统 Windows98 以上，屏幕分辨率 800×600。②推荐配置为 PVI 以上 CPU，内存 128M，硬盘空间 20G，操作系统 Windows2000 以上，屏幕分辨率 1024×768。

该软件为定性相似度评价软件，只能控制指纹峰的分布比例，则对中药指纹图谱特征性鉴别有效。对于测度指标——夹角余弦相似度评价的结果，存在大指纹峰占比权重太大，相似度数据结果容易合格。采用宏定性相似度计算结果会好一些，即用峰面积计算指纹图谱相似度后，再用样品指纹与对照指纹图谱的各对应峰的比值计算一次相似度，将二者平均得宏定性相似度，其能显著平抑大峰占比大的问题。

中药传方不传量，可见各味药量的合理配比是产生最佳疗效的必要条件，因此我国中药指纹图谱评价应引入宏定量相似度对总药效指纹物质进行整体监控和评价。建议采用 SQFM 对中药和植物药进行评价。中药色谱指纹图谱相似度评价系统的基本功能画面见图 8-1。

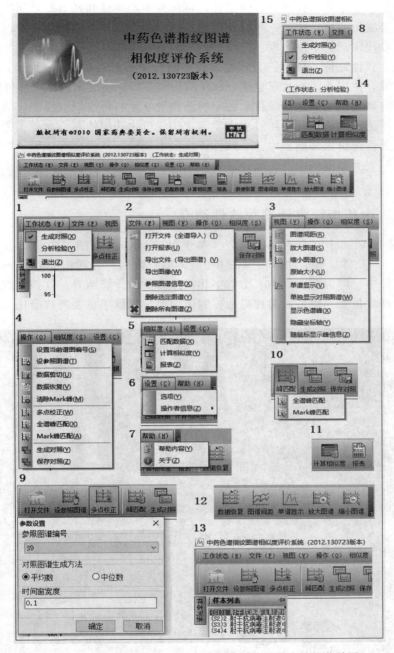

图 8-1　中药色谱指纹图谱相似度评价系统的基本功能菜单图

## 8.10　中药一致性评价软件

  中药是一个复杂样品体系，因此要用复杂性科学方法来控制，建立中药标准制剂控制模式是中药国际化发展的立足之地。中药标准制剂是药效最优和毒性最低的规范制剂，其主组分化学成分数量、含量分布比例具有恒定性，可作为中药质量和药效的对照物质。中药一致性评价是必然要发生的事，中药一致性评价基本内容和方法需要做到化学指纹一致性控制和主组分化学指纹代谢动力学一致性。

进行中药一致性评价，应该：①首先选择和制订中药标准制剂 SP 模型；②建立 SP 定量指纹图谱标准，使用系统指纹定量法（SQFM）和多指标精准定量方法评价中药化学指纹一致性；③用与制剂统一的色谱条件对各原料药物建立原料标准制剂模型，确定合格原料来源以保障制剂质量；④用紫外全指纹溶出度测定法评价中药固体制剂制备工艺的一致性。以上称为中药一致性评价四部曲。中药一致性评价根本理论，就是"等位等价"理论。以中药标准制剂控制模式为基础的中药一致性评价方法为中药质量整体提升将起到十分积极的促进作用。

### 8.10.1 中药指纹审计追踪软件简介

以 Microsoft Visual Studio 2015 开发了基于 Windows 界面的"中药主组分一致性数字化评价系统 3.0"软件，其启动画面见图 8-2，将实验数据的合理积分后的 *.cdf 文件信号直接调入该软件中，可即刻获得 108 个数字化信息参数的计算结果。这些参数能提供十分详细的每批次中药质量变异信息，为理想地控制中药质量提供了重要的智能化信息判定依据。

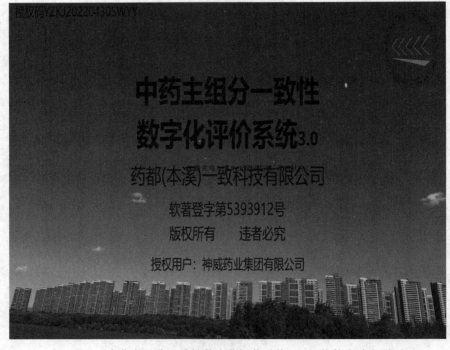

图 8-2 "中药主组分一致性数字化评价系统 3.0"软件启动主画面

该软件集中了目前国内外中药色谱指纹图谱的最先进控制技术和方法。为建立中药色谱量子指纹图谱提供了大量特征信息数字化参数，通过对其精确分析进行评价可揭示数据背后的质量变异而作为中药的质控依据。该软件可完善解决中药质量一致性评价的核心问题。其导入数据功能画面见图 8-3，软件匹配数据功能画面见图 8-4，评价指纹功能画面见图 8-5，软件计算见图 8-6，多功能计算评价画面见图 8-7，多功能诊断评价见图 8-8。

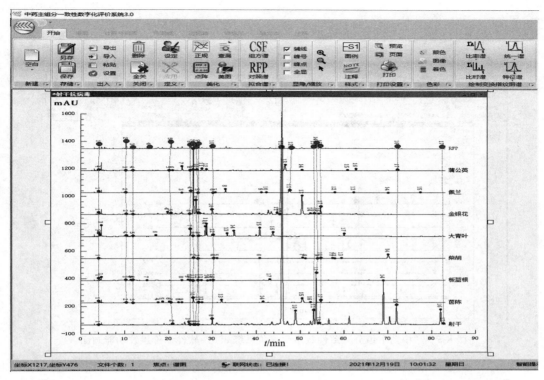

图 8-3　"中药主组分一致性数字化评价系统 3.0"软件导入数据功能画面

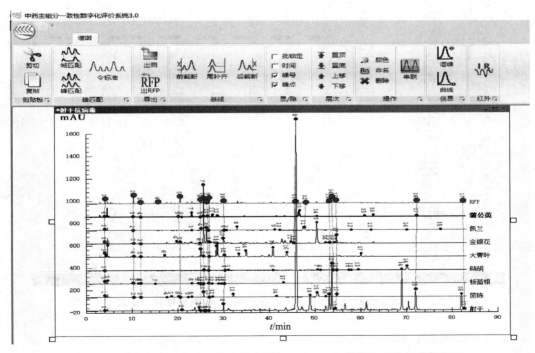

图 8-4　"中药主组分一致性数字化评价系统 3.0"软件匹配数据功能画面

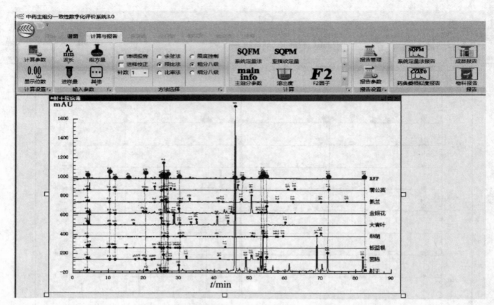

图 8-5　"中药主组分一致性数字化评价系统 3.0"软件评价指纹功能画面

图 8-6　"中药主组分一致性数字化评价系统 3.0"软件计算 108 数字化参数

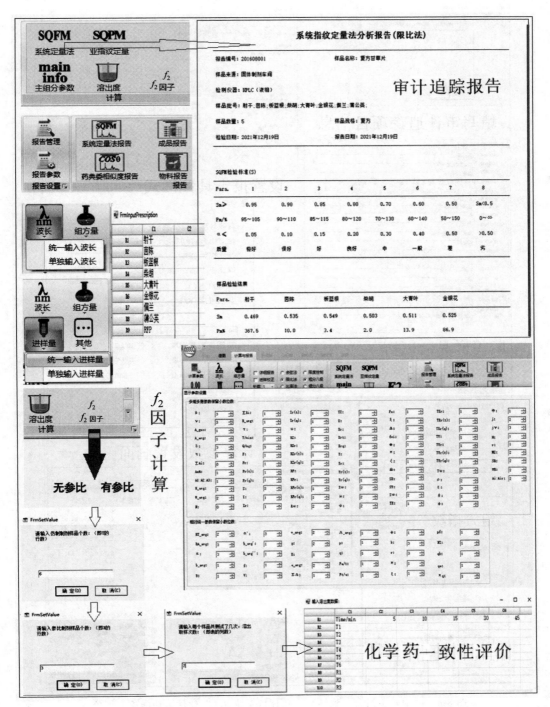

图 8-7 "中药主组分一致性数字化评价系统3.0"软件多功能计算评价画面

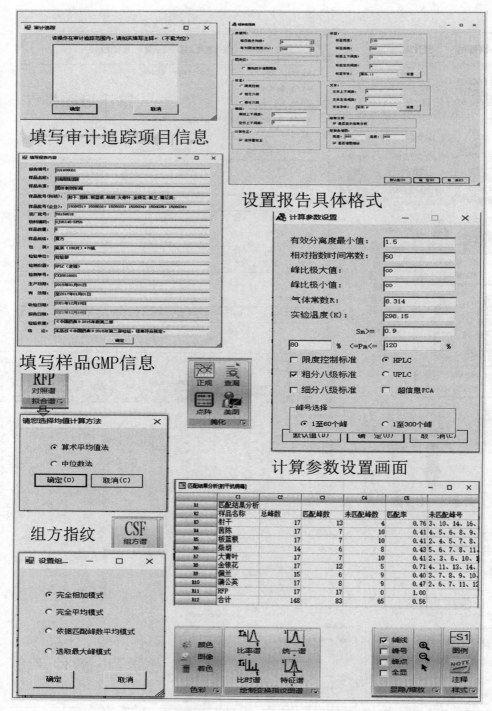

图 8-8　"中药主组分一致性数字化评价系统 3.0"软件多功能诊断评价

### 8. 10. 1. 1　软件特色

① 核心方法是系统指纹定量法。

② 核心评价指标是宏定性相似度度 $S_{\mathrm{m}}$ 和宏定量相似度 $P_{\mathrm{m}}$。

③ 可以对中药主组分指纹图谱进行 108 种数字化参数的计算分析和评价报告，分析精确，评价数据可以作为中药信息质量控制的依据。

④ 功能全面而强大，可以即刻获得中药色谱指纹图谱参数信息，而且可以由多种格式文件导入，并可以导出多种格式。

⑤ 方便的快捷键功能，将主要操作都集中到快捷图标上，使用户能更加快速地上手使用软件，方便用户操作。

⑥ 有良好的界面以及美观的功能布局，操作简便，多数功能都可以通过点击目标对象，直接跳转菜单栏，使用快捷图标完成操作。

⑦ 具有输出报告审计追踪功能，符合国家计算机认证。

### 8.10.1.2　软件功能模块

**（1）开始模块**

包括保存、新建、打开、关闭、删除图表，将谱图正规化，拟合谱图，显示/隐藏峰，打印谱图，绘制变换指纹图谱等。

**（2）谱图模块**

包括对峰匹配，峰串联，色谱图的移动、剪切、复制、粘贴、改变颜色、显示/隐藏峰、时间、峰号，还可以进行谱图的命名等。

**（3）计算与报告模块**

包含多种不同的计算分析方法，可以对谱图进行深入的数据信息挖掘，比如中国药典委相似度，主组分参数，系统指纹定量法等。还可以生成规范化的检验报告单，对文档格式进行自定义修改，对中国药典委相似度、系统指纹定量法等直接生成分析报告。

**（4）色谱峰模块**

可以新建/删除一组色谱峰，显示色谱峰及色谱峰组的相关信息，设参比峰。

**（5）坐标模块**

对坐标轴标尺和轴文本进行操作，可以垂直翻转，可以设置标尺数值、颜色、字体及主副标尺网格线的颜色和格式。

**（6）注释**

可以在图表中添加注释，可设置字体、背景颜色、边框等。

## 8.10.2　中药红外量子指纹一致性评价系统

采用单一的化学成分分析方法无法适用于成分复杂的中药体系，而要解决这一难题的有效手段就是建立质量控制的新方法和新的控制模式，加强中药质量评价的科学化与标准化。目前应用现代仪器分析手段，由孙国祥提出的建立于中药整体系统上的光谱量子指纹图谱技术，是中药质量一致性评价的新方法。特别是 FTIR 红外光谱，其测定快速，指纹特征性强，是开展中药原料药物和中成药质量控制的简单易行方法，红外量子指纹使其定性和定量功能产生飞跃，用于中药一致性评价大有可为。红外量子化过程本身就是对红外光谱的色谱化，量子峰参数具备色谱峰的基本信息。

红外量子指纹能鉴别药材质量特征，比如药材的种属、形态、产地和采收期等；再者能对药材重要活性成分进行识别、定性和定量，尤其对能反映中药质量并可作为质量控制的指标成分的定性和定量检测方便快捷，测试成本低；建立红外量子指纹要进行仪器精密性、方法重复性和样品稳定性的考察，以确保红外量子指纹建立方法的可靠性和所建立的红外量子指纹能够反映药材的特征属性；最后要保证所建立的红外光谱量子指纹能有效、全面地反映药材的质量和药效。因为中药具有复杂性特点，所以对于大部分中药材都不能完全地说明其药效成分，在实际工作中往往多针对其中含量较多或特征指标成分定量，而红外光谱能有效、全面地反映各类型化学单键和不饱和化学键的整体信息，因此通过红外量子指纹完全能有效地控制中药整体质量。如图 8-9 为复方甘草片的红外量子指纹图谱与 FTIR 原谱，图 8-10 和图 8-11 分别为蓉蛾益肾口服液和退热解毒注射液的红外量子指纹图谱。

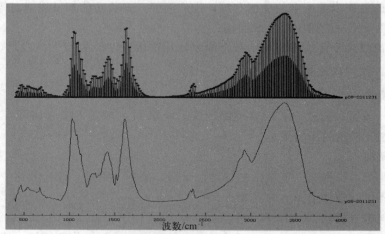

图 8-9　复方甘草片红外量子指纹图谱与 FTIR 原谱

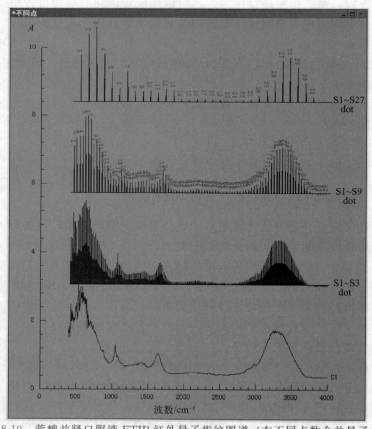

图 8-10　蓉蛾益肾口服液 FTIR 红外量子指纹图谱（在不同点数合并量子化）

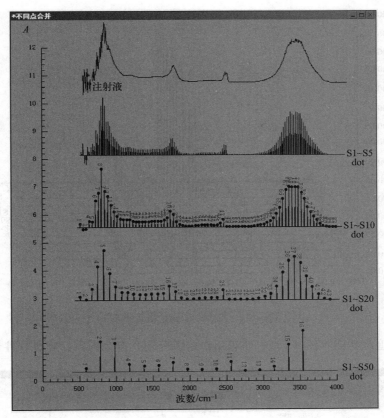

图 8-11　退热解毒注射液的红外量子指纹图谱（在不同点数合并量子化）

通过 FTIR 红外光谱法原理，对中药红外光谱指纹进行分析测试，把连续光谱量子指纹化属于光谱领域的颠覆性创新技术。该系统能按照官能团量子指纹特征峰类型对化合物进行官能团分类的定性和定量分析。红外量子指纹适应中药信息质控的要求，是数字化中药红外量子化的现代中药质量控制模式，也是一种重要技术工具与强有力的技术载体平台。

### 8.10.2.1　LZ9000 FTIR 产品特点

① 可对中药红外光谱进行量子指纹化的多类型方法的计算分析和评价报告，其分析精确，评价数据可以作为中药质量控制的依据。适用于中药原料药物、中间体和中成药质量分析与鉴别。

② 功能全面而强大，可以即刻获得中药红外光谱量子指纹参数信息，而且可以由多种格式文件导入（＊.csv 和 ＊.TXT 文件），并可以导出多种图谱格式（如图 8-12）。

③ 方便的快捷键功能，将主要操作都集中到快捷图标上，使用户能更加快速地上手使用软件，方便用户操作。一种功能可以通过快捷键实现，还可以通过菜单命令实现。

④ 有合理的操作界面以及美观的功能布局，操作简便，多数功能都可以通过点击目标对象，直接跳转菜单栏，使用快捷图标完成操作。其可作为分析中药红外光谱量子指纹的得力软件。

⑤ 计算与报告模块包含多种不同的计算分析方法，可以对谱图进行深入的数据信息挖掘，比如中国药典委相似度、主组分参数、系统指纹定量法等。还可以生成规范化的检验报告单，对文档格式进行自定义修改，对中国药典委相似度、系统指纹定量法等直接生成分析

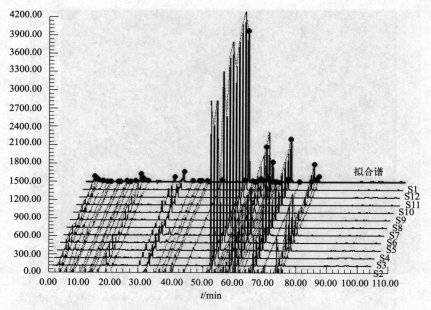

图 8-12　LZ9000FTIR 报告谱图

报告。带审计追踪功能（图 8-13），四级用户密码管理，符合国家计算机软件认证要求。

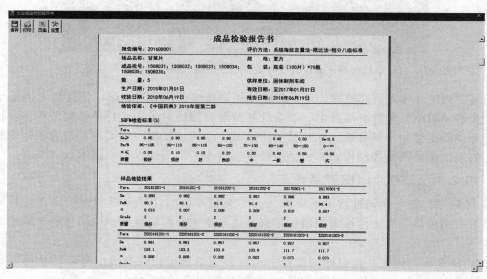

图 8-13　LZ9000 FTIR 审计追踪报告

⑥ 本系统测试采用独到的数据采集预览全程监控模式，采集过程一览无余。

⑦ 整机一体化铸模成型，主部件对针定位，无需调整，用户可自行更换光源、检测器、分束器等，且方便灵活。彻底解决了传统光学结构不易维护的问题，用户即可自行安装、轻松更换光学元件。

⑧ 配备智能湿度自动提醒装置，减轻了操作人员对仪器维护的工作量，电子湿度数字直观显示功能，将自动提醒用户更换干燥剂，解决红外使用过程中最大的隐患。

⑨ 硬件实时在线诊断：连续在线监控所有光学部件（激光、光源、检测器、分束器）。

⑩ 仪器始终处于最佳工作状态，测量谱图准确可靠。

⑪ 硬件实时在线诊断：连续在线监控所有光学部件（激光、光源、检测器、分束器）；保证仪器始终处于最佳工作状态，软件 $H_2O/CO_2$ 自动补偿软件，自动除去空气中的水和二氧化碳。

⑫ 采用进口高能量、高效率、长寿命光源。

⑬ 国内独特设计，带自动休眠功能，提高光源寿命。

⑭ 密封干燥的光学仓，特殊处理的防潮窗口设计，可以有效抵御外部溶剂和水汽。

⑮ 分腔式设计，保证各腔体不相互影响，保证腔体密封干燥。

⑯ 国内独特配置湿度软件自动数字显示装置，自动提醒更换干燥剂。

### 8.10.2.2　LZ9000 FTIR 产品应用

中药红外光谱量子指纹图谱是实现从整体角度上鉴别中药真实性、评价质量一致性和产品稳定性的可行模式，可用于中药质量一致性评价，同时对单个或局部量子指纹可进行针对性区间定量分析。

LZ9000 FTIR 中药红外量子指纹一致性评价系统可用于中药材和中成药的生产质量管理，即从中药材的栽培到饮片、中药材的生产质量，以及中成药生产都要按照指纹图谱技术进行全面质量控制。它在中药工业生产上的应用，解决了中药现代化的关键技术。红外光谱量子指纹技术具备中药指纹图谱的基本技术要求，具有广泛的应用前景和实用化高效、可靠的评价结果。

## 8.10.3　中药紫外光谱指纹图谱超信息特征数字化评价系统

### 8.10.3.1　软件的简介

在 2006—2008 年孙国祥教授获得国家自然科学基金重大研究计划"以网络为基础的科学环境研究"项目资助（中药指纹图谱在线专家系统研究，90612002）。其中 8 个子专家系统中包括中药红外指纹图谱在线专家系统研制，在研制过程中发现红外光谱指纹图谱在中药整体定量方面具有样品处理简单、便捷和准确的特点，非常适合饱和键化合物定量监测。在执行项目过程中孙国祥教授发现紫外光谱指纹图谱在中药整体定量方面具备快速、准确和重现的特点，但缺点是检测信息单一、有缺失（无法检测饱和键化合物）。在 2010 年，第一次提出将紫外和红外光谱等权融合的模型，实现对中药整体化学物质的全面检测，有可能是最简单、最便捷和最有效的中药质量控制技术。早在 2007 年，孙国祥教授就试图建立①中药紫外光谱指纹信息质量控制技术和②中药紫外光谱指纹图谱整体定量控制理论与技术。2012 年，这些技术获得重要突破并完善进入实用阶段，以 0.12mm 的空心柱采用流动注射法用 HPLC 自动进样和 DAD 检测器测定 190nm 至 200nm 的紫外光谱，形成实用自动紫外指纹图谱检测分析方法，每个样品只需 0.2min 左右完成检测。建立了完善的中药紫外指纹定量法，把中药质量划分为 8 个等级。最终开发出"中药紫外光谱指纹图谱超信息特征数字化评价系统 3.0"版软件，获得国家计算机软件著作权（软著登字第 0462756 号）。现已发展升级到 4.0 版和 5.0 版。图 8-14 为其 4.0 版的启动画面。

中药紫外光谱指纹图谱超信息特征数字化评价系统具有快速性、先进性、便捷性和准确性。这标志着中药紫外光谱指纹数字化技术可为中药和植物药生产质量控制提供一种新技术和新方法，该软件将为我国中药数字化质量控制发挥一定的积极作用，有望成为我国中药质量控制中快速检验的重要评价工具性软件，尤其适合药监系统快速检验中药质量的定性定量评价。

### 8.10.3.2　软件功能特点

该软件的功能包括：

① **提供中药紫外光谱数字化质量控制技术**　该软件给出中药紫外光谱指纹超信息特征判据参数 60 个，实现利用紫外指纹图谱对中药（或化学药）进行数字化和定量化质量控制，即中药信息质量控制。其中包括紫外光谱指纹图谱多个数字化定量理论和技术。

② **提供中药紫外指纹定量法控制技术**　紫外指纹定量法是在对紫外光谱指纹系统宏观定性分析合格基础上，直接对 UVFP 进行整体定量分析，是对系统宏观量化评价，具有实用性和可操作性。紫外光谱宏定性相似度 $S_j$ 见式(8-118)，用其整体监测光谱化学指纹峰点数量和分布。紫外光谱宏定量相似度 $P_j$ 见式(8-119)，其能够整体监测光谱化学指纹整体含量。紫外指纹信号均化性变动系数 $\alpha_j$ 能清晰反映样品 $\gamma_x$ 和对照指纹图谱 $\gamma_Y$ 接近程度，见式(8-120)。用 $S_j$、$P_j$ 和 $\alpha_j$ 相结合来鉴定中药质量的方法称为紫外光谱指纹定量法，据此将中药质量划分为 8 级列于表 8-5 中。式(8-118)～式(8-120)中，$n$ 为指纹峰数，$x_i$ 与 $y_i$ 为各指纹点吸光度。

中药紫外指纹图谱法（UVFP）反映中药化学组分中的 $\pi \to \pi^*$、$n \to \pi^*$ 和 $n \to \sigma^*$ 化学键信息，是不同化学物质紫外光谱的叠加，因此 UVFP 定性定量评价具有控制不饱和化学键和共轭体系化学物质整体质量。以 UV 光谱各点为评价单元（190～400nm）对中药进行整体定量分析，在建立对照指纹图谱后用 SQFM 法对样品进行质量评级。

$$S_j = \frac{1}{2}(S_F + S'_F) = \frac{1}{2}\left( \frac{\sum\limits_{i=1}^{n} x_i y_i}{\sqrt{\sum\limits_{i=1}^{n} x_i^2}\sqrt{\sum\limits_{i=1}^{n} y_i^2}} + \frac{\sum\limits_{i=1}^{n} \dfrac{x_i}{y_i}}{\sqrt{n \sum\limits_{i=1}^{n} \left(\dfrac{x_i}{y_i}\right)^2}} \right) \quad j = \mathrm{UV} \qquad (8\text{-}118)$$

$$P_j = \frac{1}{2}(C + P) = \frac{1}{2}\left( \frac{\sum\limits_{i=1}^{n} x_i y_i}{\sum\limits_{i=1}^{n} y_i^2} + \frac{\sum\limits_{i=1}^{n} x_i}{\sum\limits_{i=1}^{n} y_i} S_F \right) \times 100\% \quad j = \mathrm{UV} \qquad (8\text{-}119)$$

$$\alpha_j = \left| 1 - \frac{\gamma_x}{\gamma_y} \right| = \left| 1 - \frac{P}{C} \right| \qquad (8\text{-}120)$$

表 8-5　紫外光谱指纹定量法划分中药质量等级标准

| 类别 | I | II | III | IV | V | VI | VII | VIII |
|---|---|---|---|---|---|---|---|---|
| $S_j$ | ≥0.95 | ≥0.90 | ≥0.85 | ≥0.80 | ≥0.70 | ≥0.60 | ≥0.50 | $S_m$<0.5 |
| $P_j$/% | 95～105 | 90～110 | 80～120 | 75～125 | 70～130 | 60～140 | 50～150 | 0～∞ |
| $\alpha_j$ | ≤0.05 | ≤0.10 | ≤0.15 | ≤0.20 | ≤0.30 | ≤0.40 | ≤0.50 | >0.50 |
| 质量 | 极好 | 很好 | 好 | 良好 | 中 | 一般 | 次 | 劣 |

紫外光谱指纹定量法是对中药整体定性分析和整体定量的可靠技术，经过 5 年多的运行实验，证明其能够控制好现有工业化生产中的中药原料、配方颗粒、提取物和中药制剂质量控制。

③ **提供复方中药紫外光谱化学指纹定量法分析技术**　通过对单味药紫外光谱化学指纹的归属度分析和多种定性定量相似度检测可判别单味药在复方中的分布程度，实现中药复方

紫外光谱化学指纹的合理控制。

④ **提供中药原料和中间体的紫外光谱宏定量混批勾兑技术**　该软件实现利用中药紫外光谱指纹图谱对生产工艺的定性定量的整体过程控制，控制批间勾兑定量差异小于5%。

⑤ **提供以检测中药指纹对照药材和中药指纹对照品生成对照指纹图谱方法**　提供对照紫外光谱指纹图谱特征技术参数。

⑥ **适合于多组分蛋白和多组分多肽注射剂和固体制剂的整体质量和数字化质量控制。**

⑦ **适用于西药杂质谱的数字化鉴别和整体定量控制，对西药杂质谱有多种反向指纹图谱的理论和处理方法技术。**

⑧ **直接打印评价报告。实验人、复核人、检验单位直接盖章就形成质量检验正式报告。**

西药杂质谱有多种反向指纹图谱的理论和处理方法技术。

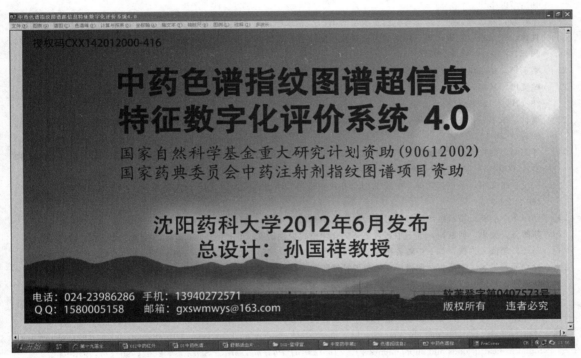

图8-14　"中药色谱指纹图谱超信息特征数字化评价系统4.0"启动画面

## 参 考 文 献

[1] 王贞丽. 中药指纹图谱构建的研究进展 [J]. 实用医药杂志, 2014, 31 (11): 1040-1043.

[2] 周建良, 齐炼文, 李萍. 色谱指纹图谱在中药质量控制中的应用 [J]. 色谱, 2008, 26 (2): 153-159.

[3] 易伦朝, 吴海, 梁逸曾. 色谱指纹图谱与中药质量控制 [J]. 色谱, 2008, 26 (2): 166-171.

[4] 谢培山. 色谱指纹图谱分析是中草药质量控制的可行策略 [J]. 中药新药与临床药理, 2001, 12 (3): 141-151.

[5] 罗国安, 王义明, 曹进, 等. 建立我国现代中药质量标准体系的研究 [J]. 世界科学技术: 中药现代化, 2002, 4 (4): 5-11.

[6] 果德安. 中药指纹图谱技术已成为中药质量控制研究国际趋势——中医药现代化国际科技大会参会感 [J]. 中成药, 2003, 25 (7): 91-92.

[7] 罗国安, 王义明, 曹进, 等. 中药指纹图谱理论和实际应用 [J]. 临床药物治疗杂志, 2006, 4 (6): 6-8.

[8] 孙国祥, 毕开顺. 中药指纹图谱学体系在中药创制中的作用 [J]. 色谱, 2008, 26 (2): 172-179.

[9] 孙国祥, 雒翠霞, 任培培, 等. 中药指纹图谱学体系的构建 [J]. 中南药学, 2007, 5 (1): 69-73.

[10] Lindon J C, Holmes E, Nicholson J K. Pattern recognition methods and applications in biomedical magnetic resonance [J]. *Prog Nucl Magn Reson Spectros*, 2001, 39 (1): 1-4.

[11] 陈燕清, 倪永年. 模式识别在食品质量控制方面的应用进展 [J]. 化学研究与应用, 2009, 21 (1): 1.

[12] 陈闽军, 吴永江, 范骁晖, 等. 色谱指纹图谱分析技术用于鉴别中药川芎产地 [J]. 中国中药杂志, 2003, 28 (7): 606-610.

[13] 石志红, 何建涛, 常文保. 中药指纹图谱技术 [J]. 大学化学, 2004, 19 (1): 33-39.

[14] 杨锦瑜, 李博岩, 梁逸曾, 等. 基于主灵敏度矢量回归评价中药色谱指纹图谱 [J]. 计算机与应用化学, 2005, 22 (4): 282-286.

[15] 冯雪松, 刘雅茹, 张克荣, 等. 模式识别在白芍质量控制中的应用 [J]. 中草药, 2006, 37 (4): 592-595.

[16] 朱尔一, 王小如. 一种适用于处理中药指纹图谱数据的主成分正交分解算法 [J]. 2005, 44 (6): 884-885

[17] 田兰, 毕开顺, 孙稳健, 等. 白术的化学模式识别 [J]. 中国中药杂志, 2003, 28 (2): 143-146.

[18] 赵宇, 梁逸曾, 易伦朝, 等. 化学模式识别在中药枳实分类中的应用 [J]. 现代中药研究与实践, 2004, 18 (增刊): 70-73.

[19] 王婷婷, 陈晓辉, 胡庆庆, 等. 白芷质量的 HPLC 指纹图谱评价方法 [J]. 药学学报, 2006, 41 (8): 747-751.

[20] 袁鹏, 张铭光, 袁敏, 等. 模糊聚类分析法在郁金裂解色谱测定指纹图谱中的应用进展 [J]. 计算机与应用化学, 2005, 22 (3): 201-205.

[21] 梁宗锁, 杨东风. 中药指纹图谱相似性评价研究进展 [J]. 现代中药研究与实践, 2006, 20 (5): 55-59.

[22] 顾晓风, 辛妮, 吴浩, 等. 不同炮制品续断散 HPLC 指纹图谱的模式识别研究 [J]. 计算机与应用化学, 2011, 28 (10): 1239-1243.

[23] 卓林, 朱尔一, 王巧娥, 等. 模式识别技术在不同来源甘草药材分类中的应用 [J]. 药物分析杂志, 2006, 26 (8): 1080-1084.

[24] 姚卫峰, 胡育筑, 牟玲丽, 等. 基于最小二乘支持向量机的色谱指纹图谱预测银杏叶总抗氧化活性 [J]. 分析化学, 2009, 37 (3): 383-388.

[25] 王玺, 王文宇, 张克荣, 等. 中药 HPLC 指纹图谱相似性研究的探讨 [J]. 沈阳药科大学学报, 2003, 20 (5): 360-362+366.

[26] 蔡煜东, 陆波. 用自组织学习联想神经树评价中药质量 [J]. 上海生物医学工程, 1996, 17 (1): 30-32+10.

[27] 苏薇薇, 吴忠, 何新新, 等. 中药苦丁茶的化学模式识别研究 (Ⅱ) [J]. 中药材, 1998, 21 (4): 170-173.

[28] 汤丹, 李薇, 许毅, 等. 广藿香指纹图谱解析的人工神经网络方法研究 [J]. 中药材, 2004, 27 (7): 534-536.

[29] 侯立强, 王爽. 中药指纹图谱识别的机器算法研究 [J]. 内蒙古中医药, 2014, 33 (22): 97-98.

[30] 赵曰利, 郭依礼, 孙桂芝, 等. 灰色接近关联度在指纹图谱模式识别中的应用 [J]. 计量与测试技术, 2010, 37 (11): 44-45+48.

[31] 包锦渊, 吴启勋. 青海秦艽色谱指纹图谱的灰色关联分析 [J]. 上海大学学报 (自然科学版), 2006, 12 (6):

[32] Hansen L B. A stable gas chromatography—mass spectrometry analysis system to characterize Ma Huang products found in health foods and supplements [J]. *Journal of Pharmaceutical Sciences*, 2001, 90 (7): 943-948.

[33] Gan F, Ye RY. New approach on similarity analysis of chromatographic fing erprint of herbal medicine [J]. *Journal of chromatography A*, 2006, 1104: 100-105.

[34] 张良圣, 倪永年. T 检验法用于评价中药色谱指纹图谱的相似度 [J]. 分析科学学报, 2007, 23 (5): 511-514.

[35] 杨涛, 李崇瑛, 王安, 等. 小波变换及其在色谱信号中的应用 [J]. 内蒙古石油化工, 2006, 8, 47-50.

[36] 陈闽军, 吴永江, 范骁晖, 等. 色谱指纹图谱分析技术用于鉴别中药川芎产地 [J]. 中国中药杂志, 2003, 28 (7): 606-610.

[37] 杜建卫, 程乾生, 刘乃强. 中药色谱指纹图谱的小波变换与分形 [J]. 数学的实践与认识, 2006, 36 (7): 275-278.

[38] 陈闽军, 吴永江, 程翼宇. 中药色谱指纹图谱的小波变换及分形表达法 [J]. 分析化学研究报告, 2003, 31 (7): 774-778.

[39] 刘芳, 胡坪, Annika K, 等. 基于小波变换和分形表达的绞股蓝药材质量评价方法研究 [J]. 中成药, 2008, 30 (10): 1494-1498.

[40] 孙国祥, 侯志飞, 张春玲, 等. 色谱指纹图谱定性相似度和定量相似度的比较研究 [J]. 药学学报, 2007, 42 (1): 75-80.

[41] 孙国祥, 宋杨, 毕雨萌, 等. 色谱指纹图谱全定性和全定量相似度质控体系研究 [J]. 中南药学, 2007, 5 (3):

263-267.

[42] 孙国祥，刘金丹，侯志飞，等．全定性全定量相似度法评价甜瓜蒂的毛细管电泳指纹图谱 [J]．中南药学，2007，5（6）：558-563.

[43] 孙国祥，任培培，毕雨萌，等．双定性双定量相似度法评价银杏达莫注射液的高效液相色谱指纹图谱 [J]．色谱，2007，25（4）：518-523.

[44] 孙国祥，孙丽娜．双定性双定量相似度法评价麻黄真实质量 [J]．中南药学，2009，7（1）：59-62.

[45] 叶皓，沈顺，张祥民．液相指纹图谱结合欧氏距离对野菊花质量控制的研究 [J]．世界科技研究与发展，2006，28（2）：72-74.

[46] 王玺，王文宇，张克荣，等．中药 HPLC 指纹图谱相似性研究的探讨 [J]．沈阳药科大学学报，2003，20（5）：360-362＋366.

[47] 梁宗锁，杨东风．中药指纹图谱相似性评价研究进展 [J]．现代中药研究与实践，2006，20（5）：55-59.

[48] 吴昊，田燕华，郭平干．多元统计学在参麦注射液指纹图谱中的应用 [J]．中成药，2002，24（1）：3-6.

[49] 王龙星，肖红斌，梁鑫淼，等．一种评价中药色谱指纹谱相似性的新方法：向量夹角法 [J]．药学学报，2002，37（9）：713-717.

[50] 冯子男，王智猛，潘义，等．灯盏花素注射液的 HPLC 指纹图谱相似性评价 [J]．化学研究与应用，2006，18（5）：495-497.

[51] 吴忠，苏薇薇，何新新．中药连翘质量的灰色模式识别研究 [J]．中药材，2000，23（9）：536-538.

[52] 洪筱坤，王智华，李旭．19 个大黄样品 HPLC 指纹谱的比较分析 [J]．上海中医药杂志，1993，8：32-34.

[53] 洪筱坤，王智华，李旭．HPLC-相对保留值指纹谱法鉴别大黄 [J]．中国中药杂志，1993，18（11）：650-652.

[54] 王龙星，毕开顺．一种评价中药色谱指纹图谱相似性的新方法：向量夹角法 [J]．药学学报，2002，37（9）：713-717.

[55] 刘永锁，孟庆华，蒋淑敏，等．相似系统理论用于中药色谱指纹图谱的相似度评价 [J]．色谱，2005，23（2）：158-163.

[56] 刘永锁，曹敏，王义明，等．相似系统理论定量评价中药材色谱指纹图谱的相似度 [J]．分析化学，2006，34（3）：333-337.

[57] 段和祥，刘永锁，罗国安，等．程度相似度结合聚类分析在金银花药材质量评价中的应用 [J]．中成药，2007，29（3）：318-321.

[58] 王康，杜凯，李华．相对熵方法用于中药指纹图谱相似度计算 [J]．计算机与应用化学，2007，24（1）：49-51.

[59] 詹雪艳，史新元，段天璇．色谱指纹图谱组合相似度的算法 [J]．色谱，2010，28（11）：1071-1076.

[60] 贺福元，周宏灏，邓凯文，等．指纹图谱的一种定性定量研究新方法：总量统计矩法 [J]．药学学报，2008，43（2）：195-201.

[61] 孙国祥，侯志飞，毕雨萌，等．中药色谱指纹图谱潜信息特征数 $F_r$ 的研究 [J]．药学学报，2004，39（11）：921-924.

[62] 孙国祥，刘金丹，宗东升，等．清热解毒注射液指纹图谱多维多息特征的数字化评价 [J]．中南药学，2006，4（5）：323-327.

[63] 孙国祥，刘晓玲，邓湘昱，等．色谱指纹图谱指数 $F$ 和相对指判据研究 [J]．药学学报，2004，39（1）：921-924.

[64] 孙国祥，董玉霞，慕善学，等．苦碟子注射液毛细管电泳指纹图谱研究 [J]．沈阳药科大学学报，2006，23（4）：233-236.

[65] 侯志飞，孙国祥，刘唯芬．栀子的毛细管电泳指纹图谱研究 [J]．中成药，2006，28（11）：1561-1564.

[66] 孙国祥，慕善学，侯志飞，等．连翘的毛细管电泳指纹图谱研究 [J]．色谱，2006，24（2）：196-200.

[67] 孙国祥，任培培，雒翠霞，等．中药统一化色谱指纹图谱和相对统一化特征判据研究 [J]．中南药学，2007，5（2）：168-172.

[68] 孙国祥，侯志飞，张春玲，等．色谱指纹图谱定性相似度和定量相似度的比较研究 [J]．药学学报，2007，42（1）：75-80.

[69] 孙国祥，史香芬，张静娴，等．指纹定量法测定中药复方指纹归属度和药效物质工艺收率 [J]．药学学报，2008，43（10）：1047-1052.

[70] 孙国祥，胡玥珊，毕开顺．系统指纹定量法评价牛黄解毒片质量 [J]．药学学报，2009，44（4）：401-405.

[71] 孙国祥，张静娴．系统指纹定量法鉴别龙胆泻肝丸质量 [J]．分析化学，2009，37（8）：1183-1187.

[72] 孙国祥，吴波，毕开顺．平行五波长高效液相色谱指纹图谱全息整合法定量鉴定杞菊地黄丸的整体质量 [J]．色谱，2010，28（9）：877-884.

[73] 孙国祥，蔡新凤，丁楠．平行五波长高效液相色谱指纹图谱全息整合法定量鉴定补中益气丸整体质量 [J]．中南药学，2010，8（6）：473-478.

[74] 沈晋慧，曹辉，马栋萍．一种用于中药色谱指纹图谱相似性判别的分析仪 [J]．生物医学工程学杂志，2010，27（5）：1011-1015.

[75] 苗爱东，孙殿甲．Excel 2002 在中药指纹图谱相似度计算中的应用 [J]．计算机与药学，2003，27（1）：51-54.

[76] 王小茹．中药及中药材质量控制关键技术 [M]．北京：化学工业出版社，2006.

[77] 董鸿晔，李定远，金杰．计算机辅助分析中药色谱指纹图谱关键技术研究 [J]．2008，6（1）：101-105.

[78] 阎丽丽，孙国祥，陈晓辉，等．中药高效液相色谱指纹图谱在线专家系统设计与应用 [J]．中南药学，2008，6（4）：466-470.

[79] 王海慧，董鸿晔，孙国祥，等．中药指纹图谱专家系统知识库构架研究 [J]．黑龙江中医药，2010，23（1）：13-16.

[80] 孙国祥，车磊，侯志飞．一种评价多波长中药色谱指纹图谱新方法-均谱法 [J]．中南药学，2011，9（7）：533-538.

[81] 张玉静，孙万阳，孙国祥，等．丹参四波长串联定量指纹图谱与抗氧化活性谱相关研究 [J]．色谱，2017，15（6）：723-729.

[82] 任培培，孙国祥，孙丽娜．附子理中丸多波长融合 HPLC 指纹图谱研究 [J]．药物分析杂志，2009，29（3）：411-415.

[83] 聂磊，胡震，罗国安，等．中药指纹图谱的融合技术 [J]．分析化学，2005，33（6）：898.

[84] 孙国祥，蔡新凤，丁楠．平行五波长高效液相色谱指纹图谱全息整合法定量鉴定补中益气丸整体质量 [J]．中南药学，2010，8（6）：473-478.

[85] 孙国祥，张静娴．基于三波长融合谱的系统指纹定量法鉴定龙胆泻肝丸的真实质量 [J]．色谱，2009，27（3）：318-322.

[86] 范骁辉，叶正良，程翼宇．基于信息融合的中药多元色谱指纹图谱相似性计算方法 [J]．高等学校化学学报，2006，27（1）：26-29.

[87] 孙国祥，王佳庆．基于双波长 HPLC 指纹谱和其融合谱的系统指纹定量法鉴定甘草质量 [J]．中南药学，2009，7（5）：378-383.

[88] 马迪迪，巩丹丹，孙国祥，等．三波长融合指纹图谱结合 6 组分定量和主成分分析评价银翘解毒片的质量 [J]．色谱，2017，35（7）：741-747.

[89] 周建良，齐炼文，李萍．色谱指纹图谱在中药质量控制中的应用 [J]．色谱，2008，26（2）：153-159.

[90] 王勇，梁琼麟，胡坪，等．色谱及相关技术在中药质量评价中的应用 [J]．色谱，2008，26（2）：136-141.

[91] 梁鑫淼，丰加涛，金郁，等．中药质量控制技术发展展望 [J]．色谱，2008，26（2）：130-135.

[92] 孙国祥，邹跃，侯志飞，等．统一化指纹图谱的规范数字化和定量评价研究 [J]．中南药学，2015，13（3）：225-230.

（孙万阳）

# 第 9 章

# 中药电化学指纹一致性

**中药**指的是在传统中医药理论和临床经验的指导下，用于预防、治疗、诊断疾病和医疗保健的药物，包括植物药、动物药和矿物药等天然药物及其加工品。中药是我国从古至今传承几千年的文化瑰宝。自西药进入我国市场以后，中药的应用每况愈下，因药材煎煮不方便，不易携带，而且成分复杂多样，大多医患都倾向使用西药。随着多年来中药材、单味中药的活性成分研究得深入，使得中药不再神秘，且成分透明化，而关于复方中药霰弹理论的提出使中药更具竞争力[1]。目前研究中草药的方法不少，但主要集中在仪器分析方面，例如高效液相色谱（HPLC）法[2]、气相色谱法[3]、高效毛细管电泳法[4]、薄层色谱法[5]、紫外光谱法[6]、红外光谱法[7]和核磁共振氢谱法[8]。

**中药指纹图谱**借鉴了犯罪学和法医学上指纹的定义，是指中药及其相关制品经过适当预处理后，采用一定的分析手段得到能够标示该中药特征的共有峰的色谱或光谱图，是中药活性物质理化信息的可视化表现[10]。因中药本身组分含量低，来源不同而组成多变，且药效往往是多种成分协同作用的结果，虽然目前对其协同作用机制还未阐明，但是将某一种或某一类成分作为中药质控指标是不全面的，缺乏通用性；另外中药样品预处理麻烦，没有通用的检测方法，此时大家把目光聚焦于电化学上，电化学指纹图谱开始进入分析检测人员的研究中。

**电化学指纹图谱**，其是在电化学振荡反应基础上建立的，各中药材的不同组成或含量差异对振荡体系产生的干扰程度不同，从而形成具有特征性的指纹图谱[11]。

## 9.1 化学振荡反应

一般提及化学反应大都理解的是熵增加、反应物浓度减少、产物浓度增加，直到生成产物的正反应与生成反应物的逆反应达到动态平衡时，表观上反应完成，但在某些复杂反应体系中，某些状态参数例如熵、温度等在一定范围内时，某些组分或中间产物的浓度会随时间表现出周期性波动，该类现象称为化学振荡反应，又叫化学钟[12]。振荡反应在许多领域中都有着广泛的应用，因此引起了物理学家和化学家的浓厚兴趣。

化学振荡反应的研究历史大致分为三个时期。

**（1）萌芽期**

1920 年阿·斯菲克尼尔发现化学电池产生振荡电流；洛森希尔德发现放在玻璃瓶里水中的黄磷随着瓶塞漏气而周期性放光[13]；李普曼（G. Lippmann）报道了汞心实验[14]；李塞根环（空间振荡）的发现；F. W. Ostwald 指出"铁神经"论[15]；夏尔夫发现硫化磷的氧化过程中有振荡现象；莫塞尔发现溴与四氯化碳在光的作用下存在振荡现象；摩根发现在硝酸介质中甲酸和硫酸彼此作用能够产生振荡现象[16]；等等。

**（2）孕育期**

20 世纪 20 年代到 60 年代初期，在实验方面做了大量探索，无论是气相还是液相、均相还是多相体都发现有振荡反应，在理论方面也有初步探索。W. C. Bray 第一个报道了均相溶液中化学振荡现象[17]，即碘氧化物与碘酸偶联催化 $H_2O_2$ 分解，且发现氧气产生速率与碘浓度都发生周期性变化。由于当时经典热力学束缚了众人的思维，热力学第二定律的克劳休斯（Clausius）表达中"宇宙的熵或随机性趋向于增加"导致大家认为封闭均相体系不能发生化学振荡。1958 年贝洛索夫（B. P. Belousov）报道了非常明显的均相封闭化学振荡体系实例：室温下，溶液在黄色的 Ce(Ⅳ) 和无色的 Ce(Ⅲ) 之间来回反复，但他的理论仍不被认可。此后，扎鲍京斯基（A. M. Zhabotinskii）继续深入研究发现有机底物丙二酸可以被柠檬酸代替，催化剂可采用 $Fe(Ph)^{3+}/Fe(Ph)^{2+}$，$Fe(Ph)^{3+}$（蓝色）与 $Fe(Ph)^{2+}$（红色）交替地出现，且现象十分明显。在 1964 年他发表了该成果[18]，此类反应被称为 B-Z 振荡化学反应。之后高希和钱斯发现：酵母细胞的悬浮液在某些条件下会产生 NADA 浓度的阻尼振荡，酵母细胞的提取液中也有浓度振荡，且在适当的条件下会发生无阻尼振荡。以上这些使人们全面相信化学振荡反应的存在，从此化学振荡研究进入了全新的阶段。

**（3）成长期**

20 世纪 60 年代以后，振荡反应在实验方面和理论方面，都以前所未有的速度向前发展，这个时期被称作成长期[13]。1967 年 Prigogine 等提出有名的耗散结构理论[19,20]，这是非平衡态热力学理论的重大突破，可概括为：一个开放系统（包括生物、物理、化学、社会、经济等系统），在远离平衡态、非线性状态下，通过不断与外界交换物质和能量，当系统内部某个参量变化到一定值时，通过涨落，可能使系统发生非平衡相变，改变了原来的混沌无序状态，转变为在时间上或空间上的有序态。这种需要不断与外界交换物质或能量才能维持在远离平衡的非线性区形成的宏观有序结构称为"耗散结构"（dissipative structure）。它为解释振荡反应的产生提供了理论基础，使振荡反应得到承认和研究，由此建立起典型机理模型，如 FKN 模型[21]、Oregonator 模型[22]、DE 模型[23]、NF 模型[24]和 FCA 模型[25]，在应用方面也取得了进展。

## 9.1.1 Belousov-Zhabotinskii 振荡体系 （B-Z 振荡体系）

最开始 Belousov 发现的是柠檬酸为底物在酸性环境中被溴酸钾氧化表现出的化学振荡现象，后来 Zhabotinskii 在 Belousov 的振荡体系的基础上做了一些修改，使体系中的混合物在某一薄层内扩散，形成圆形波和螺旋波纹，使化学振荡现象实体化，进而发现体系中的有机物和催化剂是可变的，后来 $BrO_3^-$-$H^+$-Organic-$M^{n+}$ 被称作 B-Z 振荡体系。其中提供酸性环境的可以是硝酸、磷酸和高氯酸等，但是不可用盐酸和氢氟酸，因为 $Cl^-$ 和 $F^-$ 对振荡体系有抑制作用，且 $F^-$ 的影响不能恢复，$Cl^-$ 浓度高的时候可以完全抑制振荡[26]。

20 世纪 70 年代，Field、Korosh 和 Noyes 阐明了以铈离子（$Ce^{4+}$）为催化剂，在硫酸中溴酸根氧化丙二酸的机理，以下简称 FKN 机理[21]。

FKN 机理主要有三个阶段。

① 当体系中 $[Br^-]$ 高于其临界浓度 $[Br^-]_{crit}$ 时，发生以下反应：

$$BrO_3^- + Br^- + 2H^+ \longrightarrow HBrO_2 + HOBr \tag{9-1}$$

$$HBrO_2 + Br^- + H^+ \longrightarrow 2HOBr \tag{9-2}$$

$$HOBr + Br^- + H^+ \longrightarrow Br_2 + H_2O \tag{9-3}$$

$$Br_2 + CH_2(COOH)_2 \longrightarrow BrCH(COOH)_2 + H^+ + Br^- \tag{9-4}$$

总反应式：

$$BrO_3^- + 2Br^- + 3CH_2(COOH)_2 + 3H^+ \longrightarrow 3BrCH(COOH)_2 + 3H_2O \tag{9-5}$$

② 当体系中 $[Br^-]$ 低于临界浓度 $[Br^-]_{crit}$ 时，反应按下述情况进行：

$$BrO_3^- + HBrO_2 + H^+ \longrightarrow 2BrO_2 \cdot + H_2O \tag{9-6}$$

$$BrO_2 \cdot + Ce^{3+} + H^+ \longrightarrow HBrO_2 + Ce^{4+} \tag{9-7}$$

$$2HBrO_2 \longrightarrow BrO_3^- + HOBr + H^+ \tag{9-8}$$

总反应式：

$$BrO_3^- + 4Ce^{3+} + 5H^+ \longrightarrow HOBr + 4Ce^{4+} + 2H_2O \tag{9-9}$$

③ $Br^-$ 再生过程：

$$4Ce^{4+} + BrCH(COOH)_2 + 2H_2O + HOBr \longrightarrow 2Br^- + 4Ce^{3+} + 3CO_2 + 6H^+ \tag{9-10}$$

整个 B-Z 振荡体系的总反应式如下：

$$2BrO_3^- + 3CH_2(COOH)_2 + 2H^+ \longrightarrow 2BrCH(COOH)_2 + 4H_2O + 3CO_2 \tag{9-11}$$

反应刚开始时，体系中 $[Br^-]$ 比临界浓度 $[Br^-]_{crit}$ 高，$[H^+]$ 足够，反应迅速进Ⅰ阶段；随着反应进行，$[Br^-]$ 降低，反应（9-6）与（9-2）竞争 $HBrO_2$，直至 $[Br^-]$ 降至 $[Br^-]_{crit}$ 时，阶段Ⅱ中 $HBrO_2$ 的生成速率与阶段Ⅰ中 $HBrO_2$ 的消耗速率相等[16]；当 $[Br^-]$ 比临界浓度 $[Br^-]_{crit}$ 低时，阶段Ⅱ中生成 $HBrO_2$ 一定程度上蓄积使得 $[Br^-]$ 进一步减少，$HBrO_2$ 发生反应（9-8）进而完成 $Br^-$ 再生。当 $Br^-$ 蓄积到大于 $[Br^-]_{crit}$ 时继续重复以上过程，形成周期。

如果 B-Z 体系是非平衡态的封闭体系，体系中耗散物丙二酸未及时补给，这将使反应式（9-4）表示的反应越来越慢，从而直接或间接导致整个体系的反应速率也越来越慢，最终使反应体系达到平衡，即该振荡反应是在有限时间内终止的阻尼振荡反应[27]。

## 9.1.2 Bray-Liebhafsky 振荡体系

在 20 世纪 20 年代左右，发现过氧化氢在酸性环境中被碘酸根氧化生成氧气，碘酸根被还原成单质碘，这就是后来所说的 B-L 振荡反应。体系中氧气的生成和棕色单质碘的生成呈现周期性变化，很容易观察到溶液中碘单质颜色加深和褪色，最终呈现出单质碘溶液的黄色（琥珀色）[28]。从反应体系物质组成来看，B-L 振荡体系涉及的物质比 B-Z 振荡体系更少，涉及的反应变量更少，但是由于产物中的 $O_2$ 容易溢散，监测手段受限，目前提出相关的机理还未被大众普遍接受，应用较少。

总反应式：

$$5H_2O_2 + 2IO_3^- + 2H^+ \longrightarrow 6H_2O + 5O_2\uparrow + I_2\downarrow \tag{9-12}$$

## 9.1.3　Briggs-Rauscher 振荡体系

1921 年，W. C. Bray 以硫酸锰作为催化剂，硫酸水溶液为介质，用 $IO_3^-$、$H_2O_2$ 和 $CH_2(COOH)_2$ 进行反应时观察到颜色变化的振荡现象。随 B-L 体系和 B-Z 体系研究深入，1973 年 Briggs 和 Rauscher 提出另一不同的振荡体系，即 B-R 体系。体系组成为 $IO_3^-$-$H_2O_2$-$CH_2(COOH)_2$-$Mn^{2+}$-$HClO_4$，在反应过程中体系出现蓝色-黄色-蓝色交替出现的周期性变化[29]。其中有机底物丙二酸作为耗散物可用丙酮、丁烯酸、苯甲醚、丙烯酸、乙醇及乙酰丙酮等替换[30]。反应体系中既有金属催化剂和有机底物，又有碘酸根和过氧化氢，因此该体系通常被认为是 B-L 体系和 B-Z 体系的结合[31]。关于 B-R 反应机理，从发现至今已有学者从不同角度做了实验研究，但颜色随时间呈周期性变化的机理仍无定论。目前大家较能接受的是根据实验测得的反应产物 $ICH(COOH)_2$ 和 $I_2C(COOH)_2$ 推导的反应机理。

在早期时，DE[23] 和 NF 模型[24] 的提出是针对经典的 B-R 振荡体系，后来 FCA 模型[25] 逐渐被提出，使得反应机理逐渐被完善。B-R 体系总反应较简单，$H_2O_2$ 的中间体较少，在模拟反应发生的过程中缺少一些独立且有效的中间组分变量；且反应的过程中会有单质碘和气体 $O_2$ 两种物质达到饱和状态后从反应体系中溢出，这涉及气相和液相两相体系，从而增加了分析的难度。由于这些原因，至目前为止，人们对 B-R 体系的机理模型研究仍然在探索中。S. D. Furrow 在实验的基础上对最初提出的 NF 模型作出完善，实验证明 HOO· 在化学振荡过程中扮演了很重要的角色。这个新机理被称为 FCA 模型[25]，在文献中就热力学，动力学方面进行了详细的分析。目前，FN 模型的应用较其他更多。

FN 模型将 B-R 振荡反应总结成三个基本反应方程，如下：

$$2IO_3^- + 5H_2O_2 + 2H^+ \longrightarrow 5O_2\uparrow + I_2\downarrow + 6H_2O \tag{9-13}$$

$$I_2 + 5H_2O_2 \longrightarrow 2IO_3^- + 2H^+ + 4H_2O \tag{9-14}$$

$$I_2 + MA \longrightarrow IMA + I^- + H^+ \tag{9-15}$$

其中 MA 代表丙二酸，IMA 代表碘代丙二酸。

另外他们提出了 30 步机理来解释具体的反应步骤，但是由于这 30 步机理包含的中间组分及反应步骤太多，很难用于模拟和解释 B-R 振荡反应体系，Furow 和 Noyes 又通过相关的化学分析和数学分析筛选出了其中的 11 个简单反应步骤来模拟和分析 B-R 振荡反应体系发生的部分实验现象，如反应式(9-16)～(9-26)。简化了整个机理部分，但不可否认的是该反应模型只模拟了 $HIO_2$、$I_2$ 和 $I^-$ 三个组分变量，且有些变量的模拟结果的数值与实验相差较大[32]。

$$HOI + I^- + H^+ \Longleftrightarrow I_2 + H_2O \tag{9-16}$$

$$HIO_2 + I^- + H^+ \longrightarrow 2HOI \tag{9-17}$$

$$I^- + IO_3^- + 2H^+ \longrightarrow HOI \tag{9-18}$$

$$2HIO_2 \longrightarrow IO_3^- + H^+ + HOI \tag{9-19}$$

$$HIO_2 + IO_3^- + H^+ \longrightarrow IO_2\cdot + H_2O \tag{9-20}$$

$$2HOO\cdot \longrightarrow O_2 + H_2O_2 \tag{9-21}$$

$$H_2O_2 + HOI \longrightarrow I^- + O_2 + H^+ + H_2O \qquad (9\text{-}22)$$

$$IO_2 \cdot + Mn^{2+} + H_2O \longrightarrow HIO_2 + Mn(OH)^{2+} \qquad (9\text{-}23)$$

$$Mn(OH)^{2+} + H_2O_2 \longrightarrow Mn^{2+} + H_2O + HOO \cdot \qquad (9\text{-}24)$$

$$R\text{-}H \longrightarrow enol \qquad (9\text{-}25)$$

$$I_2 + enol \longrightarrow R\text{-}I + H_2O \qquad (9\text{-}26)$$

其中反应式(9-16)~(9-20)、(9-23)、(9-25)和(9-26)这八步是卤酸盐振荡反应的通用模式，已经得到人们的认可。此外，还应该考虑到开始时 $H_2O_2$ 浓度较高时氧气的产生经过液相跑到空气（体系外）中，使得处理并模拟模型的难度加大。所以，通常不将这一步列在主要步骤中。此外，由文献[24]提供的速率常数和成分分析[33]，次碘酸、$H_2O_2$ 参与的反应对机理模型的贡献不大，可以将其忽略。

DE 模型由 10 个步骤组成，该模型与 FN 模型基本相同，仅少步骤（9-25）有机底物烯醇化的反应。FN 模型与 DE 模型所采用的机理步骤在形式上与 B-Z 振荡反应体系的 FKN 机理类似，不同之处在于 B-R 反应中没有金属催化剂离子氧化卤代有机底物的步骤，而是变成氧化过氧化氢的反应。在此之后所研究的 B-R 反应机理均在 DE 和 NF 模型的基础上进行探索，本质上并无太大变化，只是改变了个别反应步骤。

### 9.1.4 铜离子振荡体系

Cu(Ⅱ) 也可用来催化某些振荡反应，在 Cu(Ⅱ)-$H_2O_2$-$Na_2S_2O_3$-KSCN 反应体系中，Cu(Ⅱ) 做催化剂，体系的 pH 值、铜离子选择电极电位和金属铂电极电位都有振荡现象[34]。该体系研究最多的是 Orban 提出的 Cu(Ⅱ)-$H_2O_2$-KSCN-$OH^-$ 在强碱条件下，Cu(Ⅱ) 催化 $H_2O_2$ 氧化 KSCN，这是第一个发现不含卤素的振荡体系，又叫 Orban 振荡反应；体系反应机理复杂，涉及 26 个独立变量和 30 个动力学方程[35]。另在 Cu(Ⅱ)-$H_2O_2$-$K_2S_2O_8$-$Na_2S_2O_3$ 体系中，$O_2$ 的浓度、体系的 pH 值和还原电位都会表现出周期振荡性行为[36]。

### 9.1.5 过氧化物酶-氧化酶生化反应体系

过氧化物酶是催化 $H_2O_2$ 氧化某些有机底物的酶。$O_2$ 在体内经过一系列自由基反应转换成过氧化氢，在某些活性很强的过氧化物酶的作用下氧化体内的有机物。这一类反应称作过氧化物酶-氧化酶反应，于 1965 年由 Yamazaki 等首次发现。在机体中最普遍、最具代表性的是烟酰胺腺嘌呤二核苷酸（NADH）被氧化的反应。

$$2NADH + O_2 + H^+ \longrightarrow 2NAD^+ + 2H_2O \qquad (9\text{-}27)$$

其中 $NAD^+$ 为氧化形式。过氧化物酶-氧化酶生化振荡体系是一个开放体系，反应中 $O_2$ 和 $H^+$ 会不断地得到补充。这类反应机理复杂，目前没有提出一套被大众认可的反应机理。参数的变化与被测的酶浓度在一定范围内呈线性关系，所以过氧化酶-氧化酶生化振荡可用于酶的定量检测[32]。

### 9.1.6 液膜振荡体系

液膜振荡体系是指两互不相溶的液体间形成的界面膜的周期变化。其中表面活性剂在界面形成单分子膜对扩散起到自阻抑作用，被认为是形成液膜振荡的最根本原因。将含表面活性剂的水溶液和有机相混合时，表面活性剂在溶解度较小的水相中，在其他物质（如苦味酸、醇等）的协同作用下，自发地向溶解度较大的有机相迁移；迁移过程中，表面活性剂的形态在两相界面的单分子层和溶液胶团之间交替地变化。初始时表面活性剂只存在于溶解度较小的一相，使得体系远离平衡态，而远离平衡态是化学振荡反应发生的必要条件。液膜振荡是近年来科学工作者研究化学振荡反应的一个新方向、新亮点，因为人们发现许多生命振荡现象都和生物膜有关系，如神经系统的周期性抑制和亢奋、心脏的周期性跳动等。通过对液膜振荡器的研究，可以模拟生物膜，更好地了解生物膜，为其在临床上的应用奠定基础。液膜振荡现象的研究，重点在振荡器的研制，但有关这类生物膜振荡的反应机制了解甚少。液膜振荡器的实验设备简单，但意义却非常重大，应用前景也非常广泛。它不仅可以模拟生物体系的某些周期性现象与生理机能（如神经、味觉等），而且还是用于分析检测的一种有力的手段。事实上，已有研究者尝试着将液膜振荡器用于分析测定中，虽然体系的灵敏度很高，但体系的稳定性和测定结果的重现性很差，需要进一步深入研究和改进。

## ▶ 9.2  电化学指纹图谱特征参数

Belousov-Zhabotinskii（B-Z）振荡体系的发现使非线性化学反应得到人们的关注。目前，普遍被接受的解释是 FKN 机理。B-Z 振荡反应包含很多个基元反应，其原理是 $BrO_3^-$ 作为氧化剂，含有活泼亚甲基的有机酸如丙二酸、柠檬酸作为振荡底物，$Ce^{4+}$ 作为催化剂。在反应过程中，$Br^-$、$Ce^{4+}$ 和其他中间物质的浓度会随时间周期性变化，导致电位随时间变化，从而形成振荡曲线。电化学指纹图谱是一种基于多阶段振荡化学反应的电位-时间变化量反映体系整体氧化还原活性的非线性动态指纹图谱技术[37]。它具有无须预处理、能适用于各种物相和剂型、从整体上反应样品信息等优点。国内首次将 B-Z 振荡反应用于中药研究是在 2003 年[38]。由于电化学指纹图谱的参数不仅可用于相似度评价，还可进行定量分析，越来越多的学者将其用于中药和食品的真伪鉴别、质量评价和掺杂物含量测定。

### 9.2.1  中药电化学指纹图谱参数信息

一个完整的中药电化学指纹图谱一般由诱导曲线、振荡曲线、停振曲线及部分平衡曲线组成。其中诱导曲线，即曲线中诱导时间对应的部分；振荡曲线，即曲线中与振荡寿命对应的部分；振荡波形，即振荡曲线在每个周期部分所表现的形状；停振曲线，即曲线中振荡曲线后停振电位和平衡电位之间的部分；平衡曲线，即曲线中停振曲线以后的部分（有些中药电化学指纹图谱的停振电位与平衡电位相同，故只有平衡曲线而无停振曲线）。

电化学指纹图谱基本参数有：①诱导时间（$t_{ind}$），即加入最后反应物一瞬间至开始振荡所需的时间；②峰值时间（$t_{pet}$），即最高电位对应的时间；③初始电位（$E_{ori}$），开始记录的电位（多数情况下该电位值最低）；④最低电位（$E_{min}$），即图谱中电位值最低点；⑤最高电位（$E_{max}$），即图谱中电位值最高点；⑥起振电位（$E_{uns}$），即体系开始振荡时对应的电位；⑦停振电位（$E_{und}$），即体系振荡刚好停止时的电位（$t_{und}$）；⑧停振时间，即体系振荡刚好停止时的时间；⑨振荡周期（$\tau_{und}$），即振荡过程中出现相邻电位正峰或负峰所需的时间；⑩振荡时间（$t_{osc}$），也叫振荡寿命，即振荡反应开始至结束所需的时间；⑪最大振幅（$\Delta E_{max}$），即振荡过程中相邻电位正峰和负峰之间的最大差值；⑫平衡电位（$E_{une}$），即体系达到热力学平衡时的电位等[11]。其中特征参数有诱导时间、最高电位、最低电位、振荡周期、振荡寿命、最大振幅，如图 9-1 示例。影响特征参数的因素有振荡体系的种类、电极种类、温度、催化剂浓度、搅拌速率、搅拌时间、反应物浓度、光照条件及氧气等。图 9-1 为向 $H_2SO_4$-$CH_2(COOH)_2$-$(NH_4)_2SO_4 \cdot Ce(SO_4)_2$-$KBrO_3$ 体系中加入 0.20g 甘草浸膏粉所得的电化学指纹图谱。

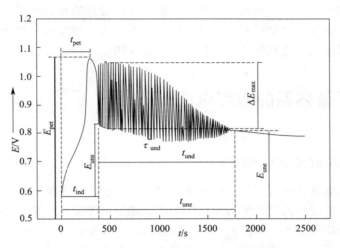

图 9-1  甘草浸膏粉电化学指纹图谱参数图

## 9.2.2  测定方法

振荡反应是远离平衡态的反应，对反应条件极其敏感，通常影响振荡反应的因素有电极种类、温度、催化剂浓度、搅拌速率、搅拌时间、反应物浓度、光照条件及氧气等。根据各振荡反应的特点，通常利用以下几种方法对振荡体系进行研究。

**（1）电位测定法**

振荡反应涉及多个相互偶合的氧化-还原反应，可以利用铂电极作为工作电极，饱和甘汞电极作为参比电极来对反应体系中的氧化还原电位或电流的变化进行测定。实验中常用研究方法有恒电势（或电流）法、电势（或电流）线性扫描、循环伏安法、阶梯扫描伏安法、方波伏安法、交流阻抗和交流伏安法、电势（或电流）阶跃法等。

**（2）离子选择性电极法**

利用离子选择性电极测定反应体系中某种离子浓度的变化进而研究振荡反应的进度。

**（3）电导测定法**

利用电导仪或者电导率仪测定体系中电导的变化，可以观察到振荡现象。

**（4）分光光度法**

对于某些有颜色变化的体系，利用体系中这些组分如 $Fe(phen)_3^{3+}$、$Ce^{4+}$、$I_2$ 的光吸收来观察反应体系的振荡行为得到较为直接的结果。

**（5）微量量热法**

化学振荡反应进行过程中会伴随着热量的变化，可用精密的微量量热仪检测这一过程热量的变化，该方法灵敏度较高，可以长时间观察振荡现象与振荡波。

**（6）pH 值法**

利用振荡反应进行时溶液 pH 值的变化来研究振荡反应。

### 9.2.3　中药电化学指纹相似度评价方法

目前，色谱指纹图谱相似度评价方法主要有峰重叠法、距离系数法、相关系数法、夹角余弦法和多标准结合评价法。然而，利用各数据采集点进行的相似度评价不一定适用于电化学指纹图谱。张泰铭等从理论层面论证了不同评价方法在反映振荡化学指纹图谱相似度方面的差异性，建议采用相似度系数法计算振荡化学指纹图谱的相似度。

## ▶ 9.3　化学振荡体系的应用概述

### 9.3.1　在分析化学中的应用

当某些微量或痕量化学物质加入振荡体系时，化学振荡反应受到影响，这类物质称为干扰剂。当干扰剂的浓度与振荡曲线的振幅、频率、诱导期等参数中某一参数或多个参数的改变量之间存在着依赖关系时，可据此来测定微量或痕量物质的浓度。目前，多数应用 B-Z 振荡体系和铜离子体系进行分析测定，有时也采用 B-R 体系[32]。

① **B-Z 振荡体系的应用**　可用于检测金属离子、无机阴离子，如硫代硫酸根、氟离子、氯离子、碘离子及金属络合阴离子等；检测气体分子，如氯气、一氧化氮、一氧化碳等；检测维生素类；检测其他有机物，如苯酚、二苯胺磺酸钠、间苯二酚、间苯三酚、没食子酸、咖啡因、$\alpha$-萘酚、谷胱甘肽、茚三酮、对苯醌和抗环血酸等。也可用于药物的测定，如巴比妥酸、头孢拉定、针剂头孢曲松钠、啶虫脒等。

② **B-R 振荡体系的应用**　可用于测定大豆异黄酮、邻苯二酚、间苯二酚、阿魏酸、咖啡酸、丁香酸、2,6-安息香酸、2,4-安息香酸、2,5-安息香酸、3,4-安息香酸、3,5-安息香酸、香草酸、洋蓟酸、迷迭香酸、松果菊苷、葛根素、橄榄苦营等。

③ **铜离子振荡体系的应用**　可用于 L-精氨酸、对苯二酚、维生素 $K_3$、间苯三酚的测定等。

### 9.3.2　在中药检测中的应用

#### 9.3.2.1　中药鉴别

在一定检测条件下，利用不同中药化学成分及其含量的差别，可获得不同特征的电化学指纹图谱，因而可利用该图谱对中药进行鉴别。

原春兰等[39]选取 B-Z 振荡体系，采用 $KBrO_3$-$H_2SO_4$-丙酮-$MnSO_4$ 反应体系，得到解表药葛根、柴胡、连翘，祛风湿药木瓜、独活、五加皮，以及理血药鸡血藤、丹参、虎杖的振荡指纹图谱。结果显示，尽管是功效相近的同类中药，但由于化学成分和含量不同，它们的振荡图谱也存在明显差异。利用振荡指纹图谱的这个特点，可以鉴别药材来源。

李守君等[40]采用 $BrO_3^-$-$H^+$-丙酮-$Mn^{2+}$ 为振荡体系，以桃仁与山桃仁、党参与桔梗、当归与独活这几组易混的中药材作为振荡反应的底物，应用电化学工作站记录化学振荡体系中的电位随时间的变化，获得中药电化学指纹图谱。加入不同中药材的振荡体系得到各具特色的电化学指纹图谱，利用指纹图谱的特征参数可进行中药鉴别。

邹桂华等[41]以 $KBrO_3$-$H_2SO_4$-丙酮-$MnSO_4$ 为反应体系，研究对比了半夏和水半夏的指纹图谱。实验结果表明，半夏的浓度与诱导时间的线性关系良好，重现性好，半夏和水半夏的电化学指纹图的特征参数有明显差异，可以对其进行鉴别。

张秀莉等[42]应用 $KBrO_3$-$H_2SO_4$-丙酮-$MnSO_4$ 体系对大黄和山大黄进行电化学指纹图谱研究。结果显示指纹图谱的特征参数精密度均不大于 2.6%，图谱具有良好的重现性。两种药材的电化学指纹图谱特征参数有明显不同，可作为鉴别大黄的依据。

张玲等[43]应用典型的 B-Z 振荡体系，考察了蔷薇科果实类药材对电化学振荡体系干扰所形成的谱图和特征参数；结果显示图谱的特征参数在振荡寿命上存在显著性差异，可用于这些药材的鉴别。

图 9-2 为中药材及其相关制品的电化学指纹图谱，各图谱间的差异表明化学振荡反应可用于中药的鉴别。

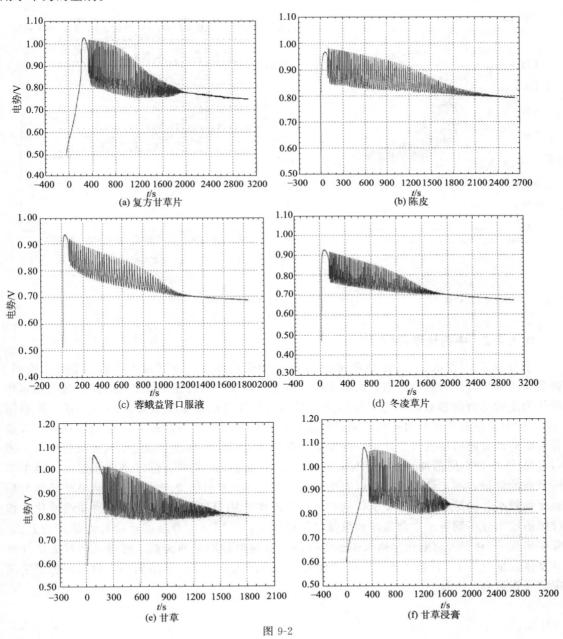

图 9-2

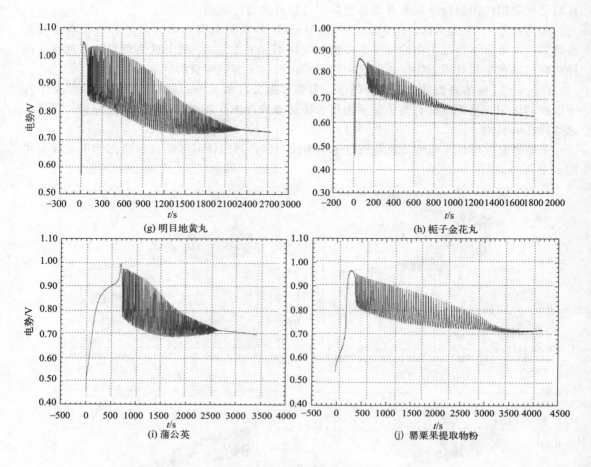

图 9-2　电化学指纹图谱示例

### 9.3.2.2　中药质量控制

李继睿等[44]溴酸钠-硫酸-硫酸铈-溴化钠作为反应体系，分别加入香薷、秦艽、锁阳、野菊花、甘草等获取指纹图谱，实验表明，电化学指纹图谱特征参数诱导时间、最大振幅均能作为定量分析的参数，诱导时间、最大振幅均与甘草的用量呈良好的线性关系。张泰铭等[45]利用典型 B-Z 体系对待测样品进行指纹图谱研究，在文章所研究的定量信息中，大部分与中药成分的浓度或含量呈负线性关系，仅诱导时间随中药成分浓度增大而线性增长。谭雪莹等[46]根据不同菖蒲含量与诱导时间和停振时间的线性关系，可以精确测定混合物中不同菖蒲的含量，测定结果的相对误差绝对值 $\leqslant 4.17\%$，$RSD \leqslant 2.7\%$，分析结果准确度与精确度均较高，满足分析测定要求，具有一定的现实应用价值。张海珍等[47]将非线性化学指纹图谱技术应用到蜂蜜中葡萄糖和果糖含量的测定，提出了一种新的评价蜂蜜品质的方法。陈振华等[48]利用天麻电化学指纹图谱中振荡寿命与检测用量的关系，将道地药材的活性成分整体含量设为 1，评价了四个不同产地天麻的活性成分含量，其结果与高效液相色谱法测定结果在趋势上一致。

## 9.4　中药电化学指纹图谱研究——以罂粟果提取物粉为例[49]

### 9.4.1　仪器与试剂

85-2A 数显恒温磁力搅拌器（江苏金坛金城郭盛实验仪器厂）；CHI 700E 系列双恒电位仪（上海辰华仪器有限公司，用作信息采集工作站）；CHI 115 型金属铂电极（上海辰华仪器有限公司，用作工作电极）；217 型双液接甘汞电极（上海仪电科技仪器股份有限公司，用作参比电极）。

硫酸铈铵[$2(NH_4)_2SO_4 \cdot Ce(SO_4)_2 \cdot 4H_2O$,分析纯]，天津博迪化工股份有限公司；溴酸钾（$KBrO_3$，分析纯），天津科美欧化学试剂有限公司；丙二酸[$CH_2(COOH)_2$,分析纯]，天津大茂化学试剂厂；氯化钾（$KCl$,分析纯），规格 500g，天津大茂化学试剂厂；硝酸钾（$KNO_3$,分析纯），天津大茂化学试剂厂；硫酸（$H_2SO_4$,浓度 99.8%），山东禹王实业有限公司化工分公司。

### 9.4.2　实验方法

以金属铂电极为工作电极，双液接饱和甘汞电极为参比电极，选择开放时间电位法，在连续搅拌的带保温夹套的自制反应器中进行化学振荡反应，温度控制在（$37 \pm 0.5$）℃，简易装置如图 9-3。具体操作如下：向自制的反应容器中依次加入精密称重的药材粉末 40mg、12mL 3.0mol/L $H_2SO_4$ 溶液、6mL 0.4mol/L $CH_2(COOH)_2$ 溶液、6mL 0.01mol/L 硫酸铈铵溶液（用 0.2mol/L $H_2SO_4$ 溶液配制）；连接好电极，开启连接数据采集装置的计算机，打开工作站；控制转速为 400r/min，搅拌 5min，用注射器迅速加入 3mL 0.2mol/L $KBrO_3$ 溶液后立刻电极开始，采集电位（$E$）随时间（$t$）的变化的波动曲线，至振荡波形消失，得到电化学指纹图谱如图 9-4。

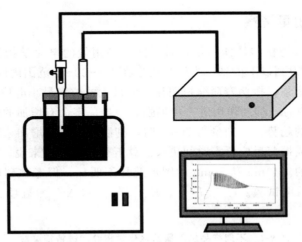

图 9-3　实验装置简图

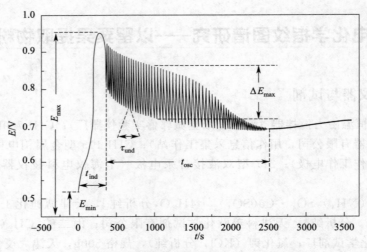

图 9-4　罂粟果提取物粉的电化学指纹图谱

### 9.4.3　条件考察

在一定范围内，温度升高，样品中的化学成分溶出加快，振荡体系的反应速率也有所升高[11,27,43]，从结果上来看表现为温度的升高提高了中药对振荡体系的抑制能力；转速在一定程度上的增加能加快样品中化学成分的提取，表现结果也是促进了样品对反应体系的抑制能力；硫酸、丙二酸和硫酸铈铵的浓度对反应体系的影响更大，且针对不同种类的样品所表现出的促进能力或抑制能力或成图效果是不同的。通过比较中药电化学指纹图谱的诱导时间、最高电位、最低电位、振荡周期、振荡寿命、最大振幅的波动幅度来衡量待测物对振荡体系的抑制能力。最后选择 3.0mol/L $H_2SO_4$ 溶液、0.4mol/L $CH_2(COOH)_2$ 溶液、0.01mol/L 硫酸铈铵溶液（用 0.2mol/L $H_2SO_4$ 溶液配制）、0.2mol/L $KBrO_3$ 溶液，转速为 400r/min，搅拌时间 5min。

### 9.4.4　样品用量考察

为研究罂粟果提取物粉的最佳用量，对不同样品用量的电化学指纹图谱进行比较，见图 9-5。从图 9-5 中可得到以下信息：当样品用量在 10～30mg 范围内时，随着用量的增加，振荡反应的抑制程度增强，振荡寿命缩短明显，但最大电位和最小电位呈现上升趋势；当剂量在 40～70mg 范围内时，抑制作用进一步加强，但振荡寿命有增加的趋势，而最大电位和最小电位表现出下降的趋势。当剂量为 70mg 时，抑制程度显著增加，除振荡寿命外，其他参数均显著降低，完成振荡反应所需时间更长。就五个特征参数来说，只有最大振幅是随样品量增加而逐步降低的。40mg 和 50mg 的图形差异不明显，但考虑到药材的总量，选择了较小用量 40mg 进行后续试验。$t_{ind}$、$E_{max}$、$E_{min}$、$t_{osc}$ 和 $\Delta E_{max}$ 五项特征参数的具体数值如表 9-1 所示。

表 9-1　不同样品加入量的电化学指纹图谱特征参数

| 加入量/mg | $t_{ind}$/s | $E_{min}$/V | $E_{max}$/V | $t_{osc}$/s | $\Delta E_{max}$/V |
| --- | --- | --- | --- | --- | --- |
| 10 | 180.9 | 0.525 | 0.936 | 3819.1 | 0.1480 |
| 20 | 243.0 | 0.580 | 0.938 | 3757.0 | 0.1435 |
| 30 | 378.0 | 0.618 | 0.961 | 2052.0 | 0.1407 |

| 加入量/mg | $t_{ind}/s$ | $E_{min}/V$ | $E_{max}/V$ | $t_{osc}/s$ | $\Delta E_{max}/V$ |
|---|---|---|---|---|---|
| 40 | 362.0 | 0.592 | 0.951 | 2138.0 | 0.1361 |
| 50 | 511.0 | 0.526 | 0.950 | 2069.0 | 0.1320 |
| 70 | 1135.0 | 0.540 | 0.942 | 2265.0 | 0.1174 |

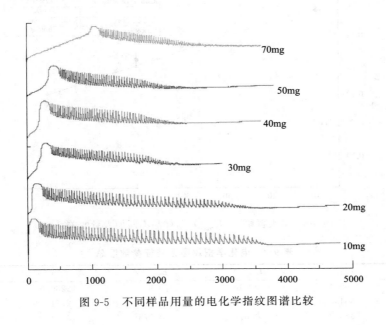

图 9-5　不同样品用量的电化学指纹图谱比较

## 9.4.5　重复性试验

用实验方法对 S1 样品粉末重复测量 6 次，并计算几个特征参数的相对标准偏差。振荡时间、振荡寿命、最小电位、最大电位和最大振幅的相对标准偏差分别为 3.19％、1.43％、2.15％、0.66％和 0.85％。这些结果表明，电化学振荡法在样品测定中具有良好的精密度。

## 9.4.6　利用多个特征参数综合评价电化学指纹图谱

通过分析不同样品加入量对振荡体系的影响，发现最大振幅在 10～70mg 范围内与样品用量呈良好的线性关系，回归方程为 $y = -4.8 \times 10^{-4} x + 0.1539$，$r = 0.9851$（图 9-6）。30批样品的具体特征参数如表 9-2 所示，由表可知样品最大振幅大多不在如图 9-6 所示的线性范围内，这表明该方法的定量测量不具有普遍性。由于批次之间存在的差异，只能片面地说，在某一批次中，最大振幅与样品剂量呈良好线性关系，但这种规律并不太适用于不同批次（此实验结果结论仅适用于本文，具体验证试验还需进一步跟进）。为了对 30 个样品进行质量分析，选择最大振幅进行聚类分析，结果如图 9-7 所示。显然，S27 和 S8 对振荡体系的抑制能力较弱，这表明它们的还原性成分含量低于其他批次。另外，为考察电化学指纹图谱对罂粟果提取物粉是否具有鉴别能力，将 $t_{ind}$、$E_{max}$、$E_{min}$、$t_{osc}$ 和 $\Delta E_{max}$ 五个特征参数进行聚类，结果（图 9-8）显示 30 批样品被分为两大类，并未将 S27 与 S8 独立化成单一一类，也未出现异常值，这说明仅用最大振幅并不能给出样品准确全面的质量评估信息。结合五个特征参数对罂粟果提取物粉进行定性评价，可以涵盖表征还原性成分含量的参数—最大振幅以及其他干扰振荡体系的影响因素的参数，从多个层面出发得到更为综合和代表性的定性评价结果。

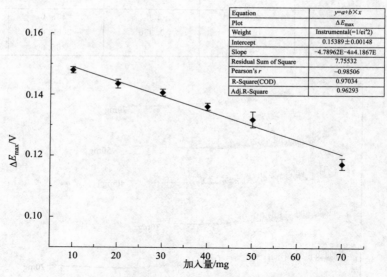

图 9-6　最大振幅（$\Delta E_{max}$）与样品不同加入量的关系

表 9-2　电化学指纹图谱特征参数汇总

| 样品 | $t_{ind}$/s | $E_{min}$/V | $E_{max}$/V | $t_{osc}$/s | $\Delta E_{max}$/V |
| --- | --- | --- | --- | --- | --- |
| S1 | 469.4 | 0.546 | 0.991 | 2230.6 | 0.1361 |
| S2 | 804.0 | 0.643 | 0.990 | 2721.0 | 0.1514 |
| S3 | 363.0 | 0.576 | 0.978 | 3237.0 | 0.1526 |
| S4 | 412.0 | 0.568 | 0.958 | 3588.0 | 0.1460 |
| S5 | 396.0 | 0.531 | 0.973 | 3239.0 | 0.1479 |
| S6 | 675.0 | 0.555 | 1.009 | 1625.0 | 0.1595 |
| S7 | 466.0 | 0.529 | 0.985 | 1989.0 | 0.1456 |
| S8 | 474.0 | 0.555 | 0.987 | 2706.0 | 0.1878 |
| S9 | 376.0 | 0.618 | 0.993 | 2904.0 | 0.1755 |
| S10 | 421.0 | 0.580 | 0.952 | 3179.0 | 0.1419 |
| S11 | 807.0 | 0.528 | 0.990 | 3313.0 | 0.1698 |
| S12 | 590.0 | 0.521 | 1.069 | 1730.0 | 0.1768 |
| S13 | 465.0 | 0.534 | 1.031 | 2075.0 | 0.1788 |
| S14 | 632.0 | 0.521 | 1.021 | 2108.0 | 0.1732 |
| S15 | 528.0 | 0.598 | 0.997 | 2472.0 | 0.1426 |
| S16 | 481.0 | 0.598 | 0.891 | 2939.0 | 0.1328 |
| S17 | 448.0 | 0.556 | 0.934 | 3212.0 | 0.1426 |
| S18 | 420.5 | 0.538 | 0.928 | 2079.5 | 0.1726 |
| S19 | 432.6 | 0.521 | 0.962 | 3767.4 | 0.1676 |
| S20 | 347.0 | 0.514 | 0.937 | 2765.5 | 0.1528 |
| S21 | 418.0 | 0.521 | 0.957 | 2672.0 | 0.1459 |
| S22 | 310.5 | 0.514 | 0.974 | 2689.5 | 0.1703 |
| S23 | 376.0 | 0.490 | 0.985 | 3184.0 | 0.1510 |
| S24 | 359.0 | 0.520 | 0.992 | 2771.0 | 0.1699 |
| S25 | 548.0 | 0.546 | 0.951 | 2302.0 | 0.1436 |
| S26 | 279.0 | 0.532 | 0.975 | 3471.0 | 0.1620 |
| S27 | 390.0 | 0.513 | 1.051 | 1874.0 | 0.2121 |
| S28 | 325.0 | 0.554 | 0.974 | 2915.0 | 0.1619 |
| S29 | 315.0 | 0.485 | 0.968 | 2785.0 | 0.1657 |
| S30 | 287.1 | 0.524 | 0.986 | 2912.9 | 0.1743 |

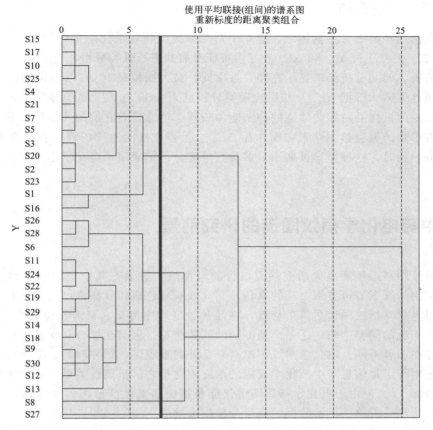

图 9-7　最大振幅聚类结果

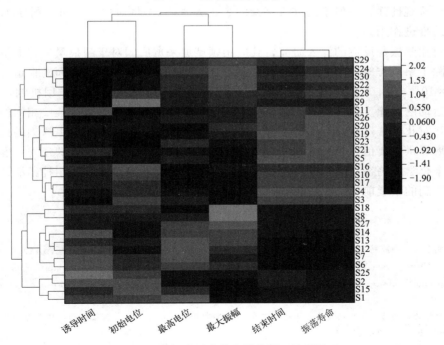

图 9-8　特征多项参数聚类热图（见彩插）

### 9.4.7　讨论总结

本研究选用经典 B-Z 振荡体系，建立了罂粟果提取物粉电化学指纹图谱，提取 30 批样品的 $t_{ind}$、$E_{max}$、$E_{min}$、$t_{osc}$ 和 $\Delta E_{max}$ 五项特征参数并进行聚类分析，对 $\Delta E_{max}$ 和样品用量进行回归分析。回归分析结果显示在同一批次间，最大振幅在 $10 \sim 70mg$ 范围内与样品用量呈良好的线性关系。根据 $\Delta E_{max}$ 的层次聚类分析结果，S8 与 S27 属于异常值，结合 $\Delta E_{max}$ 数据来看，这两批样品对振荡体系的抑制能力较弱，这意味着它们的还原性成分含量低于其他批次。五参数的聚类热图结果表明，在 $\Delta E_{max}$ 上存在批间差异的样品在多参数综合分析罂粟果提取物粉时，这种差异被缩小；多参数聚类分析结果暗示电化学指纹图谱可用于中药材的鉴别。

## ▶ 9.5　中药电化学指纹图谱的研究前景

中药指纹图谱近年来成为研究热点，目前取得巨大进展，其中我国学者做出了重要贡献。目前应用指纹图谱可鉴别中药的真伪，而高效液相色谱指纹图谱已能做到对中药质量的控制。获得电化学指纹图谱更简单易行，样品预处理程序简单，只需粉碎成末，省时省力。不管是功效相近的同类中药，还是产地不同的同种药材，因其化学分和含量差异，它们的振荡图谱也存在明显不同。电化学指纹图谱具有良好的重现性，诱导时间、振荡周期、振荡寿命和最大振幅等定量信息与中药化学成分的浓度或含量之间呈线性关系，可作为评价中药质量的信息指标[47]。但由于电化学指纹图谱仅能获得振荡整体波形图，难以获得具体单点的数据信息，检测手段单一，给数据的深层分析带来挑战。

目前，MZ-1A 型非线性化学指纹图谱智能分析仪已经研制成功，用其测得的指纹图谱特征明显、直观性强，一般不用进行复杂的数据处理[48]，将对中草药进行科学的质量控制起到巨大的推进作用。

随着对化学振荡反应的深入研究，其应用领域愈来愈广。对于超痕量、超灵敏干扰物质的研究，除了蔡汝秀等对超痕量的过氧化氢干扰研究外，很少见到这方面的报道。对于浓度低于 $1.0 \times 10^{-10} mol/L$ 的干扰物质，研究它们对振荡反应的影响及其作用机制，将有助于揭示生命运动的规律。人们已经认识到生命现象和非生命现象之间遵循某些相同的规律。通过研究药物对化学振荡反应产生的干扰，通过对生命系统的周期性现象更深刻的认识，可为医学的发展提供重要信息。研究这些振荡反应的机制，可为非线性科学的建立、发展起推动作用，未来化学振荡在食品检测与控制、环境保护、生物信息传递、生物神经活动过程等领域都会有广阔的发展前景。

**参 考 文 献**

[1]　薛燕，雷跻九. 中药复方霰弹理论中药复方现代研究方法 [M]. 北京：中国环境科学出版社，1996.

[2]　Gong D, Chen J, Sun Y, et al. Multiple wavelengths maximization fusion fingerprint profiling for quality evaluation of compound liquorice tablets and related antioxidant activity analysis [J]. *Microchemical Journal*，2021 (160)：105671.

[3]　李楠，杜怡婷，马鑫，等. 双黄连色谱指纹图谱和谱效关系研究进展 [J]. 首都师范大学学报（自然科学版），2021，42（02）：88-96.

[4]　陈宝龙，郑朝华，陈玉英. 山楂药材黄酮类成分毛细管电泳指纹图谱研究 [J]. 中国药业，2019，28（02）：4-6.

[5] 曹玲丽，余马，舒晓燕，等．薄层色谱法用于生附子指纹图谱及质量评价的研究［J］．湖北农业科学，2015，54（11）：2738-2740.

[6] 李冰．紫外光谱在中药鉴别和含量测定应用中的研究［J］．生物化工，2018，4（06）：131-133.

[7] 李宁，李滢，刘旸，等．基于红外光谱指纹图谱的肉桂提取物质量控制［J］．中成药，2020，42（08）：2220-2224.

[8] 李爱平，陈佳佳，李震宇，等．基于核磁指纹图谱黄芪药材均一性评价研究［J］．中药材，2017，40（09）：2107-2111.

[9] 杜宝中，王昊阳，樊花，等．基于 $BrO_3^- - Ce^{3+} - H_2SO_4$-柠檬酸体系的中药电化学指纹图谱的应用研究［J］．中国现代中药，2020，22（06）：871-878.

[10] 周玉新，雷海明．中药指纹图谱研究技术［M］．北京：化学工业出版社，2002.

[11] 张泰铭，梁逸曾，袁斌，等．中药电化学指纹图谱的原理、特点和用途［J］．科学通报，2007，52（13）：1513-1522.

[12] 李如生．非平衡非线性现象和涨落化学——物理化学的新课题［J］．化学通报，1984（05）：41-47.

[13] 李祥云．化学振荡反应研究简史［J］．化学通报，1986，（11）：56-59.

[14] 朱民，林茂．化学混沌与化学振荡［J］．化学教学，1998（5）：29-30.

[15] 徐济德，倪诗圣，汪明华．别洛索夫-扎鲍京斯基（B-Z）振荡反应——一个中级无机化学实验［J］．大学化学，1986，1（1）：36-39.

[16] 李宗孝，原春兰，杨得锁．振荡化学［M］．西安：陕西师范大学出版社，2000，42：1595-1599.

[17] Bray W C. A periodic reaction in homogeneous solution and its relation to catalysis［J］. *J Am Chem Soc*，1921，43（6）：1262-1267.

[18] Field R J，Burger M. Oscillations and travelling waves in chemical system［M］. New York：Wiley，1985，1-6.

[19] Prigogine I. Structure，Dissipation and Life. Communication Presented at thefirst International Conference' the oretical Physics and Biology"［M］. Versailles：North Holland Publishing，1969.

[20] 沈小峰．耗散结构［M］．上海：上海人民出版社，1987.

[21] Field R J，Koros E，Noyes R M. Oscillations in Chemical systems. Ⅱ. Thorough analysis of temporal oscillation in the bromate-cerium-malonic acid system［J］. *J Am Chem Soc*，1972，94（25）：8649-8664.

[22] Ringland J，Turner S J. One-dimensional behavior in a model of the Belousov-Zhabotinskii reaction［J］. *Phys. Lett. A*，1984，105（3）：93-96.

[23] Patric D K，Epstein I R. A mechanistic study of oscillations and bistability in the Briggs-Rauscher reaction［J］. *J. Am. Chem. Soc.*，1982，104（1）：49-55.

[24] Furrow S D，Noyes R M. The oscillatory Briggs-Rauscher reaction. 3. A skeleton mechanism for oscillations［J］. *J. Am. Chem. Soc.*，1982，104（1），45-48.

[25] Furrow S D，Cervellati R，Amadori G，New substrates for the oscillating Briggs-Rauscher reaction［J］. *Journal of Physical Chemistry A*，2002，106（24）：5841-5850.

[26] 杨华，刘秀辉，卢小泉等．卤素对铈催化 B-Z 振荡反应的影响［C］//中国稀土学会学术年会论文集．2000：614-619.

[27] 陈振华．化学振荡体系及其在中药电化学指纹图谱中的应用研究［D］．合肥：安徽中医药大学，2013.

[28] Gao J Z. Application of osciIating chemieal reaction to analytical chemistry：recent developments［J］. *Pak. J. Bio. Sci.*，2005，8（4）：512-519.

[29] Orbln M，Epstein I R. Chemical oscillators in group VIA：the Cu（Ⅱ）-catalyzed reaction between hydrogen peroxide and thiosulfate ion［J］. *Journal of the Americal Society*，1986，108（22）：6893-6898.

[30] Furrow S D，Comparision of several substrates in the Briggs-Rauscher oscillating Reaction［J］，*Journal of Physical Chemistry*，2002，99（28）：11131-11140.

[31] 李湘如，刘之定．化学振荡的实验和理论研究［J］．自然杂志，1983，6（10）：741-746.

[32] 朱玲．以四氮杂大环镍配合物催化的 Briggs-Rauscher（B-R）化学振荡体系的研究［D］．合肥：安徽大学，2010.

[33] 褚效中，贺占博．化学振荡研究领域的数学方法与程序软件［J］．化学进展，2004，16（1）：7.

[34] Orban M，Epstein I R. Systematic design of chemical oscillators. 48. Chemical oscillators in group VIA：the copper（Ⅱ）-catalyzed reaction between thiosulfate and peroxodisulfate ions［J］. *Journal of the American Chemical Society*，1989，111（8）：2891-2896.

［35］ Luo Y，Orban M，Kustin K，et al. Mechanistic study of oscillating and bistability in the copper（Ⅱ）-catalyzed reaction between hydrogen peroxide and potassium thiocyanate［J］. *Journal of the American Chemical Society*，1989，111（13）：4541-4548.

［36］ Orban M，Epstein I R. Systematic design of chemical oscillators. 39. Chemical oscillators in group ⅥA：the copper（Ⅱ）-catalyzed reaction between hydrogen peroxide and thiosulfate ion［J］. *Journal of the American Chemical Society*，1987，109（1）：101-106.

［37］ 张泽帅，王海霞，叶瑞平，等，振荡化学指纹图谱技术结合数学分析方法在中药和食品质控分析中的应用进展［J］. 中国中药杂志. 2021，46（1）：46-51

［38］ 李宗孝，原春兰，用振荡指纹图谱鉴别中药［J］. 现代中药研究与实践，2003，17（5）：24-25.

［39］ 原春兰，李宗孝，陈淑宁，等. 几种中药的化学振荡指纹图谱［J］. 中国天然药物，2004（01）：43-45.

［40］ 李守君，邹桂华，黄金宝，等. 应用电化学指纹图谱技术鉴别几组易混中药材［J］. 中药材，2009，32（011）：1680-1683.

［41］ 邹桂华，李守君，沈广志. 半夏的电化学指纹图谱研究［J］. 中国实验方剂学杂志，2011，17（017）：100-102.

［42］ 张秀莉，佟德成，李守君，等. 中药大黄电化学指纹图谱研究［J］. 黑龙江医药科学，2010，33（02）：21-22.

［43］ 张玲，谢晓梅，程丽珍，等. 基于电化学振荡反应的蔷薇科果实类药材快速鉴别［J］. 中药材，2014，37（007）：1170-1173.

［44］ 李继睿，丁峰，禹练英. 电化学指纹图谱用于中药的质量控制［J］. 现代仪器与医疗，2011（02）：77-79.

［45］ 张泰铭，毛鹏飞，阳小燕，等. MZ-1A 型非线性化学指纹图谱智能分析仪［C］// 第四届中国北京国际食品安全高峰论坛论文集. 2011：219-221.

［46］ 谭雪莹，张泰铭，邓飞跃，等. 非线性化学指纹图谱技术用于菖蒲的鉴别及二元混合物中不同菖蒲含量的测定［J］. 高等学校化学学报，2018，39（7）：1440-1448.

［47］ 张海珍，肖长龙，唐爱东. 采用非线性化学指纹图谱技术测定蜂蜜中糖含量的新方法［J］. 福建分析测试，2012，21（04）：7-12.

［48］ 陈振华，刘守金，方成武，等. 天麻的电化学指纹图谱研究［J］. 中国现代中药，2012，14（5）：5-9.

［49］ Sun Y，Gong D D，Sun G X. Quality monitoring and evaluation of Powdered Poppy Capsule Extractive by multiple wavelengths matching average fusion chromatographic fingerprint combined with electrochemical fingerprint［J］. *Microchemical Journal*，2021，169（1）：106516.

［50］ 张泰铭，梁逸曾，袁斌，等. 中药电化学指纹图谱的检测方法和条件因素［J］. 科学通报，2007，52（009）：1012-1020.

（孙万阳）

# 第 **10** 章

# 中药光谱指纹一致性

## ▶ 10.1 中药红外光谱指纹图谱

### 10.1.1 中药红外光谱指纹图谱的原理

红外光谱主要反映 C—H、O—H、N—H、C—C 等饱和键的结构信息，几乎所有有机化合物都会有红外吸收信号，因此将中药看成简单混合物，红外光谱指纹图谱可以对其中所含有机化合物进行整体定性定量分析。中红外光谱分析技术在药物的官能团鉴定方面有着广泛作用，因特征信息丰富使其主要用于定性检测，但忽视了其整体定量功能。近红外光谱应用于定量检测较多，但需要烦琐的数学建模工作。中药原料药物和制剂中包含上百种化学物质成分，测定一定波数范围中红外指纹图谱（IRFP）和近红外指纹图谱（NIRFP）能获得其总化学组分叠加信息，可作为整体定量鉴定中药质量的简便快速技术手段。中红外光谱能定量检测中药的饱和与不饱和化学键信息，尤其表征单键性质。在确定温度条件下，在 400～4000cm$^{-1}$ 中红外区以及在 4000～12000cm$^{-1}$ 近红外区的图谱，能对饱和化学键产生很好地响应，这为 IRFP 定量检测中药整体化学物质组分提供了重要的基础保证[1]。

### 10.1.2 中药红外光谱指纹图谱的特点

中药红外光谱指纹图谱特点有如下几项[2]：

① 很多物质在近红外区域的吸收系数小，使分析过程变得简单。作为分子振动能级跃迁产生的吸收光谱，近红外区域的倍频和合频吸收系数很小，故样品无须用溶剂稀释即可直接测定，便于生产过程的实时监测，也保证了微量杂质或在近红外吸收弱的组分不至于干扰测定。近红外区域根据所使用的谱带和测试物含量的高低，光程可以是 1～100mm，长样

品池使清洗过程变得非常方便。

②　适用于漫反射技术。近红外区内光散射效应大，且穿透深度大，使得近红外光谱技术可以用漫反射技术对样品直接测定。

③　近红外光可以在玻璃或石英介质中穿透。近红外区的波长短，因而不被玻璃或石英介质所吸收。所用的样品池容器可以是常用的玻璃或石英制成，价格较低，使用也方便。光导纤维的引进使传统的近红外光谱技术扩展到了过程分析及有毒材料或恶劣环境中样品的远程分析。

④　可以用于样品的定性，也可以得到精度很高的定量结果。采用多元校正方法及一组已知的同类样品所建立的定量模型，可以快速得到相对误差小于 0.5 % 的测量结果。定性分析采用识别分析程序：先取得一组已知样品的吸光度分布模型，再测得待定性样品在不同波长下的吸光度分布，用聚类原理确定样品是否属于已有的模型。

⑤　测定中药材及制剂的固体粉末的中红外光谱，不需用有机试剂提取分离，与干燥的溴化钾粉末压片后可直接进行检测鉴定，其不破坏样品，不用试剂，故不污染环境。

⑥　利用近红外光谱分析还可以得到一系列物理性质，如密度、粒子尺寸、纤维直径、大分子聚合度等特殊信息。

## 10.1.3　中药红外光谱指纹图谱的应用[3]

### 10.1.3.1　红外光谱法与化学计量学的结合

化学计量学是将数学、统计学和计算机科学相结合应用于化学的一门交叉学科，是化学领域的一个重要分支。它的主要任务是将化学实验中产生的数据进行分析处理、设计和选择最佳的测量程序、优化化学测量过程，并通过对化学测量数据的解析，获得最大限度的化学信息。化学计量学方法主要有模式识别中的聚类分析法和人工神经网络。红外光谱法与化学计量学手段相结合，能够实现对中成药内在质量的整体把握，最终为中成药产品质量的控制提供有力支持。

**(1) 红外光谱法与聚类分析法相结合**

聚类分析法是多元统计方法中的一种，通过分析个体或者变量之间亲疏关系的统计量，最终将其分为若干类。聚类分析方法能够简单、直观地反映描述对象的相似性。如应用红外光谱法结合 SIMCA 聚类分析法测定药用菊花[4]，红外结合系统聚类分析紫花地丁等[5]。

**(2) 红外光谱法与人工神经网络相结合**

人工神经网络是在神经生理学基础上抽象出来的一种加工处理非线性信息的数学模型，是化学计量学方法之一。误差反向传输的多层前馈人工神经网络可实现对未知样品的预测。例如刘福强等运用人工神经网络-近红外光谱法非破坏检测芦丁药品的质量[6]；杨南林等用神经网络-近红外光谱法测定冬虫夏草中的甘露醇[7]。

### 10.1.3.2　中成药红外指纹标准图谱库建立

在现代分析技术、信息技术以及计算机网络技术快速发展的今天，大量的中药指纹图谱数据已经实现信息化和知识化，建立中成药红外指纹标准图谱库，对每个未知样品都可以自动地从库中找到一幅与其最相近的标准图谱和一个与之相对应的匹配值，可以对中成药进行快速准确地鉴别，对中成药的产品分类和真伪鉴别具有重大的意义。例如，田进国等[8]采用红外指纹图谱鉴别技术结合计算机检索确定了 12 种中药配方颗粒丁酮提取物的红外指纹图谱；苏燕评等[9]建立了可用于鉴别醉鱼草药材的红外指纹图谱。

## 10.1.4 IRFP 超信息数字化理论

### 10.1.4.1 IRFP 指数理论[10-13]

**(1) IR 指纹点**

把中药红外光谱各点看作指纹峰点来代表不同化学组分对红外线的吸光度叠加，利用 IRFP 全峰点可准确定量评价中药整体质量，能有效检测饱和化学键组分和非饱和化学键，其具有信息充分和定量准确可靠的优点。

**(2) 指纹分辨率 $\beta$**

若连续光谱相邻波数间隔为 $\Delta\sigma$，狭缝宽度为 $d$（nm），则定义指纹分辨率（$\beta$），见式（10-1），其中 $n$ 为指纹点数，$\sigma_1$ 和 $\sigma_2$ 分别为扫描起始波数和结束波数。相邻波数间隔越大（$\Delta\sigma$ 越大）或狭缝 $d$ 越小，则 $\beta$ 越大，即采集峰点越多或单色光越纯。因此 $\beta$ 代表峰点多少和单色光纯度，在指纹点足够丰富和单色光纯度满足要求时 $\beta$ 越大越好，通常 $\beta=1$。

$$\beta = \frac{\Delta\sigma}{d} = \frac{\sigma_2 - \sigma_1}{nd} \tag{10-1}$$

**(3) 指纹频率 $\rho$**

指纹频率（$\rho$）是单位波数内采集峰点数，见式（10-2）。$\rho$ 一般为 1，也可以为 2，傅里叶变换仪器一般为 1.33。

$$\rho = \frac{1}{\Delta\sigma} = \frac{n}{\sigma_2 - \sigma_1} \tag{10-2}$$

**(4) 指纹信号强度 $LR$**

指纹信号强度（$LR$）是连续光谱各峰点吸光度总和，见式（10-3）。$A_i(T_i)$ 为第 $i$ 个光波数的吸光度（或透光率），$LR$ 代表信号总强度，一般越大越好。

$$LR = \sum_{i=1}^{n} A_i = -\sum_{i=1}^{n} \lg T_i \tag{10-3}$$

**(5) 指纹 $AUC$**

指纹 $AUC$ 为由指纹谱与横轴围成的面积，是代表中药中所有化学成分的吸光度总和。采用辛普森积分法，峰点越多时计算积分越准确。$AUC$ 是评价中药全化学物质总量指标，当 $\rho=1$ 时，指纹 $AUC$ 即为 $LR$。

**(6) 指纹均化系数 $\gamma$**

指纹点分布均化性直接影响指纹特征性，当峰点呈直线时特征性最差。计算 $a=(1,1,1,\cdots,1)$ 和指纹向量 $A=(A_1, A_2, A_3, \cdots, A_n)$ 间夹角余弦，即求出 $A$ 与 $a$ 定性相似度系数[2] $\gamma$，见式（10-4）。$\overline{A}$ 为平均吸光度，$\gamma$ 越接近 1 则信号均化性越好，但特征性越差。信号强度也可用峰点几何平均吸光度 $A_0$ 和平均吸光度 $\overline{A}$ 表示，见式（10-5）～式（10-6）。当 $A_0 \approx \overline{A}$ 时，$\gamma \approx 1$，表明特征性越差。二者的比 $\delta$ 称为几平比，见式（10-7），同样 $\delta$ 越接近 1，特征性越差。

$$\gamma = \frac{A \cdot a}{|A||a|} = \frac{\sum\limits_{i=1}^{n} A_i}{\sqrt{n\sum\limits_{i=1}^{n} A_i^2}} = \frac{\overline{A}}{\sqrt{\frac{1}{n}\sum\limits_{i=1}^{n} A_i^2}} = \left[\frac{1}{n}\sum_{i=1}^{n}\left(\frac{A_i}{\overline{A}}\right)^2\right]^{-\frac{1}{2}} \tag{10-4}$$

$$A_0 = \sqrt[n]{\prod_{i=1}^{n} A_i} \tag{10-5}$$

$$\overline{A} = \frac{1}{n} \sum_{i=1}^{n} A_i \tag{10-6}$$

$$\delta = \frac{A_0}{\overline{A}} \tag{10-7}$$

**(7) 指纹空间利用率 $\eta$**

指纹空间利用率（$\eta$）是指纹 $AUC$ 占最大光谱面积的百分比，见式(10-8)。

$$\eta = \frac{AUC}{(\sigma_2 - \sigma_1 + 1)A_{\max}} \times 100\% \tag{10-8}$$

**(8) 表观进样量 $Q$**

表观进样量（$Q$）是把 1mg 中药原料（制剂）或提取液制备晶片测定 IRFP，以表观质量表示中药化学成分含量（单位 mg）。

**(9) 中药表观吸光系数 $E$**

一定波数时，由 1mg 中药原料（中药制剂）所产生的吸光度为中药表观吸光系数（$E$），见式(10-9)，通常用极大值表征中药 IRFP 特征。

$$E = \frac{A}{Q} \tag{10-9}$$

**(10) IRFP 指数 $F$**

IRFP 指数（$F$）是综合信号大小、均化性（$\gamma$）、分辨率（$\beta$）和有效信息量的指数，见式(10-10)。$F$ 直接反映指纹信息多寡、信号大小和均化性。

$$F = \eta\rho\beta\gamma S\ln LR = \eta\gamma d^{-1}S\ln LR = \eta\gamma d^{-1}S\ln\left(\sum_{i=1}^{n} A_i\right) \tag{10-10}$$

**(11) 标准 IRFP 指数 $F_{r(q)}$**

由 1mg 中药原料（制剂）制备晶片检测 IR 光谱获得的 $F$ 称为标准红外指纹指数 $F_{r(q)}$，见式(10-11)。它综合了指纹总强度、均化性、信息量和样品取量等多维信息。

$$F_{r(q)} = \eta\gamma d^{-1}S\ln\left(\frac{1}{Q}\sum_{i=1}^{n} A_i\right) = \eta\gamma d^{-1}S\ln\left(\frac{LR}{Q}\right) = \eta\gamma d^{-1}S\ln\left(\sum_{i=1}^{n} E_i\right) \tag{10-11}$$

$$F_{r(\sigma)} = \frac{4000F}{\sigma_2 - \sigma_1 + 1} \tag{10-12}$$

$$F_r = \frac{4000F_{r(q)}}{\sigma_2 - \sigma_1 + 1} \tag{10-13}$$

**(12) 定波数 IRFP 指数 $F_{r(\sigma)}$**

把 IRFP 折算在 $4000\text{cm}^{-1}$ 波数范围获得的 $F$ 称为定波数指纹指数 $F_{r(\sigma)}$，见式(10-12)。它综合了指纹总强度、均化性、信息量和波数范围效率等多维信息，$F_{r(\sigma)}$ 越大鉴定效率越高。

**(13) 相对 IRFP 指数 $F_r$**

将 1mg 中药原料（制剂）或提取液干品制备晶片在 $4000\text{cm}^{-1}$ 连续谱段检测获得的 $F$，称为相对红外指纹指数 $F_r$，见式(10-13)。它综合了指纹总强度、均化性、信息量、波数范围效率和中药原料（制剂）表观取量等多维信息。

当采集峰点数为 4000，$A_i$＝1.0 时，若 $\gamma$＝0.1、$\rho$＝1 和 $\beta$＝1，则 $F$ 不大于 100；由绝对取样量决定 $F_r$ 也低于 100。

### 10.1.4.2　IRFP 信息量理论

**(1) 峰点熵值 $S_i$**

根据信息量理论定义光谱各峰点熵，见式（10-14）。$p_i$ 为各峰点吸光度归一化值，见式(10-15)。式中 $A_i$ 是各峰点吸光度，$A_T$ 是总吸光度。

$$S_i = -p_i \ln p_i \tag{10-14}$$

$$p_i = \frac{A_i}{A_T} \tag{10-15}$$

$$S = -\sum_{i=1}^{n} p_i \ln p_i = -\sum_{i=1}^{n} \ln \frac{A_i}{A_T} \tag{10-16}$$

**(2) 指纹总熵 $S$**

指纹总熵（$S$）是代表指纹信息量大小的各峰点熵总和，见式(10-16)，$S$ 越大信息量越大。

**(3) 信息量指数 $I$**

各峰点吸光度 $A_i$ 的自然对数的绝对值乘其熵 $S_i$ 并乘均化系数和有效信息熵，称为信息量指数 $I$，见式(10-17)。$I$ 是代表指纹信号大小、均化性和信息量多寡指数。

$$I = \eta \gamma S \sum_{i=1}^{n} S_i \left| \ln A_i \right| \tag{10-17}$$

$$I_{r(q)} = \eta \gamma S \sum_{i=1}^{n} S_i \left| \ln \frac{A_i}{Q} \right| \tag{10-18}$$

**(4) 标准信息量指数 $I_{r(q)}$**

由 1mg 中药原料（制剂）或提取液制备晶片检测 IR 光谱获得的 $I$ 称为标准信息量指数 $I_{r(q)}$，见式(10-18)。它综合了信息量总强度、均化性和中药原料（制剂）取量等信息。

$$I_{r(\sigma)} = \frac{4000I}{\sigma_2 - \sigma_1 + 1} \tag{10-19}$$

$$I_r = \frac{4000I_{r(q)}}{\sigma_2 - \sigma_1 + 1} \tag{10-20}$$

**(5) 定波数信息量指数 $I_{r(\sigma)}$**

把 IRFP 折算成 4000cm$^{-1}$ 波数范围获得的值称为定波数信息量数 $I_{r(\sigma)}$，见式(10-19)。显然，扫描范围越小光谱指纹鉴定效率越高。它综合信息量总强度、均化性和波数范围效率等信息。

**(6) 相对信息量指数 $I_r$**

由 1mg 中药原料（制剂）或提取液制备晶片，在 4000cm$^{-1}$ 波数范围检测获得 $I$ 称为相对信息量指数 $I_r$，见式(10-20)。它综合了信息量总强度、均化性、波数范围效率和取样量等多维信息。

**(7) 指数反比 $\omega$**

指数反比 $\omega$ 为 $I$ 和 $F$ 两种指数比，见式(10-21)。特征性越强则 $\omega$ 越小。

$$\omega = \frac{I}{F} \tag{10-21}$$

### 10.1.4.3 IRFP 驻点和集中趋势理论

**（1）驻点数 $N_{sp}$**

驻点数（$N_{sp}$）是指纹上一阶导数为零点个数，即曲线上的极值点数，$N_{sp}$ 代表指纹波动性。$N_{sp}$ 越大波动度越大，但平滑会使之减少。

**（2）指纹极差 $R$**

指纹极差（$R$）是指纹极大值与极小值之差，能表征曲线上指纹分布最大变异范围和离散程度，$R$ 越大则离散越大。

**（3）极差倍率 $R_{std}$**

极差倍率（$R_{std}$）是最大吸光度与光谱极差 $R$ 之比，见式（10-22），用于反映指纹分布变异性和离散程度，与离散程度呈负相关。

$$R_{std} = \frac{A_{max}}{R} \tag{10-22}$$

$$m = \frac{\overline{A}}{A_{max}} \tag{10-23}$$

**（4）中位比 $m$**

中位比（$m$）是平均吸光度与最大吸光度之比，见式（10-23），可反映指纹点集中趋势。$m < 0.5$ 说明吸光度较小点多；$m > 0.5$ 说明吸光度较大点多；当 $m = 1$ 说明指纹所有点均等，此时均化性最好但特征性很差。

### 10.1.4.4 IRFP 波动量指数理论

**（1）IRFP 波动量指数 $AF$**

IRFP 波动量指数（$AF$）是考虑指纹均化性 $\gamma$、驻点数 $N_{sp}$、极差倍率 $R_{std}$、有效信息熵和总强度的指数，见式（10-24），当 $N_{sp} = 0$ 时，则有 $R_{std}^{\ln(1+N_{sp})} = 1$。它综合反映信号总强度、有效信息量、均化性和波动度大小。$AF$ 越大则特征性越强、所含信息量越大和信号越强。

$$AF = \frac{\eta S}{\gamma} R_{std}^{\ln(1+N_{sp})} \ln LR = \frac{\eta S}{\gamma} R_{std}^{\ln(1+N_{sp})} \ln\left(\sum_{i=1}^{n} A_i\right) \tag{10-24}$$

**（2）标准波动量指数 $AF_{r(q)}$**

由 1mg 中药原料（制剂）或提取干品制备晶片检测 IR 光谱获得的 $AF$ 称为标准波动量指数 $AF_{r(q)}$，见式（10-25）。它是综合信号总强度、有效信息量、均化性和波动度以及中药原料（制剂）取量等信息的波动指数。

$$AF_{r(q)} = \frac{\eta S}{\gamma} R_{std}^{\ln(1+N_{sp})} \ln\left(\frac{LR}{Q}\right) = \frac{\eta S}{\gamma} R_{std}^{\ln(1+N_{sp})} \ln\left(\sum_{i=1}^{n} \frac{A_i}{Q}\right) \tag{10-25}$$

**（3）定波数波动量指数 $AF_{r(\sigma)}$**

将 IRFP 折算成在 $4000 cm^{-1}$ 波数范围获得的 $AF$ 称为定波数波动量指数 $AF_{r(\sigma)}$，见式（10-26）。波数范围越小则波动率越高，$AF_{r(\sigma)}$ 是整合指纹总强度、有效信息量、均化性、波动度和波数范围效率等信息的指数。

$$AF_{r(\sigma)} = \frac{4000 AF}{\sigma_2 - \sigma_1} \tag{10-26}$$

$$AF_r = \frac{4000AF_{r(q)}}{\sigma_2 - \sigma_1} \tag{10-27}$$

**(4) 相对波动量指数 $AF_r$**

由 1mg 中药原料（制剂）或提取液制备晶片后检测 IR 光谱，在 $4000\,\mathrm{cm}^{-1}$ 波数范围检测获得 $AF$ 称为相对波动量指数 $AF_r$，见式（10-27）。它是综合指纹总强度、有效信息量、均化性、波动度、波数范围效率和中药原料（制剂）取量等多维波动信息的指数。

### 10.1.4.5 IRFP 信息波动量指数理论

**(1) 信息波动量指数 $AI$**

信息波动量指数（$AI$）是考虑均化性 $\gamma$、驻点数 $N_{\mathrm{sp}}$、极差倍率 $R_{\mathrm{std}}$ 和空间效率以及有效信息量，能反映总信息量波动性的指数，见式（10-28）。当 $N_{\mathrm{sp}} = 0$ 时，则有 $R_{\mathrm{std}}^{\ln(1+N_{\mathrm{sp}})} = 1$。$AI$ 越大则有效空间信息量的波动度越大。

$$AI = \frac{\eta S}{\gamma \omega} R_{\mathrm{std}}^{\ln(1+N_{\mathrm{sp}})} \sum_{i=1}^{n} S_i \ln A_i \tag{10-28}$$

**(2) 标准信息波动量指数 $AI_{r(q)}$**

由 1mg 中药原料（制剂）或提取液制备晶片检测 IR 光谱获得的 $AI$ 称为标准信息波动量指数 $AI_{r(q)}$，见式（10-29）。它是综合信号总强度、有效空间信息量、均化性和波动度以及中药原料（制剂）取量等信息指数。

$$AI_{r(q)} = \frac{\eta S}{\gamma \omega} R_{\mathrm{std}}^{\ln(1+N_{\mathrm{sp}})} \sum_{i=1}^{n} S_i \ln \frac{A_i}{Q} \tag{10-29}$$

**(3) 定波数信息波动量指数 $AI_{r(\sigma)}$**

将 IRFP 折算成在 $4000\,\mathrm{cm}^{-1}$ 波数范围获得的 $AI$ 称为定波数信息波动量指数 $AI_{r(\sigma)}$，见式（10-30）。波数范围越小，则指纹鉴定效率越高，$AI_{r(\sigma)}$ 整合了信号总强度、有效空间信息量、均化性、波动度和波数范围效率等信息。

$$AI_{r(\sigma)} = \frac{4000AI}{\sigma_2 - \sigma_1 + 1} \tag{10-30}$$

$$AI_r = \frac{4000AI_{r(q)}}{\sigma_2 - \sigma_1 + 1} \tag{10-31}$$

$$a\omega = \frac{AI}{AF} \tag{10-32}$$

**(4) 相对信息波动量指数 $AI_r$**

由 1mg 中药原料（制剂）或提取液制备晶片，在 $4000\,\mathrm{cm}^{-1}$ 波数范围检测获得 $AI$ 称为相对信息波动量指数 $AI_r$，见式（10-31）。它是综合信号总强度、有效空间信息量、均化性、波数范围效率和中药原料（制剂）取量等多信息指数。

**(5) 波动度反比 $a\omega$**

波动度反比（$a\omega$）为 $AI$ 和 $AF$ 之比，见式（10-32）。特征性越强则 $a\omega$ 越小。

## 10.1.5 红外指纹定量法

红外指纹定量法是以光谱点为计算单元，用宏定性相似度 $S_{\mathrm{m}}$ 监测红外指纹数量和分布比例，见式（10-33）；用宏定量相似度 $P_{\mathrm{m}}$ 监测红外指纹含量状况，见式（10-34），同时用指

纹变动系数 $\alpha$ 限定红外指纹变异性，见式(10-35)。$x_i$ 与 $y_i$ 分别为样品和对照 IRFP 各峰点吸光度，$m_{RFP}$ 和 $m_i$ 分别为对照 IRFP 和样品的取样量。用 $S_m$、$P_m$ 和 $\alpha$ 鉴定中药质量分为经典法的 8 级。

$$S_m = \frac{1}{2}(S_F + S'_F) = \frac{1}{2}\left(\frac{\sum\limits_{i=1}^{n} x_i y_i}{\sqrt{\sum\limits_{i=1}^{n} x_i^2}\sqrt{\sum\limits_{i=1}^{n} y_i^2}} + \frac{\sum\limits_{i=1}^{n} \dfrac{x_i}{y_i}}{\sqrt{n\sum\limits_{i=1}^{n}\left(\dfrac{x_i}{y_i}\right)^2}}\right) \tag{10-33}$$

$$P_m = \frac{1}{2}(C + P)\frac{m_{RFP}}{m_i} = \frac{1}{2}\left(\frac{\sum\limits_{i=1}^{n} x_i y_i}{\sum\limits_{i=1}^{n} y_i^2} + \frac{\sum\limits_{i=1}^{n} x_i}{\sum\limits_{i=1}^{n} y_i}S_F\right)\frac{m_{RFP}}{m_i} \times 100\% \tag{10-34}$$

$$\alpha = \left|1 - \frac{\gamma_x}{\gamma_y}\right| = \left|1 - \frac{P}{C}\right| \tag{10-35}$$

### 10.1.6　IRFP 应用实例——银杏叶片红外指纹图谱研究[14]

#### 10.1.6.1　仪器与试剂

Bruker IFS-55 型傅里叶红外分光光度仪，DTGS 型检测器（瑞士布鲁克公司）；AG285 电子天平（梅特勒—托利多上海仪器有限公司）；14 批银杏叶片（GT）均购于沈阳市药店，其中 S1 和 S12 来自制药公司 A，S2 和 S11 来自制药公司 B，其余分别来不同的生产厂家。

#### 10.1.6.2　供试品 KBr 晶片制备

取 GT 10 片，精密称定，除去薄膜衣并研碎成粉末，过 200 目筛，取 1～2mg 粉末，精密称定其质量 $m$，精密称取 150 mg 干燥的 KBr 粉末 $w_1$，在玛瑙研钵中研磨、混匀，转移到模具中，在低真空下用 10 GPa 左右的压力，经约 2min 即可将样品压成透明薄片，精密称取供试品 KBr 晶片质量 $w_2$ 后，10min 内测试。样品质量计算见式(10-36)。

$$Q(\text{mg}) = \frac{mw_2}{m + w_1} \tag{10-36}$$

#### 10.1.6.3　测定条件

Bruker IFS-55 型傅里叶红外分光光度仪，DTGS 型检测器。波数范围为 4000 ～ 400cm$^{-1}$，分辨率为 8cm$^{-1}$，扫描速率为 20 次/秒，升温速率 2℃/min。样品扫描时扣除甲醇 $H_2O$ 和 $CO_2$ 的干扰。

#### 10.1.6.4　结果与讨论

**(1) 方法学考察**

① **精密度试验**　取同一批号处理好的 GT 样品，连续扫描 6 次，所得 6 张红外光谱图几乎完全重叠，表明仪器精密度良好。

② **稳定性试验**　同一批号处理好的 GT 样品，保存于干燥器中，每隔 1 h 进行一次光谱采集，连续采集 6 次，结果图谱重叠良好，相似度分析 $S_m$ 均大于 0.990，相对标准偏差（$RSD$）为 0.38%，说明样品稳定。

③ **重复性试验**　取同一批号处理好的 GT 样品，平行压片 6 份，分别进行扫描，结果图谱重叠良好，相似度分析 $S_m$ 均大于 0.993，相对标准偏差（$RSD$）为 0.18%，表明重复

性良好。

**（2）GT-IRFP 建立与评价**

按上述条件分别检测 14 批 GT，将信号进行 9 点平滑、基线校正处理得到 IRFP（见图 10-1）。图中 $3415cm^{-1}$ 处大宽峰为黄酮类或酚酸类缔合—OH 伸缩振动引起的；$1200\sim1000cm^{-1}$ 的强吸收峰为内酯和苷类中 C—O 伸缩振动产生；在 $3750\sim2750cm^{-1}$ 与 $1750\sim400cm^{-1}$ 间红外指纹特征明显，各批样品差异主要集中在指纹区，但具体差别需借助如下计算机技术和数学原理进行区分。

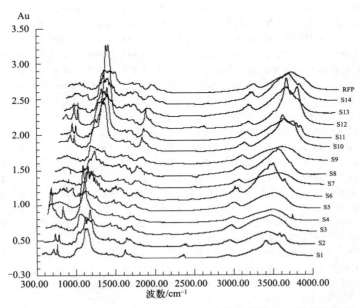

图 10-1　14 批银杏叶片（S1～S14）红外指纹图谱和对照指纹图谱

**（3）GT-IRFP 超信息特征数字化评价**

将平滑后的信号导入"中药红外指纹图谱超信息特征数字化定量评价系统 4.0"软件，得到数字化评价结果见表 10-1。①$\beta=1$ 及 $\rho=1$，说明指纹点数和单色光纯度符合要求。②$LR=773.7\sim1117.9$，$A_0=0.182\sim0.263$，$\overline{A}=0.207\sim0.299$，$AUC=774\sim1118$，说明指纹信号强度较高，但 S1 和 S2 信号强度相对较低。③$\gamma=0.792\sim0.924$，$\delta=0.801\sim0.917$，说明均化性很强，但相对 S12 特征性最强，S7 特征性最不明显，在图 10-1 中也可得到验证。④$N_{sp}=265\sim375$，$R=0.463\sim1.247$，$R_{std}=1.081\sim1.290$，由 $N_{sp}$ 可知 S5 图谱波动度相对最大，S4 和 S13 相对较小，而 $R$ 和 $R_{std}$ 说明 S12 图谱的指纹变异性，信号离散程度最大，S7 则较小，由图 10-1 也可看到 S12 波动性较强，S7 相对平坦。$m$ 均低于 0.5 说明吸光度较小点多。⑤$S=8.0\sim8.1$ 说明其所含信息量丰富且各批次差别不大；$F=10.2\sim26.4$，$I=12.4\sim42.2$，$AF=25.2\sim137.9$，$AI=30.5\sim221.8$，说明其指纹总强度较高、均化性较好、所含信息量丰富、指纹图谱波动度较小；$F_r=11.1\sim29.1$，$I_r=15.5\sim48.9$，$AF_r=27.4\sim152.1$ 和 $AI_r=38.8\sim255.6$ 都较高，说明此图谱波数范围效率和中药原料（制剂）或提取液中所含化学成分信息都很高；$F_{r(\sigma)}$、$I_{r(\sigma)}$、$AF_{r(\sigma)}$ 和 $AI_{r(\sigma)}$ 均高于原来 $F$、$I$、$AF$ 和 $AI$ 值，说明波数范围效率高；$F_{r(q)}$、$I_{r(q)}$、$AF_{r(q)}$ 和 $AI_{r(q)}$ 基本高于原来 $F$、$I$、$AF$ 和 $AI$ 值，说明样品所含化学信息量丰富。

表 10-1　GT-IRFP 超信息特征数字化评价结果

| 编号 | 参数 | S1 | S2 | S3 | S4 | S5 | S6 | S7 | S8 | S9 | S10 | S11 | S12 | S13 | S14 |
|---|---|---|---|---|---|---|---|---|---|---|---|---|---|---|---|
| 1 | $\sigma_1$ | 400 | 400 | 400 | 400 | 400 | 400 | 400 | 400 | 400 | 400 | 400 | 400 | 400 | 400 |
| 2 | $\sigma_2$ | 4000 | 4000 | 4000 | 4000 | 4000 | 4000 | 4000 | 4000 | 4000 | 4000 | 4000 | 4000 | 4000 | 4000 |
| 3 | $\Delta$ | 0.96 | 0.96 | 0.96 | 0.96 | 0.96 | 0.96 | 0.96 | 0.96 | 0.96 | 0.96 | 0.96 | 0.96 | 0.96 | 0.96 |
| 4 | $d$ | 1 | 1 | 1 | 1 | 1 | 1 | 1 | 1 | 1 | 1 | 1 | 1 | 1 | 1 |
| 5 | $n$ | 3734 | 3734 | 3734 | 3734 | 3734 | 3734 | 3734 | 3734 | 3734 | 3734 | 3734 | 3734 | 3734 | 3734 |
| 6 | $\beta$ | 1 | 1 | 1 | 1 | 1 | 1 | 1 | 1 | 1 | 1 | 1 | 1 | 1 | 1 |
| 7 | $\rho$ | 1 | 1 | 1 | 1 | 1 | 1 | 1 | 1 | 1 | 1 | 1 | 1 | 1 | 1 |
| 8 | $LR$ | 795.4 | 773.7 | 1042.8 | 914.5 | 976.0 | 1115.9 | 910.8 | 984.9 | 1086.5 | 1046.5 | 1035.9 | 1117.9 | 918.8 | 999.3 |
| 9 | $A_0$ | 0.186 | 0.182 | 0.246 | 0.209 | 0.233 | 0.253 | 0.224 | 0.229 | 0.263 | 0.242 | 0.237 | 0.240 | 0.216 | 0.234 |
| 10 | $\overline{A}$ | 0.213 | 0.207 | 0.279 | 0.245 | 0.261 | 0.299 | 0.244 | 0.264 | 0.291 | 0.280 | 0.277 | 0.299 | 0.246 | 0.268 |
| 11 | $\delta$ | 0.875 | 0.880 | 0.882 | 0.852 | 0.891 | 0.847 | 0.917 | 0.867 | 0.904 | 0.863 | 0.854 | 0.801 | 0.878 | 0.873 |
| 12 | $\gamma$ | 0.863 | 0.874 | 0.896 | 0.841 | 0.902 | 0.861 | 0.924 | 0.879 | 0.913 | 0.869 | 0.853 | 0.792 | 0.888 | 0.887 |
| 13 | $AUC$ | 795 | 774 | 1043 | 914 | 976 | 1116 | 911 | 985 | 1086 | 1046 | 1036 | 1118 | 919 | 999 |
| 14 | $\eta$ | 30.1 | 29.2 | 47.1 | 22.8 | 47.5 | 39.2 | 51.5 | 42.4 | 49.7 | 35.1 | 27.9 | 23.0 | 44.4 | 44.3 |
| 15 | $Q$ | 1.00 | 1.15 | 0.97 | 1.06 | 1.06 | 1.065 | 1.05 | 1.07 | 0.94 | 1.28 | 1.07 | 1.17 | 1.27 | 1.24 |
| 16 | $F$ | 14.0 | 13.8 | 23.8 | 10.5 | 23.9 | 19.1 | 26.4 | 20.8 | 25.7 | 17.1 | 13.3 | 10.2 | 21.8 | 22.0 |
| 17 | $F_r$ | 15.6 | 15.0 | 26.5 | 11.6 | 26.3 | 21.1 | 29.1 | 22.9 | 28.9 | 18.4 | 14.7 | 11.1 | 23.4 | 23.7 |
| 18 | $F_{r(\sigma)}$ | 15.6 | 15.3 | 26.4 | 11.7 | 26.6 | 21.2 | 29.3 | 23.1 | 28.6 | 19 | 14.8 | 11.4 | 24.2 | 24.4 |
| 19 | $F_{r(q)}$ | 14.0 | 13.5 | 23.9 | 10.4 | 23.7 | 18.9 | 26.2 | 20.6 | 26.0 | 16.5 | 13.2 | 10.0 | 21.0 | 21.3 |
| 20 | $S$ | 8.1 | 8.1 | 8.1 | 8.1 | 8.1 | 8.1 | 8.1 | 8.1 | 8.1 | 8.1 | 8.1 | 8.0 | 8.1 | 8.1 |
| 21 | $I$ | 23.9 | 24.9 | 32.5 | 19.0 | 35.3 | 28.9 | 42.2 | 29.0 | 34.4 | 22.9 | 17.8 | 12.4 | 34.1 | 31.4 |
| 22 | $I_r$ | 27.1 | 30.0 | 35.6 | 18.5 | 41.3 | 27.8 | 48.9 | 35.2 | 36.5 | 31.1 | 21.1 | 15.5 | 44.4 | 41.0 |
| 23 | $I_{r(\sigma)}$ | 26.6 | 27.7 | 36.1 | 17.6 | 39.2 | 26.5 | 46.9 | 33.2 | 38.2 | 25.5 | 19.9 | 13.8 | 37.9 | 34.9 |
| 24 | $I_{r(q)}$ | 24.4 | 27.0 | 32.0 | 16.6 | 37.1 | 25.0 | 44.0 | 31.7 | 32.9 | 27.9 | 19.0 | 14.0 | 40.0 | 36.9 |
| 25 | $\omega$ | 1.71 | 1.81 | 1.37 | 1.51 | 1.48 | 1.25 | 1.60 | 1.44 | 1.33 | 1.34 | 1.35 | 1.22 | 1.56 | 1.43 |
| 26 | $A_1$ | 0.735 | 0.735 | 0.614 | 1.116 | 0.571 | 0.791 | 0.492 | 0.645 | 0.608 | 0.829 | 1.031 | 1.349 | 0.574 | 0.626 |
| 27 | $E_1$ | 0.735 | 0.639 | 0.633 | 1.054 | 0.538 | 0.747 | 0.468 | 0.600 | 0.647 | 0.649 | 0.967 | 1.150 | 0.453 | 0.506 |
| 28 | $N_{sp}$ | 359 | 355 | 335 | 295 | 362 | 308 | 352 | 323 | 346 | 305 | 375 | 265 | 348 | 351 |
| 29 | $R$ | 0.638 | 0.644 | 0.507 | 1.020 | 0.463 | 0.691 | 0.381 | 0.575 | 0.480 | 0.725 | 0.922 | 1.247 | 0.478 | 0.527 |
| 30 | $R_{std}$ | 1.151 | 1.142 | 1.212 | 1.094 | 1.233 | 1.145 | 1.290 | 1.122 | 1.267 | 1.143 | 1.119 | 1.081 | 1.203 | 1.187 |
| 31 | $m$ | 0.290 | 0.282 | 0.455 | 0.220 | 0.458 | 0.400 | 0.496 | 0.378 | 0.479 | 0.338 | 0.269 | 0.222 | 0.428 | 0.428 |
| 32 | $AF$ | 43.1 | 39.2 | 90.7 | 24.8 | 101.2 | 56.0 | 137.9 | 52.3 | 123.9 | 48.8 | 35.6 | 25.2 | 81.4 | 76.5 |
| 33 | $AF_r$ | 47.9 | 42.7 | 101.2 | 27.3 | 111.5 | 61.6 | 152.1 | 57.5 | 138.2 | 52.3 | 39.2 | 27.4 | 87.3 | 82.4 |
| 34 | $AF_{r(\sigma)}$ | 47.9 | 43.6 | 100.8 | 27.6 | 112.5 | 62.3 | 153.2 | 58.1 | 137.0 | 54.2 | 39.5 | 28.0 | 90.4 | 85.0 |
| 35 | $AF_{r(q)}$ | 43.1 | 38.4 | 91.1 | 24.6 | 100.8 | 55.6 | 136.9 | 51.7 | 124.4 | 47.1 | 35.3 | 24.6 | 78.5 | 74.1 |
| 36 | $AI$ | 75.1 | 70.4 | 125.2 | 26.7 | 150.0 | 76.3 | 221.8 | 75.3 | 166.3 | 65.6 | 48.0 | 30.5 | 126.1 | 109.2 |
| 37 | $AI_r$ | 83.4 | 85.6 | 135.6 | 43.6 | 174.7 | 81.7 | 255.6 | 88.8 | 175.0 | 88.5 | 56.3 | 38.3 | 165.7 | 142.5 |
| 38 | $AI_{r(\sigma)}$ | 83.4 | 78.2 | 139.1 | 41.8 | 166.7 | 77.6 | 246.5 | 83.7 | 184.8 | 73.1 | 53.3 | 33.9 | 140.1 | 121.3 |
| 39 | $AI_{r(q)}$ | 75.0 | 77.0 | 122.1 | 39.2 | 157.2 | 73.5 | 230.0 | 79.7 | 157.4 | 79.6 | 50.6 | 34.5 | 149.2 | 128.2 |
| 40 | $a\omega$ | 1.74 | 1.79 | 1.38 | 1.52 | 1.48 | 1.25 | 1.61 | 1.44 | 1.35 | 1.35 | 1.35 | 1.21 | 1.55 | 1.43 |
| 41 | $f_{wi}$ | 1.10 | 0.96 | 1.13 | 1.04 | | 1.04 | 1.05 | 1.02 | 1.17 | 0.86 | 1.03 | 0.94 | 0.87 | 0.89 |

　　将表 10-1 中 14 批 GT 的 $F$、$I$、$AF$ 和 $AI$ 经标准化后导入 SPSS 16.0 进行聚类分析，结果见图 10-2。结果表明 14 批 GT 可分为 5 组。其中 S1、S2、S6、S8、S10 为第 α 组；S4、S11、S12 均化性较差，所含信息量相对较少，结合指纹信号强度 $LR$，说明 S4 是在相对低的信号水平上波动，而 S11 和 S12 则是在信号较高的情况下出现波动，由图 10-1 也可看到在 S4 和 S11 分别在 $500\sim400\mathrm{cm}^{-1}$、$3700\sim3100\mathrm{cm}^{-1}$ 出现波动，S12 在 $1300\sim400\mathrm{cm}^{-1}$、$3700\sim3100\mathrm{cm}^{-1}$ 均出现了大幅波动，因此 4 个参数值均较低（$F\leqslant13.3$，$I\leqslant$

18.0，$AF \leqslant 35.6$，$AI \leqslant 48.0$）归为一组 β；而 S7 由于指纹空间利用率较高，指纹信号离散程度较弱，$AF$ 和 $AI$ 远高于其他批次被划分为单独一组 δ；其余 6 批为一组 γ。由于 β 和 δ 组样品指纹数字化特征异常，因此暂被认为为离群样品。

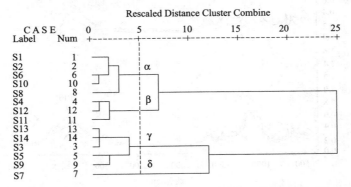

图 10-2　14 批银杏叶片 $F$、$I$、$AF$ 和 $AI$ 系统聚类分析图

### （4）GT-IRFP 红外系统指纹定量法评价

将信号导入"中药红外指纹图谱超信息特征数字化定量评价系统 4.0"软件，按平值法计算生成对照红外指纹图谱（IR-RFP），以其为标准计算 14 批样品 $S_m$、$P_m$ 和 α 值见表 10-2。14 批 GT 指纹数量和分布比例（$S_m > 0.95$）相似，指纹含量（$P_m \in 78.5 \sim 116.3$）有明显差异。依据 IR-SQFM 鉴定，3 批质量极好（1 级），7 批质量很好（2 级），2 批质量好（3 级），1 批质量较好（4 级），见表 10-2。其中来自厂家 A 的 S1（$P_m = 80.7$）和 S12（$P_m = 116.3$）分别因含量较低或较高质量评为 3 级，由图 10-3（a）可看出 S1 的信号明显低于 RFP，S12 明显高于 RFP；同样来自厂家 B 的 S2 和 S11 虽整体谱图几乎相似，但 S11 含量与 RFP 相似被评为 2 级，而 S2 则因含量明显见图 10-3（b）低于 RFP 被评为 4 级，综上同一厂家含量不同可能是由不同批次间制剂工艺的相对不稳定导致的，同时说明了 $P_m$ 可以很好地监测不同批次的含量差异性。虽然不同批次评价结果不同主要由于含量差异不同导致的，但是指纹变动系数 α、宏定性相似度 $S_m$ 均可在一定程度上反映出图谱的指纹变异性和相似性，如 S4、S12 和 S7 图谱与 RFP 相比波动较大或较小使得 α 相对较大，S4 谱图整体趋势与 RFP 有所不同使得 $S_m$ 相对最小，但不能明显区别样品间的差异，因此通过进一步建立导数光谱增强指纹特征性。

表 10-2　红外指纹定量法评价 14 批 GT 结果

| 类型 | 参数 | S1 | S2 | S3 | S4 | S5 | S6 | S7 | S8 | S9 | S10 | S11 | S12 | S13 | S14 | RFP |
|---|---|---|---|---|---|---|---|---|---|---|---|---|---|---|---|---|
| d-IR | $S_m$ | 0.419 | 0.474 | 0.485 | 0.314 | 0.507 | 0.393 | 0.417 | 0.395 | 0.459 | 0.530 | 0.483 | 0.450 | 0.431 | 0.425 | 1 |
| IR | $S_m$ | 0.982 | 0.991 | 0.997 | 0.955 | 0.996 | 0.987 | 0.992 | 0.989 | 0.994 | 0.995 | 0.990 | 0.969 | 0.994 | 0.994 | 1 |
| | $P_m$ | 80.7 | 78.5 | 105.3 | 90.6 | 98.2 | 113.8 | 90.2 | 99.7 | 108.4 | 107.2 | 106.3 | 116.3 | 93.0 | 101.2 | 100 |
| | α | 0.026 | 0.012 | 0.012 | 0.051 | 0.019 | 0.027 | 0.044 | 0.007 | 0.031 | 0.018 | 0.036 | 0.105 | 0.004 | 0.002 | 0 |
| | Grade | 3 | 4 | 2 | 2 | 1 | 3 | 2 | 1 | 2 | 2 | 3 | 2 | 1 | 1 | |
| | Quality | 好 | 良好 | 很好 | 很好 | 极好 | 好 | 良好 | 极好 | 很好 | 很好 | 好 | 很好 | 极好 | 极好 | |

注：d-IR 为一阶导数红外光谱；IR 为红外光谱。

### （5）GT-IRFP 一阶导数 IRFP 建立和宏定性相似度特征法评价

对 14 批 GT 的 IRFP 求一阶导数的绝对值并放大 10 倍，重新绘制指纹图谱见图 10-4，可以看到在 $400 \sim 1800 \text{cm}^{-1}$ 指纹峰特别密集，$2800 \sim 4000 \text{cm}^{-1}$ 峰比较稀疏，同一厂家的样

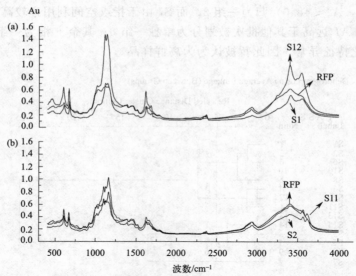

图 10-3　两个厂家不同批次样品红外指纹图谱与对照指纹图谱比较

(a) S1 和 S12（厂家 A）；(b) S2 和 S11（厂家 B）

品图谱趋势基本相同（如 S2 和 S11），S4 在 $500\sim400\mathrm{cm}^{-1}$、$3700\sim3100\mathrm{cm}^{-1}$ 明显与其他样品不同。按平值法计算生成对照一阶导数红外指纹图谱，以其为标准重新计算 14 批样品宏定性相似度。结果表明由于一阶导数 IRFP 特征性更强，变化更为灵敏，宏定性相似度（$S_m \in 0.314\sim0.530$）变化明显且均小于原始光谱图的相似性；样品 S4（$S_m = 0.314$）明显低于其他批次，S6、S7、S8 也相对偏低，说明一阶导数光谱可增强红外光谱技术测定复杂混合物图谱的特征性和灵敏性，同时也印证了 IRFP 超信息特征数字化评价可挖掘红外谱图宏观指纹性信息，解决红外光谱应用于中药专属性差，特征性不明显的问题。

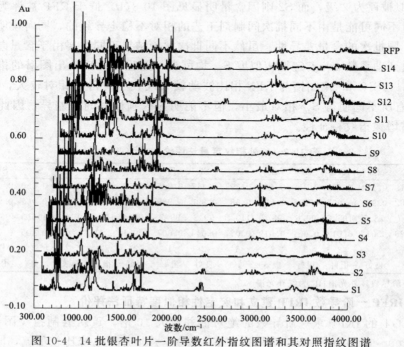

图 10-4　14 批银杏叶片一阶导数红外指纹图谱和其对照指纹图谱

综合上述 GT 红外指纹图谱超信息特征数字化、红外指纹定量法和一阶导数光谱指纹图谱定性、定量评价结果，最终确定样品 S4 和 S7 为异常样品，S1、S2、S6 和 S12 质量稍低，其余 8 批质量相对较好。

#### 10.1.6.5 结论

通过建立 GT 红外光谱指纹图谱，并应用"中药红外指纹图谱超信息特征数字化评价系统 4.0"软件对其进行定性和定量信息的挖掘。中红外指纹图谱指数、信息波动量等理论能够反映不同样品间谱图的差异性与所建立的灵敏度强、专属性好的一阶导数光谱相互印证，而红外指纹定量法能够较好地表征其化学组分总量特征，监测不同样品间含量差异，二者所形成的中药红外指纹图谱超信息特征的数字化定量化评价方法较好地解决了红外光谱技术用于中药整体定性和整体定量的难题，为利用中红外指纹图谱定量评价中药复杂系统提供了一种快速便捷的新方法。

## 10.2 中药紫外指纹图谱

中药紫外指纹图谱（UVFP）反映了中药化学组分中的 $\pi \rightarrow \pi^*$、$n \rightarrow \pi^*$ 和 $n \rightarrow \sigma^*$ 化学键电子跃迁信息，是不同化学物质紫外光谱的叠加，因此 UVFP 能定性定量评价具有不饱和化学键和共轭体系化学物质整体质量。以 UV 光谱各点为评价单元（190～400nm）对中药进行整体定性定量分析，在建立对照指纹图谱后用 SQFM 法对样品进行质量评级。中药紫外指纹图谱能弥补单一紫外波长或几个紫外波长检测时对不饱和键的信息缺失，避开溶剂的末端吸收，且具有全信息特征。

### 10.2.1 紫外指纹定量法

紫外指纹定量法（QUFM）是以光谱点为计算单元，用宏定性相似度 $S_m$ 监测紫外指纹数量和分布比例，见式(10-33)；用宏定量相似度 $P_m$ 监测紫外指纹含量状况及多成分紫外吸收叠加状况，见式(10-34)，同时用变动系数 $\alpha$ 限定紫外指纹变异性，见式(10-35)。$x_i$ 与 $y_i$ 分别为样品和对照 UVFP 各峰点吸光度，$m_{RFP}$ 和 $m_i$ 分别为对照 UVFP 和样品的进样量。用 $S_m$、$P_m$ 和 $\alpha$ 鉴定中药质量分为经典的 8 级。QUFM 能弥补红外指纹图谱对不饱和化学键的检测信息缺失，不饱和化学键对红外指纹的贡献率约为 20%。

### 10.2.2 UVFP 建立方法

#### 10.2.2.1 流动注射分析采集 UVFP 原理

不同的化学成分体系紫外吸收曲线具有指纹特征，故 UVFP 可用于中药及其制剂质量鉴定。采用流动注射分析（FIA）方式采集 UVFP，见图 10-5，即用空管路替代色谱柱（PEEK 管，长 5000mm，内径 0.12/0.18 mm），以 DAD 采集在线紫外信号至样品无吸收为止，在 Agilent 1100（1260）高效液相色谱系统下完成分析。该系统流动相与试样间混合状态高度重现，故该法具有稳定和极高重现性的特点。该方法单针测定样品在 1min 内完成，快速、准确。

#### 10.2.2.2 标准（对照） UVFP 生成方法

标准（对照）UVFP 生成方法有 2 种。①采用 15 批以上有代表性的中药原料（药材、

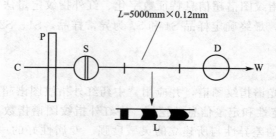

图 10-5 流动注射法测定紫外指纹图谱示意图

C— 载流（carrier）；P— 泵（pump）；S—自动进样器（sample injector）；

L—空管（hollow pipe）；D—DAD 检测器（DAD detector）；W—废液瓶（disposal bottle）

提取物、配方颗粒等）或各类中成药经优化的提取方法获得的供试液所测得紫外光谱全峰点进行均值法计算得到标准（对照）UVFP，是一个平均化模式。②用道地药材（标准药材）或标准中成药制剂的 6 份供试液直接进样测定标准（对照）紫外 UVFP，一般为重复测定 6 份的平均化模式。显然，第 2 种方法更可取和更易实现随行对照定量（随行对照测定时为双样双针测定），当然固定好恒定参照系是定量 UVFP 研究的关键所在。排除不同仪器间系统误差对照 UVFP 可作为直接定性定量分析的标准依据。

### 10.2.2.3 UVFP 主要类型和特点

依据样品提取方法，可建立①水溶性成分 UVFP；②脂溶性成分 UVFP；③全成分 UVFP；④特征有效组分群 UVFP。提取方法的恒定性决定着 UVFP 的稳定性和重现性特征。UVFP 具有测定快速（分析时间＜1min）、稳定性和重现性高，定量信息丰富（因波长范围宽 190～400nm），定量准确度高和数字化特征显著等特征。尽管 UVFP 定性特征性单一，但所提供峰点的定量信息具有全面性和整体性，其能全面反映中药化学成分中不饱和化学键产生的定量叠加全信息，从整体角度考虑其比 HPLC 紫外单波长检测的指纹图谱具有更全面和更准确的特点。分析方法价廉、数据信息全面易得。

## 10.2.3 中药紫外指纹数字化

把紫外连续光谱各点看作指纹点，代表不同化学组分的吸光度加和，利用 UVFP 全峰点可准确定量评价中药整体质量（不能有效检测饱和化学键组分），具有信息丰富和定量准确的优点。根据紫外光谱特点，孙国祥教授定义了 55 个紫外指纹超信息特征数字化参数，见表 10-3。

表 10-3　UVFP 超信息特征数字化参数表

| 序号 | 参数 | 名称 | 定义公式 | 物理意义 |
|---|---|---|---|---|
| 1 | $\lambda_1$ | 起始波长 | $\lambda_1$ | 紫外扫描起始波长 |
| 2 | $\lambda_2$ | 终止波长 | $\lambda_2$ | 紫外扫描终止波长 |
| 3 | $\Delta$ | 波段大小 | $\Delta$ | 紫外扫描波段大小(紫外指纹区间大小) |
| 4 | $d$ | 狭缝宽度 | $d$ | 获得紫外指纹的狭缝宽度 |
| 5 | $n$ | 光谱点总数 | $n$ | 采集紫外指纹峰点总数 |
| 6 | $\beta$ | 指纹分辨率 | $\beta = \dfrac{\Delta\lambda}{d} = \dfrac{\lambda_2 - \lambda_1}{nd}$ | 表征紫外指纹峰点多少和单色光纯度，$\beta$ 越大指纹越多，狭缝越窄，纯度越高 |
| 7 | $\rho$ | 指纹频率 | $\rho = \dfrac{1}{\Delta\lambda} = \dfrac{n}{\lambda_2 - \lambda_1} = \dfrac{1}{d}$ | 表征单位波长内采集紫外指纹峰点数，其值越大越好，指纹信息越多，一般为 1 或 0.5 |

| 序号 | 参数 | 名称 | 定义公式 | 物理意义 |
|---|---|---|---|---|
| 8 | $LR$ | 指纹信号强度 | $LR = \sum\limits_{i=1}^{n} A_i = -\sum\limits_{i=1}^{n} \lg T_i$ | 表征连续光谱各峰点吸光度之和，$LR$ 代表信号总强度，其值越大越好 |
| 9 | $A_0$ | 几何平均信号强度 | $A_0 = \sqrt[n]{\prod\limits_{i=1}^{n} A_i}$ | 表征紫外指纹峰点的几何平均吸光度大小，其值越大信号越强 |
| 10 | $\overline{A}$ | 算术平均信号强度 | $\overline{A} = \dfrac{1}{n}\sum\limits_{i=1}^{n} A_i$ | 表征紫外指纹峰点的平均吸光度大小，其值越大信号越强 |
| 11 | $\delta$ | 几平比 | $\delta = \dfrac{A_0}{\overline{A}}$ | 代表几何平均信号强度与算术平均信号强度之比，$A_0 \approx \overline{A}$ 时，均化性越好 |
| 12 | $\gamma$ | 指纹均化系数 | $\gamma = \dfrac{\boldsymbol{A} \cdot \boldsymbol{a}}{\|\boldsymbol{A}\|\,\|\boldsymbol{a}\|} = \dfrac{\sum\limits_{i=1}^{n} A_i}{\sqrt{n\sum\limits_{i=1}^{n} A_i^2}}$ $= \dfrac{\overline{A}}{\sqrt{\dfrac{1}{n}\sum\limits_{i=1}^{n} A_i^2}} = \left[\dfrac{1}{n}\sum\limits_{i=1}^{n}\left(\dfrac{A_i}{\overline{A}}\right)^2\right]^{-\frac{1}{2}}$ | 表征紫外指纹信号分布均化性大小，其值越接近1，紫外指纹峰点高度大小越接近 |
| 13 | $AUC$ | 指纹 $AUC$ | $AUC$ | 其是紫外指纹谱与横轴围成的面积，代表所有化学成分的吸光度总和，当 $\rho = 1$ 时即 $LR$ |
| 14 | $\eta$ | 指纹空间利用率 | $\eta = \dfrac{AUC}{(\lambda_2 - \lambda_1 + 1)A_{\max}} \times 100\%$ | 其是指纹 $AUC$ 占最大光谱面积（最大吸光度与波段长度积）百分比，其值越大利用率越高 |
| 15 | $Q$ | 表观进样量 | $Q$ | 其是把 1mg 中药原料（制剂）提取液进样后测定 UVFP，代表化学成分含量（单位为 mg）的大小，其值越小越灵敏 |
| 16 | $F$ | UVFP 指数 | $F = \eta\rho\beta\gamma S\ln LR = \eta\gamma d^{-1}S\ln LR$ $= \eta\gamma d^{-1}S\ln\left(\sum\limits_{i=1}^{n} A_i\right)$ | 其是综合信号大小、均化性（$\gamma$）、分辨率（$\beta$）和有效信息量的指数，$F$ 代表指纹总强度、均化性、分辨率和信息量大小，其值越大越好 |
| 17 | $F_{r(q)}$ | 标准 UVFP 指数 | $F_{r(q)} = \eta\gamma d^{-1}S\ln\left(\dfrac{1}{Q}\sum\limits_{i=1}^{n} A_i\right)$ $= \eta\gamma d^{-1}S\ln\left(\dfrac{LR}{Q}\right) = \eta\gamma d^{-1}S\ln\left(\sum\limits_{i=1}^{n} E_i\right)$ | 由 1mg 中药原料（制剂）的提取液进样后检测获得的 $F$，是校正了进样量后的 $F$ |
| 18 | $F_{r(\lambda)}$ | 定带 UVFP 指数 | $F_{r(\lambda)} = \dfrac{200F}{\lambda_2 - \lambda_1}$ | 把 UVFP 折算在 200nm 波段获得的 $F$，它综合指纹总强度、均化性、信息量和波段效率等多维信息，$F_{r(\lambda)}$ 越大鉴定效率越高 |
| 19 | $F_r$ | 相对 UVFP 指数 | $F_r = \dfrac{200F_{r(q)}}{\lambda_2 - \lambda_1}$ | 其是 1mg 中药原料（制剂）提取液进样后在 200nm 连续谱段检测获得的 $F$，综合指纹总强度、均化性、信息量、波段效率和中药原料（制剂）表观取量等多维信息 |
| 20 | $S$ | 指纹总熵 | $S = -\sum\limits_{i=1}^{n} p_i \ln|p_i| = -\sum\limits_{i=1}^{n}\ln\left|\dfrac{A_i}{A_T}\right|$ | 其是代表指纹信息量大小的各峰点熵之和，$S$ 越大信息量越大 |
| 21 | $I$ | 信息量指数 | $I = \eta\gamma S\sum\limits_{i=1}^{n} S_i \ln A_i$ | 其是各峰点吸光度 $A_i$ 的自然对数乘其熵 $S_i$ 并乘均化系数和有效信息熵，是代表指纹信号大小、均化性和信息量多寡指数，越大越好 |

| 序号 | 参数 | 名称 | 定义公式 | 物理意义 |
|---|---|---|---|---|
| 22 | $I_{r(q)}$ | 标准信息量指数 | $I_{r(q)} = \eta \gamma S \sum\limits_{i=1}^{n} S_i \ln \dfrac{A_i}{Q}$ | 由 1mg 中药原料（制剂）提取液进样后检测获得的 $I$ 称为标准信息量指数 $I_{r(q)}$ |
| 23 | $I_{r(\lambda)}$ | 定带信息量指数 | $I_{r(\lambda)} = \dfrac{200I}{\lambda_2 - \lambda_1}$ | 其是把 UVFP 折算成 200nm 波段获得的 $I$ 称为定带信息量数 $I_{r(\lambda)}$，扫描范围越小光谱指纹 $I_{r(\lambda)}$ 越大鉴定效率越高 |
| 24 | $I_r$ | 相对信息量指数 | $I_{r(q)} = \eta \gamma S \sum\limits_{i=1}^{n} S_i \ln \dfrac{A_i}{Q}$ | 由 1mg 中药原料（制剂）提取液进样后，在 200nm 波段检测获得 $I$ 称为相对信息量指数 $I_r$ |
| 25 | $\omega$ | 指数反比 | $\omega = \dfrac{I}{F}$ | 其是 $I$ 和 $F$ 两种指数比，越大均化性越高 |
| 26 | $A_1$ | 最大吸光度 | $A_1$ | 表征吸光度的最大值，越大最大峰吸收越大 |
| 27 | $E_1$ | 最大表观吸光系数 | $E_1 = \dfrac{A_1}{Q}$ | 其为最大吸光度与表观进样量之比，代表最大峰灵敏度 |
| 28 | $N_{sp}$ | 驻点数 | $N_{sp}$ | 表征 UV 指纹图谱上一阶导数为零点的个数，$N_{sp}$ 越大，波动度越大 |
| 29 | $R$ | 指纹极差 | $R$ | 其是指纹极大值与极小值之差，表征曲线上指纹分布最大变异范围和离散程度 |
| 30 | $R_{std}$ | 极差倍率 | $R_{std} = \dfrac{A_{max}}{R}$ | 其是最大吸光度与光谱极差 $R$ 之比，反映指纹分布变异性和离散程度，$R_{std}$ 越大离散越强 |
| 31 | $m$ | 中位比 | $m = \dfrac{\overline{A}}{A_{max}}$ | 其是平均吸光度与最大吸光度之比，可反映指纹点集中趋势，$m < 0.5$ 吸光度较小点多，$m > 0.5$ 吸光度较大点多，当 $m = 1$ 指纹所有点均等 |
| 32 | $AF$ | UVFP 波动量指数 | $AF = \eta \gamma S R_{std}^{N_{sp}} \ln LR = \eta \gamma S R_{std}^{N_{sp}} \ln(\sum\limits_{i=1}^{n} A_i)$ | 其是考虑指纹均化性 $\gamma$、驻点数 $N_{sp}$、极差倍率 $R_{std}$、有效信息熵和总强度的指数，它综合反映信号总强度、有效信息量、均化性和波动度大小 |
| 33 | $AF_{r(q)}$ | 标准波动量指数 | $AF_{r(q)} = \eta \gamma S R_{std}^{N_{sp}} \ln(\dfrac{LR}{Q}) = \eta \gamma S R_{std}^{N_{sp}} \ln(\sum\limits_{i=1}^{n} \dfrac{A_i}{Q})$ | 由 1mg 中药原料（制剂）提取液进样后检测获得的 $AF$ 称为标准波动量指数 $AF_{r(q)}$ |
| 34 | $AF_{r(\lambda)}$ | 定带波动量指数 | $AF_{r(\lambda)} = \dfrac{200AF}{\lambda_2 - \lambda_1 + 1}$ | 将 UVFP 折算成在 200nm 波段获得的 $AF$ 称为定带波动量指数，整合指纹总强度、有效信息量、均化性、波动度和波段效率等信息 |
| 35 | $AF_r$ | 相对波动量指数 | $AF_r = \dfrac{200AF_{r(q)}}{\lambda_2 - \lambda_1 + 1}$ | 其是 1mg 中药原料（制剂）提取液进样后，在 200nm 波段检测获得 $AF$，它整合指纹总强度、有效信息量、均化性、波动度和波段效率等信息 |
| 36 | $AI$ | 信息波动量指数 | $AI = \dfrac{\eta \omega}{\gamma} R_{std}^{N_{sp}} \sum\limits_{i=1}^{n} S_i \ln A_i$ | 其是考虑均化性 $\gamma$、驻点数 $N_{sp}$、极差倍率 $R_{std}$ 和空间效率以及有效信息量，能反映总信息量波动性的指数 |

| 序号 | 参数 | 名称 | 定义公式 | 物理意义 |
|------|------|------|----------|----------|
| 37 | $AI_r$ | 相对信息波动量指数 | $AI_r = \dfrac{200 AI_{r(q)}}{\lambda_2 - \lambda_1}$ | 由 1mg 中药原料（制剂）提取液进样后，在 200nm 波段检测获得 AF |
| 38 | $AI_{r(\lambda)}$ | 定带信息波动量指数 | $AI_{r(\lambda)} = \dfrac{200 AI}{\lambda_2 - \lambda_1 + 1}$ | 将 UVFP 折算成在 200nm 波段获得的 $AI_{r(\lambda)}$，波段越小则指纹鉴定效率越高，整合信号总强度、有效空间信息量、均化性、波动度和波段效率等信息 |
| 39 | $AI_{r(q)}$ | 标准信息波动量指数 | $AI_{r(q)} = \eta\gamma\omega R_{\text{std}}^{N_{\text{sp}}} \displaystyle\sum_{i=1}^{n} S_i \ln \dfrac{A_i}{Q}$ | 由 1mg 中药原料（制剂）提取液进样后检测获得的 AI，它综合信号总强度、有效空间信息量、均化性和波动度以及中药原料（制剂）取量等信息指数 |
| 40 | $a\omega$ | 波动度反比 | $a\omega = \dfrac{AI}{AF}$ | 其是 AI 和 AF 之比，$a\omega$ 越大均化性越高 |
| 41 | $AX$ | 复杂度 | $AX = \dfrac{nS\omega}{200m\beta\gamma\eta}$ | 表征单位波长下各种因素都是最佳条件下的峰容量和峰信息量大小，越大越复杂 |
| 42 | $AX_{r(q)}$ | 标准复杂度 | $AX_{r(q)} = \dfrac{nSI_{r(q)}}{200m\beta\gamma\eta F_{r(q)}}$ | 由 1mg 中药原料（制剂）提取液进样后检测获得的 AX |
| 43 | $AX_{r(\lambda)}$ | 定带复杂度 | $AX_{r(\lambda)} = \dfrac{200}{\lambda_2 - \lambda_1} AX$ | 将 UVFP 折算成在 200nm 波段获得的 AX，波段越小则指纹复杂度越高 |
| 44 | $AX_r$ | 相对复杂度 | $AX_r = \dfrac{200}{\lambda_2 - \lambda_1} AX_{r(q)}$ | 由 1mg 中药原料（制剂）提取液进样后，在 200nm 波段检测获得 AX |
| 45 | $AY$ | 清晰度 | $AY = \dfrac{I \ln LR}{AX} \times 100\%$ | 表征系统在最低复杂度时的信息总量和总信号指数的大小，越大则谱图越清晰 |
| 46 | $AY_{r(q)}$ | 标准清晰度 | $AY_{r(q)} = \dfrac{I_{r(q)} \ln \dfrac{LR}{Q}}{AX_{r(q)}} \times 100\%$ | 由 1mg 中药原料（制剂）提取液进样后检测获得的 AY |
| 47 | $AY_{r(\lambda)}$ | 定带清晰度 | $AY_{r(\lambda)} = \dfrac{200}{\lambda_2 - \lambda_1} AY$ | 将 UVFP 折算成在 200nm 波段获得的 AY |
| 48 | $AY_r$ | 相对清晰度 | $AY_r = \dfrac{200}{\lambda_2 - \lambda_1} AY_{r(q)}$ | 由 1mg 中药原料（制剂）提取液进样后，在 200nm 波段检测获得 AY |
| 49 | $x\omega$ | 浊清度比 | $x\omega = \dfrac{AX}{AY}$ | 复杂度 AX 与清晰度 AY 之比的大小 |
| 50 | $\rho$ | 方均均方比 | $\rho = \dfrac{\dfrac{1}{n}\displaystyle\sum_{i=1}^{n} y_i^2}{\left(\dfrac{1}{n}\displaystyle\sum_{i=1}^{n} y_i\right)^2} = \dfrac{\overline{y^2}}{\overline{y}^2}$ | 揭示方均与均方比的系数，平方的倒数大小 |
| 51 | $\varepsilon$ | 均化相似度 | $\varepsilon = \sqrt{\dfrac{\rho_y}{\rho_x}} = \dfrac{\gamma_x}{\gamma_y} = 1 - \alpha$ | 揭示样品与对照指纹均化系数的比值大小 |
| 52 | $\Delta$ | 综合指数 | $\Delta = F + I + \dfrac{AF}{10} + \dfrac{AI}{10} + AX + AY$ | 揭示经典 4 指数与复杂度、清晰度的加和指数大小 |
| 53 | $\theta$ | 高低比率 | $\theta = \dfrac{p}{q} \times 100\%$ | $r_i > m$ 的峰点数 $p$ 与 $r_i < m$ 的峰点数 $q$ 之比 |
| 54 | $\Theta$ | 积分动率 | $\Theta = \dfrac{\lvert \ln A_1 - \ln A_n \rvert}{\lambda_2 - \lambda_1} \times 100\%$ | 单位波长内相邻峰面积自然对数的平均变化率 |
| 55 | $f_{wi}$ | 称样量校正因子 | $f_{wi} = \dfrac{W_{\text{RFP}}}{W_i}$ | 1mg 中药原料（制剂）相对于标准的称样量校正 |

### 10.2.4　UVFP应用实例——舒筋活血片紫外指纹图谱研究 [1]

目前，中药质量检测更多地采用高效液相色谱法且以紫外检测法为主。虽然紫外光谱分析技术在药物定量方面有重要应用，但信息单一致使其在中药指纹图谱研究中无特长。由于中药提取液中包含化学物质组分有几十甚至几百种，以单一波长或几个波长定性定量得到的物质信息显然不全面。因此在稀溶液条件下，测定 190~400nm 紫外吸收光谱基本能涵盖中药全组分产生紫外吸收的化学成分总量，即测定近紫外区段范围紫外指纹图谱（UVFP）可作为鉴定中药的简捷准确的新的整体定量技术手段 [14,15]。UVFP 能检测中药不饱和化学键和共轭体系以及含杂原子（卤素、氧族和氮族元素）的化学物质的总量，这为中药 UVFP 定量法所含信息的准确度提供了基础保证。建立 UVFP 指数、信息量指数、波动量指数和信息波动量指数等理论以及紫外指纹定量法，形成紫外超信息数据簇评价法，并用 190~400nm UVFP 评价舒筋活血片（Shujin Huoxue Pian，SJHXP）。SJHXP 由红花、香附（制）、狗脊（制）、香加皮、络石藤、伸筋草、泽兰叶、槲寄生、鸡血藤和自然铜（煅）10味药组方。有舒筋活络和活血散瘀之功效，用于筋骨疼痛、肢体拘挛和腰背酸痛 [16]。文献有薄层扫描法和高效液相色谱法测定一种或几种成分含量 [17-21]，均无法准确反映 SJHXP 质量。基于 SJHXP 紫外超信息数据簇幅度变化，力求客观准确地表征其化学组分的整体量化特征。从多维超信息数据簇限度和 211 个定量波长的广角度量变来鉴别和精准评价中药复杂体系质量的变化，实现利用 UVFP 清晰、便捷和精确定量化地揭示中药复杂巨系统的总体量化特征。形成中药有效、实用、简捷、准确的新技术方法。

#### 10.2.4.1　实验部分

**(1) 仪器与试剂**

Agilent 1100 型液相色谱仪（DAD 检测器、四元低压梯度泵、在线脱气装置、自动进样器），ChemStation 工作站（Agilent 科技有限公司），Sarturius-BS110S 分析天平（北京赛多利斯天平有限公司）。

甲醇（色谱纯，山东禹王实业有限公司禹城化工厂），水（去离子水）。14 批 SJHXP（购于沈阳市药店）：S1、S6、S13 和 S14，三门峡莘原制药有限公司（101006、100311、110713、110701）；S2 和 S9，河北世济唐威药业有限公司（D11155、D11158）；S3，山东健民药业有限公司（100302）；S4，河南省百泉制药有限公司（100701）；S5，长春经开药业有限公司（20090502）；S7，河南明康制药有限公司（20110302）；S8 和 S10，洛阳君山制药有限公司（110601，101104）；S11，哈药集团三精黑河药业有限公司（101201）；S12，丹东药业集团有限公司（101102 133）。

**(2) 供试品溶液制备**

取 SJHXP 10 片，精密称定，除去薄膜衣并研碎，取约 2.78g，精密称定，加甲醇 50mL，回流提取 1h，过滤，残渣加甲醇 40mL 再回流提取 1h，过滤，残渣再加水 40mL 继续回流 1h，滤液减压浓缩至 16mL，加入 95% 乙醇 84mL，静置 12h 后，将滤液与前两次滤液合并后减压浓缩至 16mL，用甲醇定容至 25mL，摇匀即得。

**(3) UVFP 测定条件**

Agilent 聚四氟乙烯（PTFE）管（650mm×0.12mm），柱温（30.0±0.15）℃，流动相为甲醇，流速 0.5mL/min，进样量 0.2μL。检测波长 190~400nm（DAD），采集间隔 1nm，狭缝宽度 1nm。

#### 10.2.4.2 结果与讨论

**(1) 试验条件及方法学考察**

① **流速选择** 调整流速 $F_c$ 分别为 0.1mL/min、0.2mL/min、0.3mL/min、0.4mL/min、0.5mL/min、0.6mL/min、0.7mL/min、0.8mL/min、0.9mL/min 和 1.0mL/min，系统平衡后精密吸取供试液 $0.20\mu L$ 进样，记录 190～400nm 紫外光谱。结果 $AUC=90539-58944F_c$，$r=-0.97$。$F_c$ 越小 $AUC$ 越大，见图 10-6（a）。当 $F_c=0.5\sim1.0$mL/min 时紫外光谱变化不大，相比之下 0.5mL/min 时 UVFP 最大吸光度适中，故选择 $F_c=0.5$mL/min。

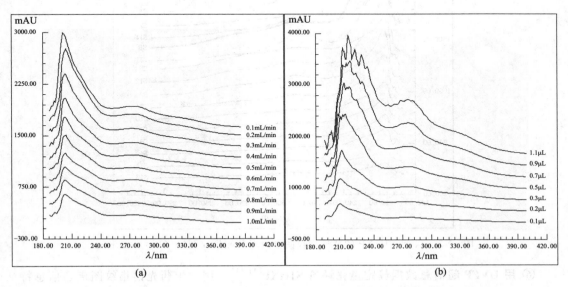

图 10-6　不同流速（a）和不同进样量（b）时 SJHXP 的紫外光谱图（190～400nm）

② **最佳进样量选择** 按检测条件，在流速 0.5mL/min 平衡柱系统，在进样量分别为 $0.10\mu L$、$0.20\mu L$、$0.30\mu L$、$0.50\mu L$、$0.70\mu L$、$0.90\mu L$ 和 $1.10\mu L$ 考察 190～400nm 紫外吸收光谱。结果表明 $AUC$ 与绝对进样量 $Q$（mg）呈良好线性关系，即 $AUC=20471+193120Q$，$r=0.996$，线性范围 0.10～1.10$\mu L$（制剂表观质量为 0.0108～0.1189mg。以吸光度在 600～800mAU 为宜，最终确定进样量 $0.20\mu L$，见图 10-6（b）。

③ **系统适用性试验** 将 S2 号供试液进样 $0.20\mu L$，记录 6 种不同波长（210nm、228nm、246nm、265nm、286nm 和 326nm）色谱图和 190～400nm 在线紫外光谱。因所有组分在 1min 内出峰完全，故确定检测时间为 1min，此系统理论板数不低于 54。

④ **精密度和稳定性试验** 将 S2 号 SJHXP-UV 供试液连续进样 6 次，记录 6 波长下色谱图和 190～400nm 在线紫外光谱。以 228nm 时色谱图考察进样精密度，计算其保留时间 $RSD$ 均<1.1%，峰面积 $RSD$<1.1%，表明进样精密度很好。同时取 S2 号供试液，分别在样品制备后 0h、1h、2h、3h 和 4h 进样，结果保留时间 $RSD$ 均<1.2%，峰面积 $RSD$<1.4%，表明样品在 4h 内基本稳定。

⑤ **UVFP 建立并评价 SJHXP 质量** 采用 FIA 法测定 14 批 SJHXP 在 190～400nm 的 UVFP，见图 10-7。将 14 批样品 CSV 文件导入"中药光谱指纹图谱超信息特征数字化评价系统 3.0"软件，参照 HPLC 指纹图谱结果[14]选 S1、S2、S9 和 S12 以外的 10 批 SJHXP

文件按均值法计算紫外对照指纹图谱（UV-RFP），以其评价 14 批样品 $S_m$、$P_m$ 和 $\alpha$ 值，依据 UVFQM 标准鉴定 S7 和 S9 质量好（3 级）、S10 质量良好（4 级）、S4 和 S8 质量一般（6 级）、S6 质量差（7 级），其余质量均劣（8 级），见表 10-5。

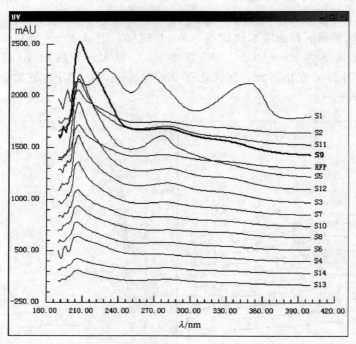

图 10-7　14 批 SJHXP 的紫外指纹图谱及对其照指纹图谱（190～400nm）

**⑥ 用 UVFP 超信息数据簇定量化评价 SJHXP[11-13]**　用 "中药光谱指纹图谱超信息特征数字化评价系统 3.0" 软件评价 SJHXP-UVFP 见表 10-4。①$\beta=1$ 及 $\rho=1$，说明指纹点数和单色光纯度符合要求。②$LR=14125\sim86672$、$A_0=48\sim318$、$\overline{A}=67\sim411$、$AUC=14090\sim86528$，说明指纹信号强度较高。③$\gamma=0.759\sim0.897$、$\delta=0.656\sim0.819$，说明指纹均化性很好。④$N_{sp}=7\sim11$、$R=209\sim1250$、$R_{std}=1.019\sim1.053$，说明指纹分布较均匀。$m=0.264\sim0.565$ 说明吸光度较小点多。⑤$F=10.1\sim16.6$、$S=5\sim5.2$、$I=24.8\sim46.2$、$AF=15.6\sim33.5$、$AI=16\sim39.8$，说明其指纹总强度较高、均化性较好、所含信息量丰富、指纹图谱波动度较小，但以 S1 波动度最大。$F_r=14.0\sim17.9$、$I_r=41.1\sim59.5$、$AF_r=16.0\sim33.5$ 和 $AI_r=15.2\sim37.9$ 都较高，说明此图谱波段效率和中药原料（制剂）提取液中所含化学成分信息都很高。$F_{r(\lambda)}$、$I_{r(\lambda)}$ 和 $AF_{r(\lambda)}$ 均高于原来 $F$ 和 $I$ 值，说明波段效率高；$F_{r(q)}$、$I_{r(q)}$、$AF_{r(q)}$ 和 $AI_{r(q)}$ 均高于原来 $F$ 和 $I$ 值，说明样品所含化学信息量丰富。⑥S1 的 $F=29.8$、$I=83.2$、$AF=83$、$AI=124.2$ 均远远高于其他批次，说明该批次图谱波动性较大。⑦根据实验结果，把 SJHXP 的 16 个指数的 $\pm15\%$ 作为限度来控制 14 批 SJHXP，对于 $F$、$F_r$、$F_{r(t)}$ 和 $F_{r(q)}$ 四指数来说，S6 和 S7 低于低限（LPL），S1 和 S5 均高于高限（HPL）；对于 $I$、$I_r$、$I_{r(t)}$ 和 $I_{r(q)}$ 四指数来说，S6、S7、S13 和 S14 均低于 LPL，S1 和 S5 高于 HPL；对于 $AF$、$AF_r$、$AF_{r(t)}$ 和 $AF_{r(q)}$ 四指数来说，S6 和 S7 低于 LPL，S1、S5、S8 和 S12 均高于 HPL；对于 $AI$、$AI_r$、$AI_{r(t)}$ 和 $AI_{r(q)}$ 四指数来说，S6、S7、S13 和 S14 均低于 LPL，S1、S3、S5、S9 和 S12 均高于 HPL，结果见表 10-5。

# 表 10-4　SJHXP-UV 指纹图谱超信息特征数字化评价结果

| 序号 | 参数 | S3 | S4 | S5 | S6 | S7 | S8 | S10 | S12 | S13 | S14 | RFP | S1 | S2 | S9 | S11 |
|---|---|---|---|---|---|---|---|---|---|---|---|---|---|---|---|---|
| 1 | $\lambda_1$ | 190 | 190 | 190 | 190 | 190 | 190 | 190 | 190 | 190 | 190 | 190 | 190 | 190 | 190 | 190 |
| 2 | $\lambda_2$ | 400 | 400 | 400 | 400 | 400 | 400 | 400 | 400 | 400 | 400 | 400 | 400 | 400 | 400 | 400 |
| 3 | $\Delta$ | 1 | 1 | 1 | 1 | 1 | 1 | 1 | 1 | 1 | 1 | 1 | 1 | 1 | 1 | 1 |
| 4 | $d$ | 1 | 1 | 1 | 1 | 1 | 1 | 1 | 1 | 1 | 1 | 1 | 1 | 1 | 1 | 1 |
| 5 | $n$ | 211 | 211 | 211 | 211 | 211 | 211 | 211 | 211 | 211 | 211 | 211 | 211 | 211 | 211 | 211 |
| 6 | $\beta$ | 1 | 1 | 1 | 1 | 1 | 1 | 1 | 1 | 1 | 1 | 1 | 1 | 1 | 1 | 1 |
| 7 | $\rho$ | 1 | 1 | 1 | 1 | 1 | 1 | 1 | 1 | 1 | 1 | 1 | 1 | 1 | 1 | 1 |
| 8 | $LR$ | 53833 | 23119 | 86672 | 22974 | 38963 | 29480 | 31657 | 66185 | 14125 | 14125 | 38113 | 81785 | 35237 | 82140 | 48830 |
| 9 | $A_0$ | 184 | 75 | 313 | 73 | 121 | 103 | 104 | 236 | 48 | 48 | 131 | 318 | 115 | 272 | 153 |
| 10 | $\overline{A}$ | 255 | 110 | 411 | 109 | 185 | 140 | 150 | 314 | 67 | 67 | 181 | 388 | 167 | 389 | 231 |
| 11 | $\delta$ | 0.72 | 0.683 | 0.762 | 0.67 | 0.656 | 0.734 | 0.696 | 0.754 | 0.719 | 0.719 | 0.727 | 0.819 | 0.689 | 0.7 | 0.661 |
| 12 | $\gamma$ | 0.808 | 0.768 | 0.829 | 0.76 | 0.759 | 0.788 | 0.775 | 0.808 | 0.805 | 0.805 | 0.8 | 0.897 | 0.769 | 0.783 | 0.775 |
| 13 | $AUC$ | 53732 | 23021 | 86528 | 22933 | 38874 | 29424 | 31590 | 66026 | 14090 | 14090 | 38031 | 81600 | 35136 | 82000 | 48692 |
| 14 | $\eta$ | 30.7 | 29.9 | 34.3 | 26.3 | 26.7 | 28.9 | 28.2 | 30.2 | 30.9 | 30.9 | 30.3 | 56.4 | 28 | 30.2 | 28.5 |
| 15 | $Q$ | 0.0188 | 0.0205 | 0.022 | 0.0265 | 0.0206 | 0.0256 | 0.0246 | 0.0234 | 0.02 | 0.0186 | 0.0221 | 0.0109 | 0.0216 | 0.0253 | 0.022 |
| 16 | $F$ | 13.8 | 11.6 | 16.6 | 10.1 | 10.8 | 11.9 | 11.5 | 13.9 | 12.1 | 12.1 | 13 | 29.8 | 11.4 | 13.6 | 12 |
| 17 | $F_r$ | 17.9 | 15.3 | 21.1 | 13.1 | 14 | 15.4 | 14.8 | 17.7 | 16.3 | 16.3 | 16.9 | 39.7 | 14.8 | 17.1 | 15.5 |
| 18 | $F_{r(\lambda)}$ | 13.1 | 11 | 15.8 | 9.6 | 10.2 | 11.3 | 10.9 | 13.2 | 11.5 | 11.5 | 12.4 | 28.4 | 10.8 | 12.9 | 11.4 |
| 19 | $F_{r(q)}$ | 18.8 | 16.1 | 22.2 | 13.8 | 14.7 | 16.1 | 15.6 | 18.5 | 17.1 | 17.2 | 17.7 | 41.7 | 15.5 | 18 | 16.2 |
| 20 | $S$ | 5.1 | 5 | 5.1 | 5 | 5 | 5.1 | 5.1 | 5.1 | 5.1 | 5.1 | 5.1 | 5.2 | 5 | 5.1 | 5 |
| 21 | $I$ | 36.9 | 28.5 | 46.2 | 24.8 | 27.8 | 30.1 | 29.1 | 37.7 | 28.3 | 28.3 | 33.7 | 83.2 | 29.2 | 37.3 | 31.7 |
| 22 | $I_r$ | 59.5 | 48.7 | 71.2 | 41.1 | 45.4 | 49.1 | 47.4 | 58.7 | 51 | 51.4 | 54.9 | 138.2 | 47.8 | 56.8 | 50.6 |
| 23 | $I_{r(\lambda)}$ | 35.1 | 27.2 | 44 | 23.6 | 26.5 | 28.6 | 27.7 | 35.9 | 26.9 | 26.9 | 32.1 | 79.2 | 27.8 | 35.6 | 30.2 |
| 24 | $I_{r(q)}$ | 62.5 | 51.1 | 74.7 | 43.3 | 47.7 | 51.6 | 49.8 | 61.6 | 53.5 | 54 | 57.7 | 145.1 | 50.2 | 59.6 | 53.1 |
| 25 | $\omega$ | 2.68 | 2.46 | 2.78 | 2.46 | 2.59 | 2.53 | 2.54 | 2.72 | 2.34 | 2.34 | 2.59 | 2.79 | 2.57 | 2.76 | 2.64 |
| 26 | $A_1$ | 829 (206) | 365 (207) | 1195 (207) | 413 (205) | 689 (206) | 483 (205) | 530 (206) | 1035 (206) | 216 (205) | 216 (205) | 595 (206) | 686 (229) | 594 (206) | 1286 (207) | 811 (207) |
| 27 | $E_1$ | 44089.5 | 17818.7 | 54319.2 | 15582.5 | 33454.8 | 18875.9 | 21550.4 | 44240.2 | 10788.2 | 11600.2 | 26913.5 | 62949.4 | 27510.2 | 50827.8 | 36861.9 |
| 28 | $N_{sp}$ | 7 | 12 | 9 | 9 | 6 | 11 | 9 | 11 | 7 | 6 | 11 | 5 | 11 | 6 | 7 |
| 29 | $R$ | 805 | 355 | 1135 | 404 | 677 | 464 | 515 | 990 | 209 | 209 | 574 | 625 | 577 | 1250 | 796 |
| 30 | $R_{std}$ | 1.03 | 1.029 | 1.053 | 1.022 | 1.019 | 1.041 | 1.03 | 1.046 | 1.034 | 1.034 | 1.037 | 1.098 | 1.03 | 1.029 | 1.019 |
| 31 | $m$ | 0.308 | 0.3 | 0.344 | 0.264 | 0.268 | 0.289 | 0.283 | 0.303 | 0.31 | 0.31 | 0.304 | 0.565 | 0.281 | 0.303 | 0.285 |
| 32 | $AF$ | 16.9 | 16.4 | 26.4 | 12.3 | 12 | 18.6 | 14.9 | 22.8 | 14.8 | 14.8 | 15.6 | 83 | 13.6 | 16 | 13.7 |
| 33 | $AF_r$ | 22 | 21.7 | 33.5 | 16 | 15.6 | 24 | 19.3 | 29 | 19.9 | 20 | 20.2 | 110.6 | 17.7 | 20.3 | 17.7 |
| 34 | $AF_{r(\lambda)}$ | 16.1 | 15.6 | 25.1 | 11.7 | 11.4 | 17.7 | 14.2 | 21.7 | 14.1 | 14.1 | 14.8 | 79 | 12.9 | 15.3 | 13.1 |
| 35 | $AF_{r(q)}$ | 23.1 | 22.8 | 35.2 | 16.8 | 16.4 | 25.2 | 20.3 | 30.5 | 20.9 | 21 | 21.2 | 116.1 | 18.5 | 21.3 | 18.6 |
| 36 | $AI$ | 23.8 | 19.7 | 39.8 | 14.8 | 16 | 23.3 | 19.1 | 33 | 15.9 | 15.9 | 20.6 | 124.2 | 17.7 | 24.1 | 19 |
| 37 | $AI_r$ | 22.7 | 18.8 | 37.9 | 14.1 | 15.2 | 22.2 | 18.2 | 31.4 | 15.1 | 15.1 | 19.6 | 118.3 | 16.9 | 22.9 | 18.1 |
| 38 | $AI_{r(\lambda)}$ | 38.4 | 33.7 | 61.4 | 24.5 | 26.1 | 38.1 | 31.1 | 51.3 | 28.6 | 28.9 | 33.5 | 206.5 | 29 | 36.6 | 30.3 |
| 39 | $AI_{r(q)}$ | 40.3 | 35.4 | 64.4 | 25.7 | 27.4 | 40 | 32.7 | 53.9 | 30 | 30.5 | 35.2 | 216.8 | 30.5 | 38.5 | 31.8 |

| 序号 | 参数 | S3 | S4 | S5 | S6 | S7 | S8 | S10 | S12 | S13 | S14 | RFP | S1 | S2 | S9 | S11 |
|---|---|---|---|---|---|---|---|---|---|---|---|---|---|---|---|---|
| 40 | $a\omega$ | 1.4 | 1.2 | 1.51 | 1.2 | 1.33 | 1.26 | 1.28 | 1.45 | 1.07 | 1.07 | 1.32 | 1.5 | 1.31 | 1.5 | 1.39 |
| 41 | $f_{wi}$ | 1.18 | 1.08 | 1 | 0.83 | 1.07 | 0.86 | 0.9 | 0.94 | 1.11 | 1.19 | 1 | 2.03 | 1.02 | 0.87 | 1 |
| 42 | $S_m$ | 0.998 | 0.992 | 0.993 | 0.994 | 0.993 | 0.996 | 0.998 | 0.998 | 0.998 | 0.998 | 1 | 0.994 | 0.863 | 0.997 | 0.997 |
| 43 | $P_m$ | 165.1 | 66.3 | 222.8 | 51.3 | 112.3 | 67 | 75.6 | 163 | 40.7 | 43.8 | 100 | 263.6 | 182.5 | 82.2 | 218.1 |
| 44 | $\alpha$ | 0.01 | 0.041 | 0.037 | 0.05 | 0.052 | 0.015 | 0.031 | 0.01 | 0.006 | 0.006 | 0 | 0.031 | 0.121 | 0.038 | 0.021 |
| 45 | Grade | 8 | 6 | 8 | 7 | 3 | 8 | 4 | 8 | 8 | 8 | 1 | 8 | 8 | 3 | 8 |
| 46 | Quality | infer | comn | infer | defec | good | comn | fine | infer | infer | infer | best | infer | infer | good | infer |

**表 10-5　SJHXP-UV 指纹图谱 16 个指数的低指数限 (LPL) 和高指数限 (HPL) 及逸出样品**

| 编号 | 1 | 2 | 3 | 4 | 5 | 6 | 7 | 8 | 9 | 10 | 11 | 12 | 13 | 14 | 15 | 16 |
|---|---|---|---|---|---|---|---|---|---|---|---|---|---|---|---|---|
| 参数 | $F$ | $F_r$ | $F_{r(\lambda)}$ | $F_{r(q)}$ | $I$ | $I_r$ | $I_{r(\lambda)}$ | $I_{r(q)}$ | $AF$ | $AF_r$ | $AF_{r(\lambda)}$ | $AF_{r(q)}$ | $AI$ | $AI_r$ | $AI_{r(\lambda)}$ | $AI_{r(q)}$ |
| LPL | 11.1 | 14.4 | 10.5 | 15.0 | 28.6 | 46.7 | 27.3 | 49.0 | 13.3 | 17.2 | 12.6 | 18.0 | 17.5 | 16.7 | 28.5 | 29.9 |
| HPL | 15.0 | 19.4 | 14.3 | 20.4 | 38.8 | 63.1 | 36.9 | 66.4 | 17.9 | 23.2 | 17.0 | 24.4 | 23.7 | 22.5 | 38.5 | 40.5 |
| Out | | S1、S5、S6、S7 | | | | S1、S5～S7、S13、S14 | | | | S1、S5～S8、S12 | | | | S1、S3、S5～S7、S9、S12～S14 | | |

**(2) UVFP 与 HPLC 指纹图谱结果比较**

对比 SJHXP 的 HPLC 指纹图谱和 UVFP 的评价结果可知，除 S5 和 S9 质量等级相差 5 级，其余各批次评价结果均相差 2 级以下，由于 UVFP 是以波段为 211 个数据点来计算总含量，因此结果更准确。文献方法是以 228nm 测定的 HPLC 指纹图谱为基础计算的结果，具有片面性。

### 10.2.4.3　结论

通过建立紫外指纹图谱指数、信息量指数、波动量指数和信息波动量指数等理论以及紫外指纹定量法，形成中药紫外指纹图谱超信息数据簇定量评价方法。应用"中药光谱指纹图谱超信息特征数字化评价系统 3.0"软件对 SJHXP-UVFP 隐含的紫外定性和定量信息进行挖掘，共建立 46 个超信息数据簇参数。用流动注射分析（FIA）法采集 190～400nm UVFP 来重点反映中药化学组分中的 $\pi{\rightarrow}\pi^*$、$n{\rightarrow}\pi^*$ 和 $n{\rightarrow}\sigma^*$ 化学键定性定量信息。评价得出 S7 和 S9 质量好（3 级）；S10 质量良好（4 级）；S1 波动度很大，表明该中药可能加入了其他西药化学成分。建立方法的基础就是制剂 UVFP 本源来自药材 UVFP 的叠加（依据吸光度加和性），据此利用 UVFP 对 SJHXP 尝试进行数字化和定量化整体质量评价，是表征中药化学组分总含量特征的创新。这建立了利用中药紫外指纹图谱超信息数据簇鉴别和精准评价中药质量的新方法，实现了利用 UVFP 定量评价中药复杂巨系统的总量特征。

# ▶ 10.3　中药红外量子指纹图谱

## 10.3.1　红外量子指纹图谱的概述

通过记录不同红外波长 λ 单色光照射物质时对红外光产生的吸光度 $A$，可得 $A$-λ 红外吸收连续光谱。因连续曲线抹杀了红外光量子被吸收的特征，红外量子指纹图谱是把红外吸收光谱看成是依次对红外光子的吸光点到基线（$A=0$）的垂线集合，把连续红外波长（波数）的对应纵坐标进行合并成简单线状量子谱。

红外量子指纹图谱的基本属性如下：①红外量子指纹的平面性。把基线（$A＝0$）到吸收顶点连线称为红外单量子指纹谱，红外吸收光谱则变为顺序排列的基线垂线绘制而成的黑色平面图。②红外量子指纹的加和性。把 $n＝j$ 个波长对应的吸光度加和赋值到最后一个波长上的吸光度上，称为红外吸光复量子指纹（峰高不变或为合并点最大吸光度），则吸收光谱可变成垂直基线（$A＝0$）的分散线状或棒状复量子指纹线谱。③红外量子指纹的单一性。红外吸收光谱用量子指纹线谱表示，不同波长对应的量子指纹是专属性的，其顶点连线为原始吸收光谱。④红外量子指纹的特征性。量子指纹图谱能简单明确地表达红外光量子被吸收的特征，是吸收光谱真实的还原表征和简化描述。⑤红外量子指纹的定量性。红外量子指纹峰符合朗伯-比尔定律，无论单量子指纹和复量子指纹均符合朗伯-比尔定律，因此可进行定量分析。⑥红外量子指纹的拓展性。红外量子指纹技术可拓展到任何连续信号曲线的量子化处理，如 NIR、TG、DSC、电化学指纹图谱等[23-31]。

## 10.3.2　红外量子指纹信息化

红外量子指纹信息化是采用不同的吸光度点进行合并的方法。量子指纹峰信息包括：①峰号，②峰位，③半峰宽，④峰高，⑤峰面积，⑥峰面积百分比，能执行峰匹配，能进行整体定性和定量计算，符合国际通用的 ∗.cdf 文件特征。红外量子指纹峰点信息是进行红外量子指纹一致性评价的物理基础信息，是对光谱连续信号量子化的物理信号进行数字信息化处理的结果。红外量子化不但是连续信号进行线状化变化过程，更重要的是对产生连续信号图谱的物质基础所反应和表达的物理信息的整合与简化。红外量子指纹峰信息化是进行红外量子指纹计算的物质基础，是信息化处理的核心技术。因此红外光谱量子化是一个数字化赋值过程，是对连续信号数字化、全值信息化、原始信号完整化的色谱化变换。红外量子指纹的定量结果基本与合并点数多少无关，或影响甚微，原因在于对原始信息的并合操作具有加和性。因此，红外量子化是一种把连续信号进行色谱量子峰的变换过程，红外量子指纹峰点具备国际分析学会定制的 ∗.cdf 文件的基础信息。

## 10.3.3　红外量子指纹信息化方法

### 10.3.3.1　间隔抹除法（隔抹谱）

依据连续光谱设定简并量子线宽度 $a$ 和抹除量子线宽度 $b$，对于给定数据点数为 $n$ 的连续光谱则转换为新的具有 $m$ 个量子指纹的红外量子指纹图谱（隔抹谱）。隔抹谱从红外光谱信号等起始测量点始抹除 $b$ 宽度（波长点数）量子线，把 $b$ 信号全部简并到 $a$ 宽度（点数）量子线上（抹除部分信息合并在紧邻带中，一般加在下一个量子峰上），循环抹除和简并操作，直至最末光谱点信号数。该法运行极快，但不损失数据点信息并且量子线宽可控。用简并量子率 $K$ 和特征量子指纹数 $m$ 描述简并过程，即 $n$ 个数据点被简并为 $m$ 个红外量子指纹。该方法获得量子隔抹谱，但当 $b＝0$ 时获得全息量子基普（为台阶谱），此时谱图无切割具有全信息。定义简并量子率 $K$ 见式(10-37)，特征量子指纹数 $m$ 见式(10-38)。不同简并点条件下获得复方甘草片的量子指纹图谱见图 10-8 和图 10-9。

$$K＝a/(a+b) \tag{10-37}$$
$$m＝n/(a+b) \tag{10-38}$$

### 10.3.3.2　定点合并法

定点合并法是将红外光谱多数据点 $a$ 循环合并在该区间最末一个固定点的光谱量子线

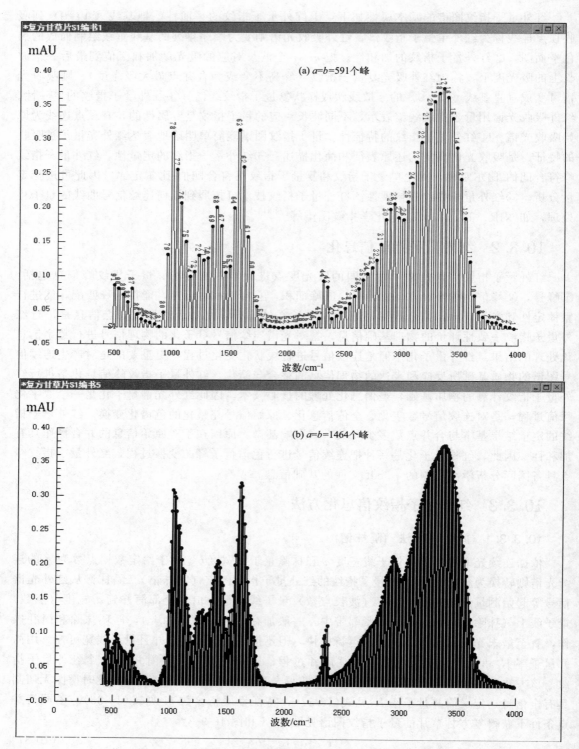

图 10-8　不同简并点获得的复方甘草片红外量子指纹图谱

上。其特点是：①峰高为末点光谱数据点的信号；②面积为各光谱点的信号总和（信号负值需校正）；③半峰宽为设置总数据点数 $a$ 除以 200；④用线状或棒状图表达红外量子指纹谱

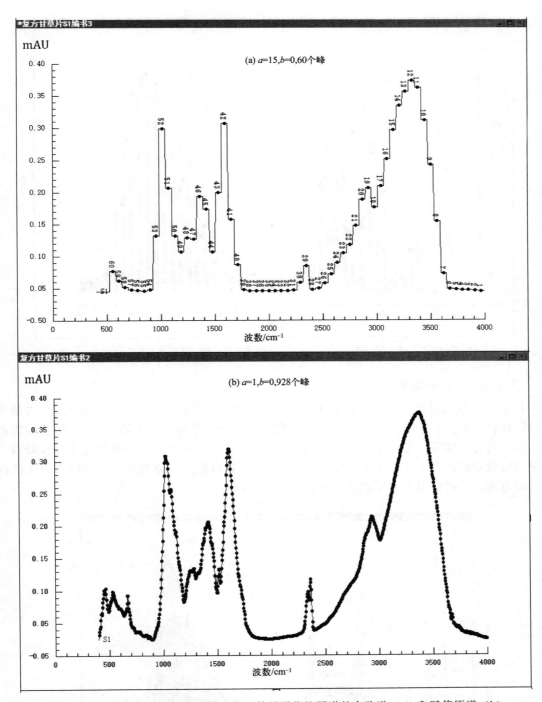

图 10-9　不同简并点时复方甘草片的红外量子指纹图谱的台阶谱（a）和赋值原谱（b）

线；⑤易于进行量子峰点匹配。该方法使用最多、最好用且信息最全。当用此方法采用合并区间 $a$ 内的最大峰高时称为最大峰高法。最大峰高法与末点峰高法的 $S_m$ 差异导致 $P_m$ 差异约为 $10\%$，建议采用最大峰高法，见图 10-10。

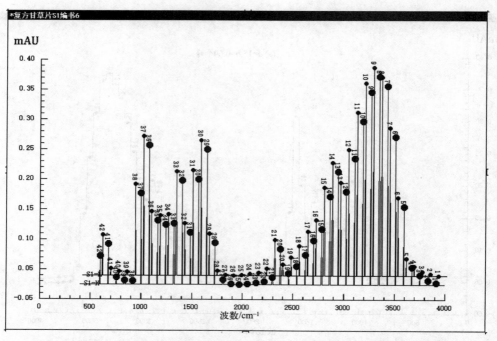

图 10-10　最大峰高法与末点峰高法获得复方甘草片量子图谱差异（S1-H 最大峰高法）

### 10.3.3.3　特征简并法

在 $p$ 个亚区简并点中，简并出 $q$ 个特征峰（棒图）。应注意：①其峰高为简并区内最末峰高，峰位在末点；②简并点数 $p$ 为特征峰数 $q$ 的 3 倍；③半峰宽要除以 200，防止计算错误。特征简并法实际上是先分区，然后在小区内进行定点合并量子。该法中量子指纹峰数不多于原始数据点，在 $p<q$ 时可出现 464 或 931 点原始数据。特征简并法是获得多量子峰的一种好方法，获得谱图保留原谱特征性很强（图 10-11）。

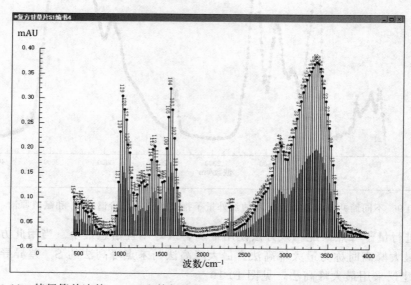

图 10-11　特征简并法的 $p=50$ 和特征峰数 $q=10$ 时获得复方甘草片红外量子指纹图谱

### 10.3.3.4　智能量子化

智能量子化也称区间量子化，是能设置量子化区间的起点 $x_1$ 和终点 $x_2$ 并预设子指纹合并点数 $a$ 的方法，即首先①设置量子指纹合并点数 $a$；②设置量子化区间 $[x_1，x_2]$，其他区间不进行量子化，只有量子基线，见图 10-12、图 10-13。该方法在固定区间内进行红外量子化，这对目标化合物定量时可针对特别指纹峰进行红外量子化，精准快捷。

量子变换基本方法包括以上四种方法，凡是涉及把连续信号点进行分割和合并为线状或棒状指纹谱线的模式均包含在量子指纹图谱范围内。

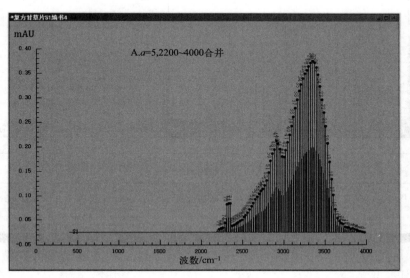

图 10-12　智能量子化（2200～4000cm$^{-1}$）获得复方甘草片局部量子指纹图谱

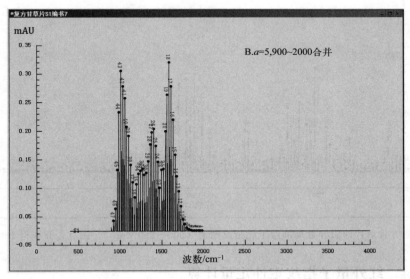

图 10-13　智能量子化（900～2000cm$^{-1}$）获得复方甘草片局部量子指纹图谱

### 10.3.3.5　导数量子化法

由于导数运算后可消除背景干扰，故可按照导数的绝对值产生新的全部整峰，并对这些谱峰进行量子化运算，见图 10-14 和图 10-15。

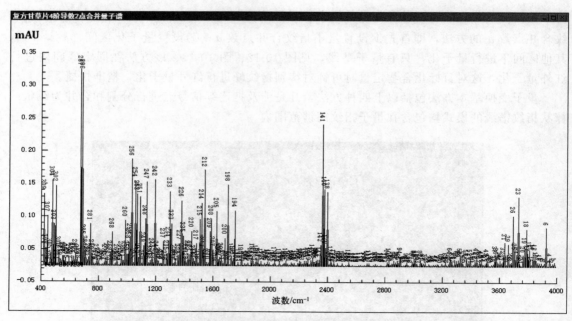

图 10-14　复方甘草片四阶导数量子化指纹图谱（二点合并获得 309 个量子峰）

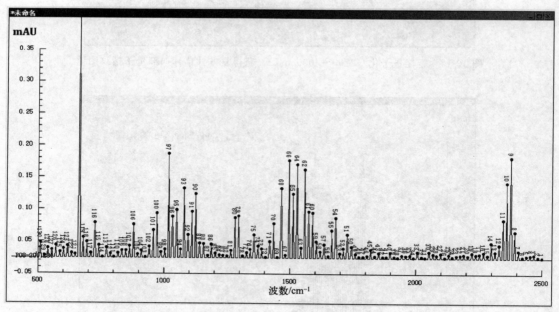

图 10-15　复方甘草片四阶导数局部量子化指纹图谱（500～2500cm$^{-1}$，二点合并获得 130 个量子峰）

### 10.3.4　红外量子指纹定性定量计算

连续红外光谱和连续仪器分析信号经量子指纹变换后的量子指纹信息，能执行符合复杂性科学规律的系统指纹定量法进行整体定性定量计算。用宏定性相似度 $S_m$ 对红外量子指纹定性计算；用宏定量相似度 $P_m$（经称样量校正）对红外量子指纹定量计算，其中 $y_i$ 代表标准量子峰积分面积，$x_i$ 代表被测量子峰积分面积。

# 10.4 中药紫外量子指纹图谱

## 10.4.1 紫外量子指纹图谱的概述

用不同紫外波长 λ 单色光照射物质时，物质对紫外光产生吸光度 $A$，可绘制 $A$-$λ$ 紫外吸收连续光谱。紫外量子指纹图谱是把紫外吸收光谱看成是依次对紫外光子的吸光点到基线（$A=0$）的垂线集合，把连续紫外波长（波数）的对应纵坐标进行合并成线状量子谱。

紫外量子指纹图谱基本属性如下：①紫外量子指纹的平面性。把基线（$A=0$）到吸光顶点连线称为紫外吸光单量子指纹谱，紫外吸收光谱则变为顺序排列的垂线绘制而成的黑色平面图。②紫外量子指纹的加和性。把 $n=j$ 个波长对应的吸光度加和赋值加到最后一个波长上的吸光度上，称为紫外吸光复量子指纹（峰高不变或为合并点最大吸光度），则吸收光谱可变成垂直基线（$A=0$）的分散线状或棒状复量子指纹线谱。③紫外量子指纹的单一性。紫外吸收光谱用量子指纹线谱表示，不同波长对应的量子指纹是专属性的，其顶点连线为原始吸收光谱。④紫外量子指纹的特征性。量子指纹图谱能简单明确地表达紫外光量子被吸收的特征，是吸收光谱真实的还原表征和简化描述，图形具有特征性。⑤紫外量子指纹的定量性。紫外量子指纹峰符合朗伯-比尔定律，无论单量子指纹或复量子指纹均符合朗伯-比尔定律，因此可进行单化合物或整体定量分析。⑥紫外量子指纹的拓展性。紫外量子指纹技术可拓展到任何连续信号曲线的量子化处理，如 FTIR、NIR、TG、DSC、电化学指纹图谱等任何连续信号。

## 10.4.2 紫外量子指纹信息化

紫外量子指纹信息化是采用不同的吸光度点进行合并得到新的量子指纹峰。峰信息包括：①峰号，②峰位，③半峰宽，④峰高，⑤峰面积，⑥峰面积百分比等，能执行峰匹配，能进行整体定性和定量计算，符合国际通用的 *.cdf 文件特征。紫外量子指纹峰点信息是进行紫外量子指纹一致性评价的物理基础信息，是对光谱连续信号量子化的物理信号进行数字信息化处理的结果。紫外量子化不但是连续信号进行线状化量子指纹变化过程，更重要的是对产生连续信号图谱的物质基础所反应和表达的物理信息的整合与简化。紫外量子指纹峰信息化是进行紫外量子指纹计算的物质基础，是信息化处理的核心技术。因此紫外光谱量子化是一个数字化赋值过程，是对连续信号数字化、全值信息化、原始信号完整化的色谱化变换。因此紫外量子指纹图谱也称为光谱色谱。紫外量子指纹的定量结果基本与合并点数多少无关，或影响甚微，原因在于对原始信息的简并操作具有加和性。因此，紫外量子化是一种把连续信号进行色谱量子峰化变换过程，紫外量子指纹峰点具备国际分析学会定制的 *.cdf 文件的基础信息。

## 10.4.3 紫外量子指纹信息化方法

紫外量子指纹信息化方法同红外量子指纹信息化方法（10.3.3 节）。

## 10.4.4　紫外量子指纹定性定量理论计算

使用系统指纹定量法，即 SQFM 法。

## 10.4.5　紫外量子指纹控制中药质量的应用

导数光谱能够消除背景干扰，不同阶导数光谱均与被测物质浓度一般呈现正比例关系，但导数光谱能灵敏反映紫外吸收成分的浓度变化，评价更为灵敏。因此我们用 15 批次蓉蛾益肾口服液紫外光谱的全点法、二点合并量子化谱和二阶导数光谱后再二点合并量子化谱对蓉蛾益肾口服液质量进行 SQFM 分析，见图 10-16～图 10-18，结果见表 10-6。用全点法和二点合并量子化谱评价几乎没差异，但用二阶导数光谱后再二点合并量子化谱的评价结果与全点法有显著差异。在中药固体制剂复方甘草片采用紫外全指纹溶出度测定时一般采用异数光谱法评价溶出度，是为了消除紫外吸收占比大的中药组分对评价结果的影响，见图 10-19～图 10-21。

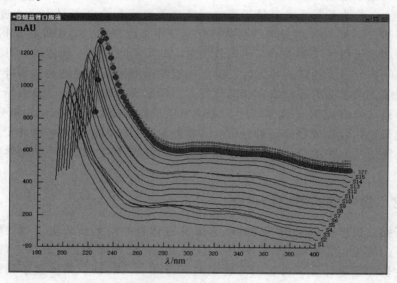

图 10-16　蓉蛾益肾口服液紫外 102 峰原图

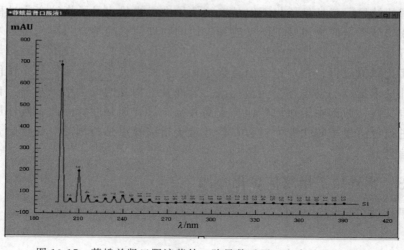

图 10-17　蓉蛾益肾口服液紫外二阶导数后再二点合并量子化谱

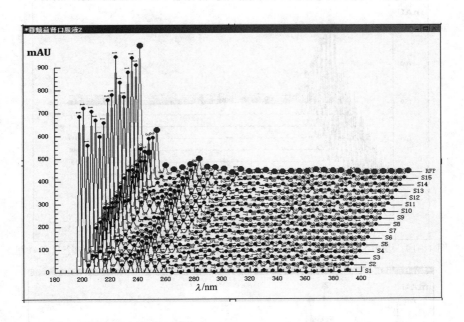

图 10-18　15 批次蓉蛾益肾口服液紫外光谱二阶导数后再二点合并量子化谱

**表 10-6　全点法和二阶导数处理后再二点合并量子化谱的评价结果**

| | 参数 | S1 | S2 | S3 | S4 | S5 | S6 | S7 | S8 | S9 | S10 | S11 | S12 | S13 | S14 | S15 | 0.999 | RSD/% |
|---|---|---|---|---|---|---|---|---|---|---|---|---|---|---|---|---|---|---|
| 全点法 | $S_m$ | 0.999 | 0.999 | 0.997 | 1 | 0.998 | 0.999 | 1 | 1 | 1 | 1 | 1 | 0.999 | 0.999 | 0.999 | 0.999 | 0.999 | |
| | $P_m/\%$ | 107.3 | 114.5 | 110.5 | 107 | 89.1 | 83.7 | 92.1 | 96.5 | 97.1 | 104.1 | 106.2 | 86.2 | 101.2 | 102.8 | 101.4 | 99.97 | |
| | Grade | 2 | 3 | 3 | 2 | 1 | 4 | 1 | 1 | 1 | 1 | 2 | 1 | 1 | 1 | 2 | | |
| | 质量 | 很好 | 好 | 好 | 很好 | 好 | 良好 | 很好 | 极好 | 极好 | 极好 | 很好 | 好 | 极好 | 极好 | 极好 | 极好 | |
| | 参数 | S1 | S2 | S3 | S4 | S5 | S6 | S7 | S8 | S9 | S10 | S11 | S12 | S13 | S14 | S15 | Mean | RSD/% |
| 二点合并量子化谱 | $S_m$ | 0.999 | 1 | 0.997 | 1 | 0.998 | 0.999 | 1 | 1 | 1 | 1 | 1 | 0.999 | 0.999 | 0.999 | 0.999 | 0.999 | 0.07 |
| | $P_m/\%$ | 107.4 | 114.8 | 110.7 | 107 | 88.8 | 83.5 | 92 | 96.6 | 97.1 | 104.1 | 106.3 | 85.8 | 101.2 | 102.9 | 101.3 | 99.97 | 9.21 |
| | Grade | 2 | 3 | 3 | 2 | 3 | 4 | 2 | 1 | 1 | 1 | 2 | 3 | 1 | 1 | 1 | | 50 |
| | 质量 | 很好 | 好 | 好 | 很好 | 好 | 良好 | 很好 | 极好 | 极好 | 极好 | 很好 | 好 | 极好 | 极好 | 极好 | | |
| | 参数 | S1 | S2 | S3 | S4 | S5 | S6 | S7 | S8 | S9 | S10 | S11 | S12 | S13 | S14 | S15 | Mean | RSD/% |
| 二点合并量子化谱 | $S_m$ | 0.959 | 0.974 | 0.948 | 0.956 | 0.962 | 0.969 | 0.975 | 0.974 | 0.955 | 0.973 | 0.961 | 0.971 | 0.965 | 0.974 | 0.976 | 0.966 | 0.92 |
| | $P_m/\%$ | 113.5 | 116.5 | 90.9 | 105.6 | 99.4 | 84.7 | 92.3 | 101.6 | 101.3 | 115.9 | 96.2 | 86.1 | 94.9 | 105 | 91.3 | 99.68 | 10.23 |
| | Grade | 3 | 4 | 2 | 2 | 1 | 4 | 1 | 1 | 1 | 4 | 1 | 3 | 2 | 2 | 1 | | |
| | 质量 | 好 | 良好 | 很好 | 很好 | 极好 | 良好 | 很好 | 极好 | 极好 | 良好 | 极好 | 好 | 很好 | 很好 | 很好 | 极好 | |
| $P_m$差/% | | 6.2 | 2 | −19.6 | −1.4 | 10.3 | 1 | 0.2 | 5.1 | 4.2 | 11.8 | −10 | −0.1 | −6.3 | 2.2 | −10.1 | 0 | |

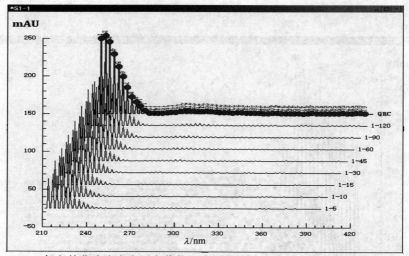

图 10-19　复方甘草片溶出度测定紫外一阶导数光谱后再二点合并得 61 个量子峰图

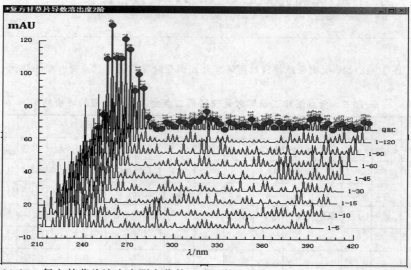

图 10-20　复方甘草片溶出度测定紫外二阶导数光谱后再二点合并得 61 个量子峰图

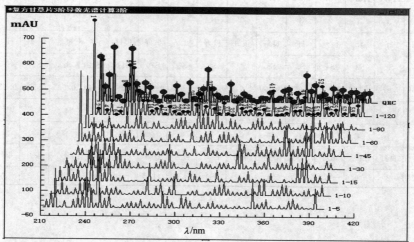

图 10-21　复方甘草片溶出度测定紫外三阶导数光谱后再二点合并得 61 个量子峰图

# 参 考 文 献

[1] 李闫飞.舒筋活血片色谱与光谱数字化指纹图谱研究 [D].沈阳:沈阳药科大学,2013.

[2] 王亚敏,张卓勇,汤彦丰,等.近红外光谱技术在中药鉴别及分析中的应用 [J].首都师范大学学报（自然科学版）,2004,25 (3):41-45＋51.

[3] 齐伟.化学计量学在中成药红外指纹图谱研究方面的应用 [D].石家庄:河北师范大学,2012.

[4] 白雁,鲍红娟,王东,等.红外光谱和聚类分析法在药用菊花产域分类鉴别中的应用 [J].中药材,2006,29 (7):663-665.

[5] 麦曦,欧阳婷,曹郁生,等.红外二阶导数指纹图谱用于紫花地丁药材的产地分类 [J].理化检验（化学分册）2011,47 (1):12-14.

[6] 刘福强,赵文萃,刘革,等.人工神经网络-近红外光谱法非破坏监测芦丁药品的质量 [J].化学分析计量,2003 (03):11-13.

[7] 杨南林,程翼宇,瞿海斌.用人工神经网络-近红外光谱法测定冬虫夏草中的甘露醇 [J].分析化学,2003 (06):664-668.

[8] 田进国,朱文荣,任健,等.中药配方颗粒红外指纹图谱的研究 [J].中成药,2003 (12):3-7.

[9] 苏燕评,刘小芬.醉鱼草红外指纹图谱的研究 [J].海峡药学,2011,23 (04):34-35.

[10] 孙国祥,侯志飞,毕雨萌,等.中药色谱指纹图谱潜信息特征判据研究 [J].药学学报,2006,.41 (9):857-862.

[11] 孙国祥,李利锋,孟令新,等.红外指纹图谱超信息特征数字化定量评价银杏叶片质量研究 [J].中南药学,2014,12 (2):152-157.

[12] 孙国祥,毕开顺.中药指纹图谱学体系在中药创制中的作用 [J].色谱,2008,26 (2):172-179.

[13] 李利锋,孙国祥,杨兰萍.银杏叶片高效液相色谱数字化定量指纹谱和对数指纹谱研究 [J],中南药学,2012,10 (12):906-911.

[14] 邢丽红.近红外和紫外光谱法在痰热清注射液质控中的应用 [D].杭州:浙江大学,2011.

[15] 袁天君,王元忠,赵艳丽,等.滇龙胆紫外指纹图谱共有峰率和变异率双指标序列分析法 [J].光谱学与光谱分析,2011,31 (8):2161-2165.

[16] 中国药典委员会.卫生部药品标准·中药成方制剂:第十三册 [S].1997:202.

[17] 朱山寅.HPLC 法测定舒筋活血片中原儿茶醛的含量 [J].中华中医药学刊,2007,25 (2):384-385.

[18] 颜惠芳.HPLC 测定舒筋活血片中 4-甲氧基水杨醛的含量 [J].现代食品与药品杂志,2007,17 (1):52-55.

[19] 张秋红,闫滨,韩文正.HPLC 法测定舒筋活血片的含量 [J].中国药师,2007,10 (2):150-152.

[20] 杨虹,刘虹,孙巍,等.HPLC 法测定舒筋活血片中杠柳毒苷 [J].中草药,2007,38 (2):214-216.

[21] 程世云,班永生.舒筋活血片质量标准研究 [J].安徽医药,2011,15 (5):562-564.

[22] 孙国祥,杨婷婷,车磊.UV-IR 光谱指纹定量法鉴定六味地黄丸质量 [J].中南药学,2010,8 (10):766-771.

[23] Chang Q,Lan L,Gong D,et al. Evaluation of quality consistency of herbal preparations using five-wavelength fusion HPLC fingerprint combined with ATR-FT-IR spectral quantized fingerprint:Belamcandae Rhizoma antiviral injection as an example [J]. *Journal of Pharmaceutical and Biomedical Analysis*.2022,214,114733.

[24] Xu S,Lan L,Dai T,et al. Comprehensive quality evaluation of compound bismuth aluminate tablets by multiple fingerprint profiles combined with quantitative analysis and antioxidant activity [J]. *Microchemical Journal*.2022,176:107237.

[25] Li X,Lan L,Gong D,et al. Evaluating quality consistency of mingmu Dihuang Pill by 3 kinds of quantum fingerprint combined with anti-oxidation profiling [J]. *Microchemical Journal*.2022,175:107195.

[26] Yang T,Yang H,Ling G,et al. Evaluating the quality consistency of Keteling capsules by three-dimensional quantum fingerprints and HPLC fingerprint [J]. *Spectrochimica Acta Part A:Molecular and Biomolecular Spectroscopy*.2022,270:120820.

[27] Li X,Zhang F,Wang X,et al. Evaluating the quality consistency of Rong'e Yishen oral liquid by UV＋FTIR quantum profilings and HPLC fingerprints combined with 3-dimensional antioxidant profiles [J]. *Microchemical Journal*.2021,170:106715.

[28] Gong D,Chen J,Li X,et al. A smart spectral analysis strategy-based UV and FT-IR spectroscopy fingerprint:Ap-

plication to quality evaluation of compound liquorice tablets [J] . *Journal of Pharmaceutical and Biomedical Analysis*. 2021，202：114172.

［29］ Wang X，Liu X，Wang J，et al. Study on multiple fingerprint profiles control and quantitative analysis of multi-components by single marker method combined with chemometrics based on Yankening tablets [J] . *Spectrochimica Acta Part A：Molecular and Biomolecular Spectroscopy*. 2021，253（15）：119554.

［30］ Yan H，Sun G，Zhang J，et al. Overall control herbal medicine in best consistency [J] . *Journal of Pharmaceutical and Biomedical Analysis*. 2021，195（20）：113867.

［31］ Yang F，Chu T，Zhang Y，et al. Quality assessment of licorice（Glycyrrhiza glabra L.）from different sources by multiple fingerprint profiles combined with quantitative analysis，antioxidant activity and chemometric methods [J] . *Food Chemistry*. 2020，324：126854.

（侯志飞）

# 第11章

# 中药指纹质控的应用

## 11.1 射干抗病毒注射液的质控

### 11.1.1 射干抗病毒注射液质量标准和指纹图谱检查标准草案

#### 11.1.1.1 射干抗病毒注射液质量标准草案

**射干抗病毒注射液**

**Shegan Kangbingdu Zhusheye**

【处方】射干500g，金银花400g，佩兰300g，茵陈200g，柴胡150g，蒲公英250g，板蓝根400g，大青叶300g

【制法】以上八味，用水蒸气蒸馏提取，收集蒸馏液500mL，蒸馏液重蒸馏，取精馏液300mL备用；中间体滤过，备用。药渣再加水煎煮2次，每次1h，滤过，并与上述中间体合并；将其浓缩至约500mL，加乙醇使含醇量达75%，冷藏放置24h以上，滤过；滤液回收乙醇，再加乙醇至含醇量达85%，冷藏放置24h以上，滤过；滤液回收乙醇后（约400mL）与上述精馏液合并，混匀，在105℃加热45min，放冷，于0～4℃放置24h以上；滤过，加注射用水至1000mL，调节pH值至5.0～7.0；滤过，灌封，灭菌，即得。

【性状】本品为黄棕色或黄褐色的澄明液体。

【鉴别】① 取本品2mL，加浓氨试液调pH值至9～10，用正丁醇2mL振摇提取，取正丁醇液3滴，蒸干，滴加1%对二甲氨基苯甲醛硫酸溶液1mL，置水浴上加热1～2min，溶液显棕褐色或红褐色。

② 取本品 2mL，置水浴上蒸干，残渣用甲醇 2mL 溶解，作为供试品溶液。另取绿原酸对照品，加甲醇制成每 1mL 中含 1mg 的溶液，作为对照品溶液。用薄层色谱法（通则 0502❶）进行实验，吸取上述两种溶液各 10μL，分别点于同一硅胶 G 薄层板上，以氯仿-丙酮-甲酸（3：2：1）为展开剂，展开，取出，晾干，置紫外光灯（365nm）下检视。供试品色谱中，在与对照品色谱相应的位置上，显相同颜色的斑点。

③ 取本品 10mL，用乙酸乙酯振摇提取 2 次，每次 5mL，合并乙酸乙酯液，蒸干，加甲醇 1mL 溶解，作为供试品溶液。另取茵陈对照药材 1.5g，加水 30mL，回流 1h，滤过，滤液用乙酸乙酯振摇提取 2 次，每次 15mL，合并乙酸乙酯液，蒸干，残渣用甲醇 1mL 溶解，作为对照药材溶液。照薄层色谱法（通则 0502）进行实验，吸取上述两种溶液各 10μL，分别点于同一硅胶 G 薄层板上，以甲苯-甲酸乙酯-甲酸（6：4：1）为展开剂，展开，取出，晾干，置紫外光灯（365nm）下检视。供试品色谱中，在与对照药材色谱相应的位置上，显相同颜色的斑点；再喷二硝基苯肼乙醇试液，热风吹 5~10min，分别置日光下和紫外光灯（365nm）下检视。供试品色谱中，在与对照药材色谱相应的位置上，日光下显相同颜色的斑点，紫外光灯下显相同颜色的荧光斑点。

【检查】pH 值　应为 5.0~7.0（通则 0631）。

指纹图谱　照高效液相色谱法（通则 0512）测定。

色谱条件与系统适用性试验　以十八烷基硅烷键合硅胶为填充剂（COSMOSIL 5C$_{18}$-MS-Ⅱ，柱长为 25cm，内径为 4.6mm，粒径为 5μm）；流动相 A 为 0.1%磷酸水溶液，B 为 0.1%磷酸乙腈溶液。洗脱程序：0~3min，0% B；3~9min，0~5% B；9~22min，5%~12% B；22~30min，12%~16% B；30~45min，16%~18% B；45~60min，18%~30% B；60~80min，30%~60% B；80~120min，60% B。检测波长 265nm，柱温 35℃，流速 1.0mL/min。理论板数按绿原酸峰计算应不低于 5200。

参照物溶液制备　分别取绿原酸对照品和射干苷对照品适量，精密称定，加甲醇制成每 1mL 含 100μg 绿原酸溶液和每 1mL 含 60μg 射干苷溶液的混合溶液，即得，以绿原酸峰为参照物峰。

供试品溶液制备　取射干抗病毒注射液（精密量取 1mL，约 1g），精密称定，置 5mL 量瓶中，加水定容至 5mL，摇匀，制成每 1mL 含 200mg 的溶液，0.45μm 微孔滤膜过滤，取续滤液，即得。

测定法　精密取供试品液 5μL，注入液相色谱仪，记录 120min 色谱图。另精密取参照物溶液 5μL，注入高效液相色谱仪，记录色谱图，确定供试品色谱图中的绿原酸峰和射干苷峰，以绿原酸峰为参照物峰，确定应有 17 个指纹峰。用"中药主组分一致性数字化评价系统 3.0"评价，供试品指纹图谱与对照指纹图谱的 $S_m$ 不得低于 0.80，$P_m$ 应在 60%~140%范围内。

其他　应符合注射剂项下有关的各项规定（通则 0102）。

【含量测定】绿原酸　照高效液相色谱法（通则 0512）测定。

色谱条件与系统适用性试验　以十八烷基硅烷键合硅胶为填充剂（COSMOSIL 5C$_{18}$-MS-Ⅱ，柱长为 25cm，内径为 4.6mm，粒径为 5μm）；流动相 A 为 0.1%磷酸水溶液，B 为 0.1%磷酸乙腈溶液。洗脱程序：0~3min，0% B；3~9min，0~5% B；9~22min，5%~12% B；22~30min，12%~16% B；30~45min，16%~18% B；45~60min，18%~30%

---

❶　通则为《中国药典》（2020 版）四部通则。

B；60～80min，30%～60% B；80～120min，60% B。检测波长 326nm，柱温 35℃，流速 1.0mL/min。理论板数按绿原酸峰计算应不低于 5100。

**对照品溶液制备** 取绿原酸对照品适量，精密称定，加甲醇制成每 1mL 含 100μg 溶液，即得。

**供试品溶液制备** 取注射液适量（精密量取 1mL，约 1g），精密称定，加水稀释成浓度为每 1mL 含 200mg 溶液，0.45μm 滤膜过滤，即得。

**测定法** 分别精密吸取对照品溶液与供试品溶液各 5μL，注入液相色谱仪，测定，即得。本品每 1mL 含绿原酸（$C_{16}H_{18}O_9$）不得少于 0.5mg。

**次野鸢尾黄素** 照高效液相色谱法（通则 0512）测定。

**色谱条件与系统适用性试验** 以十八烷基硅烷键合硅胶为填充剂（COSMOSIL 5C$_{18}$-MS-Ⅱ，柱长为 25cm，内径为 4.6mm，粒径为 5μm）；水-甲醇-乙腈-四氢呋喃-冰醋酸（47.5∶40∶7∶4∶1.5）溶液为流动相等度洗脱；检测波长 265nm，柱温 35℃，流速 1.0mL/min，进样量 5μL。理论塔板数按次野鸢尾黄素峰计算应不低于 15000。

**对照品溶液制备** 取次野鸢尾黄素对照品适量，精密称定，加甲醇制成每 1mL 含 35μg 的溶液，即得。

**供试品溶液制备** 取注射液 6 支（规格 2mL），精密量取 10mL 置于 100mL 圆底烧瓶中，加水 10mL，三氯甲烷 15mL，加热回流 1h，重复提取 2 次，合并有机层（氯仿层），减压蒸干，甲醇定容至 10mL，摇匀，作为供试品溶液。取续滤液，即得。

**测定法** 分别精密吸取对照品溶液和供试品溶液，注入液相色谱仪，测定，以外标法计算含量，即得。

本品每 1mL 中含次野鸢尾黄素量不得低于 4μg。

【功能与主治】抗病毒及抗菌消炎药，也可与其他药物配合使用治疗流行性出血热早期病症。

【用法与用量】肌内注射。一次 2～5mL，一日 3 次。

【规格】每支装（1）2mL（2）5mL。

【贮藏】密封，避光。

### 11.1.1.2 射干抗病毒注射液 HPLC 指纹图谱检测标准

#### 11.1.1.2.1 名称

射干抗病毒注射液（Shegan Kangbingdu Zhusheye）。

#### 11.1.1.2.2 来源

射干抗病毒注射液由西安高科陕西金方药业公司提供。

射干抗病毒注射液是由射干、金银花、佩兰、茵陈、柴胡、蒲公英、板蓝根和大青叶八味药材制得。将八味药材混合后用水蒸气蒸馏提取，之后将药渣进行水煮醇沉，回收乙醇后与精馏液合并，混匀，105℃加热 45min，放冷，于 0～4℃放置 24h 以上，滤过，加注射用水适量，调节 pH 值至 5.0～7.0，滤过，灌封，灭菌，即得。

#### 11.1.1.2.3 射干抗病毒注射液指纹图谱检测标准

【指纹图谱】照高效液相色谱法（《中国药典》2020 版四部通则 0512），按中药指纹图谱技术规范试验。

**色谱条件与系统适用性试验**

以十八烷基硅烷键合硅胶为填充剂（COSMOSIL 5C$_{18}$-MS-Ⅱ，柱长为 25cm，内径为

4.6mm，粒径为 5μm）；流动相 A 为 0.1％磷酸水溶液，B 为 0.1％磷酸乙腈溶液。洗脱程序：0～3min，0％ B；3～9min，0～5％ B；9～22min，5％～12％ B；22～30min，12％～16％ B；30～45min，16％～18％ B；45～60min，18％～30％ B；60～80min，30％～60％ B；80～120min，60％ B。检测波长 265nm，柱温 35℃，流速 1.0mL/min。理论板数按绿原酸峰计算应不低于 5200。

**参照物溶液制备**　分别取绿原酸对照品和射干苷对照品适量，精密称定，加甲醇制成每 1mL 含 100μg 绿原酸溶液和每 1mL 含 60μg 射干苷溶液的混合溶液，即得，以绿原酸峰为参照物峰。

**供试品溶液制备**　取射干抗病毒注射液（精密量取 1mL，约 1g），精密称定，置 5mL 量瓶中，加水定容至 5mL，摇匀，制成每 1mL 含 200mg 的溶液，0.45μm 微孔滤膜过滤，取续滤液，即得。

**测定法**　精密取供试品液 5μL，注入液相色谱仪，记录 120min 色谱图。另精密取参照物溶液 5μL，注入高效液相色谱仪，记录色谱图，确定供试品色谱图中的绿原酸峰和射干苷峰，以绿原酸峰为参照物峰，确定应有 17 个指纹峰。用"中药主组分一致性数字化评价系统 3.0"评价，供试品指纹图谱与对照指纹图谱的 $S_m$ 不得低于 0.80，$P_m$ 应在 60％～140％范围内。本实验所用仪器为 Agilent 1100 型液相色谱仪（配有 DAD、四元泵、在线脱气装置、自动进样器），数据由 ChemStation 工作站记录（Agilent 科技有限公司）。

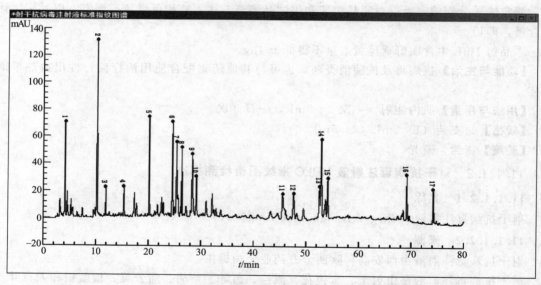

图 11-1　射干抗病毒注射液 HPLC 标准指纹图谱

图 11-1 为射干抗病毒注射液 HPLC 标准指纹图谱。

### 11.1.1.3　射干 HPLC 指纹图谱检测标准

#### 11.1.1.3.1　名称

射干（Shegan），拉丁名 BELAMCANDAE RHIZOMA。

#### 11.1.1.3.2　来源

本品为鸢尾科植物射干 *Belamcanda chinensis* （L.）DC. 的干燥根茎。春初刚发芽或秋末茎叶枯萎时采挖，除去须根及泥沙，干燥。

#### 11. 1. 1. 3. 3　射干指纹图谱检测标准

【指纹图谱】照高效液相色谱法（《中国药典》2020 版四部通则 0512），按中药指纹图谱技术规范试验。

**色谱条件与系统适用性试验**　参见 11.1.1.2 项下射干抗病毒注射液指纹图谱检测的色谱条件，理论塔板数以次野鸢尾黄素计算应不低于 12000。

**参照物溶液制备**　取次野鸢尾黄素适量，精密称定，加甲醇制成每 1mL 含 200μg 次野鸢尾黄素的溶液，摇匀即得。

**供试品溶液制备**　取射干药材细粉 2.5g，精密称定，加 75% 乙醇 15mL，回流提取 2h，滤过，残渣加 75% 乙醇 10mL 继续回流 0.5h，合并两次滤液，用 75% 乙醇定容至 25mL，摇匀，滤过，取续滤液，即得。

**测定法**　精密取供试品液 5μL，注入液相色谱仪，记录 120min 色谱图。另精密取次野鸢尾黄素参照物溶液 5μL，注入高效液相色谱仪，记录色谱图，确定供试品色谱图中的次野鸢尾黄素峰，以其作为参照物峰，确定应有 28 个指纹峰。用"中药主组分一致性数字化评价系统 3.0"评价，供试品指纹图谱与对照指纹图谱的 $S_m$ 不得低于 0.90，$P_m$ 应在 80%～120% 范围内。图 11-2 为射干 HPLC 标准指纹图谱。

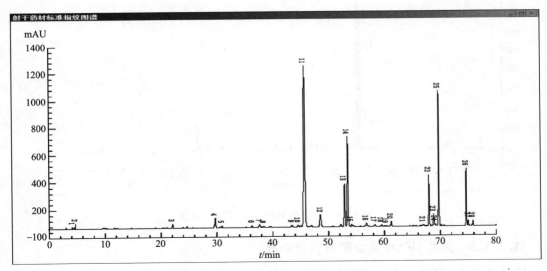

图 11-2　射干 HPLC 标准指纹图谱

#### 11. 1. 1. 4　金银花 HPLC 指纹图谱检测标准

##### 11. 1. 1. 4. 1　名称

金银花（Jinyinhua），拉丁名 LONICERAE JAPONICE FLOS。

##### 11. 1. 1. 4. 2　来源

本品为忍冬科植物忍冬 *Lonicera japonica* Thunb. 的干燥花蕾或带初开的花。夏初花开放前采收，干燥。

##### 11. 1. 1. 4. 3　金银花指纹图谱检测标准

【指纹图谱】照高效液相色谱法（《中国药典》2020 版四部通则 0512），按中药指纹图谱技术规范试验。

**色谱条件与系统适用性试验**　参见 11.1.1.2 项下射干抗病毒注射液指纹图谱检测的色

谱条件，理论塔板数以绿原酸峰计算应不低于 4500。

**参照物溶液制备**　分别取绿原酸和木犀草苷适量，精密称定，置棕色量瓶中，分别加 50%甲醇制成每 1mL 含 200μg 的溶液，摇匀，即得，以绿原酸峰为参照物峰。

**供试品溶液制备**　取金银花药材细粉 2.5g，精密称定，加水 30mL，回流提取 2h，滤过，残渣加水 20mL 继续回流 0.5h，合并两次滤液，用水定容至 50mL，摇匀，滤过，取续滤液，即得。

**测定法**　精密取供试品液 5μL，注入液相色谱仪，记录色谱图。另精密取绿原酸和木犀草素参照物溶液 5μL，注入高效液相色谱仪，记录色谱图，确定供试品色谱图中的绿原酸峰，以其作为参照物峰，确定应有 22 个指纹峰。用"中药主组分一致性数字化评价系统 3.0"评价，供试品指纹图谱与对照指纹图谱的 $S_m$ 不得低于 0.90，$P_m$ 应在 80%～120%范围内。

图 11-3 为金银花药材 HPLC 标准指纹图谱。

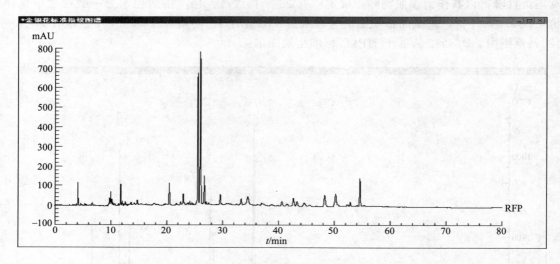

图 11-3　金银花 HPLC 标准指纹图谱

### 11.1.1.5　佩兰 HPLC 指纹图谱检测标准

#### 11.1.1.5.1　名称
佩兰 （Peilan），拉丁名 EUPATORII HERBA。

#### 11.1.1.5.2　来源
本品为菊科植物佩兰 *Eupatorium fortunei* Turcz. 的干燥地上部分。夏、秋二季分两次采割，除去杂质，晒干。

#### 11.1.1.5.3　佩兰指纹图谱检测标准
【指纹图谱】照高效液相色谱法（《中国药典》2020 版四部通则 0512），按中药指纹图谱技术规范试验。

**色谱条件与系统适用性试验**　参见 11.1.1.2 项下射干抗病毒注射液指纹图谱检测的色谱条件，理论塔板数以香豆素峰计算，应不得低于 1200。

**参照物溶液制备**　取香豆素对照品适量，精密称定，置量瓶中加入甲醇制成每 1mL 含 1mg 的溶液，摇匀，即得。

**供试品溶液制备** 取佩兰药材细粉 2.5g，精密称定，加 75％乙醇 25mL，浸泡 30min，以 200W 功率 40kHz 频率超声提取 1h，滤过，用 75％乙醇定容至 25mL，摇匀，用 0.45μm 滤膜过滤，即得。

**测定法** 精密取供试品液 5μL，注入液相色谱仪，记录色谱图。另精密取香豆素对照品溶液 5μL，注入高效液相色谱仪，记录色谱图，确定供试品色谱图中的香豆素峰，以其作为参照物峰，确定 14 个指纹峰。用"中药主组分一致性数字化评价系统 3.0"评价，供试品指纹图谱与对照指纹图谱的 $S_m$ 不得低于 0.90，$P_m$ 应在 80％～120％范围内。

图 11-4 为佩兰 HPLC 标准指纹图谱。

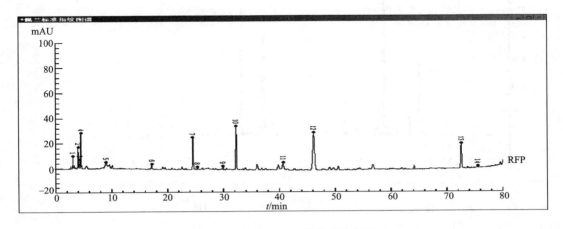

图 11-4 佩兰 HPLC 标准指纹图谱

#### 11.1.1.6 茵陈 HPLC 指纹图谱检测标准

##### 11.1.1.6.1 名称

茵陈（Yinchen），拉丁名为 ARTEMISIAE SCOPARIAE HERBA。

##### 11.1.1.6.2 来源

本品为菊科植物滨蒿 *Artemisia scoparia* Waldst. et Kit. 或茵陈蒿 *Artemisia capillaris* Thunb. 的干燥地上部分。春季幼苗高 6～10cm 时采收或秋季花蕾长成时采割，除去杂质及老茎，晒干。春季采收的习称"绵茵陈"，秋季采割的称"花茵陈"。

##### 11.1.1.6.3 茵陈指纹图谱检测标准

【指纹图谱】照高效液相色谱法（《中国药典》2020 版四部通则 0512），按中药指纹图谱技术规范试验。

**色谱条件与系统适用性试验** 参见 11.1.1.2 项下射干抗病毒注射液指纹图谱检测的色谱条件，理论板数以绿原酸峰计算应不低于 4900。

**参照物溶液制备** 取绿原酸对照品适量，精密称定，置量瓶中加 50％甲醇制成每 1mL 含 400μg 溶液，即得。

**供试品溶液制备** 取茵陈药材细粉 2.5g，精密称定，加 50％甲醇 15mL，回流提取 2h，滤过，残渣加 50％甲醇 10mL 继续回流 0.5h，合并两次滤液，用 50％甲醇定容至 25mL，摇匀，滤过，取续滤液，即得。

**测定法** 精密吸取供试液 5μL，注入液相色谱仪，记录色谱图。另精密吸取绿原酸参照物峰溶液 5μL，注入高效液相色谱仪，记录色谱图，确定供试液色谱图中的绿原酸峰，以其作为参照物峰，确定应有 19 个指纹峰。用"中药主组分一致性数字化评价系统 3.0"评价，供试品指纹图谱与对照指纹图谱的 $S_m$ 不得低于 0.90，$P_m$ 应在 80%～120% 范围内。

图 11-5 为茵陈 HPLC 标准指纹图谱。

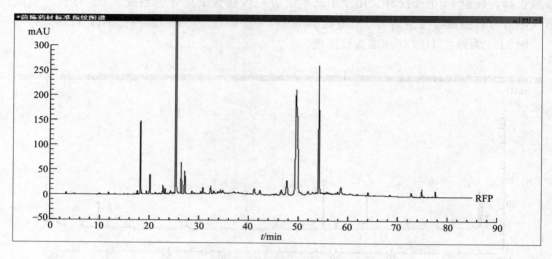

图 11-5　茵陈 HPLC 标准指纹图谱

### 11. 1. 1. 7　柴胡 HPLC 指纹图谱检测标准

#### 11. 1. 1. 7. 1　名称

柴胡（Chaihu），拉丁名为 BUPLEURI RADIX。

#### 11. 1. 1. 7. 2　来源

本品为伞形科植物柴胡 *Bupleurum chinense* DC. 或狭叶柴胡 *Bupleurum scocrzonerifolium* Willd. 的干燥根。按性状不同，分别称为"北柴胡"及"南柴胡"。春、秋二季采挖，除去茎叶和泥沙，干燥。

#### 11. 1. 1. 7. 3　柴胡指纹图谱检测标准

**【指纹图谱】** 照高效液相色谱法（《中国药典》2020 版四部通则 0512），按中药指纹图谱技术规范试验。

**色谱条件与系统适用性试验**　参见 11.1.1.2 项下射干抗病毒注射液指纹图谱检测的色谱条件，理论板数以柴胡皂苷 a 峰计算应不低于 17000。

**参照物溶液制备**　取柴胡皂苷 a 对照品适量、柴胡皂苷 d 对照品适量，精密称定，加甲醇制成每 1mL 含柴胡皂苷 a 0.25mg、柴胡皂苷 d 0.25mg 的混合溶液，摇匀，即得。以柴胡皂苷 a 峰为参照物峰。

**供试品溶液制备**　取柴胡药材细粉 2.5g，精密称定，加 75% 乙醇 25mL，浸泡 30min，以 200W 功率 40kHz 频率超声提取 30min，滤过，用 75% 甲醇定容至 25mL，摇匀，即得。

**测定法**　精密量取参照物溶液和样品供试液各 5μL，注入液相色谱仪，按上述色谱条件进行检测，记录色谱图，确定供试品色谱图中柴胡皂苷 a 峰和柴胡皂苷 d 峰，以柴胡皂苷 a 峰为参照物峰，确定 22 个指纹峰，用"中药主组分一致性数字化评价系统 3.0"评价，供试品指纹图谱与对照指纹图谱的 $S_m$ 不得低于 0.90，$P_m$ 应在 80%～ 120%范围内。

图 11-6 为柴胡 HPLC 标准指纹图谱。

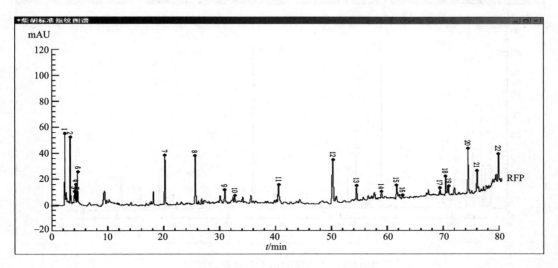

图 11-6　柴胡 HPLC 标准指纹图谱

### 11.1.1.8　蒲公英 HPLC 指纹图谱检测标准

#### 11.1.1.8.1　名称

蒲公英（Pugongying），拉丁名为 TARAXACI HERBA。

#### 11.1.1.8.2　来源

本品为菊科植物蒲公英 *Taraxacum mongolicum* Hand-Mazz.、碱地蒲公英 *Taraxacum borealisinense* Kitam. 或同属数种植物的干燥全草。春至秋季花初开时采挖，除去杂质，洗净，晒干。

#### 11.1.1.8.3　蒲公英指纹图谱检测标准

【指纹图谱】照高效液相色谱法（《中国药典》2020 版四部通则 0512），按中药指纹图谱技术规范试验。

**色谱条件与系统适用性试验**　参见 11.1.1.2 项下射干抗病毒注射液指纹图谱检测的色谱条件，理论板数以咖啡酸峰计算应不低于 3700。

**参照物溶液制备**　取咖啡酸对照品适量，精密称定，加甲醇制成每 1mL 含 300μg 的溶液，即得。

**供试品溶液制备**　取蒲公英药材细粉 2.5g，精密称定，加 50%乙醇 15mL，回流提取 2h，滤过，残渣加 50%乙醇 10mL 继续回流 0.5h，合并两次滤液，用 50%乙醇定容至 25mL，摇匀，滤过，取续滤液，即得。

**测定法**　精密量取供试品溶液 5μL，注入液相色谱仪，记录色谱图。精密吸取咖啡酸参照物溶液 5μL，注入高效液相色谱仪，记录色谱图，确定供试品色谱图中的咖啡酸峰，以其作为参照物峰，确定应有 15 个指纹峰。用"中药主组分一致性数字化评价系统 3.0"评价，供试品指纹图谱与对照指纹图谱的 $S_m$ 不得低于 0.90，$P_m$ 应在 80%～120%范围内。

图 11-7 为蒲公英 HPLC 特征指纹图谱。

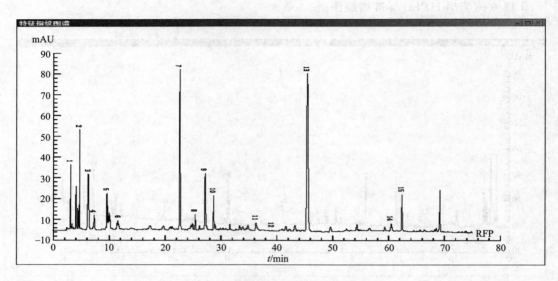

图 11-7　蒲公英 HPLC 特征指纹图谱

### 11.1.1.9　板蓝根 HPLC 指纹图谱检测标准

#### 11.1.1.9.1　名称

板蓝根（Banlangen），拉丁名为 ISATIDIS RADIX。

#### 11.1.1.9.2　来源

本品为十字花科植物菘蓝 *Isatis indigotica* Fort. 的干燥根。秋季采挖，除去泥沙，晒干。

#### 11.1.1.9.3　板蓝根指纹图谱检测标准

**【指纹图谱】** 照高效液相色谱法（《中国药典》2020 版四部通则 0512），按中药指纹图谱技术规范试验。

**色谱条件与系统适用性试验**　参见 11.1.1.2 项下射干抗病毒注射液指纹图谱检测的色谱条件，理论塔板数以 $(R,S)$-告依春峰计算应不低于 2700。

**参照物溶液制备**　取 $(R,S)$-告依春对照品适量，精密称定，加甲醇制成每 1mL 含 $40\mu g$ 的溶液，即得。

**供试品溶液制备**　取板蓝根药材细粉 2.5g，精密称定，加 50%甲醇 25mL，超声提取 30min，滤过，取续滤液，即得。

**测定法**　精密吸取供试液 $5\mu L$，注入液相色谱仪，记录色谱图。另精密取 $(R,S)$-告依春参照物溶液 $5\mu L$，注入高效液相色谱仪，记录色谱图，确定供试品色谱图中的 $(R,S)$-告依春峰，以其作为参照物峰，确定应有 10 个指纹峰。用"中药主组分一致性数字化评价系统 3.0"评价，供试品指纹图谱与对照指纹图谱的 $S_m$ 不得低于 0.90，$P_m$ 应在 80%～120%范围内。

图 11-8 为板蓝根 HPLC 标准指纹图谱。

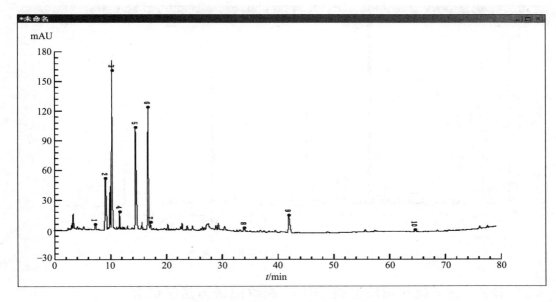

图 11-8　板蓝根 HPLC 标准指纹图谱

### 11.1.1.10　大青叶 HPLC 指纹图谱检测标准

#### 11.1.1.10.1　名称

大青叶（Doqingye），拉丁名为 ISATIDIS FOLIUM。

#### 11.1.1.10.2　来源

本品为十字花科植物菘蓝 *Isatis indigotica* Fort. 的干燥叶。夏、秋二季分 2～3 次采收，除去杂质，晒干。

#### 11.1.1.10.3　大青叶指纹图谱检测标准

【指纹图谱】照高效液相色谱法（《中国药典》2020 版四部通则 0512），按中药指纹图谱技术规范试验。

**色谱条件与系统适用性试验**　参见 11.1.1.2 项下射干抗病毒注射液指纹图谱检测的色谱条件，理论塔板数以靛玉红峰计算应不低于 13000。

**参照物溶液制备**　精密称取靛玉红对照品适量，精密称定，加甲醇制成每 1mL 含 2μg 的溶液，即得。

**供试品溶液制备**　取大青叶药材细粉 2.5g，精密称定，加 75% 乙醇 15mL，回流提取 2h，滤过，残渣加 75% 乙醇 10mL 继续回流 0.5h，合并两次滤液，用 75% 乙醇定容至 25mL，摇匀，滤过，取续滤液，即得。

**测定法**　精密吸取供试品溶液 5μL，注入液相色谱仪，记录色谱图。另精密取靛玉红参照物溶液 5μL，注入高效液相色谱仪，记录色谱图，确定供试品色谱图中的靛玉红峰，以其作为参照物峰，确定应有 20 个指纹峰。用"中药主组分一致性数字化评价系统 3.0"评价，供试品指纹图谱与对照指纹图谱的 $S_m$ 不得低于 0.90，$P_m$ 应在 80%～120% 范围内。

图 11-9 为大青叶 HPLC 特征指纹图谱。

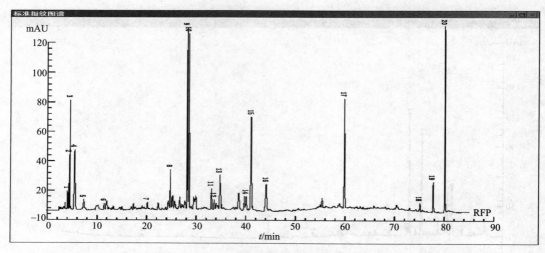

图 11-9  大青叶 HPLC 特征指纹图谱

## 11.1.2  射干抗病毒注射液 HPLC 指纹图谱方法学研究

### 11.1.2.1  仪器和试药

Agilent 1100 型液相色谱仪（配有二极管阵列检测器、四元低压梯度泵、在线脱气装置、自动进样器），Agilent OpenLAB CDS Chemstation（Edition C.01.07）网络工作站（Agilent 科技有限公司）。

Sarturius-BS110S 分析天平（北京赛多利斯天平有限公司）；Sarturius-CPA225D 分析天平（北京赛多利斯天平有限公司，编号：20120863）。

射干抗病毒注射液样品编号详见表 11-1。

表 11-1  射干抗病毒注射液样品编号

| 编号 | 批号 | 编号 | 批号 |
|---|---|---|---|
| S1 | 170908 | S15 | 170120 |
| S2 | 170907 | S16 | 170119 |
| S3 | 170906 | S17 | 170106 |
| S4 | 170905 | S18 | 170105 |
| S5 | 170716 | S19 | 170104 |
| S6 | 170715 | S20 | 161221 |
| S7 | 170714 | S21 | 160623 |
| S8 | 170711 | S22 | 160622 |
| S9 | 170625 | S23 | 160120 |
| S10 | 170624 | S24 | 160114 |
| S11 | 170602 | S25 | 160113 |
| S12 | 170601 | S26 | 160111 |
| S13 | 170516 | S27 | 160108 |
| S14 | 170121 | S28 | 160107 |

### 11.1.2.2  溶液制备

**供试品溶液制备**  取射干抗病毒注射液（精密量取 1mL，约 1g），精密称定，置 5mL

量瓶中，加水定容至 5mL，摇匀，制成每 1mL 含 200mg 溶液，0.45μm 微孔滤膜过滤，取续滤液，即得。

**参照物溶液制备**　分别取绿原酸对照品和射干苷对照品适量，精密称定，加甲醇制成每 1mL 含 100μg 绿原酸溶液和每 1mL 含 60μg 射干苷溶液的混合溶液，即得，以绿原酸峰为参照物峰。

**绿原酸对照品溶液制备**　取绿原酸对照品适量，精密称定，加甲醇制成每 1mL 含 200μg 的溶液，即得。

**射干苷对照品溶液制备**　取射干苷对照品适量，精密称定，加甲醇制成每 1mL 含 150μg 的溶液，即得。

### 11.1.2.3 色谱条件

以十八烷基硅烷键合硅胶为填充剂（COSMOSIL 5C$_{18}$-MS-Ⅱ，柱长为 25cm，内径为 4.6mm，粒径为 5μm）；流动相 A 为 0.1% 磷酸水溶液，B 为 0.1% 磷酸乙腈溶液。洗脱程序：0～3min，0% B；3～9min，0～5% B；9～22min，5%～12% B；22～30min，12%～16% B；30～45min，16%～18% B；45～60min，18%～30% B；60～80min，30%～60% B；80～120min，60% B。检测波长 265nm，柱温 35℃，流速 1.0mL/min。

### 11.1.2.4 系统适用性和方法优化

**系统适用性试验**　取供试品溶液进样 5μL，同时依次将绿原酸对照品溶液，射干苷对照品溶液，参照物溶液分别进样 5μL，记录色谱图。对比保留时间及在线紫外光谱图可知，绿原酸的出峰时间是 25.4min，射干苷的出峰时间是 45.7min。在此系统条件下，以绿原酸计算色谱柱的理论板数应不低于 5200，绿原酸和射干苷的分离度不得小于 59，绿原酸峰和射干苷色谱峰的保留时间及分离度见表 11-2。

表 11-2　绿原酸峰和射干苷峰保留时间及其分离度

| 化合物 | 保留时间/min | | 分离度 |
| --- | --- | --- | --- |
| | 绿原酸 | 射干苷 | |
| 射干苷对照品 | — | 45.624 | — |
| 绿原酸对照品 | 25.405 | — | — |
| 双参照物 | 25.541 | 46.215 | 59.41 |

**供试液制备方法考察**　取注射液用水稀释 2.5 倍和 5 倍后用 0.45μm 微孔滤膜滤过，取续滤液进样检测，同时取注射液用 0.45μm 微孔滤膜滤过直接进样，进样量为 5μL，记录色谱图。比较谱图，样品稀释后峰响应变小，但稀释后基线干扰小，峰分离度变好，对主要指纹峰影响不大，因此选择稀释 5 倍后作为供试品溶液。

**色谱系统对指纹图谱影响的考察**　进样 0μL 考察系统空针运行时色谱指纹情况，结果色谱图基线平稳，表明色谱系统对指纹图谱测定不产生干扰峰。将提取溶剂（水）5μL 进样检测，结果表明提取溶剂水不干扰指纹图谱测定。

### 11.1.2.5 方法学考察

**(1) 精密度试验**

**供试液精密度试验**　取注射液，按"溶液制备"项下制备供试品溶液，对同一供试品溶液，连续测定 6 次，记录色谱图。以绿原酸峰为参照物峰确定 17 个指纹峰，计算 *RTT* 和 *RA*。各指纹峰 *RTT* 的 *RSD* 均小于 0.3%，*RA* 的 *RSD* 除 10 号峰（*RSD* =

4.7%）和 12 号峰（$RSD=3.2\%$）均小于 3%。将测得的图谱积分得到的 ＊.CDF 文件导入"中药主组分一致性数字化评价系统 3.0"，以绿原酸峰为参照峰确定 17 个共有指纹峰，以第 1 次图谱为标准评价其他 5 次指纹图谱结果，由计算机软件评价计算，结果显示 6 次测定的平均 $S_m$ 为 1.00，$RSD=0.01\%$（$n=6$）；平均 $P_m$ 为 100.2%，$RSD=0.26\%$（$n=6$）；相似度均为 1.00，详见表 11-3。上述试验结果表明仪器精密度很好。

表 11-3　供试液精密度、稳定性及方法重复性试验评价结果

| 精密度试验 | | | |
| --- | --- | --- | --- |
| 类别 | $S_m$ | $P_m/\%$ | 药典-$S_F$ |
| JMD 1 | 1.00 | 100.0 | 1.00 |
| JMD 2 | 1.00 | 99.8 | 1.00 |
| JMD 3 | 1.00 | 100.3 | 1.00 |
| JMD 4 | 1.00 | 100.5 | 1.00 |
| JMD 5 | 1.00 | 100.1 | 1.00 |
| JMD 6 | 1.00 | 100.1 | 1.00 |
| 平均值 | 1.00 | 100.2 | 1.00 |
| $RSD/\%$ | 0.01 | 0.26 | 0.00 |
| 稳定性试验 | | | |
| 类别 | $S_m$ | $P_m/\%$ | 药典-$S_F$ |
| WDX 1 | 1.00 | 100.0 | 1.00 |
| WDX 2 | 1.00 | 99.7 | 1.00 |
| WDX 3 | 1.00 | 99.5 | 1.00 |
| WDX 4 | 1.00 | 99.0 | 1.00 |
| WDX 5 | 1.00 | 100.2 | 1.00 |
| 平均值 | 1.00 | 99.6 | 1.00 |
| $RSD/\%$ | 0.01 | 0.48 | 0.00 |
| 方法重复性试验 | | | |
| 类别 | $S_m$ | $P_m/\%$ | 药典-$S_F$ |
| CFX 1-1 | 1.00 | 100.0 | 1.00 |
| CFX 2-1 | 1.00 | 100.5 | 1.00 |
| CFX 3-1 | 1.00 | 101.9 | 1.00 |
| CFX 4-1 | 1.00 | 101.9 | 1.00 |
| CFX 5-1 | 1.00 | 101.3 | 1.00 |
| CFX 6-1 | 1.00 | 100.4 | 1.00 |
| CFX 1-2 | 1.00 | 99.6 | 1.00 |
| CFX 2-2 | 1.00 | 101.0 | 1.00 |
| CFX 3-2 | 1.00 | 102.5 | 1.00 |
| CFX 4-2 | 1.00 | 101.9 | 1.00 |
| CFX 5-2 | 1.00 | 101.7 | 1.00 |
| CFX 6-2 | 1.00 | 100.1 | 1.00 |
| 平均值 | 1.00 | 101.2 | 1.00 |
| $RSD/\%$ | 0.00 | 0.96 | 0.00 |

**参照物溶液精密度试验**　按"溶液制备"项下制备方法制备参照物溶液，连续测定 6 次，记录色谱图。以参照物溶液中绿原酸峰面积和射干苷峰面积计算 $RSD$，结果见表 11-4；试验结果表明仪器精密度良好。

表 11-4  参照物溶液精密度及稳定性试验结果

| 绿原酸 | | | | 射干苷 | | | |
|---|---|---|---|---|---|---|---|
| 类别 | $A$ | 类别 | $A$ | 类别 | $A$ | 类别 | $A$ |
| JMD1 | 744.7 | WDX1 | 478.58 | JMD1 | 4703.9 | WDX1 | 2724.19 |
| JMD2 | 748.1 | WDX2 | 471.03 | JMD2 | 4715.2 | WDX2 | 2689.62 |
| JMD3 | 763.9 | WDX3 | 469.26 | JMD3 | 4812.4 | WDX3 | 2700.64 |
| JMD4 | 765.0 | WDX4 | 471.98 | JMD4 | 4821 | WDX4 | 2737.57 |
| JMD5 | 768.7 | WDX5 | 473.69 | JMD5 | 4843.8 | WDX5 | 2747.08 |
| JMD6 | 758.3 | 平均值 | 472.91 | JMD6 | 4782.6 | 平均值 | 2719.82 |
| 平均值 | 758.1 | $RSD/\%$ | 0.75 | 平均值 | 4779.8 | $RSD/\%$ | 0.89 |
| $RSD/\%$ | 1.3 | | | $RSD/\%$ | 1.2 | | |

**（2）耐用性试验**

**供试品溶液稳定性**  取供试品溶液，每隔一定时间测定一次，共测定 5 次，记录色谱图。以绿原酸峰为参照物峰确定 17 个指纹峰，计算 $RTT$ 和 $RA$。各指纹峰 $RTT$ 的 $RSD$ 均小于 $0.4\%$，$RA$ 的 $RSD$ 除 9 号峰（$RSD=3.4\%$）和 17 号峰（$RSD=7.4\%$）均小于 $3\%$。将测得图谱积分得到的 *.CDF 文件导入"中药主组分一致性数字化评价系统 3.0"，以绿原酸峰为参照峰确定 17 个共有指纹峰，由计算机软件计算评价，结果 5 次测定供试品指纹图谱与第一次测定的供试品指纹图谱的平均 $S_m$ 为 1.00，$RSD=0.01\%$（$n=5$）；平均 $P_m$ 为 $99.6\%$，$RSD=0.48\%$（$n=5$）；平均相似度均为 1.00（$n=5$），评价结果见表 11-3。上述试验结果表明，供试品溶液室温放置 24h 稳定。

**参照物溶液稳定性**  将配制好的参照物溶液，每隔一定时间测定一次，共测定 5 次，记录色谱图。以参照物溶液中绿原酸峰面积和射干苷峰面积计算 $RSD$，结果见表 11-4，试验结果表明参照物溶液室温放置 24h 溶液稳定，满足指纹图谱技术要求。

**柱温考察**  分别在 30℃、35℃、40℃柱温条件下试验，取供试品溶液 5μL 进样检测记录色谱图，以 35℃下指纹图谱为标准评价 30℃和 40℃下测试的 HPLC 指纹图谱的 $S_m$ 分别为 0.783 和 0.986，$P_m$ 分别为 $90.3\%$ 和 $105.8\%$，见表 11-5，随柱温的升高，出峰时间提前，柱温在 30℃时对 50min 以后出的指纹峰有一定影响，指纹峰数量无显著差异，各指纹峰含量无显著差异，综合考察结果，耐用性良好。

表 11-5  柱温和流速考察 HPLC 评价结果

| 柱温考察 | | | 流速考察 | | |
|---|---|---|---|---|---|
| 温度 | $S_m$ | $P_m/\%$ | 流速 | $S_m$ | $P_m/\%$ |
| 30℃ | 0.783 | 90.3 | 1.2mL/min | 0.994 | 80 |
| 35℃ | 1 | 100 | 1.0mL/min | 1 | 100 |
| 40℃ | 0.986 | 105.8 | 0.8mL/min | 0.942 | 125 |

**流速考察**  分别在 0.8mL/min、1.0mL/min、1.2mL/min 流速条件下试验，取供试品溶液 5μL 进样检测，记录色谱图，以 1.0mL/min 下指纹图谱为标准评价 0.8mL/min 和 1.2mL/min 下测试的 HPLC 指纹图谱的 $S_m$ 分别为 0.994 和 0.942，$P_m$ 分别为 $80.0\%$ 和 $125.0\%$，见表 11-5，随流速增加指纹峰出峰提前，对指纹峰数量无显著影响，对指纹峰间分离度有一定影响，而影响指纹峰含量，综合考察结果耐用性良好。

**（3）检测限和定量限**

以信噪比 $S:N=10:1$ 为定量限，以信噪比 $S:N=3:1$ 为检测限。分别取绿原酸和射干苷适量，稀释成不同浓度进样检测，记录色谱图，绿原酸的检测限定量限分别为

2.34ng 和 7.81ng；射干苷的检测限和定量限分别为 2.13ng 和 10.65ng。

**（4）线性和范围**

**供试品溶液线性关系考察**　取供试品，精密称定，用水制备成每 1mL 含 400μg 溶液，作为储备液。逐级稀释为浓度约 300μg/mL、200μg/mL、100μg/mL、50μg/mL、20μg/mL 的供试品溶液，进行检测，进样 5μL，记录色谱图。将测得的图谱积分得到 *.CDF 文件，导入"中药主组分一致性数字化评价系统 3.0"，计算得到各进样量下的 $P_m$。以供试品进样浓度为横坐标，供试品的 $P_m$ 为纵坐标做线性回归方程，见表 11-6，得到线性方程为 $y = 0.2466x + 0.5642$，$r = 0.9997$。样品线性范围为 20～400μg/mL。

**表 11-6　供试品溶液、绿原酸和射干苷线性关系表**

| 名称 | | 1 | 2 | 3 | 4 | 5 | 6 |
|---|---|---|---|---|---|---|---|
| 供试品 | $C/(\mu g/mL)$ | 20.13 | 50.34 | 100.67 | 201.34 | 302.01 | 402.68 |
| | $P_m/\%$ | 5.5 | 13.5 | 24.4 | 51.1 | 74.5 | 100.0 |
| 绿原酸对照品 | $C/(\mu g/mL)$ | 10.06 | 25.15 | 50.30 | 100.59 | 150.89 | 201.18 |
| | A1 | 35.20 | 97.73 | 184.73 | 379.51 | 601.69 | 805.39 |
| | A2 | 35.49 | 95.87 | 184.93 | 377.50 | 594.24 | 806.66 |
| | 平均值 | 35.34 | 96.80 | 184.83 | 378.51 | 597.96 | 806.02 |
| 射干对照品 | $C/(\mu g/mL)$ | 7.37 | 18.42 | 36.85 | 73.70 | 110.54 | 147.39 |
| | A1 | 237.30 | 619.08 | 1183.81 | 2546.81 | 3575.73 | 4868.39 |
| | A2 | 237.72 | 614.91 | 1182.87 | 2528.11 | 3542.65 | 4889.64 |
| | 平均值 | 237.51 | 616.99 | 1183.34 | 2537.46 | 3559.19 | 4879.02 |

**绿原酸线性关系考察**　分别取绿原酸对照品适量，精密称定，加甲醇制成 10.06μg/mL、25.15μg/mL、50.30μg/mL、100.59μg/mL、150.89μg/mL 和 201.18μg/mL 的溶液，进样检测，记录色谱图。以绿原酸浓度为横坐标，峰面积为纵坐标，建立线性回归方程，见表 11-6，回归方程为 $y = 4.029x - 11.463$，$r = 0.9991$。线性范围为 10～200μg/mL。

**射干对照品线性关系考察**　分别取射干苷对照品适量，精密称定，加甲醇制成 7.37μg/mL、18.42μg/mL、36.85μg/mL、73.70μg/mL、110.54μg/mL 和 147.39μg/mL 的溶液，进样检测，记录色谱图。以射干苷浓度为横坐标，峰面积为纵坐标，建立线性回归方程，见表 11-6。为 $y = 32.272x + 4.9777$，$r = 0.9988$。线性范围为 7.52～150.40μg/mL。

**（5）方法重复性试验**

取射干抗病毒注射液，按"溶液制备"项下方法，制备 6 份样品，每份样品平行测定 2 次，记录色谱图。以绿原酸峰为参照物峰，确定 17 个指纹峰，计算各指纹峰的 RTT 和 RA。各指纹峰 RTT 的 RSD 均小于 0.3%，RA 的 RSD 除了 17 号峰（RSD = 3.6%）均小于 3%。

将测得图谱积分后得到的 *.CDF 文件导入"中药主组分一致性数字化评价系统 3.0"，以绿原酸峰为参照物峰确定 17 个共有指纹峰，以第一次测定为标准评价其他 11 次测定的指纹图谱结果，同一样品两次结果取平均。结果显示 6 份供试品指纹图谱的平均 $S_m$ 为 1.00，$RSD = 0.00\%$（$n = 12$）；平均 $P_m$ 为 101.2%，$RSD = 0.9\%$（$n = 12$）；平均相似度均为 1.00，$RSD = 0.00\%$（$n = 12$），评价结果见表 11-3。由上述试验结果可知，方法重复性好，满足指纹图谱研究的技术要求。

**11.1.2.6　指纹图谱建立**

**共有指纹峰的标定**　按拟订的指纹图谱测定方法，测定 S1 至 S28 共 28 批射干注射液指纹图谱，记录色谱图。以绿原酸峰的保留时间和峰面积为参照物峰，确定 17 个共有指纹峰，指纹峰在 80min 内全部出峰，参照物绿原酸峰标号为 7（S），其他共有峰依次为 1，2，3，…，17。不同批次射干抗病毒注射液的 $RSD$ 变动超过 80% 有 2、3 和 4 号峰，其中 2 和 3 号峰变动最大，说明上述指纹峰在不同批次中含量波动较大。射干抗病毒注射液指纹图谱标号图见图 11-10。

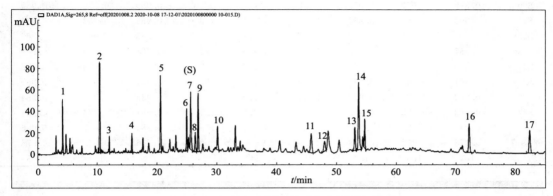

图 11-10　射干抗病毒注射液指纹图谱标号图

**指纹图谱评价**　将测得的 28 批注射液图谱积分后的 *.CDF 文件导入"中药主组分一致性数字化评价系统 3.0"，以绿原酸峰为参照物峰，确定 17 个共有指纹峰，以生成对照指纹图谱，用该对照指纹图谱为标准并应用计算机软件计算评价 56 次测定的指纹图谱结果，评价结果见表 11-7。结果显示 28 批射干注射液 HPLC 指纹图谱的平均 $S_m$ 为 0.978（$n=28$）；平均 $P_m$ 为 98.9%（$n=28$）；相似度均值为 0.976，$RSD=1.5\%$（$n=28$），评价 HPLC 指纹图谱见图 11-11。由表 11-7 中结果可以看出，28 批射干抗病毒注射液指纹图谱与对照指纹图谱之间的相似度均不低于 0.940。考虑到本制剂所用药材的味数较多、成分复杂，加上药厂生产实际中的可变因素，因此规定制剂与对照指纹图谱相似度不得低于 0.80，即 $S_m \geqslant 0.80$，同时用"中药主组分一致性数字化评价系统 3.0"控制 $P_m$ 范围为 60%～140%，满足上述标准视为合格制剂，反之为不合格制剂。

表 11-7　不同批次射干抗病毒注射液指纹图谱评价结果

| 批号 | 1-$S_m$ | 2-$S_m$ | 平均值 | 1-$P_m$/% | 2-$P_m$/% | 平均值 | 1-药典-$S_F$ | 2-药典-$S_F$ | 平均值 |
|---|---|---|---|---|---|---|---|---|---|
| S1 | 0.968 | 0.968 | 0.968 | 72.7 | 72.3 | 72.5 | 0.960 | 0.960 | 0.960 |
| S2 | 0.967 | 0.967 | 0.967 | 69.4 | 68.8 | 69.1 | 0.960 | 0.960 | 0.960 |
| S3 | 0.969 | 0.969 | 0.969 | 66.1 | 66.0 | 66.1 | 0.963 | 0.963 | 0.963 |
| S4 | 0.968 | 0.969 | 0.969 | 69.1 | 70.3 | 69.7 | 0.961 | 0.964 | 0.963 |
| S5 | 0.975 | 0.972 | 0.974 | 73.5 | 72.1 | 72.8 | 0.970 | 0.965 | 0.968 |
| S6 | 0.962 | 0.971 | 0.967 | 70.3 | 70.9 | 70.6 | 0.954 | 0.964 | 0.959 |
| S7 | 0.978 | 0.978 | 0.978 | 74.7 | 73.8 | 74.3 | 0.973 | 0.973 | 0.973 |
| S8 | 0.960 | 0.940 | 0.950 | 85.7 | 78.6 | 82.2 | 0.957 | 0.928 | 0.943 |
| S9 | 0.970 | 0.984 | 0.977 | 80.6 | 80.4 | 80.5 | 0.969 | 0.983 | 0.976 |
| S10 | 0.983 | 0.983 | 0.983 | 76.8 | 77.0 | 76.9 | 0.982 | 0.982 | 0.982 |
| S11 | 0.992 | 0.993 | 0.993 | 78.8 | 78.1 | 78.5 | 0.991 | 0.993 | 0.992 |
| S12 | 0.991 | 0.993 | 0.992 | 81.6 | 84.4 | 83.0 | 0.991 | 0.992 | 0.992 |
| S13 | 0.980 | 0.983 | 0.982 | 118.9 | 117.6 | 118.3 | 0.985 | 0.986 | 0.986 |
| S14 | 0.994 | 0.995 | 0.995 | 112.2 | 112.8 | 112.5 | 0.995 | 0.995 | 0.995 |
| S15 | 0.993 | 0.994 | 0.994 | 112.4 | 112.8 | 112.6 | 0.995 | 0.996 | 0.996 |
| S16 | 0.989 | 0.990 | 0.990 | 98.2 | 98.9 | 98.6 | 0.991 | 0.991 | 0.991 |

| 批号 | 1-$S_m$ | 2-$S_m$ | 平均值 | 1-$P_m$/% | 2-$P_m$/% | 平均值 | 1-药典-$S_F$ | 2-药典-$S_F$ | 平均值 |
|---|---|---|---|---|---|---|---|---|---|
| S17 | 0.995 | 0.995 | 0.995 | 104.5 | 104.4 | 104.5 | 0.995 | 0.995 | 0.995 |
| S18 | 0.995 | 0.995 | 0.995 | 100.5 | 101.7 | 101.1 | 0.995 | 0.994 | 0.995 |
| S19 | 0.986 | 0.987 | 0.987 | 113.1 | 115.1 | 114.1 | 0.987 | 0.988 | 0.988 |
| S20 | 0.979 | 0.979 | 0.979 | 98.8 | 96.5 | 97.7 | 0.980 | 0.980 | 0.980 |
| S21 | 0.966 | 0.964 | 0.965 | 129.2 | 127.9 | 128.6 | 0.965 | 0.963 | 0.964 |
| S22 | 0.966 | 0.967 | 0.967 | 127.7 | 129.9 | 128.8 | 0.965 | 0.967 | 0.966 |
| S23 | 0.967 | 0.969 | 0.968 | 121.4 | 121.8 | 121.6 | 0.968 | 0.970 | 0.969 |
| S24 | 0.969 | 0.972 | 0.971 | 123.9 | 122.5 | 123.2 | 0.970 | 0.973 | 0.972 |
| S25 | 0.961 | 0.960 | 0.961 | 132.8 | 133.4 | 133.1 | 0.961 | 0.960 | 0.961 |
| S26 | 0.982 | 0.983 | 0.983 | 126.3 | 125.2 | 125.8 | 0.983 | 0.985 | 0.984 |
| S27 | 0.983 | 0.983 | 0.983 | 124.6 | 124.2 | 124.4 | 0.984 | 0.984 | 0.984 |
| S28 | 0.982 | 0.985 | 0.984 | 128.7 | 129.7 | 129.2 | 0.985 | 0.987 | 0.986 |
| 平均值 | 0.978 | 0.978 | 0.978 | 99.0 | 98.8 | 98.9 | 0.976 | 0.976 | 0.976 |
| RSD/% | 1.2 | 1.3 | 1.2 | 24 | 24 | 24 | 1.4 | 1.6 | 1.5 |

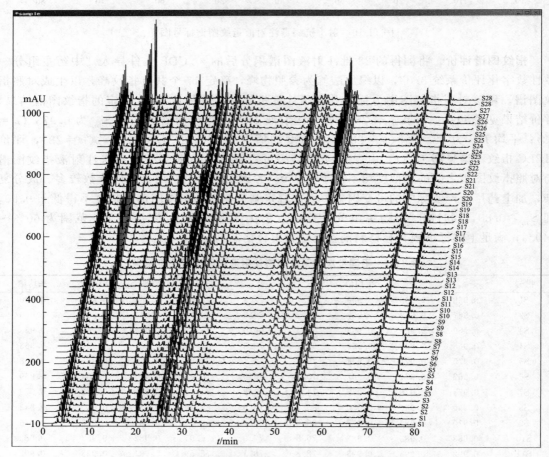

图 11-11　28 批射干抗病毒注射液样品评价 HPLC 指纹图谱

### 11.1.2.7　射干抗病毒注射液中绿原酸含量测定

#### (1) 仪器和试药

除绿原酸（中国食品药品检定研究院，批号：110753～201716）外，其余见 11.1.2.1

部分。

**（2）溶液制备**

**对照品溶液制备** 取绿原酸对照品适量，精密称定，加甲醇制成每1mL含100μg溶液，即得。

**供试品溶液制备** 取注射液适量（精密量取1mL，约1g），精密称定，加水稀释成浓度为每1mL含200mg溶液，0.45μm滤膜过滤，即得。

**（3）色谱条件**

见11.1.2.3部分相关内容。

**（4）系统适用性试验**

取绿原酸对照品溶液进样5μL检测，记录色谱图，取供试品溶液进样5μL检测，记录色谱图，色谱峰在25.4min为绿原酸，将此峰作为参照物峰，以绿原酸峰计算色谱柱的理论塔板数不得低于5100。

**（5）方法学考察**

参见11.1.2.5项下相应内容。

**（6）含量测定**

按前文拟订的绿原酸含量测定方法，对射干抗病毒注射液28批样品进行检测，记录色谱图，根据线性方程 $y=17.276x-52.577$ 计算绿原酸含量，测定结果与厂家检测报告结果见表11-8。确定本品每1mL中含绿原酸量不得低于0.5mg。

**表11-8 28批射干抗病毒注射液中绿原酸含量测定结果与药厂报告结果**

| 编号 | 批号 | $A_1$ | $A_2$ | $A_{平均}$ | 含量/(mg/mL) | 药厂报告含量/(mg/mL) |
|---|---|---|---|---|---|---|
| S1 | 170908 | 2276.29 | 2268.23 | 2272.26 | 0.67 | 0.61 |
| S2 | 170907 | 2184.49 | 2171.04 | 2177.77 | 0.65 | 0.66 |
| S3 | 170906 | 1989.90 | 1988.21 | 1989.05 | 0.59 | 0.68 |
| S4 | 170905 | 2185.96 | 2177.01 | 2181.48 | 0.65 | 0.68 |
| S5 | 170716 | 2150.46 | 2040.76 | 2095.61 | 0.62 | 0.62 |
| S6 | 170715 | 2010.98 | 2020.25 | 2015.62 | 0.60 | 0.66 |
| S7 | 170714 | 1965.26 | 1930.65 | 1947.96 | 0.58 | 0.62 |
| S8 | 170711 | 2238.49 | 2108.96 | 2173.73 | 0.64 | 0.66 |
| S9 | 170625 | 1856.62 | 1934.63 | 1895.63 | 0.56 | 0.66 |
| S10 | 170624 | 1866.49 | 1875.57 | 1871.03 | 0.56 | 0.64 |
| S11 | 170602 | 1787.25 | 1789.38 | 1788.32 | 0.53 | 0.66 |
| S12 | 170601 | 1868.84 | 1867.62 | 1868.23 | 0.56 | 0.63 |
| S13 | 170516 | 2226.94 | 2252.92 | 2239.93 | 0.66 | 0.67 |
| S14 | 170121 | 2402.53 | 2405.22 | 2403.87 | 0.71 | 0.64 |
| S15 | 170120 | 2553.50 | 2553.34 | 2553.42 | 0.75 | 0.66 |
| S16 | 170119 | 2516.33 | 2510.85 | 2513.59 | 0.74 | 0.78 |
| S17 | 170106 | 2180.38 | 2179.01 | 2179.69 | 0.65 | 0.65 |
| S18 | 170105 | 2117.99 | 2129.15 | 2123.57 | 0.63 | 0.62 |
| S19 | 170104 | 2645.52 | 2684.92 | 2665.22 | 0.79 | 0.61 |
| S20 | 161221 | 2702.74 | 2626.20 | 2664.47 | 0.79 | 0.63 |
| S21 | 160623 | 2035.90 | 2034.14 | 2035.02 | 0.60 | 0.56 |
| S22 | 160622 | 1989.20 | 1990.13 | 1989.66 | 0.59 | 0.60 |
| S23 | 160120 | 2044.22 | 2046.06 | 2045.14 | 0.61 | 0.65 |

| 编号 | 批号 | $A_1$ | $A_2$ | $A_{平均}$ | 含量/(mg/mL) | 药厂报告含量/(mg/mL) |
|------|--------|---------|---------|---------|--------------|------------------------|
| S24 | 160114 | 2062.89 | 2065.21 | 2064.05 | 0.61 | 0.67 |
| S25 | 160113 | 2048.19 | 2047.61 | 2047.90 | 0.61 | 0.69 |
| S26 | 160111 | 2055.83 | 2052.52 | 2054.18 | 0.61 | 0.66 |
| S27 | 160108 | 2051.16 | 2045.05 | 2048.11 | 0.61 | 0.61 |
| S28 | 160107 | 1980.13 | 1984.35 | 1982.24 | 0.59 | 0.64 |

注：线性方程 $y = 17.276x - 52.577$。

### 11.1.2.8 射干抗病毒注射液中次野鸢尾黄素含量测定

#### (1) 仪器和试药

冰醋酸（色谱纯，天津市科密欧化学试剂有限公司，批号：20171120），四氢呋喃（色谱纯，天津市科密欧化学试剂有限公司，批号：20120520），三氯甲烷（分析纯，利安隆博华（天津）医药化学有限公司，批号：20170523），次野鸢尾黄素（中国食品药品检定研究院，批号：111557-200602），其余见 11.1.2.1 部分。

#### (2) 溶液制备

**对照品溶液制备** 取次野鸢尾黄素对照品适量，精密称定，加甲醇制成每 1mL 含 35μg 的溶液，即得。

**供试品溶液制备** 取注射液 6 支（规格 2mL/支），精密移取 10mL 置于 100mL 圆底烧瓶中，加水 10mL、三氯甲烷 15mL，加热回流 1h，重复提取 2 次，合并有机层（氯仿层），减压蒸干，甲醇定容至 10mL，摇匀，作为供试品溶液。过 0.45μm 滤膜，取续滤液，即得。

#### (3) 色谱条件

以十八烷基键合硅胶为填充剂（COSMOSIL 5C$_{18}$-MS-Ⅱ，柱长为 25cm，内径为 4.6mm，粒径为 5μm）；以水-甲醇-乙腈-四氢呋喃-冰醋酸（47.5∶40∶7∶4∶1.5）溶液为流动相，等度洗脱；检测波长 265nm，柱温 35℃，流速 1.0mL/min。

#### (4) 系统适用性试验

取次野鸢尾黄素对照品溶液和供试品溶液分别进样 5μL 检测，记录色谱图，色谱峰在 10.2min 为次野鸢尾黄素，将此峰作为参照物峰，以次野鸢尾黄素峰计算色谱柱的理论塔板数不得低于 15000。

#### (5) 方法学考察

参见 11.1.2.5 项下相应内容。

#### (6) 含量测定

按正文拟订的次野鸢尾黄素含量测定方法，对射干抗病毒注射液 28 批样品进行检测，记录色谱图，按线性方程 $y = 22.226x + 15.229$ 计算次野鸢尾黄素含量，测定结果见表 11-9。确定本品每 1mL 中含次野鸢尾黄素量不得低于 30μg。

表 11-9 28 批射干抗病毒注射液中样品中次野鸢尾黄素含量

| 编号 | 批号 | $A_1$ | $A_2$ | $A_{平均}$ | 含量/(μg/mL) |
|------|--------|--------|--------|--------|--------------|
| S1 | 170908 | 912.71 | 912.53 | 912.62 | 40.38 |
| S2 | 170907 | 837.66 | 822.45 | 830.06 | 36.66 |
| S3 | 170906 | 738.38 | 752.91 | 745.65 | 32.86 |
| S4 | 170905 | 826.51 | 830.62 | 828.57 | 36.59 |

| 编号 | 批号 | $A_1$ | $A_2$ | $A_{平均}$ | 含量/(μg/mL) |
|------|------|-------|-------|-----------|-------------|
| S5 | 170716 | 875.72 | 877.75 | 876.74 | 38.76 |
| S6 | 170715 | 863.53 | 872.55 | 868.04 | 38.37 |
| S7 | 170714 | 827.17 | 825.72 | 826.45 | 36.50 |
| S8 | 170711 | 877.68 | 897.94 | 887.81 | 39.26 |
| S9 | 170625 | 1168.63 | 1169.78 | 1169.20 | 51.92 |
| S10 | 170624 | 1197.35 | 1226.52 | 1211.94 | 53.84 |
| S11 | 170602 | 1228.10 | 1232.92 | 1230.51 | 54.68 |
| S12 | 170601 | 1300.28 | 1288.95 | 1294.62 | 57.56 |
| S13 | 170516 | 2329.98 | 2332.39 | 2331.19 | 104.20 |
| S14 | 170121 | 2031.74 | 1989.01 | 2010.37 | 89.77 |
| S15 | 170120 | 2302.87 | 2311.94 | 2307.40 | 103.13 |
| S16 | 170119 | 1948.77 | 1955.53 | 1952.15 | 87.15 |
| S17 | 170106 | 1970.83 | 1973.26 | 1972.05 | 88.04 |
| S18 | 170105 | 1780.35 | 1781.02 | 1780.68 | 79.43 |
| S19 | 170104 | 2299.55 | 2301.75 | 2300.65 | 102.83 |
| S20 | 161221 | 2013.36 | 2088.07 | 2050.72 | 91.58 |
| S21 | 160623 | 1657.95 | 1672.26 | 1665.11 | 74.23 |
| S22 | 160622 | 1811.29 | 1814.71 | 1813.00 | 80.89 |
| S23 | 160120 | 1677.12 | 1654.77 | 1665.94 | 74.27 |
| S24 | 160114 | 1779.86 | 1706.06 | 1742.96 | 77.73 |
| S25 | 160113 | 1893.88 | 1896.01 | 1894.94 | 84.57 |
| S26 | 160111 | 1684.51 | 1699.85 | 1692.18 | 75.45 |
| S27 | 160108 | 1800.58 | 1708.74 | 1754.66 | 78.26 |
| S28 | 160107 | 1850.90 | 1739.45 | 1795.17 | 80.08 |

注：线性方程 $y = 22.226x + 15.229$。

# 11.1.3 药材指纹图谱起草说明

## 11.1.3.1 射干 HPLC 指纹图谱起草说明

### 11.1.3.1.1 名称

射干（Shegan），拉丁名 BELAMCANDAE RHIZOMA。

### 11.1.3.1.2 来源

本品为鸢尾科植物射干 *Belamcanda chinensis*（L.）DC. 的干燥根茎。春初刚发芽或秋末茎叶枯萎时采挖，除去须根及泥沙，干燥。

### 11.1.3.1.3 主要成分与药理作用

射干，味苦辛，性寒，归肺肝经；具有清热解毒、祛痰利咽、消瘀散结之功，为治疗喉痹咽痛之要药。用于热毒痰火郁结，咽喉肿痛，痰涎壅盛，咳嗽气喘。它主要含野鸢尾黄素（Irigenin，IRG）、次野鸢尾黄素（Irisflorentin，IRF）、鸢尾苷（Tectordin，TED）和野鸢尾苷（Iridin，IRD）等化合物。

### 11.1.3.1.4 射干 HPLC 指纹图谱方法学研究

照高效液相色谱法（《中国药典》2020 版四部通则 0512），按中药指纹图谱技术规范试验。

**(1) 仪器和试药**

Agilent 1100 型液相色谱仪（配有二极管阵列检测器、四元低压梯度泵、在线脱气装置、自动进样器），ChemStation 工作站（Agilent 科技有限公司）Sarturius-BS110S 分析天平（北京赛多利斯天平有限公司）。射干药材产地来源见表11-10。

表 11-10　射干药材产地来源

| 序号 | 药材编号 | 省份 | 产地证明 | 产地经、纬度 | 样品名称 | 样品重量/g |
|------|----------|------|----------|--------------|----------|-----------|
| 1 | S1 | 广西 | 广西柳城 | 24.643092<br>109.247133 | 射干 | 500 |
| 2 | S2 | 河北 | 河北安国 | 38.3814668<br>115.309293 | 射干 | 500 |
| 3 | S3 | 湖北 | 湖北武汉新洲区 | 30.811440<br>114.935468 | 射干 | 500 |
| 4 | S4 | 湖北 | 湖北黄冈 | 30.806797<br>114.9502932 | 射干 | 500 |
| 5 | S5 | 湖南 | 湖南廉桥 | 27.265907<br>111.747278 | 射干 | 500 |
| 6 | S6 | 安徽 | 安徽亳州 | 33.839749<br>115.767001 | 射干 | 500 |
| 7 | S7 | 河南 | 河南洛阳 | 34.601053<br>112.481594 | 射干 | 500 |
| 8 | S8 | 湖南 | 湖南永州 | 36.432073<br>111.514667 | 射干 | 500 |
| 9 | S9 | 湖南 | 湖南邵阳 | 27.2654907<br>111.745278 | 射干 | 500 |
| 10 | S10 | 河北 | 无 | 无 | 射干 | 500 |

**（2）溶液制备**

**供试品溶液制备**　取射干药材细粉约2.5g，精密称定，加75%（V/V）乙醇15mL，回流提取2h，滤过，残渣加75%（V/V）乙醇10mL继续回流0.5h，合并两次滤液，用75%（V/V）甲醇定容至25mL，摇匀，0.45μm滤膜滤过，取续滤液，即得。

**参照物溶液制备**　取次野鸢尾黄素对照品适量，精密称定，置量瓶中加甲醇溶液使溶解并稀释至刻度，摇匀，制备成每1mL含0.2mg的溶液，摇匀，即得。

**（3）色谱条件**

参见11.1.1.2项下射干抗病毒注射液指纹图谱检测的色谱条件。

**（4）系统适用性和条件优化**

**系统适用性试验**　取供试品溶液S1（广西柳城）进样5μL，记录色谱图。取次野鸢尾黄素参照物溶液进样5μL，记录色谱图。对比保留时间及在线紫外光谱图可知次野鸢尾黄素的出峰时间是74.712min。在此梯度洗脱条件下，系统理论板数以次野鸢尾黄素峰计算应不低于12000。

**流动相系统**　以实验室原有射干药材指纹图谱条件为基础，通过查找资料和参考2020版《中国药典》，拟定洗脱程序：0～3min，0% B；3～9min，0～5% B；9～22min，5%～12% B；22～30min，12%～16% B；30～45min，16%～18% B；45～60min，18%～30% B；60～80min，30%～60% B；80～120min，60% B。

**提取溶剂考察**　取广西柳城产供试品（S1）5份，分别以水、75%（V/V）乙醇、95%（V/V）乙醇、85%（V/V）甲醇、甲醇为溶剂提取样品，按样品供试液制备方法进行制备，并做1份以水提95%（V/V）乙醇做醇沉制得的样品，共制备样品供试液6份，摇匀，滤过，取续滤液，即得。将以上6份样品供试液分别进样5μL，记录色谱图。将测得的6张图谱积分后得到的＊.CDF文件导入"中药主组分一致性数字化评价系统3.0"，以次野鸢尾黄素为参照峰确定 28 个共有指纹峰。以色谱指纹图谱信息量指数 $I$ 为优化目标函数对样品提取条件进行优化选择，见公式(11-1)，结果见表 11-11。本试验选择 75%（$V/V$）乙醇为提取溶剂制备样品。

表 11-11　样品提取条件优化函数 $I$ 值

| 提取条件 | 水 | 75%乙醇 | 95%乙醇 | 85%甲醇 | 甲醇 | 水提-95%乙醇醇沉 |
| --- | --- | --- | --- | --- | --- | --- |
| $I$ | 14.9 | 19.4 | 18.9 | 19.0 | 19.3 | 17.0 |

**色谱系统对指纹图谱影响的考察**　进样 $0\mu L$ 测定系统空针运行时色谱系统对指纹影响，由记录的色谱可知系统无杂峰，基线平滑，表明色谱系统对指纹图谱测定无干扰峰。取提取溶剂［75%（$V/V$）乙醇］$5\mu L$ 检测，记录色谱图，结果提取溶剂不干扰指纹图谱测定。

**（5）方法学考察**

① 精密度　取射干药材（广西柳城）S1，按"供试品溶液制备"项下方法制备供试品溶液，对同一供试品溶液，按正文拟订的色谱条件，连续测定 6 次，记录色谱图，以次野鸢尾黄素峰的保留时间和峰面积为参照物峰，确定 28 个共有指纹峰，计算各共有峰的 $RTT$ 和 $RA$。$RTT$ 的 $RSD$ 均小于 2.0%，$RA$ 的 $RSD$ 除 8 号峰（$RSD=5.9\%$）、10 号峰（$RSD=23\%$）、18 号峰（$RSD=13\%$）、19 号峰（$RSD=20\%$）、21 号峰（$RSD=15\%$）和 28 号峰（$RSD=3.2\%$），其余均小于 3.0%。同时，将测得图谱积分得到 *.CDF 文件导入"中药主组分一致性数字化评价系统 3.0"，以次野鸢尾黄素为参照峰确定 28 个指纹峰，以第一次图谱为标准评价其他 5 次指纹图谱结果，由计算机软件评价计算，结果 6 次的平均 $S_m$ 为 0.998，$RSD=0.21\%$（$n=6$）；平均 $P_m$ 为 101.1%，$RSD=1.9\%$（$n=6$）；相似度均为 1.00，详见表 11-12。综合上述试验结果表明本法的仪器精密度很好。

表 11-12　供试液精密度、稳定性及方法重复性试验评价结果

| 类别 | $S_m$ | $P_m/\%$ | 药典-$S_F$ |
| --- | --- | --- | --- |
| 精密度试验 | | | |
| JMD 1 | 1.00 | 100.0 | 1.00 |
| JMD 2 | 0.996 | 100.1 | 1.00 |
| JMD 3 | 0.999 | 104.7 | 1.00 |
| JMD 4 | 0.998 | 99.1 | 1.00 |
| JMD 5 | 0.996 | 99.0 | 1.00 |
| JMD 6 | 0.993 | 99.8 | 1.00 |
| 平均值 | 0.998 | 101.1 | 1.00 |
| $RSD/\%$ | 0.21 | 1.90 | 0.00 |
| 稳定性试验 | | | |
| WDX 1 | 1.00 | 100.0 | 1.00 |
| WDX 2 | 0.999 | 104.7 | 1.00 |
| WDX 3 | 0.996 | 99.0 | 1.00 |
| WDX 4 | 0.993 | 99.8 | 1.00 |
| WDX 5 | 0.994 | 104.2 | 1.00 |
| WDX 6 | 0.994 | 103.9 | 1.00 |
| 平均值 | 0.997 | 101.9 | 1.00 |
| $RSD/\%$ | 0.25 | 2.00 | 0.00 |
| 方法重复性试验 | | | |
| CFX 1-1 | 1.00 | 100.0 | 1.00 |
| CFX 2-1 | 0.987 | 101.5 | 0.999 |

| 方法重复性试验 | | | |
|---|---|---|---|
| 类别 | $S_m$ | $P_m/\%$ | 药典-$S_F$ |
| CFX 3-1 | 0.997 | 101.4 | 1.00 |
| CFX 4-1 | 0.999 | 103.0 | 1.00 |
| CFX 5-1 | 0.996 | 100.6 | 1.00 |
| CFX 6-1 | 1.00 | 102.1 | 1.00 |
| CFX 1-2 | 1.00 | 106.9 | 1.00 |
| CFX 2-2 | 0.987 | 102.3 | 0.999 |
| CFX 3-2 | 0.994 | 101.5 | 1.00 |
| CFX 4-2 | 0.997 | 100.4 | 1.00 |
| CFX 5-2 | 0.999 | 100.5 | 1.00 |
| CFX 6-2 | 0.999 | 104.2 | 1.00 |
| 平均值 | 0.996 | 102.0 | 1.00 |
| $RSD/\%$ | 0.53 | 1.80 | 0.04 |

② **耐用性试验**

**溶液稳定性考察** 对 S1 供试品溶液（广西柳城），按"供试品溶液制备"项下方法制备供试品溶液，每隔一定时间测定一次，共测定 6 次，记录色谱图，以次野鸢尾黄素峰的保留时间和峰面积为参照，确定 28 个共有指纹峰，计算各共有峰的 $RTT$ 和 $RA$。$RTT$ 的 $RSD$ 均小于 2.0%，$RA$ 的 $RSD$ 除 2 号峰（$RSD=4.6\%$）、8 号峰（$RSD=5.5\%$）、10 号峰（$RSD=22\%$）、17 号峰（$RSD=28\%$）、18 号峰（$RSD=17\%$）、19 号峰（$RSD=5.7\%$）、20 号峰（$RSD=15\%$）、24 号峰（$RSD=3.8\%$）和 26 号峰（$RSD=4.6\%$），其余均小于 3.0%。将测得图谱积分得到 ∗.CDF 文件导入"中药主组分一致性数字化评价系统 3.0"，以次野鸢尾黄素为参照物峰，由计算机软件计算评价，结果显示 6 次测定供试品指纹图谱与第一次测定的供试品指纹图谱的平均 $S_m$ 为 0.997，$RSD=0.25\%$（$n=6$）；平均 $P_m$ 为 101.9%，$RSD=2.0\%$（$n=6$）；相似度均为 1，$RSD=0.00\%$（$n=6$），详见表 11-12。综合上述试验结果，表明供试品溶液室温放置 24 小时内溶液稳定。

**柱温考察** 分别在 30℃、35℃、40℃柱温条件下试验，记录色谱图，以 35℃下指纹图谱为标准评价 30℃ 和 40℃ 下测试的 HPLC 指纹图谱的 $S_m$ 分别为 0.919 和 0.943，$P_m$ 分别为 96.7% 和 99.7%，结果表明 $S_m$ 和 $P_m$ 变化不大，均符合要求。尽管在 3 种柱温下，出峰时间和分离度等方面存在差异，但各成分峰均能达到很好的分离效果，各成分含量均无差异。

**流速和流动相初始比例考察** 分别改变流动相起始比例和流速，采用同一供试品，进样 $5\mu L$，记录色谱图，观察指纹峰变化情况，由色谱图可以看出，微小变动色谱条件对指纹峰数量的影响不明显，耐用性良好。

③ **方法重复性试验**

对同一批样品 S1（广西柳城），按"供试品溶液制备"项下方法制备供试品溶液 6 份，每份样品平行测定 2 次，记录色谱图，以次野鸢尾黄素峰的保留时间和峰面积为参照，确定 28 个共有指纹峰，计算各共有峰的 $RTT$ 和 $RA$。$RTT$ 的 $RSD$ 均小于 2.0%，$RA$ 的 $RSD$ 除 3 号峰（$RSD=30\%$）、6 号峰（$RSD=6.7\%$）、7 号峰（$RSD=5.1\%$）、9 号峰（$RSD=8.3\%$）、10 号峰（$RSD=8.0\%$）、11 号峰（$RSD=4.8\%$）、12 号峰（$RSD=3.9\%$）、15 号峰（$RSD=29\%$）、16 号峰（$RSD=5.3\%$）、17 号峰（$RSD=7.6\%$）、18 号峰（$RSD=7.0\%$）、21 号峰（$RSD=6.5\%$）、22 号峰（$RSD=6.1\%$）、25 号峰（$RSD=30\%$）和 28 号峰（$RSD=6.7\%$），其余均小于 3.0%。说明这些峰对应的成分在样品制备

过程中含量变化较大，被提取的程度不一样。

将测得图谱积分后得到的 *.CDF 文件导入"中药主组分一致性数字化评价系统 3.0"，以次野鸢尾黄素为参照物峰，以第一次测定为标准评价其他 11 次测定的指纹图谱结果，同一样品二次结果取平均值。结果显示 6 份供试品指纹图谱的平均 $S_m$ 为 0.996，$RSD=0.48\%$（$n=6$）；平均 $P_m$ 为 102.0%，$RSD=1.9\%$（$n=6$）；平均相似度均为 1.00，$RSD=0.04\%$（$n=6$），详见表 11-12。综合上述试验结果表明本法的方法重复性很好，满足指纹图谱研究的技术要求。

**（6）指纹图谱建立**

**共有指纹峰的标定** 按拟订的指纹图谱测定方法，测定 S1～S10 共 10 批射干药材 9 批和自有药材 1 批指纹图谱，记录色谱图，以次野鸢尾黄素峰的保留时间和峰面积为参照物峰，确定 28 个共有指纹峰，指纹峰在 80min 内全部出峰，参照物次野鸢尾黄素峰标号为 26（S），其他共有峰依次为 1，2，3，…，28。不同产地射干药材指纹峰面积的 $RSD$ 变动超过 80% 有 9、11、17 和 21 号峰，其中 11 和 21 号峰变动最大，说明上述指纹峰在不同产地药材中含量波动较大。射干 HPLC 指纹图谱标号图见图 11-12。

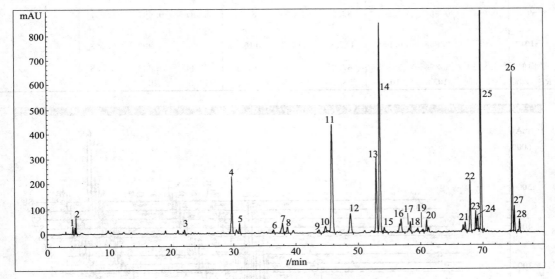

图 11-12　射干 HPLC 指纹图谱标号图

**射干指纹图谱相似度评价** 将测得的 10 批射干药材图谱积分后的 *.CDF 文件导入"中药主组分一致性数字化评价系统 3.0"，以次野鸢尾黄素为参照物峰，确定 28 个共有指纹峰，以生成对照指纹图谱，用该对照指纹图谱为标准并应用计算机软件计算评价 24 次测定的指纹图谱结果，并对评价结果中 $S_m$、$P_m$ 进行聚类分析，剔除劣品 S1、S2、S6、S7、S8，用剩下的谱图重新生成对照谱，用该对照谱对 12 批射干药材样品重新评价，评价结果见表 11-13。结果显示 10 批射干 HPLC 指纹图谱的平均 $S_m$ 为 0.875（$n=10$）；平均 $P_m$ 为 67.4%（$n=10$）；相似度均值为 0.838，$RSD=17.6\%$（$n=10$），详见表 11-13，评价图谱见图 11-13。由表中数据可以看出，通过"中药主组分一致性数字化评价系统 3.0"评价，10 批射干药材质量差异较大，为保证制剂质量，规定射干药材与对照指纹图谱相似度不得低于 0.90，即 $S_m \geqslant 0.90$，同时使用"中药主组分系统 3.0"控制 $P_m$ 范围为 80%～120%，满足上述标准视为合格药材，可以使用，反之为不合格药材。

表 11-13　10 批射干药材样品宏定性相似度和定量相似度比较

| 批号 | $1-S_m$ | $2-S_m$ | 平均值 | $1-P_m/\%$ | $2-P_m/\%$ | 平均值 | 1-药典-$S_F$ | 2-药典-$S_F$ | 平均值 | Quality(质量) |
|------|---------|---------|--------|------------|------------|--------|--------------|--------------|--------|----------------|
| S1 | 0.809 | 0.806 | 0.808 | 37.0 | 37.1 | 37.1 | 0.704 | 0.701 | 0.703 | Inferior (劣品) |
| S2 | 0.817 | 0.823 | 0.820 | 40.9 | 41.1 | 41.0 | 0.701 | 0.745 | 0.723 | Inferior (劣品) |
| S3 | 0.943 | 0.949 | 0.946 | 82.1 | 82.6 | 82.4 | 0.942 | 0.942 | 0.942 | Fine (良好) |
| S4 | 0.974 | 0.975 | 0.975 | 94.6 | 94.7 | 94.7 | 0.975 | 0.975 | 0.975 | Better (很好) |
| S5 | 0.941 | 0.939 | 0.940 | 122.9 | 112.6 | 117.8 | 0.978 | 0.980 | 0.979 | Better (很好) |
| S6 | 0.782 | 0.784 | 0.783 | 30.8 | 30.8 | 30.8 | 0.746 | 0.668 | 0.707 | Inferior (劣品) |
| S7 | 0.829 | 0.828 | 0.829 | 41.1 | 40.5 | 40.8 | 0.667 | 0.737 | 0.702 | Inferior (劣品) |
| S8 | 0.726 | 0.729 | 0.728 | 30.2 | 30.1 | 30.2 | 0.737 | 0.590 | 0.664 | Inferior (劣品) |
| S9 | 0.967 | 0.966 | 0.967 | 83.2 | 83.3 | 83.3 | 0.997 | 0.997 | 0.997 | Fine (良好) |
| S10 | 0.958 | 0.958 | 0.958 | 115.9 | 116.7 | 116.3 | 0.993 | 0.993 | 0.993 | Fine (良好) |
| 平均值 | 0.875 | 0.876 | 0.875 | 67.9 | 67.0 | 67.4 | 0.844 | 0.833 | 0.838 | |
| $RSD/\%$ | 10.4 | 10.4 | 10.4 | 53.1 | 51.7 | 52.3 | 16.9 | 19.1 | 17.6 | |

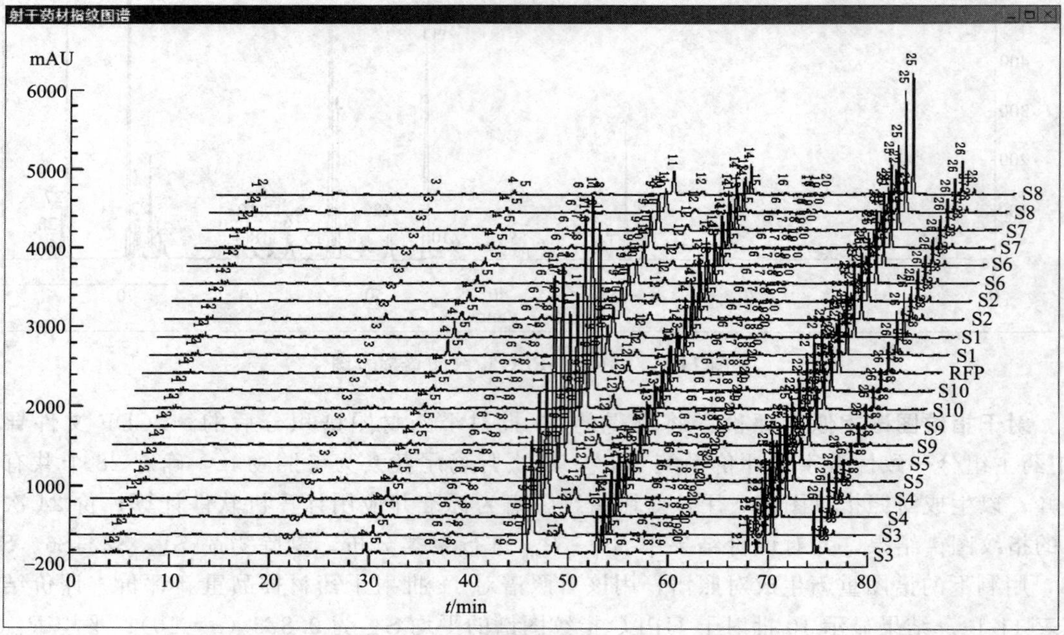

图 11-13　10 批射干样品评价 HPLC 指纹图谱

## 11.1.3.2　金银花 HPLC 指纹图谱起草说明

### 11.1.3.2.1　名称

金银花（Jinyinhua），拉丁名 LONICERAE JAPONICE FLOS。

#### 11.1.3.2.2 来源

本品为忍冬科植物忍冬 *Lonicera japonica* Thunb. 的干燥花蕾或带初开的花。夏初花开放前采收，干燥。

#### 11.1.3.2.3 主要成分与药理作用

金银花是一味常用清热解毒药，具有清热解毒、凉散风热等作用，用于痈肿疔疮、喉痹、丹毒、热毒血痢、风热感冒、温病发热。金银花主要含绿原酸、异绿原酸、黄酮化合物、芳樟醇、双花醇等。其中绿原酸和异绿原酸为主要成分。

#### 11.1.3.2.4 金银花HPLC指纹图谱方法学研究

**(1) 仪器和试药**

Agilent 1100型液相色谱仪（配有二极管阵列检测器、四元低压梯度泵、在线脱气装置、自动进样器），ChemStation工作站（Agilent科技有限公司）；Sarturius-BS110S分析天平（北京赛多利斯天平有限公司）。金银花药材产地见表11-14。

表11-14 金银花药材产地来源

| 序号 | 药材编号 | 省份 | 产地证明 | 产地经、纬度 | 样品名称 | | 样品重量/g |
|---|---|---|---|---|---|---|---|
| 1 | S1 | 山东 | 山东平邑 | 35.285224<br>117.673757 | 金银花 | | 500 |
| 2 | S2 | 河北 | 河北巨鹿 | 35.220356<br>115.031724 | 金银花 | | 500 |
| 3 | S3 | 河南 | 河南封丘城关 | 35.060055<br>114.420340 | 金银花 | | 500 |
| 4 | S4 | 河南 | 河南封丘城关 | 34.945380<br>114.483121 | 金银花 | | 500 |
| 5 | S5 | 河南 | 河南新密 | 34.540608<br>113.384725 | 金银花 | | 500 |
| 6 | S6 | 山东 | 山东省临沂市平邑县临涧镇巩家村 | 35.33843；<br>117.58814 | 金银花 | 大毛花 | 500 |
| 7 | S7 | 山东 | 山东省临沂市平邑县临涧镇巩家村 | 35.40977；<br>117.49041 | 金银花 | 九丰一号 | 500 |
| 8 | S8 | 山东 | 山东省济宁市邹城市杨家峪村 | 35.37738；<br>117.46270 | 金银花 | 大毛花 | 500 |
| 9 | S9 | 山东 | 山东省临沂市平邑县临涧镇生胜庄 | 35.40683；<br>117.50036 | 金银花 | 九丰一号 | 250 |
| 10 | S10 | 山东 | 山东省临沂市平邑县临涧镇巩家村 | 35.41028；<br>117.48984 | 金银花 | 北花一号 | 500 |
| 11 | S11 | 山东 | 山东省临沂市平邑县流峪镇 | 35.34089；<br>117.58907 | 金银花 | 大毛花 | 500 |
| 12 | S12 | 山东 | 山东省临沂市平邑县流峪镇 | 35.34089；<br>117.58907 | 金银花 | 鸡爪花 | 500 |
| 13 | S13 | 山东 | 山东省临沂市平邑县流峪镇 | 35.34089；<br>117.58907 | 金银花 | 青条花 | 500 |
| 14 | S14 | 山东 | 山东省临沂市平邑县流峪镇 | 35.34089；<br>117.58907 | 金银花 | 小山花 | 500 |
| 15 | S15 | 山东 | 山东省临沂市平邑县<br>柏林镇玉皇城村 | 35.35107；<br>117.47351 | 金银花 | 大毛花 | 500 |
| 16 | S16 | 山东 | 山东省临沂市费县<br>上冶镇石桥庄村 | 35.38947；<br>117.92787 | 金银花 | 四季花 | 500 |
| 17 | S17 | 山东 | 山东省临沂市平邑县<br>白彦镇大朱庄村 | 35.22384；<br>117.49013 | 金银花 | 九丰一号 | 500 |

**（2）溶液制备**

**供试品溶液制备** 取金银花药材细粉 2.5g，精密称定，加水 30mL，回流提取 2h，滤过，残渣加水 20mL 继续回流 0.5h，合并两次滤液，用水定容至 50mL，摇匀，滤过，取续滤液，即得。

**参照物溶液制备** 分别取绿原酸和木犀草苷适量，精密称定，置棕色量瓶中，加 50％甲醇各制成每 1mL 含 200μg 的溶液，即得。

**绿原酸对照品溶液制备** 取绿原酸对照品适量，精密称定，置棕色量瓶中，加 50％甲醇制成每 1mL 含 40μg 的溶液，即得。

**木犀草苷对照品溶液制备** 取木犀草苷对照品适量，精密称定，置棕色量瓶中，加 50％甲醇制成每 1mL 含 40μg/mL 的溶液，即得。

**（3）色谱条件**

参见 11.1.1.2 项下射干抗病毒注射液指纹图谱检测的色谱条件。

**（4）系统适用性和条件优化**

**系统适用性试验** 将供试品溶液 S1 进样 10μL，记录色谱图。依次将绿原酸对照品溶液、木犀草苷对照品溶液、绿原酸参照物溶液、木犀草苷参照物溶液进样检测，记录色谱图。对比保留时间及在线紫外光谱图可知绿原酸的出峰时间是 25.554min，木犀草苷的出峰时间是 43.331min。在此系统条件下，以绿原酸峰计算理论板数应不低于 4500。

**提取溶剂考察** 取金银花样品 S1（山东平邑）2.5g 7 份，精密称定，分别以水、75％乙醇、甲醇为溶剂加热回流提取样品并最终定容至 50mL；以 75％乙醇、50％甲醇为溶剂超声 30min 提取样品并最终定容至 50mL；以 75％乙醇和 50％甲醇为溶剂加热回流提取样品并最终定容至 25mL。共制备样品供试液 7 份，摇匀，滤过，取续滤液，即得。将以上 7 份样品供试液分别进样 5μL，记录色谱图。将测得的 7 张图谱积分后得到的 ＊.CDF 文件导入"中药主组分一致性数字化评价系统 3.0"，以绿原酸为参照物峰确定 22 个共有指纹峰。以色谱指纹图谱信息量指数 $I$ 为优化目标函数对样品提取条件进行优化选择，结果见表 11-15，$I$ 是代表信号大小、信号均化程度和信息量多少的指数，$I$ 越大越好。因此，考虑到指纹峰峰形及数量以及 $I$ 值的大小，综合比较提取溶剂种类和体积，本试验选择水为提取溶剂二次加热回流提取样品。

表 11-15　样品提取条件优化函数 $I$ 值

| 提取条件 | 75％乙醇超声 | 75％乙醇回流 | 甲醇回流 | 水回流 | 50％甲醇超声 | 75％乙醇回流（溶剂量减半） | 50％甲醇回流（溶剂量减半） |
|---|---|---|---|---|---|---|---|
| $I$ | 10.4 | 14.3 | 13.8 | 16.5 | 13.9 | 15.7 | 14.1 |

**色谱系统对指纹图谱影响的考察** 记录进样 0μL 考察系统空针运行的色谱指纹情况，色谱图在 80.5min 后出现溶剂峰，表明色谱系统对指纹图谱测定不产生干扰峰。将提取溶剂（水）10μL 进样检测，考察色谱系统对指纹图谱的影响，记录色谱图，结果表明提取溶剂不干扰指纹图谱测定。

**（5）方法学考察**

**① 精密度试验** 取金银花药材 S1（山东平邑），按"溶液制备"项下制备供试品溶液，对同一供试液溶液，按正文拟订的色谱条件，连续测定 6 次。以绿原酸峰的保留时间和峰面积为参照物峰，确定 22 个共有指纹峰，计算各共有峰的 $RTT$ 和 $RA$。$RTT$ 的 $RSD$ 均小于 2.0％，$RA$ 的 $RSD$ 除 2 号峰（$RSD = 6.0％$）、3 号峰（$RSD = 8.8％$）、6 号峰（$RSD = $

18%)、16 号峰（$RSD=9.4\%$）、18 号峰（$RSD=14\%$）、19 号峰（$RSD=6.8\%$）和 21 号峰（$RSD=25\%$），其余均小于 5.0%。

将测得的图谱积分得到的 ∗.CDF 文件导入"中药主组分一致性数字化评价系统 3.0"，以绿原酸为参照物峰确定 22 个共有指纹峰，以第一次图谱为标准评价其他 5 次指纹图谱结果，由计算机软件评价计算，结果显示 6 次的平均 $S_m$ 为 0.996，$RSD=0.24\%$（$n=6$）；平均 $P_m$ 为 99.0%，$RSD=0.99\%$（$n=6$），平均相似度为 1.00，$RSD=0.04\%$（$n=6$），详见表 11-16。综合上述试验结果表明本法的仪器精密度很好。

表 11-16　供试液精密度、稳定性及方法重复性试验评价结果

| 精密度试验 | | | |
| --- | --- | --- | --- |
| 类别 | $S_m$ | $P_m/\%$ | 药典-$S_F$ |
| JMD 1 | 1.00 | 100.0 | 1.00 |
| JMD 2 | 0.995 | 98.7 | 1.00 |
| JMD 3 | 0.994 | 98.9 | 0.999 |
| JMD 4 | 0.994 | 97.2 | 1.00 |
| JMD 5 | 0.994 | 97.6 | 1.00 |
| JMD 6 | 0.997 | 99.6 | 1.00 |
| 平均值 | 0.996 | 99.0 | 1.00 |
| $RSD/\%$ | 0.24 | 0.99 | 0.04 |
| 稳定性试验 | | | |
| 类别 | $S_m$ | $P_m/\%$ | 药典-$S_F$ |
| WDX 1 | 1.00 | 100.0 | 1.00 |
| WDX 2 | 0.994 | 98.7 | 0.999 |
| WDX 3 | 0.994 | 98.9 | 1.00 |
| WDX 4 | 0.995 | 97.2 | 0.999 |
| WDX 5 | 0.994 | 97.6 | 0.999 |
| WDX 6 | 0.998 | 99.6 | 1.00 |
| 平均值 | 0.996 | 98.7 | 1.00 |
| $RSD/\%$ | 0.27 | 1.12 | 0.05 |
| 方法重复性试验 | | | |
| 类别 | $S_m$ | $P_m/\%$ | 药典-$S_F$ |
| CFX 1-1 | 1.00 | 100.0 | 1.00 |
| CFX 2-1 | 0.996 | 103.1 | 1.00 |
| CFX 3-1 | 0.996 | 104.2 | 0.999 |
| CFX 4-1 | 0.997 | 104.5 | 0.999 |
| CFX 5-1 | 0.997 | 104.1 | 0.999 |
| CFX 6-1 | 0.997 | 104.7 | 1.00 |
| CFX 1-2 | 1.00 | 100.0 | 1.00 |
| CFX 2-2 | 0.997 | 101.8 | 1.00 |
| CFX 3-2 | 0.996 | 102.8 | 0.999 |
| CFX 4-2 | 0.999 | 103.5 | 0.999 |
| CFX 5-2 | 0.997 | 105.7 | 1.00 |
| CFX 6-2 | 0.997 | 102.0 | 0.999 |
| 平均值 | 0.998 | 102.4 | 1.00 |
| $RSD/\%$ | 0.14 | 1.60 | 0.05 |

② 耐用性试验

**溶液稳定性考察**　对同一金银花药材供试品溶液 S1（山东平邑），取同一供试品溶液于室温放置，按上述色谱条件分别在 0h、4h、8h、12h、18h、24h 测定 6 次，记录色谱图，以绿原酸峰的保留时间和峰面积为参照物峰，确定 22 个共有指纹峰，计算各共有峰的 $RTT$ 和

$RA$，$RTT$ 的 RSD 均小于 2.0%，$RA$ 的 RSD 除 2 号峰（$RSD=3.7\%$）、3 号峰（$RSD=9.5\%$）、6 号峰（$RSD=24\%$）、7 号峰（$RSD=7.5\%$）、8 号峰（$RSD=4.3\%$）、12 号峰（$RSD=11\%$）、13 号峰（$RSD=3.1\%$）、14 号峰（$RSD=6.4\%$）、15 号峰（$RSD=3.2\%$）、16 号峰（$RSD=9.6\%$）、17 号峰（$RSD=5.7\%$）、18 号峰（$RSD=16\%$）、19 号峰（$RSD=9.2\%$）和 21 号峰（$RSD=27\%$），其余均小于 3.0%。将测得的图谱积分得到 *.CDF 文件，然后导入"中药主组分一致性数字化评价系统 3.0"，以绿原酸峰为参照物峰确定 22 个共有指纹峰，由计算机软件计算评价，结果显示 6 次测定供试品指纹图谱与第一次测定的供试品指纹图谱的平均 $S_m$ 为 0.996，$RSD=0.27\%$（$n=6$）；平均 $P_m$ 为 98.7%，$RSD=1.1\%$（$n=6$）；平均相似度为 1.00，$RSD=0.05\%$（$n=6$），详见表 11-16。由上述试验结果表明，供试品溶液室温放置在 24h 溶液稳定。

**柱温考察** 分别在 30℃、35℃、40℃柱温条件下试验，取供试品 S1（山东平邑）溶液 10μL 进样检测，记录色谱图。以 35℃下指纹图谱为标准评价 30℃和 40℃下测试的 HPLC 指纹图谱的 $S_m$ 分别为 0.984 和 0.994，$P_m$ 分别为 101.1%和 100.5%，由此可见柱温变化未对指纹峰的指认有明显影响。同时，分别在 30℃、35℃、40℃柱温条件下，取参照物溶液 10μL 进样检测，记录色谱图。不同柱温条件下，对参照物溶液的柱效信息见表 11-17。结果表明较低的柱温使得金银花整体出峰时间延长，但绿原酸附近指纹峰受温度影响较小，对绿原酸的分离造成了一定影响，较高的柱温对绿原酸的分离影响不大；木犀草苷的峰形及分离受温度影响不大，含量差异较小。

表 11-17　不同柱温下绿原酸、木犀草苷的柱效信息

| $T$ | $R_t$(LYS) | $R_t$(MXCG) | $N$(LYS) | $N$(MXCG) | $R$ |
| --- | --- | --- | --- | --- | --- |
| 30℃ | 26.436 | 44.909 | 191404 | 180373 | 55.50 |
| 35℃ | 25.575 | 43.179 | 176383 | 182691 | 54.27 |
| 40℃ | 24.732 | 41.458 | 164944 | 200767 | 54.42 |

**流速考察** 改变流动相流速，对同一供试品 S1（山东平邑）溶液进样 10μL 检测，记录色谱图。以 1.0mL/min 下指纹图谱为标准评价 0.8mL/min 和 1.2mL/min 下测试的 HPLC 指纹图谱的 $S_m$ 分别为 0.997 和 0.994，$P_m$ 分别为 86.2%和 119.9%，观察指纹峰变化情况，由表 11-18 中结果可以看出，微小变动色谱条件对指纹峰数量的影响不明显，耐用性较好。同时，分别在 0.8mL/min、1.0mL/min、1.2mL/min 流速条件下，取参照物溶液 10μL 进样检测，记录色谱图。不同流速条件下，对照品混合溶液的柱效信息见表 11-18。结果表明流速对绿原酸和木犀草苷的峰形及分离度影响不大。

表 11-18　不同流速下绿原酸和木犀草苷的柱效信息

| 色谱条件 | 流速 0.8mL/min | 流速 1.0mL/min | 流速 1.2mL/min |
| --- | --- | --- | --- |
| 指纹峰个数 | 22 | 22 | 22 |
| $N$（绿原酸） | 193283 | 172657 | 169751 |
| $N$（木犀草苷） | 189380 | 183059 | 220059 |
| 分离度 | 54.83 | 54.10 | 54.44 |

③ **方法重复性试验** 对同一批样品 S1（山东平邑），按"提取溶剂考察"项下方法，制备 6 份样品，每份样品平行测定 2 次，记录色谱图，以绿原酸峰的保留时间和峰面积为参照物峰，确定 22 个共有指纹峰，计算各共有峰的 $RTT$ 和 $RA$。$RTT$ 的 $RSD$ 均小于 2.0%，$RA$ 的 $RSD$ 除 1 号峰（$RSD=10\%$）、19 号峰（$RSD=10.5\%$）和 21 号峰（$RSD=29\%$）均小于 10%，说明提取方法对上述指纹峰含量有影响。将测得的图谱积分后得到 *.CDF 文

件，导入"中药主组分一致性数字化评价系统3.0"，以绿原酸峰为参照物峰确定22个共有指纹峰，以第1次测定为标准评价其他11次测定的指纹图谱结果，同一样品二次结果取平均。结果显示6份供试品指纹图谱的平均 $S_m$ 为0.998，$RSD=0.19\%$（$n=6$）；平均 $P_m$ 为102.4%，$RSD=1.6\%$（$n=6$）。用"中药主组分一致性数字化评价系统3.0"评价，平均相似度为1.00，$RSD=0.05\%$（$n=6$），详见表11-16。由上述试验结果表明本法的方法重复性良好，满足指纹图谱研究的技术要求。

**（6）指纹图谱建立**

**共有指纹峰的标定** 按拟订的指纹图谱测定方法，测定S1～S5共5批金银花药材及实验室采集的12批金银花药材共17批指纹图谱，每批平行测定2次，记录色谱图。以绿原酸峰的保留时间和峰面积为参照物峰，确定22个共有指纹峰，指纹峰在80min内全部出峰，参照物绿原酸峰标号为9（S），其他共有峰依次为1，2，3，…，22。计算各共有峰的 $RTT$ 和 $RA$。各指纹峰 $RTT$ 的 $RSD$ 均小于2.0%；不同产地金银花药材指纹峰面积的 $RSD$ 变动超过80%为6号峰，说明该指纹峰在不同产地药材中含量波动较大。金银花 HPLC 指纹图谱标号图见图11-14。

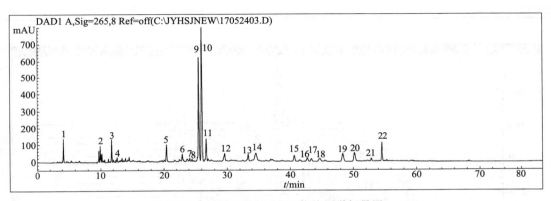

图 11-14 金银花 HPLC 指纹图谱标号图

**金银花药材指纹图谱相似度评价** 将17批金银花药材图谱积分后得到的 *.CDF 文件导入"中药主组分一致性数字化评价系统3.0"，以绿原酸峰为参照物峰，确定22个共有指纹峰，以生成对照指纹图谱，用该对照指纹图谱为标准并应用计算机软件计算评价34次测定的指纹图谱结果，并对评价结果中 $S_m$、$P_m$ 进行聚类分析，剔除次品S12，用剩下的谱图重新生成对照谱，用该对照谱对17批样品重新评价，评价结果见表11-19。结果显示17批样品的平均 $S_m$ 为0.974（$n=17$）；平均 $P_m$ 为101.7%（$n=17$）；相似度均值为0.983，$RSD=1.95\%$（$n=17$），评价图谱见图11-15。由表中数据可以看出，用"中药主组分一致性数字化评价系统3.0"评价，17批金银花药材与对照指纹图谱之间的相似度均不低于0.92，为保证制剂质量，规定金银花药材与共有模式间的相识度不得低于0.90，即 $S_m \geqslant 0.90$，用"中药主组分一致性数字化评价系统3.0"控制 $P_m$ 范围80%～120%，满足上述标准视为合格药材，反之为不合格药材。

表 11-19　10 批金银花药材样品定性相似度和定量相似度比较

| 批号 | 1-$S_m$ | 2-$S_m$ | 平均值 | 1-$P_m$/% | 2-$P_m$/% | 平均值 | 1-药典-$S_F$ | 2-药典-$S_F$ | 平均值 | Quality(质量) |
|---|---|---|---|---|---|---|---|---|---|---|
| S1 | 0.987 | 0.987 | 0.987 | 95.5 | 95.3 | 95.4 | 0.997 | 0.996 | 0.997 | Best(极好) |
| S2 | 0.979 | 0.979 | 0.979 | 98.3 | 98.2 | 98.2 | 0.994 | 0.994 | 0.994 | Best(极好) |

| 批号 | 1-$S_m$ | 2-$S_m$ | 平均值 | 1-$P_m$/% | 2-$P_m$/% | 平均值 | 1-药典-$S_F$ | 2-药典-$S_F$ | 平均值 | Quality(质量) |
|---|---|---|---|---|---|---|---|---|---|---|
| S3 | 0.981 | 0.980 | 0.981 | 95.1 | 94.9 | 95 | 0.996 | 0.996 | 0.996 | Best(极好) |
| S4 | 0.973 | 0.973 | 0.973 | 101.6 | 101.5 | 101.6 | 0.989 | 0.989 | 0.989 | Best(极好) |
| S5 | 0.976 | 0.975 | 0.976 | 82.8 | 83 | 82.9 | 0.988 | 0.988 | 0.988 | Fine(良好) |
| S6 | 0.979 | 0.978 | 0.979 | 104.7 | 104 | 104.4 | 0.994 | 0.993 | 0.994 | Best(极好) |
| S7 | 0.980 | 0.980 | 0.980 | 90.5 | 90.4 | 90.4 | 0.993 | 0.993 | 0.993 | Better(很好) |
| S8 | 0.933 | 0.933 | 0.933 | 92 | 92.3 | 92.2 | 0.920 | 0.920 | 0.920 | Better(很好) |
| S9 | 0.944 | 0.943 | 0.944 | 94.9 | 94.8 | 94.8 | 0.956 | 0.955 | 0.956 | Better(很好) |
| S10 | 0.986 | 0.986 | 0.986 | 111.6 | 111.9 | 111.8 | 0.994 | 0.995 | 0.995 | Good(好) |
| S11 | 0.965 | 0.968 | 0.967 | 104.9 | 106.5 | 105.7 | 0.974 | 0.975 | 0.975 | Better(很好) |
| S12 | 0.973 | 0.973 | 0.973 | 143.1 | 142.7 | 142.9 | 0.982 | 0.982 | 0.982 | Defective(差) |
| S13 | 0.986 | 0.986 | 0.986 | 110.6 | 110.8 | 110.7 | 0.993 | 0.993 | 0.993 | Good(好) |
| S14 | 0.983 | 0.983 | 0.983 | 100.6 | 100.7 | 100.6 | 0.978 | 0.978 | 0.978 | Best(极好) |
| S15 | 0.983 | 0.985 | 0.983 | 107.8 | 107.9 | 107.8 | 0.989 | 0.989 | 0.989 | Better(很好) |
| S16 | 0.977 | 0.976 | 0.977 | 102.5 | 102.2 | 102.4 | 0.983 | 0.983 | 0.983 | Best(极好) |
| S17 | 0.978 | 0.978 | 0.978 | 92.4 | 92.4 | 92.4 | 0.987 | 0.987 | 0.987 | Better(很好) |
| 平均值 | 0.974 | 0.974 | 0.974 | 101.7 | 101.7 | 101.7 | 0.983 | 0.983 | 0.983 | |
| RSD/% | 1.51 | 1.51 | 1.50 | 12.9 | 12.9 | 12.9 | 1.94 | 1.95 | 1.95 | |

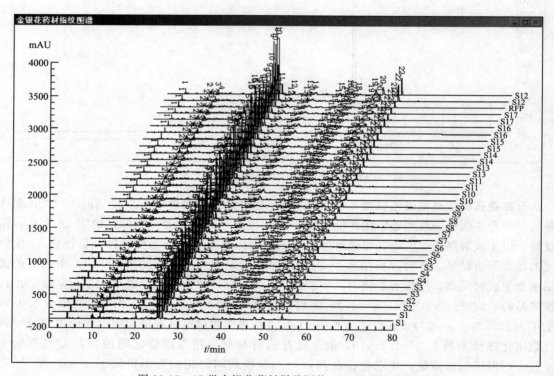

图 11-15　17 批金银花药材样品评价 HPLC 指纹图谱

### 11.1.3.2.5　金银花药材中绿原酸含量测定

按现行《中国药典》金银花药材质量标准中绿原酸含量测定方法，测定 17 批金银花样品中绿原酸的含量，记录色谱图。按外标法计算 17 批样品中绿原酸含量，测定结果见表 11-20。由表中结果可以看出，17 批样品金银花含量为 38.2～87.2mg/g，百分含量为 1.9％～4.4％，去除水分后百分含量为 2.0％～4.7％。

表 11-20　17 批金银花药材中绿原酸含量测定结果

| 序号 | $A_1$ | $A_2$ | $A_{平均}$ | 含量/% | 去除水分后含量/% |
|---|---|---|---|---|---|
| S1 | 1667.1 | 1666.9 | 1667.0 | 3.0 | 3.2 |
| S2 | 1942.0 | 1933.8 | 1937.9 | 3.5 | 3.7 |
| S3 | 2046.0 | 2051.6 | 2048.8 | 3.7 | 3.9 |
| S4 | 1591.3 | 1587.0 | 1589.1 | 2.8 | 3.0 |
| S5 | 1392.1 | 1393.1 | 1392.6 | 2.5 | 2.6 |
| S6 | 1289.0 | 1283.8 | 1286.4 | 2.4 | 2.6 |
| S7 | 1337.4 | 1346.4 | 1341.9 | 2.5 | 2.7 |
| S8 | 2045.3 | 2030.0 | 2037.6 | 3.8 | 4.0 |
| S9 | 994.9 | 981.2 | 988.1 | 1.9 | 2.0 |
| S10 | 2034.2 | 2044.3 | 2039.2 | 3.8 | 4.0 |
| S11 | 1517.4 | 1504.7 | 1511.0 | 2.8 | 2.9 |
| S12 | 2266.7 | 2246.7 | 2256.7 | 4.2 | 4.4 |
| S13 | 1743.5 | 1741.3 | 1742.4 | 3.2 | 3.4 |
| S14 | 1704.5 | 1698.4 | 1701.5 | 3.2 | 3.4 |
| S15 | 1333.8 | 1331.2 | 1332.5 | 2.5 | 2.6 |
| S16 | 1753.3 | 1741.5 | 1747.4 | 3.3 | 3.5 |
| S17 | 1431.8 | 1434.9 | 1433.4 | 2.7 | 2.8 |

## 11.1.3.3　佩兰 HPLC 指纹图谱起草说明

### 11.1.3.3.1　名称

佩兰（Peilan），拉丁名为 EUPATORII HERBA。

### 11.1.3.3.2　来源

本品为菊科植物佩兰 *Eupatorium fortunei* Turcz. 的干燥地上部分。夏、秋二季分两次采割，除去杂质，晒干。

### 11.1.3.3.3　主要成分与药理作用

佩兰中主要活性成分是挥发油类、香豆素、麝香草氢醌、三萜类、宁德洛非碱等。佩兰具有芳香燥湿，醒目开胃，发表解暑的功效。用于湿浊中阻，脘痞呕恶，口中甜腻，口臭，多涎，暑湿表证，头胀胸闷。

### 11.1.3.3.4　佩兰 HPLC 指纹图谱方法学研究

照高效液相色谱法（《中国药典》2020 版四部通则 0512），按中药指纹图谱技术规范试验。

**（1）仪器和试药**

Agilent 1100 型液相色谱仪（配有二极管阵列检测器、四元低压梯度泵、在线脱气装置、自动进样器），ChemStation 工作站（Agilent 科技有限公司）；Sarturius-BS110S 分析天平（北京赛多利斯天平有限公司）。药材来源见表 11-21。

表 11-21　佩兰药材产地、地理位置以及经纬度

| 序号 | 药材编号 | 省份 | 产地证明 | 产地经纬度 | 样品名称 | 样品重量/g |
|---|---|---|---|---|---|---|
| 1 | S1 | 安徽 | 安徽燋城 | 33.885291<br>115.764598 | 佩兰 | 500 |
| 2 | S2 | 陕西 | 陕西蓝田拽湖 | 34.297721<br>109.288153 | 佩兰 | 500 |
| 3 | S3 | 陕西 | 陕西蓝田华胥 | 34.217202<br>109.233987 | 佩兰 | 500 |

| 序号 | 药材编号 | 省份 | 产地证明 | 产地经纬度 | 样品名称 | 样品重量/g |
|---|---|---|---|---|---|---|
| 4 | S4 | 陕西 | 陕西商洛 | 34.116288<br>110.011316 | 佩兰 | 500 |
| 5 | S5 | 广西 | 广西柳城 | 24.643092<br>109.247133 | 佩兰 | 500 |
| 6 | S6 | 河北 | 河北安国 | 38.3814668<br>115.309293 | 佩兰 | 500 |
| 7 | S7 | 湖北 | 湖北武汉新洲区 | 30.811440<br>114.935468 | 佩兰 | 500 |
| 8 | S8 | 湖北 | 湖北黄冈 | 30.806797<br>114.9502932 | 佩兰 | 500 |
| 9 | S9 | 湖南 | 湖南廉桥 | 27.265907<br>111.747278 | 佩兰 | 500 |
| 10 | S10 | 安徽 | 安徽亳州 | 33.839749<br>115.767001 | 佩兰 | 500 |

**（2）溶液制备**

**供试品溶液制备**  取佩兰药材细粉 2.5g，精密称定，加 75％（V/V）乙醇 25mL，浸泡 30min，以 200W 功率 40kHz 频率超声提取 1h，滤过，滤液置 25mL 量瓶中，用 75％（V/V）乙醇定容至刻度，摇匀，进样前用 0.45μm 滤膜过滤，取续滤液，即得。

**参照物溶液制备**  取香豆素对照品适量，精密称定，置量瓶中加入甲醇制成每 1mL 含 1mg 的溶液，即得。

**（3）色谱条件**

参见 11.1.1.2 项下射干抗病毒注射液指纹图谱的色谱条件。

**（4）系统适用性和条件优化**

**系统适用性试验**  将安徽燋城产 S1 供试品溶液进样 5μL，记录色谱图。将香豆素参照物溶液进样 1μL，记录色谱图。对比保留时间及在线紫外光谱图可知，香豆素的出峰时间是 46.562min。在此梯度洗脱条件下，系统理论板数以香豆素峰计算应不低于 1200。

**提取溶剂考察**  取安徽燋城产供试品（S1）6 份，分别以水、75％乙醇、50％乙醇、50％甲醇、甲醇为溶剂加热回流提取样品，按样品供试液制备方法进行制备，并做 1 份以 75％乙醇超声方法提取样品，共制备样品供试液 6 份，摇匀，滤过，取续滤液，即得。将以上 6 份样品供试液分别进样 5μL，记录色谱图。将测得的 6 张图谱积分后得到 ∗.CDF 文件，然后导入"中药主组分一致性数字化评价系统 3.0"。以色谱指纹图谱信息量指数 $I$ 为优化目标函数对样品提取条件进行优化选择，结果见表 11-22。从表中可知，提取方法 $I$ 值差异不明显，75％乙醇回流与 75％乙醇超声 $I$ 值略大，考虑到实际操作性与实验效率，本试验选择 75％乙醇为提取溶剂制备样品。

**表 11-22  样品提取条件优化函数 $I$ 值**

| 提取条件 | 水回流 | 甲醇回流 | 50％乙醇回流 | 75％乙醇回流 | 75％乙醇超声 | 50％甲醇回流 |
|---|---|---|---|---|---|---|
| $I$ | 10.4 | 10.7 | 11.1 | 11.6 | 11.4 | 11.0 |

**色谱系统对指纹图谱影响的考察**  记录进样 0μL 考察系统空针运行的色谱指纹的情况，色谱图在 80min 后出现系统溶剂峰，表明色谱系统对指纹图谱测定不产生干扰峰。同时取提取溶剂 [75％（V/V）乙醇] 5μL 进样检测，考察色谱系统对指纹图谱的影响，记录色谱图，结果表明提取溶剂不干扰指纹图谱测定。

**（5）方法学考察**

① **精密度试验** 取佩兰药材 S1（安徽燋城），按"溶液制备"项下制备供试品溶液，对同一供试品溶液，按正文拟订的色谱条件，连续测定 6 次，记录色谱图，以香豆素峰的保留时间和峰面积为参照物峰，确定 14 个指纹峰，计算各指纹峰的 $RTT$ 和 $RA$。$RTT$ 的 $RSD$ 均小于 1.0%，$RA$ 的 $RSD$ 除 3 号峰（$RSD=4.3\%$），4 号峰（$RSD=3.4\%$）和 9 号峰（$RSD=3.6\%$）其余均小于 3.0%。

同时，将测得的图谱积分得到 ＊.CDF 文件，然后导入"中药主组分一致性数字化评价系统 3.0"，以香豆素为参照物峰确定 14 个指纹峰，以第一次图谱为标准评价其他 5 次指纹图谱结果，由计算机软件评价计算，结果显示 6 次的平均 $S_m$ 为 1.00，$RSD=0.01\%$（$n=6$）；平均 $P_m$ 为 100.9%，$RSD=0.6\%$（$n=6$）；相似度均为 1.00，详见表 11-23。综合上述试验结果表明本法的仪器精密度很好。

表 11-23 供试液精密度、稳定性及方法重复性试验评价结果

| 类别 | $S_m$ | $P_m/\%$ | 药典-$S_F$ |
|---|---|---|---|
| 精密度试验 | | | |
| JMD 1 | 1.00 | 100.0 | 1.00 |
| JMD 2 | 1.00 | 100.4 | 1.00 |
| JMD 3 | 1.00 | 100.9 | 1.00 |
| JMD 4 | 1.00 | 101.1 | 1.00 |
| JMD 5 | 1.00 | 101.4 | 1.00 |
| JMD 6 | 1.00 | 101.6 | 1.00 |
| 平均值 | 1.00 | 100.9 | 1.00 |
| $RSD/\%$ | 0.01 | 0.60 | 0.00 |
| 稳定性试验 | | | |
| WDX 1 | 1.00 | 100.0 | 1.00 |
| WDX 2 | 1.00 | 100.9 | 1.00 |
| WDX 3 | 1.00 | 101.4 | 1.00 |
| WDX 4 | 1.00 | 102.0 | 1.00 |
| WDX 5 | 1.00 | 100.5 | 1.00 |
| WDX 6 | 1.00 | 103.1 | 1.00 |
| 平均值 | 1.00 | 101.3 | 1.00 |
| $RSD/\%$ | 0.17 | 1.10 | 0.04 |
| 方法重复性试验 | | | |
| CFX 1-1 | 1.00 | 100.0 | 1.00 |
| CFX 2-1 | 1.00 | 101.7 | 1.00 |
| CFX 3-1 | 0.990 | 94.0 | 1.00 |
| CFX 4-1 | 1.00 | 102.4 | 1.00 |
| CFX 5-1 | 0.990 | 97.8 | 1.00 |
| CFX 6-1 | 1.00 | 99.0 | 1.00 |
| CFX 1-2 | 1.00 | 101.3 | 1.00 |
| CFX 2-2 | 1.00 | 102.1 | 1.00 |
| CFX 4-2 | 1.00 | 102.4 | 1.00 |
| CFX 5-2 | 0.990 | 98.1 | 1.00 |
| CFX 6-2 | 1.00 | 97.1 | 1.00 |
| 平均值 | 1.00 | 99.6 | 1.00 |
| $RSD/\%$ | 0.22 | 2.70 | 0.08 |

② **耐用性试验**

**被测溶液的稳定性试验** 对同一供试品溶液 S1，每隔一定时间测定一次，共测定 6 次，记录色谱图，以香豆素峰的保留时间和峰面积为参照物峰，确定 14 个指纹峰，计算各共有峰的 $RTT$ 和 $RA$。$RTT$ 的 $RSD$ 均小于 1.0%，$RA$ 的 $RSD$ 除 3 号峰（$RSD = 5.1\%$）、5 号峰（$RSD = 22\%$）、6 号峰（$RSD = 5.3\%$）9 号峰（$RSD = 3.8\%$）和 14 号峰（$RSD = 3.6\%$），其余均小于 3.0%。将测得的图谱积分得到 ∗.CDF 文件，然后导入"中药主组分一致性数字化评价系统 3.0"，以香豆素为参照物峰确定 14 个指纹峰，由计算机软件计算评价，结果显示 6 次测定供试品指纹图谱与第一次测定的供试品指纹图谱的平均 $S_m$ 为 1.00，$RSD = 0.17\%$（$n = 6$）；平均 $P_m$ 为 101.3%，$RSD = 1.1\%$（$n = 6$）；相似度均为 1，$RSD = 0.00\%$（$n = 6$），详见表 11-23。综合上述试验结果表明，供试品溶液室温放置 24h 内溶液稳定。

**柱温考察** 分别在 30℃、35℃、40℃柱温条件下取供试品溶液和参照物溶液试验，记录色谱图，以 35℃下指纹图谱为标准评价 30℃和 40℃下测试的 HPLC 指纹图谱的 $S_m$ 分别为 0.998 和 0.987，$P_m$ 分别为 102.6%和 97.0%，结果表明 $S_m$ 和 $P_m$ 变化不大，均符合要求。随柱温的升高，出峰时间提前，共有指纹峰数不变，各成分含量均无差异，但由色谱图可知，35℃时香豆素色谱峰与前后其他色谱峰分离效果理想。

**流速考察** 取同一供试品溶液 S1（安徽燋城），分别在流速 0.8mL/min、1.0mL/min 和 1.2mL/min 进样检测，记录色谱图，观察指纹峰变化情况。由色谱图可以看出，随流速的增加，出峰时间轻微提前，指纹峰数无影响，耐用性较好。

③ **重复性** 对同一批样品 S1（安徽燋城），按"提取溶剂考察"项下方法，制备 6 份样品，每份样品平行测定 2 次，记录色谱图，以香豆素峰的保留时间和峰面积为参照物峰，确定 14 个指纹峰，计算各指纹峰的 $RTT$ 和 $RA$。$RTT$ 的 $RSD$ 均小于 1.0%，$RA$ 的 $RSD$ 除 3 号峰（$RSD = 3.7\%$）、5 号峰（$RSD = 23\%$）、6 号峰（$RSD = 3.5\%$）和 14 号峰（$RSD = 3.1\%$），其余均小于 3.0%。同时，将测得的图谱积分后得到 ∗.CDF 文件，然后导入"中药主组分一致性数字化评价系统 3.0"，以香豆素为参照峰确定 14 个指纹峰，以第 1 次测定为标准评价其他 11 次测定的指纹图谱结果，同一样品 2 次结果取平均。结果显示 6 份供试品指纹图谱的平均 $S_m$ 为 1.00，$RSD = 0.22\%$（$n = 6$）；平均 $P_m$ 为 99.63%，$RSD = 2.70\%$（$n = 6$）；平均相似度均为 1.00，$RSD = 0.08\%$（$n = 6$），详见表 11-23。综合上述试验结果表明本法的方法重复性很好，满足指纹图谱研究的技术要求。

**(6) 指纹图谱建立**

**共有指纹峰的标定** 按拟订的指纹图谱测定方法，测定 S1～S10 共 10 批佩兰药材 10 批指纹图谱，记录色谱图。以香豆素峰的保留时间和峰面积为参照物峰，确定 14 个指纹峰，指纹峰在 80min 内全部出峰，计算 $RTT$ 和 $RA$，参照物香豆素峰标号为 12(S)，其他共有峰依次为 1，2，3，…，14。不同产地佩兰药材指纹峰面积的 $RSD$ 变动超过 80% 有 5 号峰（86%）、6 号峰（111%）、8 号峰（85%）和 12 号峰（176%），其中 6 号峰和 12 号峰变动最大，说明上述指纹峰在不同产地药材中含量波动较大，指纹图谱标号图见图 11-16。

**佩兰指纹图谱相似度评价** 将测得的 10 批佩兰药材图谱积分后的 ∗.CDF 文件导入"中药主组分一致性数字化评价系统 3.0"，以香豆素为参照峰，确定 14 个指纹峰，以生成对照指纹图谱，用该对照指纹图谱为标准并应用计算机软件计算评价 20 次测定的指纹图谱结果，并对评价结果中 $S_m$、$P_m$ 进行聚类分析，剔除 S1、S2、S3，用剩下的谱图重

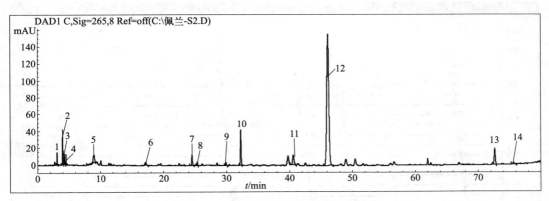

图 11-16　佩兰 HPLC 指纹图谱标号图

新生成对照指纹图谱，用该对照指纹图谱对 10 批佩兰药材样品重新评价，评价结果见表 11-24。结果显示 10 批佩兰药材 HPLC 指纹图谱的平均 $S_m$ 为 0.924（$n=10$）；平均 $P_m$ 为 116.8%（$n=10$）；相似度均值为 0.942，$RSD=4.8\%$（$n=10$），评价图谱见图 11-17。由表中数据可以看出，10 批佩兰药材质量差异较大，用"中药主组分一致性数字化评价系统 3.0"评价，S2、S3、S5 和 S9 的相似度均低于 0.90，为保证制剂质量，规定佩兰药材与共有模式间的相似度不得低于 0.90，即 $S_m \geqslant 0.90$，同时用"中药主组分一致性数字化评价系统 3.0"控制 $P_m$ 范围为 80%～120%，满足上述标准视为合格药材，反之为不合格药材。

表 11-24　10 批佩兰药材样品定性相似度和定量相似度比较

| 批号 | 1-$S_m$ | 2-$S_m$ | 平均值 | 1-$P_m$/% | 2-$P_m$/% | 平均值 | 1-药典-$S_F$ | 2-药典-$S_F$ | 平均值 | Quality（质量） |
|---|---|---|---|---|---|---|---|---|---|---|
| S1 | 0.951 | 0.95 | 0.951 | 176.2 | 175.8 | 176.0 | 0.964 | 0.964 | 0.964 | Inferior（劣品） |
| S2 | 0.926 | 0.926 | 0.926 | 177.3 | 178.7 | 178.0 | 0.887 | 0.887 | 0.887 | Inferior（劣品） |
| S3 | 0.928 | 0.929 | 0.929 | 172.2 | 171.0 | 171.6 | 0.893 | 0.893 | 0.893 | Inferior（劣品） |
| S4 | 0.96 | 0.961 | 0.961 | 113.2 | 115.7 | 114.5 | 0.984 | 0.984 | 0.984 | Good（好） |
| S5 | 0.856 | 0.858 | 0.857 | 52.2 | 53.8 | 53.0 | 0.907 | 0.904 | 0.906 | Defective（差） |
| S6 | 0.934 | 0.934 | 0.934 | 112.2 | 112.2 | 112.2 | 0.968 | 0.968 | 0.968 | Good（好） |
| S7 | 0.953 | 0.954 | 0.954 | 101.2 | 101.6 | 101.4 | 0.992 | 0.992 | 0.992 | Best（极好） |
| S8 | 0.957 | 0.958 | 0.958 | 103.5 | 103.6 | 103.6 | 0.991 | 0.991 | 0.991 | Best（极好） |
| S9 | 0.869 | 0.872 | 0.871 | 87.7 | 84.7 | 86.2 | 0.882 | 0.884 | 0.883 | Good（好） |
| S10 | 0.901 | 0.906 | 0.904 | 71.0 | 72.8 | 71.9 | 0.951 | 0.953 | 0.952 | Moderate（中等） |
| 平均值 | 0.924 | 0.925 | 0.924 | 116.7 | 117.0 | 116.8 | 0.942 | 0.942 | 0.942 | |
| $RSD$/% | 4.0 | 3.9 | 3.9 | 38 | 38 | 38 | 4.8 | 4.8 | 4.8 | |

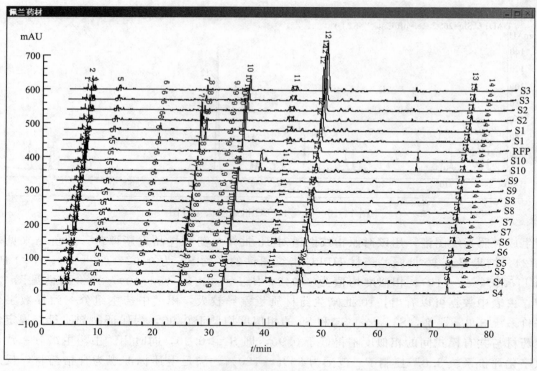

图 11-17　10 批佩兰药材样品评价 HPLC 指纹图谱

### 11.1.3.3.5　佩兰药材中挥发油含量测定

取供试品适量，称定重量（精确至 0.0001g），置烧瓶中，加水 500mL 与玻璃珠数粒，振摇混合后，连接挥发油测定器与回流冷凝管。自冷凝管上端加水使充满挥发油测定器的刻度部分，并溢流入烧瓶时为止。然后置电热套中缓缓加热至沸，并保持微沸约 5h，直至测定器中油量不再增加，停止加热，放置片刻，开启测定器下端的活塞，将水缓缓放出，至油层上端到达刻度 0 线上面 5mm 处为止。放置 1h 以上，再开启活塞使油层下降至其上端恰与刻度 0 线平齐，读取挥发油量，并计算供试品中挥发油的含量（％），测定了 10 批佩兰药材样品中的挥发油含量（每批平行操作两次），读取挥发油体积，计算挥发油含量，测定结果见表 11-25，由表中结果可以看出，10 批佩兰药材除 S6 外，均符合药典挥发油含量规定〔本品含挥发油不得少于 0.30％（mL/g）〕。

表 11-25　10 批柴胡药材中挥发油含量

| 批号 | 第一次 | | | 第二次 | | |
|---|---|---|---|---|---|---|
| | 药材重量/g | 挥发油体积/mL | 挥发油含量/％ | 药材重量/g | 挥发油体积/mL | 挥发油含量/％ |
| S1 | 50.0129 | 0.25 | 0.50 | 50.0287 | 0.25 | 0.50 |
| S2 | 50.8530 | 0.31 | 0.61 | 50.8719 | 0.31 | 0.61 |
| S3 | 50.5109 | 0.23 | 0.46 | 50.7233 | 0.24 | 0.47 |
| S4 | 51.7497 | 0.26 | 0.50 | 51.5379 | 0.26 | 0.50 |
| S5 | 50.0188 | 0.28 | 0.56 | 50.1357 | 0.30 | 0.60 |
| S6 | 47.0166 | 0.11 | 0.23 | 50.0121 | 0.12 | 0.24 |
| S7 | 49.6535 | 0.27 | 0.54 | 50.2315 | 0.27 | 0.53 |
| S8 | 54.5591 | 0.32 | 0.59 | 52.3283 | 0.31 | 0.59 |
| S9 | 52.9000 | 0.31 | 0.59 | 51.3457 | 0.30 | 0.58 |
| S10 | 49.9427 | 0.17 | 0.34 | 50.0224 | 0.18 | 0.36 |

#### 11.1.3.4 茵陈 HPLC 指纹图谱起草说明

##### 11.1.3.4.1 名称

茵陈（Yinchen），拉丁名为 ARTEMISIAE SCOPARIAE HERBA。

##### 11.1.3.4.2 来源

本品为菊科植物滨蒿 *Artemisia scoparia* Waldst. et Kit. 或茵陈蒿 *Artemisia capillaris* Thunb. 的干燥地上部分。春季幼苗高 6～10cm 时采收或秋季花蕾长成时采割，除去杂质及老茎，晒干。春季采收的习称"绵茵陈"，秋季采割的称"花茵陈"。

##### 11.1.3.4.3 主要成分和药理作用

茵陈是一味常用的利水渗湿药，现代药理学研究表明茵陈的药理作用广泛，除具有利胆保肝作用外，还有抗病原微生物、解热镇痛消炎、抗肿瘤、降血压、降血脂等作用。它主要含有机酸类、香豆素类、色原酮类、黄酮类、挥发油等化学成分。

##### 11.1.3.4.4 茵陈 HPLC 指纹图谱方法学研究

**（1）仪器和试药**

Agilent 1100 型液相色谱仪（配有二极管阵列检测器、四元低压梯度泵、在线脱气装置、自动进样器），ChemStation 工作站（Agilent 科技有限公司）；Sarturius-BS110S 分析天平（北京赛多利斯天平有限公司）。茵陈药材产地来源见表 11-26。

**表 11-26 茵陈药材产地来源**

| 序号 | 药材编号 | 省份 | 产地证明 | 产地经纬度 | 样品名称 | 样品重量/g |
|---|---|---|---|---|---|---|
| 1 | S1 | 甘肃 | 平凉灵台 | 35.0888811 107.4855151 | 茵陈 | 500 |
| 2 | S2 | 甘肃 | 天水清水 | 34.8494183 106.1805377 | 茵陈 | 500 |
| 3 | S3 | 甘肃 | 定西陇西文峰 | 34.9780966 104.6826043 | 茵陈 | 500 |
| 4 | S4 | 甘肃 | 陇南成县小川 | 33.6858509 105.5769213 | 茵陈 | 500 |
| 5 | S5 | 陕西 | 宝鸡天王 | 34.3006970 107.4886232 | 茵陈 | 500 |
| 6 | S6 | 陕西 | 渭南大王 | 34.4186238 109.4601074 | 茵陈 | 500 |
| 7 | S7 | 陕西 | 西安蓝田 | 34.2736894 109.1985657 | 茵陈 | 500 |
| 8 | S8 | 陕西 | 商洛洛南 | 34.1209865 110.0230485 | 茵陈 | 500 |
| 9 | S9 | 河南 | 三门峡灵宝 | 34.5652893 110.9615352 | 茵陈 | 500 |
| 10 | S10 | 山西 | 运城平陆 | 35.0459833 111.1657201 | 茵陈 | 500 |

**（2）溶液制备**

**供试品溶液制备** 取茵陈药材细粉 2.5g，精密称定，加 50% 甲醇 15mL，回流提取 2h，滤过，残渣加 50% 甲醇 10mL 继续回流 0.5h，合并两次滤液，用 50% 甲醇定容至 25mL，摇匀，滤过，取续滤液，即得。

**参照物溶液制备** 取绿原酸对照品适量，精密称定，置量瓶中加 50% 甲醇制成每 1mL 含 400μg 溶液，即得。

**（3）色谱条件**

参见 11.1.1.2 项下射干抗病毒注射液指纹图谱检测的色谱条件。

**（4）系统适用性和条件优化**

**系统适用性试验** 取供试品溶液 S8（商洛洛南）进样 $5\mu L$，记录色谱图。取茵陈参照物溶液进样 $5\mu L$，记录色谱图。对比保留时间及在线紫外光谱图可知，绿原酸的出峰时间是 $25.312\text{min}$。在此系统条件下，以绿原酸计算色谱柱的理论板数应不低于 4900。

**提取溶剂考察** 取陕西商洛洛南产供试品（S8）6 份，分别以水、50％甲醇、75％乙醇、甲醇为溶剂提取样品，以回流、超声为提取方式，按样品供试液制备方法进行制备，共制备样品供试液 6 份，摇匀，滤过，取续滤液，即得。将以上 6 份样品供试液分别进样 $5\mu L$，记录色谱图。将测得的 6 张图谱积分后得到 *.CDF 文件，然后导入"中药主组分一致性数字化评价系统 3.0"，以绿原酸为参照物峰，确定 19 个指纹峰。以色谱指纹图谱指数 $F$ 为优化目标函数对样品提取条件进行优化选择，结果见表 11-27，50％甲醇回流提取 $F$ 值大于其他提取方法，确定提取溶剂为 50％甲醇，提取方式为加热回流。

**表 11-27 样品提取条件优化函数 $F$ 值**

| 提取条件 | 50％甲醇超声 | 50％甲醇回流 | 75％乙醇超声 | 75％乙醇回流 | 甲醇回流 | 水回流 |
|---|---|---|---|---|---|---|
| $F$ | 23.1 | 27.6 | 24.1 | 25.3 | 22.7 | 25.7 |

**色谱系统对指纹图谱影响的考察** 记录进样 $0\mu L$ 考察系统空针运行的色谱指纹的情况，色谱图为一条基线，无其他杂峰，表明色谱系统对指纹图谱测定不产生干扰峰。同时取提取溶剂（50％甲醇）$5\mu L$ 进样检测，考察色谱系统对指纹图谱的影响，记录色谱图，结果表明提取溶剂不干扰指纹图谱测定。

**（5）方法学考察**

**① 精密度** 取茵陈药材 S8（陕西商洛洛南），按"溶液制备"项下制备供试品溶液，对同一供试品溶液，按正文拟订的色谱条件，连续测定 6 次，记录色谱图，以绿原酸峰的保留时间和峰面积为参照物峰，确定 19 个指纹峰，计算各指纹峰的 $RTT$ 和 $RA$。各指纹峰 $RTT$ 的 $RSD$ 均小于 1.0％，$RA$ 的 $RSD$ 除 8 号（6.0％）、11 号（75％）、13 号（4.0％）、14 号（3.1％）外，其余峰均小于 3.0％。将测得的图谱积分得到 *.CDF 文件，然后导入"中药主组分一致性数字化评价系统 3.0"，以绿原酸为参照物峰确定 19 个指纹峰，以第一次图谱为标准评价其他 5 次指纹图谱结果，由计算机软件评价计算。结果显示 6 次的平均 $S_m$ 为 0.994，$RSD=0.3\%$（$n=6$）；平均 $P_m$ 为 100.0％，$RSD=0.64\%$（$n=6$）；平均相似度为 1.00，详见表 11-28。综合上述试验结果表明本法的仪器精密度很好。

**表 11-28 供试液精密度、稳定性及方法重复性试验评价结果**

| 精密度试验 | | | |
|---|---|---|---|
| 类别 | $S_m$ | $P_m/\%$ | 药典-$S_F$ |
| JMD 1 | 1.00 | 100.0 | 1.00 |
| JMD 2 | 0.992 | 99.4 | 1.00 |
| JMD 3 | 0.992 | 99.2 | 1.00 |
| JMD 4 | 0.993 | 100.9 | 1.00 |
| JMD 5 | 0.993 | 100.4 | 1.00 |
| JMD 6 | 0.993 | 100.4 | 1.00 |
| 平均值 | 0.994 | 100.0 | 1.00 |
| $RSD/\%$ | 0.30 | 0.64 | 0.00 |

| 稳定性试验 | | | |
| --- | --- | --- | --- |
| 类别 | $S_m$ | $P_m/\%$ | 药典-$S_F$ |
| WDX 1 | 1.00 | 100.0 | 1.00 |
| WDX 2 | 0.992 | 99.2 | 1.00 |
| WDX 3 | 0.993 | 100.4 | 1.00 |
| WDX 4 | 0.993 | 100.4 | 1.00 |
| WDX 5 | 0.991 | 100.0 | 1.00 |
| WDX 6 | 0.992 | 100.1 | 1.00 |
| 平均值 | 0.994 | 100.0 | 1.00 |
| $RSD/\%$ | 0.32 | 0.44 | 0.00 |
| 方法重复性试验 | | | |
| 类别 | $S_m$ | $P_m/\%$ | 药典-$S_F$ |
| CFX 1-1 | 1.00 | 100.0 | 1.00 |
| CFX 2-1 | 0.993 | 106.9 | 1.00 |
| CFX 3-1 | 0.991 | 107.8 | 1.00 |
| CFX 4-1 | 0.992 | 104.5 | 1.00 |
| CFX 5-1 | 0.992 | 101.4 | 1.00 |
| CFX 6-1 | 0.992 | 105.3 | 1.00 |
| CFX 7-1 | 0.992 | 106.8 | 1.00 |
| CFX 1-2 | 0.992 | 99.4 | 1.00 |
| CFX 2-2 | 0.995 | 100.5 | 1.00 |
| CFX 3-2 | 0.991 | 99.0 | 1.00 |
| CFX 4-2 | 0.992 | 99.0 | 1.00 |
| CFX 5-2 | 0.992 | 99.6 | 1.00 |
| CFX 6-2 | 0.993 | 98.2 | 1.00 |
| CFX 7-2 | 0.991 | 99.7 | 1.00 |
| 平均值 | 0.993 | 102.0 | 1.00 |
| $RSD/\%$ | 0.16 | 1.50 | 0.00 |

② **耐用性试验**

**被测溶液的稳定性** 对 S8 供试品溶液（陕西商洛洛南），每隔一定时间测定一次，共测定 6 次，记录色谱图，以绿原酸峰为参照物峰，确定 19 个指纹峰，计算各指纹峰的 $RTT$ 和 $RA$。各指纹峰 $RTT$ 的 $RSD$ 均小于 1.0%，指纹峰 $RA$ 的 $RSD$ 除 11 号（76%）、12 号（6.8%）、13 号（8.0%）、14 号（8.7%）外，其余峰均小于 5.0%。将测得的图谱积分得到 *.CDF 文件，然后导入"中药主组分一致性数字化评价系统 3.0"，以绿原酸为参照物峰，确定 19 个共有指纹峰，由计算机软件计算评价。结果显示 6 次测定供试品指纹图谱与第一次测定的供试品指纹图谱的平均 $S_m$ 为 0.994，$RSD=0.32\%$（$n=6$）；平均 $P_m$ 为 100.0%，$RSD=0.44\%$（$n=6$）；相似度均为 1.00，$RSD=0.000\%$（$n=6$），数据详见表 11-28。综合上述试验结果表明，供试品溶液室温放置 24h 内溶液稳定。

**柱温考察** 分别在 30℃、35℃、40℃柱温条件下试验，记录色谱图，以 35℃下指纹图谱为标准评价 30℃和 40℃下测试的 HPLC 指纹图谱的 $S_m$ 分别为 0.976 和 0.98，$P_m$ 分别为 99.7% 和 104.3%，结果表明定性相似度和定量相似度变化不大，均符合要求。尽管在 3 种柱温下，出峰时间和分离度等方面存在差异，但各成分峰均能达到很好的分离效果，各成分含量均无差异。

**流速考察** 取同一供试品溶液 S8（陕西商洛洛南），分别在流速 0.8mL/min、1.0mL/min 和 1.2mL/min 进样检测，进样 5μL，记录色谱图，观察指纹峰变化情况，由色谱图可以看出，微小变动色谱条件对指纹峰数量无影响，耐用性较好。

③ **方法重复性试验**　对同一批样品 S8（陕西商洛洛南），按"供试品溶液制备"项下方法，制备 7 份样品，每份样品平行测定 2 次，记录色谱图，以绿原酸峰为参照物峰，确定 19 个指纹峰，计算各指纹峰的 $RTT$ 和 $RA$。$RTT$ 的 $RSD$ 均小于 1.0%，$RA$ 的 $RSD$ 除了 8 号（10%）、10 号（8.2%）、11 号（64%）、12 号、13 号（6.3%）、14 号（6.4%），其他峰均小于 5.0%。将测得的图谱积分后得到 ∗.CDF 文件，然后导入"中药主组分一致性数字化评价系统 3.0"，以绿原酸为参照物峰，确定 19 个指纹峰，以第一次测定为标准评价其他 13 次测定的指纹图谱结果，同一样品 2 次结果取平均。结果 7 份供试品指纹图谱的平均 $S_m$ 为 0.993，$RSD=0.16\%$（$n=7$）；平均 $P_m$ 为 102.0%，$RSD=1.5\%$（$n=7$）；平均相似度均为 1.00，$RSD=0\%$（$n=7$），数据详见表 11-28。综合上述试验结果表明本法的方法重复性很好，满足指纹图谱研究的技术要求。

**（6）指纹图谱建立**

**共有指纹峰的标定**　按拟订的指纹图谱测定方法，测定 S1～S10 共 10 批茵陈药材 10 批指纹图谱，记录色谱图。以绿原酸峰的保留时间和峰面积为参照物峰，确定 19 个共有指纹峰，指纹峰在 85min 内全部出峰，计算指纹峰的 $RTT$ 和 $RA$，参照物峰绿原酸峰标号为 5（S），其他指纹峰依次为 1，2，3，…，19。不同产地茵陈药材指纹 $RA$ 的 $RSD$ 变动超过 80% 有 9 号、11 号、18 号和 19 号峰，其中 19 号峰变动最大，说明上述指纹峰在不同产地药材中含量波动较大。茵陈 HPLC 指纹图谱标号图见图 11-18。

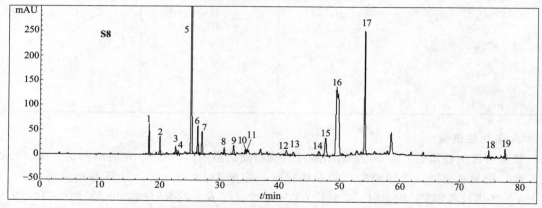

图 11-18　茵陈 HPLC 指纹图谱标号图

**茵陈药材指纹图谱相似度评价**　将测得的 10 批茵陈药材图谱积分后的 ∗.CDF 文件导入"中药主组分一致性数字化评价系统 3.0"，以绿原酸峰为参照物峰，确定 19 个指纹峰，以生成对照指纹图谱，用该对照指纹图谱为标准并应用计算机软件计算评价 20 次测定的指纹图谱结果，并对评价结果中 $S_m$、$P_m$ 进行聚类分析，剔除劣品 S1、S4、S5，用剩下的谱图重新生成对照指纹图谱，用该对照指纹图谱对 10 批茵陈药材样品重新评价，评价结果见表 11-29。结果显示 10 批茵陈药材 HPLC 指纹图谱的平均 $S_m$ 为 0.891（$n=10$）；平均 $P_m$ 为 75.73%（$n=10$）；相似度均值为 0.889，$RSD=9.9\%$（$n=10$），详见表 11-29，评价图谱见图 11-19。由表 11-29 中结果可以看出，用"中药主组分一致性数字化评价系统 3.0"评价，10 批茵陈药材指纹图谱与对照指纹图谱之间的相似度除 S4 外，均不低于 0.90。用"中药主组分一致性数字化评价系统 3.0"控制 $P_m$，10 批药材的 $P_m$ 差异很大，为保证制剂质量，规定茵陈药材与对照指纹图谱相似度不得低于 0.90，即 $S_m \geqslant 0.90$，同时控制 $P_m$ 范围为 80%～120%，满足上述标准视为合格药材，反之为不合格药材。

**表 11-29　10 批茵陈药材样品定性相似度和定量相似度比较**

| 批号 | $1-S_m$ | $2-S_m$ | 平均值 | $1-P_m/\%$ | $2-P_m/\%$ | 平均值 | 1-药典-$S_F$ | 2-药典-$S_F$ | 平均值 | Quality（质量） |
|---|---|---|---|---|---|---|---|---|---|---|
| S1 | 0.985 | 0.985 | 0.985 | 240.3 | 239.7 | 240 | 0.998 | 0.998 | 0.998 | Inferior（劣品） |
| S2 | 0.993 | 0.993 | 0.993 | 135.1 | 135.2 | 135.15 | 0.997 | 0.997 | 0.997 | Common（一般） |
| S3 | 0.978 | 0.978 | 0.978 | 68.1 | 68.1 | 68.1 | 0.988 | 0.988 | 0.988 | Common（一般） |
| S4 | 0.875 | 0.876 | 0.8755 | 8.5 | 8.8 | 8.65 | 0.951 | 0.955 | 0.953 | Inferior（劣品） |
| S5 | 0.962 | 0.961 | 0.9615 | 269 | 270 | 269.5 | 0.953 | 0.953 | 0.953 | Inferior（劣品） |
| S6 | 0.988 | 0.988 | 0.988 | 81.7 | 81.7 | 81.7 | 0.997 | 0.997 | 0.997 | Fine（良好） |
| S7 | 0.954 | 0.952 | 0.953 | 100.9 | 101.1 | 101 | 0.944 | 0.944 | 0.944 | Best（极好） |
| S8 | 0.978 | 0.978 | 0.978 | 68.3 | 68.3 | 68.3 | 0.987 | 0.987 | 0.987 | Common（一般） |
| S9 | 0.988 | 0.989 | 0.9885 | 146.5 | 146.9 | 146.7 | 0.991 | 0.991 | 0.991 | Defective（差） |
| S10 | 0.976 | 0.976 | 0.976 | 92 | 92.5 | 92.225 | 0.982 | 0.982 | 0.982 | Better（很好） |
| 平均值 | 0.968 | 0.968 | 0.968 | 121.0 | 121.2 | 121.1 | 0.979 | 0.979 | 0.979 | |
| $RSD/\%$ | 0.035 | 0.035 | 0.035 | 80 | 80 | 80 | 0.021 | 0.021 | 0.021 | |

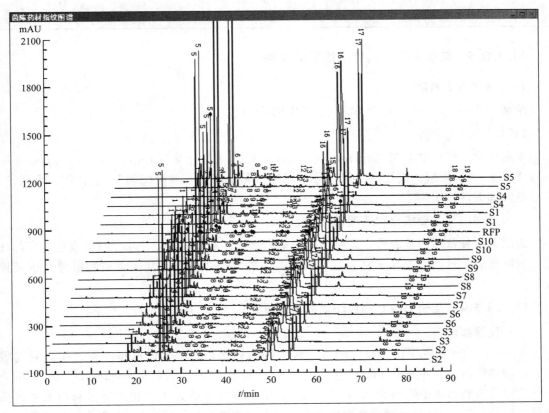

图 11-19　10 批茵陈药材样品评价 HPLC 指纹图谱

#### 11.1.3.4.5　茵陈药材中绿原酸含量测定

在对茵陈药材指纹图谱研究的过程中，根据《中国药典》2020 版药典标准中茵陈药材中含量测定方法，测定了 10 批茵陈药材中绿原酸的含量，记录色谱图。按外标法计算 10 批样品中绿原酸含量，测定结果见表 11-30。由表中结果可以看出，10 批样品绿原酸含量为 0.45～14.89mg/g，百分含量为 0.45%～15%，扣除水分后百分含量为 0.49%～16%，除 S4 外其余茵陈药材含量测定均符合规定（不得少于 0.50%）。由茵陈中绿原酸含量测定结果可以看出，虽然 9 批茵陈药材绿原酸含量均合格，但绿原酸含量差异较大，与指纹图谱中 $P_m$ 的变化基本一致。

表 11-30　10 批茵陈药材中绿原酸含量

| 批次 | $A_1$ | $A_2$ | $A_{平均}$ | 含量/% | 扣除水分后含量/% |
|---|---|---|---|---|---|
| S1 | 2035.67 | 2056.88 | 2046.28 | 15 | 16 |
| S2 | 1018.80 | 1030.19 | 1024.49 | 7.6 | 8.2 |
| S3 | 637.55 | 625.20 | 631.38 | 4.8 | 5.2 |
| S4 | 60.61 | 60.10 | 60.36 | 0.5 | 0.49 |
| S5 | 1379.01 | 1388.11 | 1383.56 | 10 | 11 |
| S6 | 604.10 | 601.90 | 603.00 | 4.7 | 5.1 |
| S7 | 448.72 | 448.09 | 448.40 | 3.4 | 3.7 |
| S8 | 511.77 | 508.42 | 510.10 | 3.9 | 4.2 |
| S9 | 1281.09 | 1284.31 | 1282.70 | 9.9 | 11 |
| S10 | 805.80 | 802.37 | 804.09 | 6.4 | 6.9 |

### 11.1.3.5　柴胡 HPLC 指纹图谱起草说明

#### 11.1.3.5.1　名称

柴胡（Chaihu），拉丁名为 BUPLEURI RADIX。

#### 11.1.3.5.2　来源

本品为伞形科植物柴胡 *Bupleurum chinense* DC. 或狭叶柴胡 *Bupleurum scocrzonerifolium* Willd. 的干燥根。按性状不同，分别习称"北柴胡"及"南柴胡"。春、秋二季采挖，除去茎叶和泥沙，干燥。

#### 11.1.3.5.3　主要成分和药理作用

柴胡是一种常用的解表药，具有和解表里、疏肝、升阳的功效。用于感冒发热、寒热往来、胸胁胀痛、月经不调、子宫脱垂、脱肛。主要含柴胡皂苷，其次含植物甾醇及少量挥发油。

#### 11.1.3.5.4　柴胡 HPLC 指纹图谱方法学研究

**（1）仪器和试药**

Agilent 1100 型液相色谱仪（配有二极管阵列检测器、四元低压梯度泵、在线脱气装置、自动进样器），ChemStation 工作站（Agilent 科技有限公司）；Sarturius-BS110S 分析天平（北京赛多利斯天平有限公司）；Sarturius-CPA225D 分析天平（北京赛多利斯天平有限公司，编号：20120863）；旋转蒸发仪 RE-52（上海亚荣生化仪器厂）。柴胡药材产地来源见表 11-31。

表 11-31　柴胡药材产地来源

| 序号 | 药材编号 | 省份 | 产地证明 | 产地经纬度 | 样品名称 | 样品重量/g |
|------|---------|------|---------|-----------|---------|-----------|
| 1 | S1 | 甘肃 | 天水清水 | 34.8494183<br>106.1805377 | 柴胡 | 500 |
| 2 | S2 | 甘肃 | 陇南成县小川 | 33.6858509<br>105.5769213 | 柴胡 | 500 |
| 3 | S3 | 山西 | 运城平陆 | 35.0459833<br>111.1657201 | 柴胡 | 500 |
| 4 | S4 | 甘肃 | 平凉灵台 | 35.0888811<br>107.4855151 | 柴胡 | 500 |
| 5 | S5 | 甘肃 | 定西陇西文峰 | 34.9780966<br>104.6826043 | 柴胡 | 500 |
| 6 | S6 | 陕西 | 宝鸡天王 | 34.3006970<br>107.4886232 | 柴胡 | 500 |
| 7 | S7 | 陕西 | 渭南大王 | 34.4186238<br>109.4601074 | 柴胡 | 500 |
| 8 | S8 | 陕西 | 西安蓝田 | 34.2736894<br>109.1985657 | 柴胡 | 500 |
| 9 | S9 | 陕西 | 商洛洛南 | 34.1209865<br>110.0230485 | 柴胡 | 500 |
| 10 | S10 | 河南 | 三门峡灵宝 | 34.5652893<br>110.9615352 | 柴胡 | 500 |

**（2）溶液制备**

**供试品溶液制备**　取柴胡药材细粉 2.5g，精密称定，加 75% 乙醇 25mL，浸泡 30min，以 200W 功率 40kHz 频率超声提取 30min，滤过，用 75% 甲醇定容至 25mL，摇匀，即得。

**参照物溶液制备**　取柴胡皂苷 a 对照品适量、柴胡皂苷 d 对照品适量，精密称定，加甲醇制成每 1mL 含柴胡皂苷 a 0.25mg、柴胡皂苷 d 0.25mg 的混合溶液，摇匀，即得。以柴胡皂苷 a 为参照物。

**（3）色谱条件**

参见 11.1.1.2 项下射干抗病毒注射液指纹图谱检测的色谱条件。

**（4）系统适用性试验和方法优化**

**系统适用性试验**　取供试品溶液 S9（陕西商洛洛南）进样 5μL，记录色谱图。依次将柴胡皂苷 a 对照品溶液、柴胡皂苷 d 对照品溶液、参照物溶液进样 5μL，记录色谱图。对比保留时间及在线紫外光谱图可知柴胡皂苷 a 的出峰时间是 74.59min，柴胡皂苷 d 的出峰时间是 79.59min。在此系统条件下，以柴胡皂苷 a 计算色谱柱的理论板数应不低于 17000。

**提取溶剂考察**　取陕西商洛洛南产供试品（S9）7 份，分别以水、75% 乙醇、50% 乙醇、甲醇为溶剂加热回流提取样品，以 95% 乙醇、75% 乙醇、5% 浓氨试液和 75% 乙醇溶液为溶剂浸泡 30min 后，超声 30min 提取样品，共制备样品供试液 7 份，摇匀，滤过，定容至刻度，即得。将以上 7 份样品供试液分别进样 5μL，记录色谱图。将测得的 7 张图谱积分后得到 *.CDF 文件，然后导入"中药主组分一致性数字化评价系统 3.0"，以柴胡皂苷 a 峰为参照峰确定 22 个指纹峰。以色谱指纹图谱信息量指数 $I$ 为优化目标函数对样品提取条件进行优化选择，结果见表 11-32。由表中结果可以看出本试验选择 75% 乙醇为提取溶剂，浸泡 30min 后超声 30min 提取法制备样品。

表 11-32　样品提取条件优化函数 $I$ 值

| 提取条件 | 50％乙醇回流 | 75％乙醇-5％氨水超声 | 75％乙醇回流 | 75％乙醇超声 | 95％乙醇超声 | 水回流 | 甲醇回流 |
|---|---|---|---|---|---|---|---|
| $I$ | 15.3 | 14.7 | 15.5 | 16.6 | 12.9 | 14.2 | 14.5 |

**色谱系统对指纹图谱影响的考察**　记录进样 $0\mu L$ 考察系统空针运行的色谱指纹的情况，色谱图在 80.5min 后出现系统溶剂峰，表明色谱系统对指纹图谱测定不产生干扰峰。同时取提取溶剂（75％乙醇）$5\mu L$ 进样检测，考察色谱系统对指纹图谱的影响，记录色谱图，结果表明提取溶剂不干扰指纹图谱测定。

**（5）方法学考察**

① **精密度试验**　取柴胡药材 S9（陕西商洛洛南），按"溶液制备"项下制备供试品溶液，对同一供试品溶液，按正文拟订的色谱条件，连续测定 6 次，记录色谱图，以柴胡皂苷 a 峰（20 号峰）的保留时间和峰面积为参照物峰，确定 22 个指纹峰，计算各共有峰的 $RTT$ 和 $RA$。$RTT$ 的 $RSD$ 均小于 1.0％，$RA$ 的 $RSD$ 除 6 号峰（$RSD=9.4％$）、17 号峰（$RSD=5.4％$）、19 号峰（$RSD=5.8％$）、21 号峰（$RSD=5.9％$），其余均小于 5.0％。将测得的图谱积分得到 *.CDF 文件，然后导入"中药主组分一致性数字化评价系统 3.0"，以柴胡皂苷 a 为参照物峰确定 22 个指纹峰，以第一次图谱为标准评价其他 5 次指纹图谱结果，由计算机软件评价计算，结果显示 6 次测定的平均 $S_m$ 为 1.00，$RSD=0.04％$（$n=6$）；平均 $P_m$ 为 99.6％，$RSD=0.37％$（$n=6$）；相似度均为 1.00，详见表 11-33。综合上述试验结果表明本法的仪器精密度很好。

表 11-33　供试液精密度、稳定性及方法重复性试验评价结果

| 精密度试验 | | | |
|---|---|---|---|
| 类别 | $S_m$ | $P_m/\%$ | 药典-$S_F$ |
| JMD 1 | 1.00 | 100.0 | 1.00 |
| JMD 2 | 0.999 | 100.0 | 1.00 |
| JMD 3 | 1.00 | 99.7 | 1.00 |
| JMD 4 | 0.999 | 99.1 | 1.00 |
| JMD 5 | 0.999 | 99.4 | 1.00 |
| JMD 6 | 0.999 | 99.4 | 1.00 |
| 平均值 | 0.999 | 99.6 | 1.00 |
| $RSD/\%$ | 0.04 | 0.37 | 0.00 |
| 稳定性试验 | | | |
| 类别 | $S_m$ | $P_m/\%$ | 药典-$S_F$ |
| WDX 1 | 1.00 | 100.0 | 1.00 |
| WDX 2 | 1.00 | 99.7 | 1.00 |
| WDX 3 | 1.00 | 99.4 | 1.00 |
| WDX 4 | 1.00 | 99.8 | 1.00 |
| WDX 5 | 1.00 | 101.0 | 1.00 |
| WDX 6 | 1.00 | 101.9 | 1.00 |
| 平均值 | 1.00 | 100.3 | 1.00 |
| $RSD/\%$ | 0.04 | 0.94 | 0.00 |
| 方法重复性试验 | | | |
| 类别 | $S_m$ | $P_m/\%$ | 药典-$S_F$ |
| CFX 1-1 | 1.00 | 100.0 | 1.00 |
| CFX 2-1 | 1.00 | 100.3 | 1.00 |
| CFX 3-1 | 1.00 | 102.7 | 1.00 |
| CFX 4-1 | 1.00 | 100.8 | 1.00 |

| 方法重复性试验 | | | |
| --- | --- | --- | --- |
| 类别 | $S_m$ | $P_m/\%$ | 药典-$S_F$ |
| CFX 5-1 | 1.00 | 101.1 | 1.00 |
| CFX 6-1 | 1.00 | 101.3 | 1.00 |
| CFX 1-2 | 1.00 | 100.3 | 1.00 |
| CFX 2-2 | 1.00 | 100.5 | 1.00 |
| CFX 3-2 | 1.00 | 99.6 | 1.00 |
| CFX 4-2 | 1.00 | 101.9 | 1.00 |
| CFX 5-2 | 1.00 | 99.9 | 1.00 |
| CFX 6-2 | 1.00 | 102.1 | 1.00 |
| 平均值 | 1.00 | 100.8 | 1.00 |
| $RSD/\%$ | 0.19 | 0.97 | 0.09 |

② **耐用性试验**

**溶液稳定性** 对同一供试品溶液 S9（陕西商洛洛南），每隔一定时间测定一次，共测定 6 次，记录色谱图，以柴胡皂苷 a 峰（20 号峰）的保留时间和峰面积为参照物峰，确定 22 个指纹峰，计算各共有峰的 $RTT$ 和 $RA$。$RTT$ 的 $RSD$ 均小于 1.0%，$RA$ 的 $RSD$ 除 6 号峰（$RSD=7.4\%$）、17 号峰（$RSD=6.3\%$）、19 号峰（$RSD=7.1\%$）、21 号峰（$RSD=5.8\%$），其余均小于 5.0%。将测得的图谱积分得到 *.CDF 文件，然后导入"中药主组分一致性数字化评价系统 3.0"，以柴胡皂苷 a 为参照峰确定 22 个共有指纹峰，由计算机软件计算评价，结果显示 6 次测定供试品指纹图谱与第一次测定的供试品指纹图谱的平均 $S_m$ 为 1.00，$RSD=0.04\%$（$n=6$）；平均 $P_m$ 为 100.3%，$RSD=0.94\%$（$n=6$）；相似度均为 1，$RSD=0.00\%$（$n=6$），详见表 11-33。综合上述试验结果表明，供试品溶液室温放置 24h 内溶液稳定。

**柱温考察** 分别在 30℃、35℃、40℃柱温条件下试验，取供试品 S9（陕西商洛洛南）溶液 5μL 进样检测，记录色谱图。以 35℃下指纹图谱为标准评价 30℃ 和 40℃ 下测试的 HPLC 指纹图谱的 $S_m$ 分别为 0.948 和 0.944，$P_m$ 分别为 83.0% 和 82.3%。由此可见，柱温变化未对指纹峰的指认有明显影响。同时，分别在 30℃、35℃、40℃柱温条件下，取参照物溶液 5μL 进样检测，记录色谱图。不同柱温条件下，对参照物溶液的柱效信息见表 11-34。结果表明较低的柱温对柴胡皂苷 a 和柴胡皂苷 d 的峰形及分离度影响不大，柱温 40℃ 对柴胡皂苷 d 的检测有一定影响。

**表 11-34 不同柱温条件下柴胡皂苷 a、柴胡皂苷 d 的柱效信息**

| 温度 $T/℃$ | 理论板数 $N(SSa)$ | 理论板数 $N(SSd)$ | 分离度 $R$ |
| --- | --- | --- | --- |
| 30 | 2608293 | 1886977 | 26.03 |
| 35 | 2570961 | 1996570 | 26.93 |
| 40 | 2662354 | 375130 | 15.53 |

**流速考察** 取同一供试品 S9（陕西商洛洛南）溶液，分别在流速 0.8mL/min、1.0mL/min 和 1.2mL/min 进样检测，记录色谱图。以流速 1.0mL/min 指纹图谱为标准，评价流速 0.8mL/min 和 1.2mL/min 条件下测试的 HPLC 指纹图谱的 $S_m$ 分别为 0.960 和 0.982，$P_m$ 分别为 101.5% 和 83.0%，对指纹峰的指认影响不大。同时，分别在流速 0.8mL/min、1.0mL/min 和 1.2mL/min 条件下，取参照物溶液 5μL 进样检测，记录色谱图。不同流速条件下，参照物溶液的柱效信息见表 11-35。结果表明较低的流速对柴胡皂苷 a 和柴胡皂苷 d 的峰形及分离度及影响不大，而流速为 1.2mL/min，对柴胡皂苷 d 的检测影

响较大。综合评价结果和柱效信息，不同流速条件对指纹峰的指认影响不大，但是会影响柴胡皂苷 d 含量检测。

**表 11-35　不同流速条件下柴胡皂苷 a、柴胡皂苷 d 的柱效信息**

| 流速/(mL/min) | 理论板数 $N$(SSa) | 理论板数 $N$(SSd) | 分离度 $R$ |
|---|---|---|---|
| 0.8 | 2572860 | 2097004 | 27.33 |
| 1.0 | 2624106 | 1995631 | 26.58 |
| 1.2 | 2615502 | 751571 | 19.40 |

③ **方法重复性试验**　对同一批样品 S9（陕西商洛洛南），按"供试品溶液制备"项下方法，制备 6 份供试品溶液，每份溶液平行测定 2 次，记录色谱图，以柴胡皂苷 a 峰的保留时间和峰面积为参照物峰，确定 22 个指纹峰，计算各指纹峰的 $RTT$ 和 $RA$。$RTT$ 的 $RSD$ 均小于 1.2%，$RA$ 的 $RSD$ 除 6 号峰（$RSD=7.6\%$）、14 号峰（$RSD=31\%$）、15 号峰（$RSD=11\%$）、17 号峰（$RSD=9.2\%$），其余均小于 7.0%。将测得的图谱积分后得到 *.CDF 文件，导入"中药主组分一致性数字化评价系统 3.0"，以柴胡皂苷 a 为参照峰确定 22 个指纹峰，以第一次测定为标准评价其他 11 次测定的指纹图谱结果，同一样品 2 次结果取平均。结果显示 6 份供试品溶液指纹图谱的平均 $S_m$ 为 1.00，$RSD=0.19\%$（$n=6$）；平均 $P_m$ 为 100.8%，$RSD=0.97\%$（$n=6$）；平均相似度均为 1.00，$RSD=0.09\%$（$n=6$），详见表 11-33。综合上述试验结果表明本法的方法重复性很好，满足指纹图谱研究的技术要求。

**(6) 指纹图谱建立**

**共有指纹峰的标定**　按拟订的指纹图谱测定方法，测定 S1～S10 共 10 批柴胡药材 10 批指纹图谱，记录色谱图。以柴胡皂苷 a 峰的保留时间和峰面积为参照物峰，确定 22 个指纹峰，计算 $RTT$ 和 $RA$。指纹峰在 80min 内全部出峰，参照物柴胡皂苷 a 峰标号为 20（S），其他共有峰依次为 1，2，3，…，22。不同产地射干药材指纹峰面积的 $RSD$ 变动超过 85% 有 2 号峰（107.2%）、4 号峰（116.3%）、7 号峰（90.4%）、10 号峰（114.1%）和 14 号峰（125.7%），其中 4 号峰和 14 号峰变动最大，说明上述指纹峰在不同产地药材中含量波动较大。柴胡 HPLC 指纹图谱标号图见图 11-20。

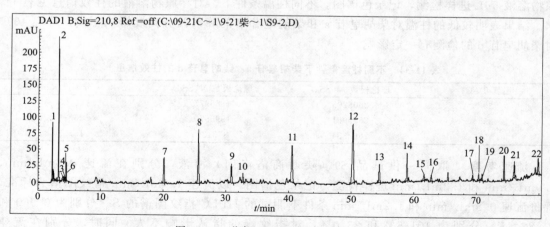

图 11-20　柴胡 HPLC 指纹图谱标号图

**柴胡药材指纹图谱相似度评价**　将测得的 10 批柴胡药材图谱积分后得到的 *.CDF 文件导入"中药主组分一致性数字化评价系统 3.0"，以柴胡皂苷 a 峰为参照物峰，确定 22 个指纹峰，以生成对照指纹图谱，用该对照指纹图谱为标准并应用计算机软件计算评价 20 次测定的指纹图谱结果，并对评价结果中 $S_m$、$P_m$ 进行聚类分析，剔除劣品 S3、S6、S9，用剩下的谱图重新生成对照谱，用该对照谱对 10 批柴胡药材样品重新评价，评价结果见表 11-36。结果 10 批柴胡药材 HPLC 指纹图谱的平均 $S_m$ 为 0.891（$n=10$）；平均 $P_m$ 为 115.3%（$n=10$）；相似度均值为 0.860，$RSD=14.07\%$（$n=10$），详见表 11-40，评价图谱见图 11-21。由表中数据可以看出，用"中药主组分一致性数字化评价系统 3.0"评价，10 批柴胡药材的相似度结果中 5 批药材结果小于 0.90，同时用"中药主组分一致性数字化评价系统 3.0"评价得到 $P_m$ 差异也很大，为保证制剂质量，规定 $S_m \geqslant 0.90$，$P_m$ 范围为 80%～120%。满足上述标准视为合格药材，反之为不合格药材。

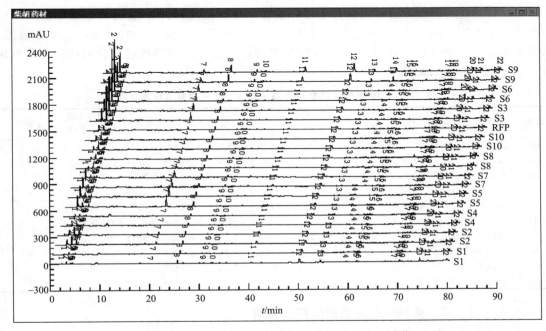

图 11-21　10 批柴胡药材样品评价 HPLC 指纹图谱

表 11-36　10 批柴胡药材样品定性相似度和定量相似度比较

| 批号 | 1-$S_m$ | 2-$S_m$ | 平均值 | 1-$P_m$/% | 2-$P_m$/% | 平均值 | 1-药典-$S_F$ | 2-药典-$S_F$ | 平均值 | Quality(质量) |
|---|---|---|---|---|---|---|---|---|---|---|
| S1 | 0.881 | 0.880 | 0.881 | 77.8 | 77.5 | 77.7 | 0.878 | 0.877 | 0.878 | Moderate（中等） |
| S2 | 0.953 | 0.954 | 0.954 | 111.6 | 111.4 | 111.5 | 0.948 | 0.949 | 0.949 | Good（好） |
| S3 | 0.833 | 0.831 | 0.832 | 142.4 | 142.2 | 142.3 | 0.746 | 0.743 | 0.745 | Defective（差） |
| S4 | 0.877 | 0.873 | 0.875 | 56.6 | 56.6 | 56.6 | 0.877 | 0.878 | 0.878 | Defective（差） |
| S5 | 0.897 | 0.896 | 0.897 | 126.6 | 126.3 | 126.5 | 0.864 | 0.864 | 0.864 | Moderate（中等） |
| S6 | 0.731 | 0.741 | 0.736 | 137.5 | 141.3 | 139.4 | 0.558 | 0.567 | 0.563 | Common（一般） |
| S7 | 0.928 | 0.925 | 0.927 | 117.5 | 116.2 | 116.9 | 0.934 | 0.933 | 0.934 | Fine（良好） |

| 批号 | 1-$S_m$ | 2-$S_m$ | 平均值 | 1-$P_m$/% | 2-$P_m$/% | 平均值 | 1-药典-$S_F$ | 2-药典-$S_F$ | 平均值 | Quality(质量) |
|---|---|---|---|---|---|---|---|---|---|---|
| S8 | 0.951 | 0.950 | 0.951 | 92.1 | 92.2 | 92.2 | 0.956 | 0.957 | 0.957 | Better (很好) |
| S9 | 0.937 | 0.936 | 0.937 | 201.8 | 200.5 | 201.2 | 0.903 | 0.902 | 0.903 | Inferior (劣品) |
| S10 | 0.922 | 0.930 | 0.926 | 88.3 | 89.4 | 88.9 | 0.924 | 0.935 | 0.930 | Fine (良好) |
| 平均值 | 0.891 | 0.892 | 0.891 | 115.2 | 115.4 | 115.3 | 0.859 | 0.861 | 0.860 | |
| RSD/% | 7.59 | 7.36 | 7.47 | 35.40 | 35.24 | 35.32 | 14.17 | 13.98 | 14.07 | |

#### 11.1.3.5.5　柴胡药材中柴胡皂苷 a 和柴胡皂苷 d 含量测定

在对柴胡药材指纹图谱研究的过程中，根据《中国药典》2020 版药典标准中柴胡药材中含量测定方法，测定了 10 批柴胡样品中柴胡皂苷 a 及柴胡皂苷 d 的含量，记录色谱图。采用外标法，测定结果见表 11-37，由表中结果可以看出，10 批柴胡药材含量均符合药典规定（总量不得少于 0.30%）。

表 11-37　10 批柴胡药材中柴胡皂苷 a 及柴胡皂苷 d 含量结果

| 批次 | $A_1$ | $A_2$ | $A_{平均}$ | 含量/% | 扣除水分后含量/% | $A_1$ | $A_2$ | $A_{平均}$ | 含量/% | 扣除水分后含量/% | 含量/% |
|---|---|---|---|---|---|---|---|---|---|---|---|
| S1 | 1531.7 | 1511.6 | 1521.7 | 0.26 | 0.28 | 1821.2 | 1800.1 | 1810.7 | 0.32 | 0.34 | 0.6 |
| S2 | 1628.8 | 1908.5 | 1768.7 | 0.31 | 0.34 | 2092.2 | 2437.9 | 2265.1 | 0.41 | 0.45 | 0.8 |
| S3 | 2218.0 | 2218.2 | 2218.1 | 0.38 | 0.41 | 3215.3 | 3275.6 | 3245.5 | 0.58 | 0.63 | 1.0 |
| S4 | 1582.5 | 1667.1 | 1624.8 | 0.28 | 0.30 | 1454.3 | 1769.3 | 1611.8 | 0.29 | 0.31 | 0.6 |
| S5 | 2121.4 | 2139.5 | 2130.5 | 0.39 | 0.42 | 3165.7 | 3199.7 | 3182.7 | 0.55 | 0.60 | 1.0 |
| S6 | 2634.5 | 2651.9 | 2643.2 | 0.45 | 0.49 | 4081.2 | 4097.4 | 4089.3 | 0.73 | 0.78 | 1.3 |
| S7 | 1352.1 | 1383.8 | 1368.0 | 0.24 | 0.25 | 1844.8 | 1854.5 | 1849.7 | 0.33 | 0.35 | 0.6 |
| S8 | 1749.9 | 2027.6 | 1888.8 | 0.32 | 0.34 | 2376.0 | 3984.8 | 3180.4 | 0.55 | 0.60 | 0.9 |
| S9 | 2053.0 | 2139.3 | 2096.2 | 0.35 | 0.38 | 3257.6 | 3291.8 | 3274.7 | 0.57 | 0.61 | 1.0 |
| S10 | 1429.3 | 1430.6 | 1430.0 | 0.24 | 0.26 | 1059.6 | 1041.6 | 1050.6 | 0.18 | 0.20 | 0.5 |

### 11.1.3.6　蒲公英 HPLC 指纹图谱起草说明

#### 11.1.3.6.1　名称

蒲公英（Pugongying），拉丁名为 TARAXACI HERBA。

#### 11.1.3.6.2　来源

本品为菊科植物蒲公英 *Taraxacum mongolicum* Hand-Mazz.、碱地蒲公英 *Taraxacum borealisinense* Kitam. 或同属数种植物的干燥全草。春至秋季花初开时采挖，除去杂质，洗净，晒干。

#### 11.1.3.6.3　主要成分与药理作用

蒲公英是一味常用的清热解毒药，具有清热解毒、消肿散结、利尿通淋功效。用于疔疮肿毒、乳痈、瘰疬、目赤、咽痛、肺痈、肠痈湿热黄疸、热淋涩痛。主要含有蒲公英醇、蒲公英赛醇、绿原酸、咖啡酸、阿魏酸、木犀草素金额香叶木素，同时含有多种维生素、胆碱、有机酸和糖类等化合物。

#### 11.1.3.6.4　蒲公英 HPLC 指纹图谱方法学研究

高效液相色谱法（《中国药典》2020 版四部通则 0512），按中药指纹图谱技术规范试验。

**（1）仪器和试药**

Agilent 1100 型液相色谱仪（配有二极管阵列检测器、四元低压梯度泵、在线脱气装置、自动进样器），ChemStation 工作站（Agilent 科技有限公司）；Sarturius-BS110S 分析天平（北京赛多利斯天平有限公司）。蒲公英药材产地来源见表 11-38。

**表 11-38 蒲公英药材产地来源**

| 序号 | 药材编号 | 产地 | 产地证明 | 产地经纬度 | 样品名称 | 样品重量/g |
|------|----------|------|----------|------------|----------|------------|
| S1 | 1 号蒲公英药材 | 甘肃 | 平凉灵台 | 35.0888811<br>107.4855151 | 蒲公英 | 500 |
| S2 | 2 号蒲公英药材 | 甘肃 | 天水清水 | 34.8494183<br>106.1805377 | 蒲公英 | 500 |
| S3 | 3 号蒲公英药材 | 甘肃 | 定西陇西文峰 | 34.9780966<br>105.5769213 | 蒲公英 | 500 |
| S4 | 4 号蒲公英药材 | 甘肃 | 陇南成县小川 | 33.6858509<br>107.4886232 | 蒲公英 | 500 |
| S5 | 5 号蒲公英药材 | 陕西 | 宝鸡天王 | 34.3006970<br>107.4886232 | 蒲公英 | 500 |
| S6 | 6 号蒲公英药材 | 陕西 | 渭南大王 | 34.4186238<br>109.4601074 | 蒲公英 | 500 |
| S7 | 7 号蒲公英药材 | 陕西 | 西安蓝田 | 34.2736894<br>109.1985657 | 蒲公英 | 500 |
| S8 | 8 号蒲公英药材 | 陕西 | 商洛洛南 | 34.1209865<br>110.0230485 | 蒲公英 | 500 |
| S9 | 9 号蒲公英药材 | 河南 | 三门峡灵宝 | 34.5652893<br>110.9615352 | 蒲公英 | 500 |
| S10 | 10 号蒲公英药材 | 山西 | 运城平陆 | 34.0459833<br>111.1657201 | 蒲公英 | 500 |

**（2）溶液制备**

**供试品溶液制备** 取蒲公英药材细粉 2.5g，精密称定，加 50%乙醇 15mL，回流提取 2h，滤过，残渣加 50%乙醇 10mL 继续回流 0.5h，合并两次滤液，用 50%乙醇定容至 25mL，摇匀，滤过，取续滤液，即得。

**参照物溶液制备** 取咖啡酸对照品适量，精密称定，加甲醇制成每 1mL 含 300μg 的溶液，即得。

**（3）色谱条件**

参见 11.1.1.2 项下射干抗病毒注射液指纹图谱检测的色谱条件。

**（4）系统适用性和方法优化**

**系统适用性试验** 将供试品溶液 S1 进样 5μL，记录色谱图。将咖啡酸参照物溶液进样 5μL，记录色谱图。对比保留时间及在线紫外光谱图可知，咖啡酸出峰在 27.216min。此系统以咖啡酸计算色谱柱的理论板数应不低于 3700。

**提取溶剂考察** 取甘肃平凉灵台产供试品（S1）6 份，分别以水、75%乙醇、50%乙醇、50%甲醇、甲醇为溶剂加热回流提取样品，按供试品溶液制备方法进行制备，并做 1 份以 75%乙醇超声方法提取样品，共制备样品供试液 6 份，摇匀，滤过，取续滤液，即得。将以上 6 份样品供试液分别进样 5μL，记录色谱图。将测得的 6 张图谱积分后得到 ∗.CDF 文件，导入"中药主组分—致性数字化评价系统 3.0"。以色谱指纹图谱信息量指数 $I$ 为优化目标函数对样品提取条件进行优化选择，结果见表 11-39。本试验选择 50%乙醇为提取溶剂制备样品。

表 11-39　样品提取条件优化函数 $I$ 值

| 提取条件 | 水回流 | 甲醇回流 | 50%乙醇回流 | 75%乙醇 | 75%乙醇超声 | 50%甲醇回流 |
|---|---|---|---|---|---|---|
| $I$ | 15.0 | 15.2 | 16.0 | 15.5 | 15.3 | 14.0 |

**色谱系统对指纹图谱影响的考察**　记录进样 $0\mu L$ 考察系统空针运行的色谱指纹的情况，在 80.5min 后出现溶剂峰，表明色谱系统对指纹图谱测定不产生干扰峰。同时取提取溶剂（50%乙醇）$5\mu L$ 进样检测，考察色谱系统对指纹图谱的影响，记录色谱图，结果表明提取溶剂不干扰指纹图谱测定。

**（5）方法学考察**

**① 精密度试验**　取蒲公英药材 S1 按"溶液制备"项下制备供试品溶液，按正文拟订的色谱条件，连续测定 6 次，记录色谱图，以咖啡酸峰的保留时间和峰面积为参照物峰，确定 15 个指纹峰，计算各共有峰的 $RTT$ 和 $RA$。$RA$ 的 $RSD$ 除 14 号峰（$RSD=3.44\%$），其余均小于 $3.0\%$，$RTT$ 的 $RSD$ 均小于 $1.0\%$，结果表明检测系统的进样精密度良好。

将测得图谱积分得到的 ∗.CDF 文件导入"中药主组分一致性数字化评价系统 3.0"，以咖啡酸为参照物峰确定 15 个指纹峰，以第 1 次图谱为标准评价其他 5 次指纹图谱结果，由计算机软件评价计算，结果显示 6 次测定的平均 $S_m$ 为 1.00，$RSD=0.01\%$（$n=6$）；平均 $P_m$ 为 100.3%，$RSD=0.17\%$（$n=6$）；相似度均为 1.00，详见表 11-40。试验结果表明本法的仪器精密度很好。

表 11-40　供试液精密度、稳定性及方法重复性试验评价结果

| 精密度试验 | | | |
|---|---|---|---|
| 类别 | $S_m$ | $P_m/\%$ | 药典-$S_F$ |
| JMD 1 | 1.00 | 100.0 | 1.00 |
| JMD 2 | 1.00 | 100.1 | 1.00 |
| JMD 3 | 1.00 | 100.2 | 1.00 |
| JMD 4 | 1.00 | 100.3 | 1.00 |
| JMD 5 | 1.00 | 100.4 | 1.00 |
| JMD 6 | 1.00 | 100.4 | 1.00 |
| 平均值 | 1.00 | 100.3 | 1.00 |
| $RSD/\%$ | 0.01 | 0.17 | 0.00 |
| 稳定性试验 | | | |
| 类别 | $S_m$ | $P_m/\%$ | 药典-$S_F$ |
| WDX 1 | 1.00 | 100.0 | 1.00 |
| WDX 2 | 1.00 | 100.1 | 1.00 |
| WDX 3 | 1.00 | 100.4 | 1.00 |
| WDX 4 | 0.999 | 100.4 | 1.00 |
| WDX 5 | 1.00 | 100.8 | 1.00 |
| WDX 6 | 1.00 | 101.0 | 1.00 |
| 平均值 | 1.00 | 100.5 | 1.00 |
| $RSD/\%$ | 0.03 | 0.37 | 0.00 |
| 方法重复性试验 | | | |
| 类别 | $S_m$ | $P_m/\%$ | 药典-$S_F$ |
| CFX 1 | 1.00 | 100.0 | 1.00 |
| CFX 2 | 0.995 | 102.5 | 0.998 |
| CFX 3 | 0.995 | 97.8 | 0.998 |

| 方法重复性试验 | | | |
|---|---|---|---|
| 类别 | $S_m$ | $P_m/\%$ | 药典-$S_F$ |
| CFX 4 | 0.996 | 100.8 | 0.999 |
| CFX 5 | 0.997 | 98.9 | 0.999 |
| CFX 6 | 0.996 | 101.1 | 0.999 |
| 平均值 | 0.997 | 100.2 | 0.998 |
| $RSD/\%$ | 0.18 | 1.66 | 0.07 |

② **耐用性试验**

**溶液稳定性** 对同一供试品溶液 S1（甘肃平凉灵台），每隔一定时间测定一次，共测定 6 次，记录色谱图，以咖啡酸峰的保留时间和峰面积为参照物峰，确定 15 个指纹峰，计算各共有峰的 $RTT$ 和 $RA$。$RA$ 的 $RSD$ 除 3 号峰（$RSD=4.57\%$）、4 号峰（$RSD=5.56\%$）、6 号（$RSD=7.75\%$）、14 号峰（$RSD=3.08\%$），其余均小于 3.0%，$RTT$ 的 $RSD$ 均小于 2.0%，结果表明供试品溶液在 24h 内稳定。将测得的图谱积分得到 *.CDF 文件，导入"中药主组分一致性数字化评价系统 3.0"，以咖啡酸为参照峰确定 15 个共有指纹峰，由计算机软件计算评价，结果显示 6 次测定供试品指纹图谱与第一次测定的供试品指纹图谱的平均 $S_m$ 为 1.00，$RSD=0.03\%$（$n=6$）；平均 $P_m$ 为 100.5%，$RSD=0.37\%$（$n=6$）；相似度均为 1，$RSD=0.00\%$（$n=6$），详见表 11-40。试验表明，在 24h 内，被测溶液稳定性较好。

**柱温考察** 分别在 30℃、35℃、40℃柱温条件下试验，记录色谱图，以 35℃下指纹图谱为标准评价 30℃ 和 40℃ 下测试的 HPLC 指纹图谱的 $S_m$ 分别为 0.988 和 0.983，$P_m$ 分别为 99.9% 和 91.2%，结果表明 $S_m$ 和 $P_m$ 变化不大，均符合要求。随柱温的升高，出峰时间提前但是差异不明显，分离度无明显变化，共有指纹峰数不变，但各成分峰均能达到很好的分离效果，各成分含量均无差异。

**流速考察** 取同一供试品溶液 S1（甘肃平凉灵台），分别在流速 0.8mL/min、1.0mL/min 和 1.2mL/min 进样检测，记录色谱图，观察指纹峰变化情况。由色谱图可以看出，随流速的增加，出峰时间轻微提前，指纹峰分离无差异，指纹峰数无影响，耐用性较好。

③ **方法重复性试验** 对同一批样品 S1（甘肃平凉灵台），按供试品溶液制备项下方法，制备 6 份样品，每份样品测定一次，记录色谱图，以咖啡酸峰的保留时间和峰面积为参照物峰，确定 15 个指纹峰，计算各共有峰的 $RTT$ 和 $RA$。$RA$ 的 $RSD$ 除 6 号峰（$RSD=6.10\%$）、11 号峰（$RSD=17.00\%$）、12 号峰（$RSD=14.00\%$）和 15 号峰（$RSD=8.60\%$）外均小于 6.0%，说明这些峰对应的成分在样品制备过程中含量变化较大，被提取的程度不一样，$RTT$ 的 $RSD$ 均小于 1.0%，结果表明方法重复性良好。

将测得的图谱积分后得到 *.CDF 文件，导入"中药主组分一致性数字化评价系统 3.0"，以咖啡酸为参照物峰确定 15 个共有指纹峰，以第 1 次测定为标准评价其他 5 次测定的指纹图谱结果。结果显示 6 份供试品指纹图谱的平均 $S_m$ 为 0.997，$RSD=0.18\%$（$n=6$）；平均 $P_m$ 为 100.2%，$RSD=1.66\%$（$n=6$）。通过"中药主组分一致性数字化评价系统 3.0"评价，平均相似度均为 0.998，$RSD=0.07\%$（$n=6$），详见表 11-40。试验表明本法的方法重复性很好，满足指纹图谱研究的技术要求。

**(6) 指纹图谱建立**

**共有指纹峰的标定** 按拟订的指纹图谱测定方法，测定 S1～S10 共 10 批蒲公英药材 10

批指纹图谱，记录色谱图，其中蒲公英药材 S2 和 S5 色谱图中无指纹峰，因此剔除蒲公英药材 S2 和 S5，以咖啡酸峰的保留时间和峰面积为参照物峰，确定 15 个共有指纹峰，指纹峰在 80min 内全部出峰，计算 $RTT$ 和 $RA$。参照物咖啡酸峰标号为 9（S），其他共有峰依次为 1，2，3，…，15。不同产地 10 批蒲公英药材指纹峰面积的 $RSD$ 变动超过 80% 有 3、4、12 和 14 号峰，其中 3、4 和 12 号峰变动最大，说明上述指纹峰在不同产地药材中含量波动较大。蒲公英 HPLC 指纹图谱标号图见图 11-22。

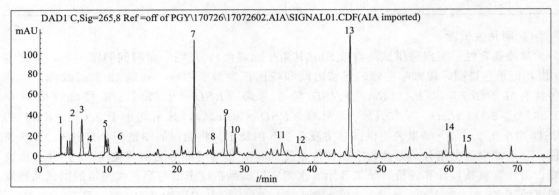

图 11-22　蒲公英 HPLC 指纹图谱标号图

**蒲公英指纹图谱相似度评价**　将剩余测得的 8 批蒲公英药材图谱积分后得到的 ∗.CDF 文件，导入"中药主组分一致性数字化评价系统 3.0"，以咖啡酸峰为参照物峰，确定 15 个共有指纹峰，以生成对照指纹图谱，用其评价 16 次测定的指纹图谱结果，并用 $S_m$、$P_m$ 进行聚类分析，剔除 S1、S7、S9，用剩下的谱图重新生成对照谱，再用该对照谱对 8 批蒲公英药材样品重新评价，评价结果见表 11-41。结果显示 8 批蒲公英药材的平均 $S_m$ 为 0.952（$n=8$）；平均 $P_m$ 为 117.9%（$n=8$）；相似度均值为 0.967，$RSD=2.70\%$（$n=8$），详见表 11-41，评价图谱见图 11-23。由表中数据可看出，用"中药主组分一致性数字化评价系统 3.0"评价，蒲公英药材质量差异较大，为保证制剂质量，规定蒲公英药材相似度不得低于 0.90，即 $S_m \geq 0.90$，用"中药主组分一致性数字化评价系统 3.0"控制 $P_m$ 范围为 80%～120%，满足条件即合格药材。

**表 11-41　8 批蒲公英药材样品定性相似度和定量相似度比较**

| 批号 | 1-$S_m$ | 2-$S_m$ | 平均值 | 1-$P_m$/% | 2-$P_m$/% | 平均值 | 1-药典-$S_F$ | 2-药典-$S_F$ | 平均值 | Quality(质量) |
|------|---------|---------|--------|-----------|-----------|--------|--------------|--------------|--------|---------------|
| S1 | 0.965 | 0.961 | 0.963 | 130.5 | 128.5 | 129.5 | 0.981 | 0.981 | 0.981 | Moderate（中等） |
| S3 | 0.965 | 0.963 | 0.964 | 114.1 | 114.0 | 114.1 | 0.987 | 0.987 | 0.987 | Good（好） |
| S4 | 0.897 | 0.899 | 0.898 | 83.3 | 83.2 | 83.3 | 0.907 | 0.907 | 0.907 | Fine（良好） |
| S6 | 0.975 | 0.973 | 0.974 | 99.6 | 100.2 | 99.9 | 0.989 | 0.988 | 0.987 | Best（极好） |
| S7 | 0.941 | 0.945 | 0.943 | 148.6 | 149.4 | 149.0 | 0.964 | 0.965 | 0.965 | Defective（差） |
| S8 | 0.985 | 0.983 | 0.984 | 106.4 | 106.9 | 106.7 | 0.994 | 0.994 | 0.994 | Better（很好） |
| S9 | 0.944 | 0.944 | 0.944 | 143.5 | 143.5 | 143.5 | 0.951 | 0.951 | 0.951 | Defective（差） |

| 批号 | 1-$S_m$ | 2-$S_m$ | 平均值 | 1-$P_m$/% | 2-$P_m$/% | 平均值 | 1-药典-$S_F$ | 2-药典-$S_F$ | 平均值 | Quality(质量) |
|---|---|---|---|---|---|---|---|---|---|---|
| S10 | 0.945 | 0.944 | 0.945 | 88.7 | 88.5 | 88.6 | 0.964 | 0.964 | 0.964 | Good (好) |
| 平均值 | 0.952 | 0.952 | 0.952 | 114.3 | 114.3 | 117.9 | 0.967 | 0.967 | 0.967 | |
| RSD/% | 2.70 | 2.50 | 2.60 | 20.00 | 20.00 | 21.00 | 2.80 | 2.70 | 2.70 | |

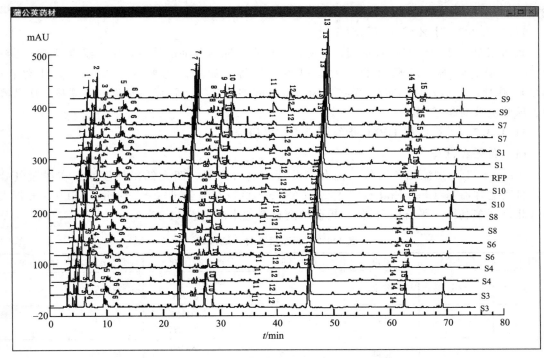

图 11-23　8 批蒲公英药材样品评价 HPLC 指纹图谱

### 11.1.3.6.5　蒲公英药材中咖啡酸含量测定

按现行《中国药典》蒲公英质量标准中含量测定方法，测定了 8 批样品中咖啡酸的含量，测定结果见表 11-42，由表中结果可以看出，已测 8 批样品中咖啡酸含量为 0.30～0.85mg/g，百分含量为 0.030%～0.085%，扣除水分后的百分含量为 0.030%～0.092%。8 批蒲公英药材含量均符合规定（不得少于 0.020%）。

表 11-42　8 批蒲公英药材中咖啡酸含量

| 批号 | $A_1$ | $A_2$ | $A_{平均}$ | 百分含量/% | 扣除水分后百分含量/% |
|---|---|---|---|---|---|
| S1 | 3044.09 | 3207.25 | 3125.67 | 0.057 | 0.062 |
| S2 | — | — | — | — | — |
| S3 | 4570.48 | 4599.45 | 4584.96 | 0.084 | 0.091 |
| S4 | 1617.38 | 1597.22 | 1607.30 | 0.030 | 0.032 |
| S5 | — | — | — | — | — |
| S6 | 4763.43 | 4716.49 | 4739.96 | 0.085 | 0.094 |
| S7 | 3183.92 | 3144.24 | 3164.08 | 0.057 | 0.063 |
| S8 | 3410.07 | 3192.50 | 3301.28 | 0.059 | 0.066 |
| S9 | 2965.64 | 3134.76 | 3050.20 | 0.055 | 0.060 |
| S10 | 2252.81 | 2133.51 | 2193.16 | 0.040 | 0.043 |

注：S2、S5 无对照品色谱峰，因此不能测定咖啡酸含量。

### 11.1.3.7 板蓝根 HPLC 指纹图谱起草说明

#### 11.1.3.7.1 名称

板蓝根（Banlangen），拉丁名为 ISATIDIS RADIX。

#### 11.1.3.7.2 来源

板蓝根药材为十字花科植物菘蓝 *Isatis indigotica* Fort. 的干燥根。秋季采挖，除去泥沙，晒干。

#### 11.1.3.7.3 主要成分与药理作用

板蓝根是一味常用清热解毒药，具有清热解毒、凉血利咽的功效，用于温毒发斑、舌绛紫暗、痄腮、喉痹、烂喉丹痧、大头瘟疫、丹毒、痈肿。主要含有靛蓝、靛玉红、4(3*H*)-喹唑酮、2,4(1*H*,3*H*)-喹唑二酮、氨基酸类化合物、腺苷、尿苷、鸟嘌呤、次黄嘌呤、尿嘧啶及有机酸类等。

#### 11.1.3.7.4 板蓝根 HPLC 指纹图谱方法学研究

**(1) 仪器和试药**

Agilent 1100 型液相色谱仪（配有二极管阵列检测器、四元低压梯度泵、在线脱气装置、自动进样器），ChemStation 工作站（Agilent 科技有限公司）；Sarturius-BS110S 分析天平（北京赛多利斯天平有限公司）。板蓝根药材产地来源见表 11-43。

表 11-43 板蓝根药材产地来源

| 序号 | 药材编号 | 省份 | 产地证明 | 产地经、纬度 | 样品名称 | 样品重量/g |
|---|---|---|---|---|---|---|
| 1 | S1 | 甘肃 | 平凉灵台 | 35.0888811 107.4855151 | 板蓝根 | 500 |
| 2 | S2 | 甘肃 | 天水清水 | 34.8494183 106.1805377 | 板蓝根 | 500 |
| 3 | S3 | 甘肃 | 定西陇西文峰 | 34.9780966 104.6826043 | 板蓝根 | 500 |
| 4 | S4 | 甘肃 | 陇南成县小川 | 33.6858509 105.5769213 | 板蓝根 | 500 |
| 5 | S5 | 陕西 | 宝鸡天王 | 34.3006970 107.4886232 | 板蓝根 | 500 |
| 6 | S6 | 陕西 | 渭南大王 | 34.4186238 109.4601074 | 板蓝根 | 500 |
| 7 | S7 | 陕西 | 西安蓝田 | 34.2736894 109.1985657 | 板蓝根 | 500 |
| 8 | S8 | 陕西 | 商洛洛南 | 34.1209865 110.0230485 | 板蓝根 | 500 |
| 9 | S9 | 河南 | 三门峡灵宝 | 34.5652893 110.9615352 | 板蓝根 | 500 |
| 10 | S10 | 山西 | 运城平陆 | 35.0459833 111.1657201 | 板蓝根 | 500 |

**(2) 溶液制备**

**供试品溶液制备** 取板蓝根药材细粉 2.5g，精密称定，加 50% 甲醇 25mL，超声提取 30min，滤过，取续滤液，即得。

**对照品溶液制备** 取(*R*,*S*)-告依春对照品适量，精密称定，加甲醇制成每 1mL 含

$40\mu g$ 的溶液，即得。

**(3) 色谱条件**

参见 11.1.1.2 项下射干抗病毒注射液指纹图谱检测的色谱条件。

**(4) 系统适用性和方法优化**

**系统适用性试验** 取板蓝根样品 S1 和 $(R,S)$-告依春对照品适量，按"溶液制备"项下方法配制溶液，将对照品溶液 S1 进样 $5\mu L$，记录色谱图。将供试品溶液进样 $5\mu L$，记录色谱图。对比保留时间及在线紫外光谱图可知，$(R,S)$-告依春的出峰时间是 16.7min。在此系统条件下，以 $(R,S)$-告依春峰计算的理论板数应不低于 2700。

**提取溶剂考察** 取甘肃平凉灵台产供试品（S1）6 份，精密称取 2.5g，分别以 25%乙醇、50%乙醇、75%乙醇、纯乙醇、50%甲醇、纯甲醇为提取溶剂，加入提取溶剂 15mL，回流提取 2h，滤过，残渣加各提取溶剂 10mL，继续回流 0.5h，合并两次滤液，加提取溶剂定容至 25mL，摇匀，滤过，取续滤液即得。取甘肃平凉灵台产供试品（S1）3 份，精密称取 2.5g，分别加入提取溶剂水、50%甲醇、75%乙醇各 25mL，以 200W 频率超声提取 30min，滤过，取续滤液即得。将以上样品供试液分别进样 $5\mu L$，记录色谱图。将测得的 9 张图谱积分后得到 *.CDF 文件，导入"中药主组分一致性数字化评价系统 3.0"，以 $(R,S)$-告依春为参照峰确定 10 个共有指纹峰。以色谱指纹图谱信息量指数 $I$ 为优化目标函数对样品提取条件进行优化选择，结果见表 11-44。因回流提取得到的指纹峰信号较小，且不能实现良好分离，水超声提取的 $I$ 值虽高但是样品在水溶液中不稳定极易析出白色絮状物。因此，本试验选择 50%甲醇为提取溶剂超声提取制备样品。

**表 11-44 样品提取条件优化函数 $I$ 值**

| 提取条件 | 25%EtOH-回流 | 50%EtOH-回流 | $H_2O$-超声 | 50%MeOH-超声 | 75%EtOH-回流 | 75%EtOH-超声 | EtOH-回流 | 50%MeOH-回流 | MeOH-回流 |
|---|---|---|---|---|---|---|---|---|---|
| $I$ | 9.7 | 10.3 | 10.7 | 10.4 | 9.4 | 9.7 | 8.6 | 6.8 | 10.3 |

**色谱系统对指纹图谱影响的考察** 记录进样 $0\mu L$ 考察系统空针运行的色谱指纹的情况，色谱图基线平稳，无其他杂峰，表明色谱系统对指纹图谱测定不产生干扰峰。同时取提取溶剂（50%甲醇）$5\mu L$ 进样检测，考察色谱系统对指纹图谱的影响，记录色谱图，结果表明提取溶剂不干扰指纹图谱测定。

**(5) 方法学考察**

**① 精密度** 取板蓝根药材 S1（甘肃平凉灵台），按"供试品溶液制备"项下制备供试品溶液，对同一供试品溶液，按正文拟订的色谱条件，连续测定 6 次，记录色谱图，以分离度好，响应高的 5 号峰为参照物峰，确定 10 个共有指纹峰，计算其他各峰的 $RTT$ 和 $RA$ 的 RSD。共有峰的 $RTT$ 的 $RSD$ 均小于 0.3%，共有 $RA$ 的 $RSD$ 除 6 号峰 $(R,S)$-告依春（$RSD=36\%$）外，均小于 8.0%。将测得的图谱积分得到 *.CDF 文件，导入"中药主组分一致性数字化评价系统 3.0"，以 $(R,S)$-告依春为参照峰确定 10 个共有指纹峰，以第 1 次测定为标准评价其他 5 次测定的指纹图谱结果。结果显示 6 份供试品指纹图谱的平均 $S_m$ 为 0.971，$RSD=2.8\%$（$n=6$）；平均 $P_m$ 为 106.7%，$RSD=3.8\%$（$n=6$）；同时按照软件评价，平均相似度均为 0.953，$RSD=4.7\%$（$n=6$），评价结果详见表 11-45。

表 11-45　供试液精密度、稳定性及方法重复性试验评价结果

| 精密度试验 | | | |
|---|---|---|---|
| 类别 | $S_m$ | $P_m/\%$ | 药典-$S_F$ |
| JMD 1 | 1.00 | 100.0 | 1.00 |
| JMD 2 | 0.994 | 104.1 | 0.993 |
| JMD 3 | 0.983 | 106.4 | 0.974 |
| JMD 4 | 0.968 | 108.9 | 0.944 |
| JMD 5 | 0.950 | 109.7 | 0.918 |
| JMD 6 | 0.930 | 110.8 | 0.886 |
| 平均值 | 0.971 | 106.7 | 0.953 |
| $RSD/\%$ | 2.80 | 3.80 | 4.70 |
| 稳定性试验 | | | |
| 类别 | $S_m$ | $P_m/\%$ | 药典-$S_F$ |
| WDX 1 | 1.00 | 100.0 | 1.00 |
| WDX 2 | 0.995 | 104.1 | 0.993 |
| WDX 3 | 0.968 | 108.9 | 0.949 |
| WDX 4 | 0.930 | 110.8 | 0.886 |
| WDX 5 | 0.830 | 116.7 | 0.708 |
| 平均值 | 0.942 | 108.5 | 0.907 |
| $RSD/\%$ | 6.70 | 5.40 | 13.00 |
| 方法重复性试验 | | | |
| 类别 | $S_m$ | $P_m/\%$ | 药典-$S_F$ |
| CFX 1 | 1.00 | 100.0 | 1.00 |
| CFX 2 | 0.999 | 104.3 | 1.00 |
| CFX 3 | 0.997 | 103.2 | 0.998 |
| CFX 4 | 0.998 | 96.9 | 0.999 |
| CFX 5 | 0.999 | 94.4 | 1.00 |
| CFX 6 | 0.998 | 96.5 | 0.998 |
| 平均值 | 0.999 | 99.2 | 0.999 |
| $RSD/\%$ | 0.10 | 4.00 | 0.10 |

由上述试验结果可知，板蓝根药材指纹图谱仪器精密度 $RA$ 的 $RSD\%$ 不符合要求，主要原因是药材中 $(R,S)$-告依春稳定性偏差，对各成分含量有较大影响。

② 耐用性试验

**溶液稳定性**　对同一供试品溶液 S1（甘肃平凉灵台），每隔一定时间测定一次，共测定5 次，记录色谱图，以分离度好，响应高的 5 号峰为参照物峰，确定 10 个共有指纹峰，计算其他各峰的 $RTT$ 和 $RA$ 的 $RSD$。10 个共有峰的 $RTT$ 的 $RSD$ 除 3 号峰（$RSD=1.6\%$），其余均小于 1.0%。10 个共有 $RA$ 的 $RSD$ 除 2 号峰、3 号峰和 9 号峰外均大于 10.0%。将测得的图谱积分得到 *.CDF 文件，导入"中药主组分一致性数字化评价系统 3.0"，以 $(R,S)$-告依春为参照峰确定 10 个共有指纹峰，以第 1 次测定为标准评价其他 4 次测定的指纹图谱结果。结果显示 5 份供试品指纹图谱的平均 $S_m$ 为 0.942，$RSD=6.7\%$（$n=5$）；平均 $P_m$ 为 106.7%，$RSD=3.8\%$（$n=5$）；平均相似度均为 0.907，$RSD=13\%$（$n=5$），详见表 11-45。试验表明，在 24h 内，供试品溶液不稳定，同时由液相色谱图可知 2h 内板蓝根药材各成分峰面积均有变动，样品测定时溶液需要现用现提取。

**柱温考察**　分别在 30℃、35℃、40℃柱温条件下试验，记录色谱图，以 35℃下指纹图谱为标准评价 30℃ 和 40℃ 下测试的 HPLC 指纹图谱的 $S_m$ 分别为 0.993 和 0.994，$P_m$ 分别为 99.5% 和 103.0%，结果表明定性相似度和定量相似度变化不大，均符合要求。随柱温升高，出峰时间提前但是差异不明显，分离度无明显变化，共有指纹峰数不变，但各成分峰均

能达到很好的分离效果，各成分含量均无差异。

流速考察　取同一供试品溶液 S1（甘肃平凉灵台），分别在流速 0.8mL/min、1.0mL/min 和 1.2mL/min 进样检测，记录色谱图，观察指纹峰变化情况，色谱图可以看出，随流速的增加，各指纹峰出峰时间均提前，指纹峰间分离无差异，指纹峰个数无影响，耐用性较好。

③ **方法重复性试验**　对同一批样品 S1（甘肃平凉灵台），按"提取溶剂考察"项下方法，制备 6 份样品，记录色谱图，以分离度好、响应高的 5 号峰为参照物峰，确定 10 个共有指纹峰，计算其他各峰的 $RTT$ 和 $RA$ 的 $RSD$。10 个共有峰的 $RTT$ 的 $RSD$ 均小于 0.5%；除 $R,S$-告依春（6 号峰）外其他峰的 $RA$ 的 $RSD$ 均小于 3.0%。将测得的图谱积分后得到 *.CDF 文件，导入"中药主组分一致性数字化评价系统 3.0"，以 $(R,S)$-告依春为参照峰确定 10 个共有指纹峰，以第 1 次测定为标准评价其他 5 次测定的指纹图谱结果。结果显示 6 份供试品指纹图谱的平均 $S_m$ 为 0.999，$RSD = 0.1\%$（$n=6$）；平均 $P_m$ 为 99.23%，$RSD = 4.0\%$（$n=6$）；平均相似度均为 0.999，$RSD = 0.1\%$（$n=6$），详见数据表 11-45。综合上述试验结果表明本法的方法重复性良好，满足指纹图谱研究的技术要求。

**(6) 指纹图谱建立**

**共有指纹峰的标定**　按拟订的指纹图谱测定方法，测定 S1～S10 共 10 批板蓝根药材 10 批指纹图谱，记录色谱图。以分离度好、响应高的 5 号峰为参照物峰，确定 10 个共有指纹峰，指纹峰在 80min 内全部出峰，参照物峰标号为 5(S)，其他共有峰依次为 1，2，3，…，10，计算 $RTT$ 和 $RA$。不同产地板蓝根药材指纹峰面积的 $RSD$ 变动超过 80% 有 1 号峰、4 号峰、6 号峰、7 号峰、8 号峰和 9 号峰，其中 6 号峰变动最大，说明上述指纹峰在不同产地药材中含量波动较大。板蓝根 HPLC 指纹图谱标号图见图 11-24。

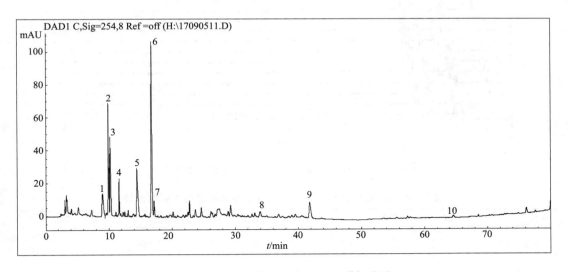

图 11-24　板蓝根 HPLC 指纹图谱标号图

**板蓝根药材指纹图谱相似度评价**　将测得的 10 批板蓝根药材图谱积分后得到的 *.CDF 文件导入"中药主组分一致性数字化评价系统 3.0"，以 $(R,S)$-告依春为参照物峰，确定 10 个共有指纹峰，以生成对照指纹图谱，用该对照指纹图谱为标准并应用计算机软件计算评价 20 次测定的指纹图谱结果，并对评价结果中 $S_m$、$P_m$ 进行聚类分析，剔除劣品 S3、S4、S9，用剩下的谱图重新生成对照谱，用该对照谱对 10 批板蓝根药材样品重新评价，评价结果见表 11-46。结果显示 10 批板蓝根药材 HPLC 指纹图谱的平均 $S_m$ 为 0.941（$n=10$）；平均 $P_m$ 为 91.3%（$n=10$）；相似度均值为 0.951，$RSD=3.4\%$（$n=10$），评价图谱见图 11-25。由表中数据可以看出，用"中药主组分一致性数字化评价系统 3.0"评价，10 批板蓝根药材评价结果有差异，10 批药材相似度均大于 0.85，为保证制剂质量，规定板蓝根药材与对照指纹图谱相似度不得低于 0.90，即 $S_m \geqslant 0.90$，同时用"中药主组分一致性数字化评价系统 3.0"控制 $P_m$ 范围为 80%～120%，满足上述标准视为合格药材，反之为不合格药材。

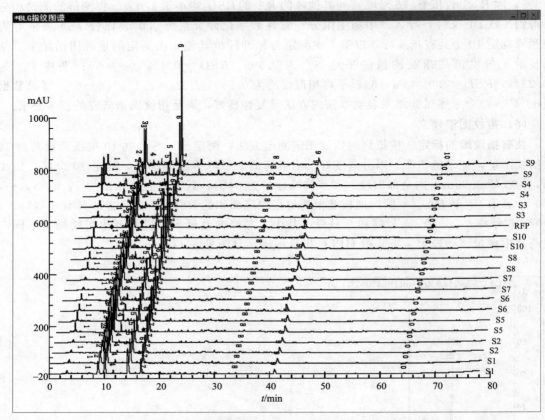

图 11-25　10 批板蓝根药材样品评价 HPLC 指纹图谱

**表 11-46　10 批板蓝根药材样品定性相似度和定量相似度比较**

| 批号 | 1-$S_m$ | 2-$S_m$ | 平均值 | 1-$P_m$/% | 2-$P_m$/% | 平均值 | 1-药典-$S_F$ | 2-药典-$S_F$ | 平均值 | Quality（质量） |
|------|---------|---------|--------|-----------|-----------|--------|--------------|--------------|--------|-----------------|
| S1 | 0.951 | 0.963 | 0.957 | 91.6 | 94.0 | 92.8 | 0.946 | 0.963 | 0.955 | Better（很好） |
| S2 | 0.955 | 0.972 | 0.964 | 95.4 | 102 | 98.6 | 0.964 | 0.990 | 0.977 | Best（极好） |
| S3 | 0.906 | 0.944 | 0.925 | 56.2 | 64.4 | 60.3 | 0.930 | 0.982 | 0.956 | Common（一般） |
| S4 | 0.857 | 0.858 | 0.858 | 40.4 | 40.2 | 40.3 | 0.907 | 0.908 | 0.908 | Inferior（劣品） |
| S5 | 0.965 | 0.971 | 0.968 | 103 | 107 | 105 | 0.984 | 0.992 | 0.988 | Best（极好） |
| S6 | 0.977 | 0.977 | 0.977 | 102 | 106 | 104 | 0.991 | 0.990 | 0.991 | Better（很好） |

| 批号 | 1-$S_m$ | 2-$S_m$ | 平均值 | 1-$P_m$/% | 2-$P_m$/% | 平均值 | 1-药典-$S_F$ | 2-药典-$S_F$ | 平均值 | Quality(质量) |
|---|---|---|---|---|---|---|---|---|---|---|
| S7 | 0.945 | 0.971 | 0.958 | 89.4 | 95.6 | 92.5 | 0.950 | 0.984 | 0.967 | Better (很好) |
| S8 | 0.963 | 0.917 | 0.940 | 95.0 | 101 | 98.2 | 0.964 | 0.887 | 0.926 | Better (很好) |
| S9 | 0.954 | 0.876 | 0.915 | 117 | 134 | 125 | 0.967 | 0.823 | 0.895 | Moderate (中等) |
| S10 | 0.972 | 0.916 | 0.944 | 90.5 | 102 | 96.3 | 0.994 | 0.896 | 0.945 | Better (很好) |
| 平均值 | 0.945 | 0.937 | 0.941 | 88.1 | 94.6 | 91.3 | 0.960 | 0.942 | 0.951 | |
| RSD/% | 3.9 | 4.6 | 3.7 | 26 | 27 | 26 | 2.9 | 6.3 | 3.4 | |

#### 11.1.3.7.5　板蓝根药材中($R,S$)-告依春含量测定

按现行《中国药典》板蓝根质量标准中($R,S$)-告依春含量测定方法,按外标法计算 10 批样品中($R,S$)-告依春含量,测定结果见表 11-47。由表中结果可以看出,10 批样品($R,S$)-告依春含量为 0.2~0.5mg/g,平均含量为 0.3mg/g;其百分含量为 0.018%~0.054%,平均百分含量为 0.029%。未扣除水分前样品 S3 中($R,S$)-告依春含量不符合药典要求(含量为 0.018%)。扣除水分后,10 批样品均符合要求。

表 11-47　10 批板蓝根药材中($R,S$)-告依春含量

| 批号 | $A_1$ | $A_2$ | $A_{平均}$ | 含量/% | 扣除水分后含量/% |
|---|---|---|---|---|---|
| S1 | 337.88 | 340.64 | 339.26 | 0.022 | 0.023 |
| S2 | 366.98 | 357.33 | 362.16 | 0.023 | 0.025 |
| S3 | 287.36 | 286.15 | 286.76 | 0.018 | 0.020 |
| S4 | 313.33 | 316.53 | 314.93 | 0.020 | 0.022 |
| S5 | 450.68 | 455.86 | 453.27 | 0.029 | 0.032 |
| S6 | 382.94 | 380.45 | 381.70 | 0.025 | 0.027 |
| S7 | 378.68 | 377.29 | 377.99 | 0.024 | 0.026 |
| S8 | 478.65 | 476.83 | 477.74 | 0.031 | 0.033 |
| S9 | 838.09 | 840.23 | 839.16 | 0.054 | 0.058 |
| S10 | 536.96 | 536.66 | 536.81 | 0.034 | 0.037 |

### 11.1.3.8　大青叶 HPLC 指纹图谱起草说明

#### 11.1.3.8.1　名称

大青叶 (Daqingye),拉丁名为 ISATIDIS FOLIUM。

#### 11.1.3.8.2　来源

大青叶为十字花科植物菘蓝 *Isatis indigotica* Fort. 的干燥叶。夏、秋二季分 2~3 次采收,除去杂质,晒干。

#### 11.1.3.8.3　主要成分与药理作用

大青叶是一味常用的清热解毒药,具有清热解毒、凉血消斑的功效。主治温热病高热烦渴、神昏、斑疹、黄疸、泻痢、丹毒、喉痹、口疮、痄腮。主要含有靛蓝、菘蓝苷、靛玉红、4(3H)-喹唑酮、2,4(1H,3H)-喹唑二酮、氨基酸类、腺苷、尿苷、鸟嘌呤、次黄嘌呤、尿嘧啶及有机酸类等化学成分。还有铁、钛、锰、锌、铜以及钴、镍、硒、铬、砷等无机元素。其中菘蓝苷水解可变成靛蓝和呋喃木糖酮酸。

### 11.1.3.8.4 大青叶 HPLC 指纹图谱方法学研究

**(1) 仪器和试药**

Agilent 1100 型液相色谱仪（配有二极管阵列检测器、四元低压梯度泵、在线脱气装置、自动进样器），ChemStation 工作站（Agilent 科技有限公司）；Sarturius-BS110S 分析天平（北京赛多利斯天平有限公司）。大青叶药材产地来源见表 11-48。

**表 11-48 大青叶药材产地来源**

| 序号 | 药材编号 | 省份 | 产地证明 | 产地经纬度 | 样品名称 | 样品重量/g |
|---|---|---|---|---|---|---|
| 1 | S1 | 甘肃 | 平凉灵台 | 35.0888811 107.4855151 | 大青叶 | 500 |
| 2 | S2 | 甘肃 | 天水清水 | 34.8494183 106.1805377 | 大青叶 | 500 |
| 3 | S3 | 甘肃 | 定西陇西文峰 | 34.9780966 104.6826043 | 大青叶 | 500 |
| 4 | S4 | 甘肃 | 陇南成县小川 | 33.6858509 105.5769213 | 大青叶 | 500 |
| 5 | S5 | 陕西 | 宝鸡天王 | 34.3006970 107.4886232 | 大青叶 | 500 |
| 6 | S6 | 陕西 | 渭南大王 | 34.4186238 109.4601074 | 大青叶 | 500 |
| 7 | S7 | 陕西 | 西安蓝田 | 34.2736894 109.1985657 | 大青叶 | 500 |
| 8 | S8 | 陕西 | 商洛洛南 | 34.1209865 110.0230485 | 大青叶 | 500 |
| 9 | S9 | 河南 | 三门峡灵宝 | 34.5652893 110.9615352 | 大青叶 | 500 |
| 10 | S10 | 山西 | 运城平陆 | 35.0459833 111.1657201 | 大青叶 | 500 |

**(2) 溶液制备**

**供试品溶液制备** 取大青叶药材细粉 2.5g，精密称定，加 75％乙醇 15mL，回流提取 2h，滤过，残渣加 75％乙醇 10mL 继续回流 0.5h，合并两次滤液，用 75％甲醇定容至 25mL，摇匀，滤过，取续滤液，即得。

**参照物溶液制备** 精密称取靛玉红对照品适量，精密称定，加甲醇制成每 1mL 含 $2\mu g$ 的溶液，即得。

**(3) 色谱条件**

参见 11.1.1.2 项下射干抗病毒注射液指纹图谱检测的色谱条件。

**(4) 系统适用性和方法优化**

**系统适用性试验** 取供试品溶液 S1（甘肃平凉灵台）进样 $5\mu L$，记录色谱图。取靛玉红参照物溶液进样 $5\mu L$，记录色谱图。对比保留时间及在线紫外光谱图可知，靛玉红的出峰时间是 80.10min。在此系统条件下，以靛玉红计算色谱柱的理论板数应不低于 13000。

**提取溶剂考察** 取甘肃平凉灵台产供试品（S1）5 份，分别以水、50％乙醇、75％乙醇、甲醇为溶剂提取样品，按供试品溶液制备方法进行制备，并做 1 份以 75％乙醇超声方法提取样品，共制备样品供试液 5 份，摇匀，滤过，取续滤液，即得。将以上 5 份样品供试液分别进样 $5\mu L$，记录色谱图。将测得的 5 张图谱积分后得到 ＊.CDF 文件，导入"中药主组分一致性数字化评价系统 3.0"，以靛玉红峰为参照物峰确定 20 个共有指纹峰。以色谱指

纹图谱信息量指数 $I$ 为优化目标函数对样品提取条件进行优化选择，结果见表 11-49。本试验选择 75％乙醇为提取溶剂制备样品。

表 11-49　样品提取条件优化函数 $I$ 值

| 提取条件 | 水 | 50％乙醇 | 75％乙醇 | 甲醇 | 75％乙醇超声 |
|---|---|---|---|---|---|
| $I$ | 11.6 | 13.4 | 13.5 | 12.0 | 12.9 |

**色谱系统对指纹图谱影响的考察**　记录进样 $0\mu L$ 考察系统空针运行的色谱指纹的情况，色谱图为一条基线，无其他杂峰，表明色谱系统对指纹图谱测定不产生干扰峰。同时取提取溶剂（75％乙醇）$5\mu L$ 进样检测，考察色谱系统对指纹图谱的影响，记录色谱图，结果表明提取溶剂不干扰指纹图谱测定。

**(5) 方法学考察**

① **精密度试验**　取大青叶药材 S1（甘肃平凉灵台），按供试品溶液制备项下方法制备供试品溶液，对同一供试品溶液，按正文拟订的色谱条件，连续测定 6 次，记录色谱图，以靛玉红峰的峰面积和保留时间为参照物峰，确定 20 个共有指纹峰，计算各共有峰的 $RTT$ 和 $RA$。$RA$ 的 $RSD$ 除 6 号峰（$RSD=14.90\%$）和 14 号峰（$RSD=20.27\%$）外均小于 10％，$RTT$ 的 $RSD$ 均小于 2.0％。将测得的图谱积分得到 *.CDF 文件，导入"中药主组分一致性数字化评价系统 3.0"，以靛玉红为参照峰确定 20 个共有指纹峰，以第 1 次图谱为标准评价其他 5 次指纹图谱结果，由计算机软件评价计算，结果显示 6 次的平均 $S_m$ 为 0.998，$RSD=0.11\%$（$n=6$）；平均 $P_m$ 为 100.9％，$RSD=1.60\%$（$n=6$）；平均相似度为 0.999，详见表 11-50。上述试验结果表明仪器精密度很好。

表 11-50　供试液精密度、稳定性及方法重复性试验评价结果

| 精密度试验 | | | |
|---|---|---|---|
| 类别 | $S_m$ | $P_m/\%$ | 药典-$S_F$ |
| JMD 1 | 1.00 | 100.0 | 1.00 |
| JMD 2 | 0.998 | 99.2 | 0.999 |
| JMD 3 | 0.998 | 99.8 | 0.999 |
| JMD 4 | 0.997 | 100.9 | 0.999 |
| JMD 5 | 0.997 | 103.7 | 0.999 |
| JMD 6 | 0.997 | 101.9 | 0.998 |
| 平均值 | 0.998 | 100.9 | 0.999 |
| $RSD/\%$ | 0.11 | 1.60 | 0.06 |
| 稳定性试验 | | | |
| 类别 | $S_m$ | $P_m/\%$ | 药典-$S_F$ |
| WDX 1 | 1.00 | 100.0 | 1.00 |
| WDX 2 | 0.991 | 100.9 | 0.997 |
| WDX 3 | 0.992 | 101.7 | 0.997 |
| WDX 4 | 0.990 | 105.5 | 0.996 |
| WDX 5 | 0.990 | 103.9 | 0.997 |
| WDX 6 | 0.993 | 98.3 | 0.998 |
| 平均值 | 0.993 | 101.7 | 0.998 |
| $RSD/\%$ | 0.39 | 2.58 | 0.14 |
| 方法重复性试验 | | | |
| 类别 | $S_m$ | $P_m/\%$ | 药典-$S_F$ |
| CFX 1-1 | 1.00 | 100.0 | 1.00 |
| CFX 2-1 | 0.996 | 94.6 | 0.995 |
| CFX 3-1 | 0.997 | 95.5 | 0.997 |

| 方法重复性试验 | | | |
| --- | --- | --- | --- |
| 类别 | $S_m$ | $P_m$/% | 药典-$S_F$ |
| CFX 4-1 | 0.994 | 101.7 | 0.992 |
| CFX 5-1 | 0.991 | 90.5 | 0.992 |
| CFX 6-1 | 0.991 | 94.8 | 0.991 |
| CFX 1-2 | 0.997 | 92.3 | 0.996 |
| CFX 2-2 | 0.997 | 96.2 | 0.997 |
| CFX 3-2 | 0.995 | 94.4 | 0.996 |
| CFX 4-2 | 0.993 | 102.5 | 0.992 |
| CFX 5-2 | 0.993 | 90.6 | 0.993 |
| CFX 6-2 | 0.991 | 94.9 | 0.992 |
| 平均值 | 0.995 | 95.7 | 0.994 |
| $RSD$/% | 0.31 | 3.87 | 0.26 |

② **耐用性试验**

**溶液稳定性**　对同一 S1 供试品溶液（甘肃平凉灵台），每隔一定时间测定一次，共测定 6 次，记录色谱图，以靛玉红峰的保留时间和峰面积为参照物峰，确定 20 个共有指纹峰，计算各共有峰的 $RTT$ 和 $RA$。$RA$ 的 $RSD$ 除 6 号峰（$RSD=11.62\%$）、8 号（$RSD=15.38\%$）、10 号峰（$RSD=24.02\%$）、13 号峰（$RSD=11.12\%$）、14 号峰（$RSD=30.92\%$）和 17 号峰（$RSD=12.82$ 外）外均小于 10%；$RTT$ 的 $RSD$ 除 6 号峰（$RSD=2.7\%$）外，其余均小于 2.0%。将测得的图谱积分得到 *.CDF 文件，导入"中药主组分一致性数字化评价系统 3.0"，以靛玉红为参照物峰确定 20 个共有指纹峰，由计算机软件计算评价，结果显示 6 次测定供试品指纹图谱与第 1 次测定的供试品指纹图谱的平均 $S_m$ 为 0.993，$RSD=0.39\%$（$n=6$）；平均 $P_m$ 为 101.3%，$RSD=2.58\%$（$n=6$）；相似度均为 0.998，$RSD=0.14\%$（$n=6$），数据详见表 11-50。由上述试验结果表明，供试品溶液室温放置 24h 溶液稳定。

**柱温考察**　分别在 30℃、35℃、40℃柱温条件下试验，记录色谱图，以 35℃下指纹图谱为标准评价 30℃和 40℃下测试的 HPLC 指纹图谱的 $S_m$ 分别为 0.993 和 0.994，$P_m$ 分别为 101.2%和 102.8%，结果表明 $S_m$ 和 $P_m$ 变化不大，均符合要求。尽管在 3 种柱温下，出峰时间和分离度等方面存在差异，但各成分峰均能达到很好的分离效果，各成分含量均无差异。

**流速考察**　取 S1 供试品溶液（甘肃平凉灵台），分别在流速 0.8mL/min、1.0mL/min 和 1.2mL/min 进样检测，记录色谱图，观察指纹峰变化情况。由色谱图可以看出，随流速的增加，出峰时间轻微提前，指纹峰分离无差异，指纹峰数无影响，耐用性较好。

③ **方法重复性试验**　对同一批样品 S1（甘肃平凉灵台），按供试品溶液制备项下方法，制备 6 份样品，每份样品平行测定 2 次，记录色谱图，以靛玉红峰的峰面积和保留时间为参照物峰，确定 20 个共有指纹峰，计算各共有峰的 $RA$ 和 $RTT$。$RA$ 的 $RSD$ 除 6 号峰（$RSD=11.49\%$）、12 号峰（$RSD=13.09\%$）、14 号峰（$RSD=19.03\%$）、17 号峰（$RSD=10.60\%$）和 19 号峰（$RSD=11.18\%$）外，其余均小于 10%；$RTT$ 的 $RSD$ 除 2 号峰（$RSD=9.51\%$）、6 号峰（$RSD=3.34\%$）、7 号峰（$RSD=2.54\%$）和 17 号峰（$RSD=2.74\%$）外均小于 2.0%。将测得的图谱积分后得到 *.CDF 文件，导入"中药主组分一致性数字化评价系统 3.0"，以靛玉红为参照物峰确定 20 个共有指纹峰，以第 1 次测定为标准评价其他 11 次测定的指纹图谱结果，同一样品 2 次结果取平均。结果显示 6 份供

试品指纹图谱的平均 $S_m$ 为 0.995，$RSD=0.24\%$（$n=6$）；平均 $P_m$ 为 95.7%，$RSD=3.87\%$（$n=6$）；平均相似度均为 0.994，$RSD=0.26\%$（$n=6$），详见数据表 11-50。由上述试验结果表明本法的方法重复性良好，满足指纹图谱研究的技术要求。

**（6）指纹图谱建立**

**共有指纹峰的标定**  按拟订的指纹图谱测定方法，测定 S1～S10 共 10 批大青叶药材 10 批指纹图谱，记录色谱图。以靛玉红峰的峰面积和保留时间为参照物峰，确定 20 个共有指纹峰，计算各共有峰的 $RTT$ 和 $RA$。各指纹峰在 85min 内全部出峰，计算 $RTT$ 和 $RA$，参照物靛玉红标号为 20（S），其他共有峰依次为 1，2，3，…，20。不同产地大青叶药材指纹峰面积的 $RSD$ 变动超过 100% 有 1、2、3、4、5、6、15、18 和 19 号峰，这说明上述指纹峰在不同产地药材中含量波动较大。大青叶 HPLC 指纹图谱标号图见图 11-26。

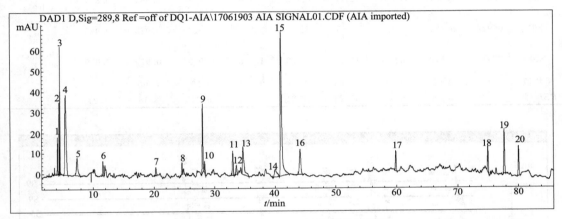

图 11-26  大青叶 HPLC 指纹图谱标号图

**大青叶指纹图谱相似度评价**  将测得的 10 批大青叶药材图谱积分后的 ＊.CDF 文件导入"中药主组分一致性数字化评价系统 3.0"，以靛玉红峰为参照物峰，确定 20 个共有指纹峰，以生成对照指纹图谱，用该对照指纹图谱为标准并应用计算机软件计算评价 20 次测定的指纹图谱结果，并对评价结果中 $S_m$、$P_m$ 进行聚类分析，剔除劣品 S1、S2、S5、S9，用剩下的谱图重新生成对照谱，用该对照谱对 10 批大青叶药材样品重新评价，评价结果见表 11-51。结果显示 10 批大青叶药材 HPLC 指纹图谱的平均 $S_m$ 为 0.91（$n=10$）；平均 $P_m$ 为 95.55%（$n=10$）；相似度均值为 0.88，$RSD=8.21\%$（$n=10$），评价图谱见图 11-27。由表 11-51 中数据可以看出，用"中药主组分一致性数字化评价系统 3.0"评价，10 批药材质量差异大，10 批药材的相似度均大于 0.80，为保证制剂质量，规定大青叶药材与对照指纹图谱相似度不得低于 0.90，即 $S_m \geqslant 0.90$，同时用"中药主组分一致性数字化评价系统 3.0"控制 $P_m$ 范围为 80%～120%，满足上述标准视为合格药材，反之为不合格药材。

**表 11-51  10 批大青叶药材样品定性相似度和定量相似度比较**

| 批号 | 1-$S_m$ | 2-$S_m$ | 平均值 | 1-$P_m$/% | 2-$P_m$/% | 平均值 | 1-药典-$S_F$ | 2-药典-$S_F$ | 平均值 | Quality(质量) |
|---|---|---|---|---|---|---|---|---|---|---|
| S1 | 0.799 | 0.806 | 0.803 | 38.5 | 36.8 | 37.65 | 0.722 | 0.766 | 0.774 | Inferior（劣品） |
| S2 | 0.821 | 0.821 | 0.821 | 43.7 | 43.2 | 43.45 | 0.77 | 0.772 | 0.771 | Inferior（劣品） |

| 批号 | 1-$S_m$ | 2-$S_m$ | 平均值 | 1-$P_m$/% | 2-$P_m$/% | 平均值 | 1-药典-$S_F$ | 2-药典-$S_F$ | 平均值 | Quality(质量) |
|---|---|---|---|---|---|---|---|---|---|---|
| S3 | 0.92 | 0.921 | 0.921 | 129.1 | 129.7 | 129.4 | 0.923 | 0.923 | 0.923 | Moderate（中等） |
| S4 | 0.98 | 0.981 | 0.981 | 115.3 | 114.5 | 114.9 | 0.979 | 0.979 | 0.979 | Better（很好） |
| S5 | 0.938 | 0.941 | 0.940 | 83.2 | 83.5 | 83.35 | 0.922 | 0.925 | 0.924 | Fine（良好） |
| S6 | 0.935 | 0.936 | 0.936 | 115.4 | 116.2 | 115.8 | 0.907 | 0.908 | 0.908 | Fine（良好） |
| S7 | 0.919 | 0.918 | 0.919 | 113.5 | 113.2 | 113.4 | 0.883 | 0.884 | 0.884 | Good（好） |
| S8 | 0.898 | 0.901 | 0.900 | 121.3 | 121.8 | 121.6 | 0.894 | 0.894 | 0.894 | Moderate（中等） |
| S9 | 0.922 | 0.921 | 0.922 | 63.5 | 62.9 | 63.2 | 0.926 | 0.925 | 0.926 | Common（一般） |
| S10 | 0.978 | 0.978 | 0.978 | 132.8 | 132.8 | 132.8 | 0.979 | 0.979 | 0.979 | Common（一般） |
| 平均值 | 0.91 | 0.91 | 0.91 | 95.63 | 95.46 | 95.55 | 0.89 | 0.90 | 0.88 | |
| RSD/% | 6.52 | 6.38 | 6.45 | 37.23 | 37.84 | 37.54 | 9.34 | 8.18 | 8.21 | |

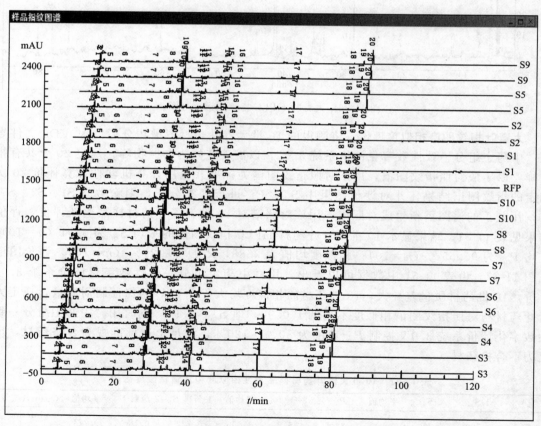

图 11-27　10 批大青叶药材样品评价的 HPLC 指纹图谱

##### 11.1.3.8.5  大青叶药材中靛玉红含量测定

按靛玉红含量测定方法，测定 10 批样品中靛玉红的含量，记录色谱图。按外标法计算 10 批样品中靛玉红含量，测定结果见表 11-52。由表中结果可以看出，10 批样品靛玉红含量为 0.1～0.8mg/g，百分含量为 0.01%～0.08%，扣除水分后百分含量为 0.01%～0.09%，除 S1 和 S2 外其余药材均符合规定（不得少于 0.020%）。

表 11-52　10 批大青叶药材中靛玉红含量

| 批号 | $A_1$ | $A_2$ | $A_{平均}$ | 含量/% | 扣除水分后含量/% |
|------|-------|-------|-----------|--------|------------------|
| S1 | 16.02 | 14.80 | 15.41 | 0.0052 | 0.0057 |
| S2 | 17.89 | 18.44 | 18.17 | 0.0061 | 0.0066 |
| S3 | 254.70 | 254.02 | 254.36 | 0.085 | 0.092 |
| S4 | 119.73 | 122.77 | 121.25 | 0.041 | 0.044 |
| S5 | 169.61 | 166.44 | 168.02 | 0.056 | 0.061 |
| S6 | 198.54 | 195.31 | 196.93 | 0.065 | 0.072 |
| S7 | 181.38 | 182.51 | 181.95 | 0.059 | 0.065 |
| S8 | 144.94 | 144.15 | 144.54 | 0.048 | 0.052 |
| S9 | 136.84 | 138.04 | 137.44 | 0.046 | 0.050 |
| S10 | 157.98 | 160.85 | 159.41 | 0.053 | 0.058 |

# 11.2　退热解毒注射液的质控

## 11.2.1　退热解毒注射液质量标准和指纹图谱检查标准草案

### 11.2.1.1　退热解毒注射液质量标准草案

退热解毒注射液
Tuire Jiedu Zhusheye

【处方】金银花 250g，连翘 250g，牡丹皮 125g，蒲公英 250g，金钱草 250g，柴胡 125g，夏枯草 250g，石膏 250g。

【制法】以上八味，取牡丹皮、金钱草、柴胡用水蒸气蒸馏，收集馏液约 800mL，馏液再重蒸馏，取精馏液约 400mL，备用；药渣及蒸馏后的水溶液与其余金银花等五味加水煎煮 3 次，每次 1h，合并煎液，滤过，滤液浓缩至约 600mL，加入 4% 明胶溶液搅拌至再无沉淀产生后，冷藏 24h 以上，滤过，滤液用乙醇沉淀 3 次，先后使含醇量达 65%、75%、85%，冷藏 48h 以上，滤过，滤液回收乙醇，滤过，滤液与上述精馏液合并，加注射用水至 1000mL，加 1～2g 活性炭，在 40～50℃ 放置 20～30min，调节 pH 值至 5.0～7.0，滤过，在 105℃ 加热 45min，放冷，在 0～4℃ 放置 6 天，滤过，灌封，灭菌，即得。

【性状】本品为淡棕红色的澄明液体。

【鉴别】① 取本品 6mL，加乙醚 10mL，分 2 次振摇提取，合并乙醚液，挥发至干，加 5% 香草醛硫酸溶液 5～6 滴，显桃红色，渐变为紫黑色。

② 取本品 2mL，水浴蒸干，加甲醇 2mL 使溶解，滤过，滤液作为供试品溶液。另取绿原酸对照品，加甲醇制成每 1mL 含 1mg 的溶液，作为对照品溶液。照薄层色谱法（《中国

药典》2020 版四部通则 0502）试验，吸取上述 2 种溶液各 10μL，分别点于同一硅胶 G 薄层板上，以氯仿-丙酮-甲酸（5：4：2）为展开剂，展开，取出，晾干，喷以 1％三氯化铝溶液，吹干，置紫外灯（365nm）下检视。供试品色谱中，在与对照品色谱相应的位置上，显相同颜色的荧光斑点。

③ 取本品 10mL，用盐酸调 pH 值至 2～4，用乙醚 10mL 振摇提取，乙醚液挥干，残渣加丙酮 1mL 使溶解，作为供试品溶液。另取丹皮酚对照品，加丙酮制成每 1mL 含 2mg 的溶液，作为对照品溶液。照薄层色谱法（《中国药典》2020 版四部通则 0502）试验，吸取上述两种溶液各 5μL，分别点于同一硅胶 G 薄层板上，以环己烷-醋酸乙酯（3：1）为展开剂，展开，取出，晾干，喷以 2％三氯化铁乙醇溶液。供试品色谱中，在与对照品色谱相应的位置上，显相同颜色的斑点。

**【检查】**

pH 值应为 5.0～7.0（通则 0102）。

**指纹图谱**　照高效液相色谱法（《中国药典》2020 版四部通则 0512）测定。

**色谱条件与系统适用性试验**　以十八烷基硅烷键合硅胶为填充剂（COSMOSIL 5C$_{18}$-MS-Ⅱ）；流动相 A 为 0.2％磷酸水溶液（含 5mmol/L 庚烷磺酸钠），B 为乙腈-甲醇（9：1）溶液。洗脱程序：0～10min，4％～11％ B；10～35min，11％～20％ B；35～45min，20％～45％ B；45～55min，45％～55％ B；55～70min，55％ B。检测波长 265nm，进样量 5μL，柱温 35℃±0.8℃，流速 1.0mL/min。以绿原酸峰为参照物峰，理论塔板数应不低于 7400。

**参照物溶液制备**　分别取绿原酸（LYS）和丹皮酚（DPF）适量，精密称定，置棕色量瓶中，加甲醇制成每 1mL 含绿原酸 160μg，丹皮酚 60μg 的溶液，摇匀，即得。

**供试品溶液制备**　取退热解毒注射液适量，摇匀，滤过，取续滤液，即得。

**测定法**　精密取供试品溶液 5μL，注入高效液相色谱仪，记录谱图。另精密取绿原酸和丹皮酚双参照物溶液 5μL，注入高效液相色谱仪，记录色谱图，确定供试品色谱图中的绿原酸峰，以其作为参照物峰，确定应有 27 个共有指纹峰。用"中药主组分一致性数字化评价系统 3.0"评价，供试品指纹图谱与对照指纹图谱的 $S_m$ 不得低于 0.80，$P_m$ 应在 70％～130％范围内。

**其他**　应符合注射剂项下有关的各项规定（《中国药典》2020 版四部通则 0102）。

**【含量测定】**

**绿原酸和丹皮酚**　照高效液相色谱法（《中国药典》2020 版四部通则 0512）测定。

**色谱条件与系统适用性试验**　以十八烷基硅烷键合硅胶为填充剂（COSMOSIL 5C$_{18}$-MS-Ⅱ）；流动相 A 为 0.2％磷酸水溶液（含 5mmol/L 庚烷磺酸钠），B 为乙腈-甲醇（9：1）溶液。洗脱程序：0～10min，4％～11％ B；10～35min，11％～20％ B；35～45min，20％～45％ B；45～55min，45％～55％ B；55～70min，55％ B。检测波长 265nm，进样量 5μL，柱温 35℃，流速 1.0mL/min。以绿原酸峰为参照物峰，理论塔板数应不低于 7400。

**对照品溶液制备**　取绿原酸对照品和丹皮酚对照品适量，精密称定，加甲醇制成每 1mL 含 500μg 绿原酸和 60μg 丹皮酚的溶液，即得。

**供试品溶液制备**　取退热解毒注射液适量，摇匀，滤过，取续滤液，即得。

**测定法**　分别精密吸取对照品溶液与供试品溶液各 5μL，注入液相色谱仪，测定，即得。

本品每 1mL 含绿原酸（$C_{16}H_{18}O_9$）不得低于 0.4mg。本品每 1mL 含丹皮酚（$C_9H_{10}O_3$）不得低于 0.01mg。

**【功能与主治】** 清热解毒。用于病毒性感染，原因不明的高烧、急慢性炎症，尤其适用对抗生素有耐药性或过敏的患者。

**【用法与用量】** 肌内注射，一次 2～4mL，一日 2 次。

**【规格】** 每支 2mL。

**【贮藏】** 密封，避光。

### 11.2.1.2 退热解毒注射液 HPLC 指纹图谱检测标准

#### 11.2.1.2.1 名称

退热解毒注射液（Tuire Jiedu Zhusheye，TRJD-ZSY）。

#### 11.2.1.2.2 来源

退热解毒注射液由西安高科陕西金方药业公司提供。

处方：金银花 250g，连翘 250g，牡丹皮 125g，蒲公英 250g，金钱草 250g，柴胡 125g，夏枯草 250g，石膏 250g。

以上八味，取牡丹皮、金钱草、柴胡用水蒸气蒸馏，收集馏液约 800mL，馏液再重蒸馏，取精馏液约 400mL，备用；药渣及蒸馏后的水溶液与其余金银花等五味加水煎煮 3 次，每次 1h，合并煎液，滤过，滤液浓缩至约 600mL，加入 4％明胶溶液搅拌至再无沉淀产生后，冷藏 24h 以上，滤过，滤液用乙醇沉淀 3 次，先后使含醇量达65％、75％、85％，冷藏 48h 以上，滤过，滤液回收乙醇，滤过，滤液与上述精馏液合并，加注射用水至 1000mL，加 1～2g 活性炭，在 40～50℃放置 20～30min，调节pH 值至 5.0～7.0，滤过，在 105℃加热 45min，放冷，在 0～4℃放置 6 天，滤过，灌封，灭菌，即得。

#### 11.2.1.2.3 退热解毒注射液指纹图谱检测标准

照高效液相色谱法（《中国药典》2020 版四部通则 0512），按中药指纹图谱技术规范试验。

**色谱条件与系统适用性试验** 以十八烷基硅烷键合硅胶为填充剂（COSMOSIL 5C$_{18}$-MS-Ⅱ）；流动相 A 为 0.2％磷酸水溶液（含 5mmol/L 庚烷磺酸钠），B 为乙腈-甲醇（9：1）溶液。洗脱程序：0～10min，4％～11％ B；10～35min，11％～20％ B；35～45min，20％～45％ B；45～55min，45％～55％ B；55～70min，55％ B。检测波长 265nm，进样量 5μL，柱温 35℃±0.8℃，流速 1.0mL/min。以绿原酸峰计算理论板数应不低于 7400，以丹皮酚峰计算理论板数应不低于 13000，绿原酸和丹皮酚的分离度不得小于 100。

**双参照物溶液制备** 分别取绿原酸（LYS）和丹皮酚（DPF）适量，精密称定，置棕色量瓶中，加甲醇制成每 1mL 含绿原酸 160μg、丹皮酚 60μg 的溶液，摇匀，即得。

**供试品溶液制备** 取退热解毒注射液适量，摇匀，滤过，取续滤液，即得。

**测定法** 精密吸取供试品溶液 5μL，注入高效液相色谱仪，记录色谱图。另精密取绿原酸和丹皮酚双参照物溶液 5μL，注入高效液相色谱仪，记录色谱图，确定供试品色谱图中的绿原酸峰，以其作为参照物峰，确定应有 27 个共有指纹峰。用"中药主组分一致性数字化评价系统 3.0"评价，供试品指纹图谱与对照指纹图谱的 $S_m$ 不得低于 0.80，$P_m$ 应在 70％～130％范围内。图 11-28 为退热解毒注射液 HPLC 对照指纹图谱。

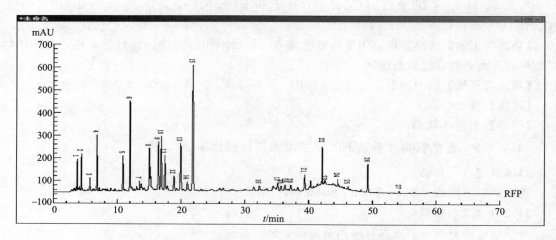

图 11-28　退热解毒注射液 HPLC 对照指纹图谱

### 11.2.1.3　金银花 HPLC 指纹图谱检测标准

#### 11.2.1.3.1　名称

金银花（Jinyinhua），拉丁名为 LONICERAE JAPONICE FLOS。

#### 11.2.1.3.2　来源

本品为忍冬科植物忍冬 *Lonicera japonica* Thunb. 的干燥花蕾或带初开的花。夏初花开放前采收，干燥。

#### 11.2.1.3.3　金银花指纹图谱检测标准

【指纹图谱】照高效液相色谱法（《中国药典》2020 版四部通则 0512），按中药指纹图谱技术规范试验。

**色谱条件与系统适用性试验**　以十八烷基硅烷键合硅胶为填充剂（COSMOSIL 5C$_{18}$-MS-Ⅱ）；流动相 A 为 0.2％磷酸水溶液（含 5mmol/L 庚烷磺酸钠），B 为乙腈-甲醇（9：1）溶液。洗脱程序：0～10min，4％～11％ B；10～35min，11％～20％ B；35～45min，20％～45％ B；45～55min，45％～55％ B。检测波长 254nm，进样量 5μL，柱温 35℃±0.8℃，流速 1.0mL/min。以绿原酸峰为参照物峰，理论塔板数应不低于 7800。

**双参照物溶液制备**　分别取绿原酸（LYS）和苯甲酸钠（BJSN）适量，精密称定，置棕色量瓶中，加 50％（V/V）甲醇制成每 1mL 含绿原酸 150μg、苯甲酸钠 200μg 的溶液，摇匀，即得。

**供试品溶液制备**　取金银花药材粉末 0.5g，精密称定，加 50％（V/V）甲醇 50mL，超声提取 30min，摇匀，滤过，取续滤液，即得。

**测定法**　精密吸取供试品溶液 5μL，注入高效液相色谱仪，记录色谱图。另精密取绿原酸和苯甲酸钠双参照物溶液 5μL，注入高效液相色谱仪，记录色谱图，确定供试品色谱图中的绿原酸峰，以其作为参照物峰，确定应有 22 个指纹峰。用"中药主组分一致性数字化评价系统 3.0"评价，供试品指纹图谱与对照指纹图谱的 $S_m$ 不得低于 0.90，$P_m$ 应在 80％～130％范围内。图 11-29 为金银花 HPLC 对照指纹图谱。

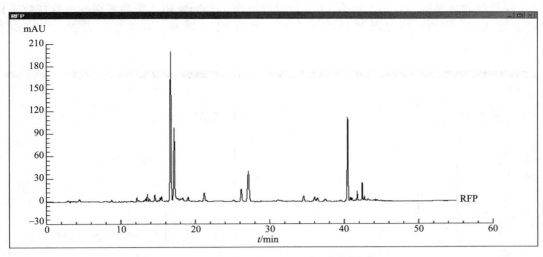

图 11-29　金银花 HPLC 对照指纹图谱

### 11.2.1.4　连翘 HPLC 指纹图谱检测标准

#### 11.2.1.4.1　名称

连翘（Lianqiao），拉丁名为 FORSYTHIAE FRUCTUS。

#### 11.2.1.4.2　来源

本品为木犀科植物连翘 *Forsythia suspensa*（Thunb.）Vahl 的干燥果实。秋季果实初熟尚带绿色时采收，除去杂质，蒸熟，晒干，习称"青翘"；果实熟透时采收，晒干，除去杂质，习称"老翘"。

#### 11.2.1.4.3　连翘指纹图谱检测标准

**【指纹图谱】** 照高效液相色谱法（《中国药典》2020 版四部通则 0512），按中药指纹图谱技术规范试验。

**色谱条件与系统适用性试验**　用十八烷基硅烷键合硅胶为填充剂（COSMOSIL 5C$_{18}$-MS-Ⅱ），检测波长 235nm，柱温 35℃±0.15℃，流速 1.0mL/min。流动相 A 为 0.2％磷酸水溶液（含 5mmol/L 庚烷磺酸钠），B 为乙腈-甲醇（9∶1）溶液。洗脱程序如下：0～10min，4％～11％ B；10～35min，11％～20％ B；35～45min，20％～45％ B；45～80min，45％～55％ B。进样量为 5μL。以连翘酯苷 A 为参照物峰，理论塔板数应不低于 9300。

**对照品溶液制备**　取连翘苷对照品适量，精密称定，置棕色量瓶中，加甲醇制成每 1mL 含 800μg/mL 的溶液，即得连翘苷对照品溶液。取连翘酯苷 A 对照品适量，精密称定，置棕色量瓶中，加甲醇制成每 1mL 含 800μg/mL 的溶液，即得连翘酯苷 A 对照品溶液。

**参照物溶液制备**　取等体积连翘苷、连翘酯苷 A 对照品溶液，精密量取，混匀，即得。

**供试品溶液制备**　取连翘药材细粉 0.2g，精密称定，置 25mL 量瓶中，精密加入 75％（V/V）甲醇 25mL，称定重量，超声处理（功率 250W，频率 40kHz）30min，放冷，称定重量，用 75％（V/V）甲醇补足减失的重量，摇匀，进样前用 0.45μm 滤膜滤过，取续滤液，即得。

**测定法**　精密吸取供试液 5μL，注入高效液相色谱仪，记录色谱图。另精密取参照物溶液 5μL，注入高效液相色谱仪，记录色谱图，确定供试品色谱图中的连翘酯苷 A 峰（8 号峰），以其作为参照物峰，确定应有 11 个指纹峰（图 11-30）。用"中药主组分一致性数字化评价系统 3.0"评价，供试品指纹图谱与对照指纹图谱的 $S_m$ 不得低于 0.90，$P_m$ 应在 80%～130%范围内。

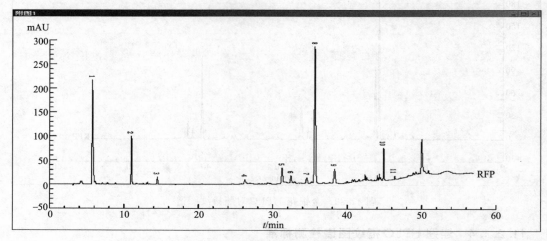

图 11-30　连翘 HPLC 对照指纹图谱

### 11.2.1.5　牡丹皮 HPLC 指纹图谱检测标准

#### 11.2.1.5.1　名称

牡丹皮（Mudanpi），拉丁名为 MOUTAN CORTEX。

#### 11.2.1.5.2　来源

本品为毛茛科植物牡丹 *Paeonia suffruticosa* Andr. 的干燥根皮。秋季采挖，除去泥沙，晒干。

#### 11.2.1.5.3　牡丹皮指纹图谱检测标准

【指纹图谱】照高效液相色谱法（《中国药典》2020 版四部通则 0512），按中药指纹图谱技术规范试验。

**色谱条件与系统适用性试验**　用十八烷基硅烷键合硅胶为填充剂（COSMOSIL 5C$_{18}$-MS-Ⅱ），检测波长 203nm，柱温 35℃±0.15℃，流速 1.0mL/min。流动相 A 为 0.2%磷酸水溶液（含 5mmol/L 庚烷磺酸钠），B 为乙腈-甲醇（9：1）溶液。洗脱程序：0～10min，4%～11% B；10～35min，11%～20% B；35～45min，20%～45% B；45～55min，45%～55% B；55～70min，55% B。进样量为 5μL。以牡丹皮为参照物峰，理论塔板数应不低于 16000。

**参照物溶液制备**　取丹皮酚对照品适量，精密称定，加甲醇制成每 1mL 含 220μg 的溶液，即得。

**样品供试液制备**　取牡丹皮药材细粉 0.5g，精密称定，加 75%（V/V）甲醇 25mL，超声提取 30min，称重，补足失重，滤过，取续滤液，即得。

**测定法**　精密吸取供试液 5μL，注入高效液相色谱仪，记录色谱图。另精密取丹皮酚参照物溶液 5μL，注入高效液相色谱仪，记录色谱图，确定供试品色谱图中的丹皮酚峰，以其作为参照物峰，确定应有 11 个指纹峰（图 11-31）。用"中药主组分一致性数字化评价系统 3.0"评价，供试品指纹图谱与对照指纹图谱的 $S_m$ 不得低于 0.90，$P_m$ 应在 80%～130%范围内。

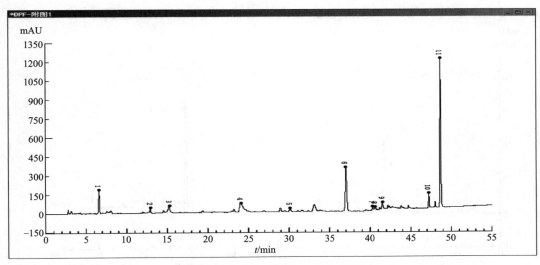

图 11-31　牡丹皮 HPLC 对照指纹图谱

### 11.2.1.6　蒲公英 HPLC 指纹图谱检测标准

#### 11.2.1.6.1　名称

蒲公英（Pugongying），拉丁名为 TARAXACI HERBA。

#### 11.2.1.6.2　来源

本品为菊科植物蒲公英 *Taraxacum mongolicum* Hand-Mazz.、碱地蒲公英 *Taraxacum borealisinense* Kitam. 或同属数种植物的干燥全草。春至秋季花初开时采挖，除去杂质，洗净，晒干。

#### 11.2.1.6.3　蒲公英指纹图谱检测标准

**【指纹图谱】** 照高效液相色谱法（《中国药典》2020 版四部通则 0512），按中药指纹图谱技术规范试验。

**色谱条件与系统适用性试验**　以十八烷基硅烷键合硅胶为填充剂（COSMOSIL 5C$_{18}$-MS-Ⅱ）；以 0.2% 磷酸水溶液（含 5mmol/L 庚烷磺酸钠）为流动相 A，乙腈-甲醇（9∶1）为流动相 B。洗脱程序：0～10min，4%～11% B；10～35min，11%～20% B；35～45min，20%～45% B；45～55min，45%～55% B；55～70min，60% B。检测波长254nm，进样量 5μL，柱温 35℃±0.15℃，流速为 1.0mL/min。以咖啡酸峰为参照物峰，计算理论板数应不低于 6800。

**参照物溶液制备**　分别取绿原酸对照品和咖啡酸对照品适量，精密称定，加甲醇制成每1mL 分别含 100μg 的溶液，即得。

**样品供试液制备**　取蒲公英药材细粉 0.5g，精密称定，置 25mL 量瓶中，精密加入50%（V/V）甲醇 25mL，摇匀，超声处理 30min，取出，放冷，即得。

**测定法**　精密量取供试品溶液 5μL，注入高效液相色谱仪，记录色谱图。精密吸取参照物溶液 5μL，注入高效液相色谱仪，记录色谱图，确定供试品色谱图中的绿原酸峰和咖啡酸峰，以咖啡酸峰作为参照物峰，确定应有 15 个指纹峰（图 11-32）。用"中药主组分一致性数字化评价系统 3.0"评价，供试品指纹图谱与对照指纹图谱的 $S_m$ 不得低于 0.90，$P_m$ 应在 80%～130% 范围内。

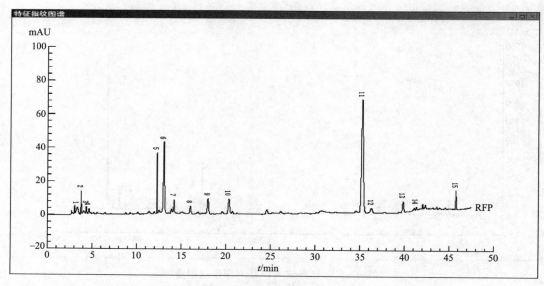

图 11-32　蒲公英 HPLC 对照指纹图谱

### 11.2.1.7　金钱草 HPLC 指纹图谱检测标准

#### 11.2.1.7.1　名称

金钱草（Jinqiancao），拉丁名为 LYSIMACHIAE HERBA。

#### 11.2.1.7.2　来源

本品为报春花科植物过路黄 *Lysimachia christinae* Hance 的干燥全草。夏、秋二季采收，除去杂质，晒干。

#### 11.2.1.7.3　金钱草指纹图谱检测标准

【指纹图谱】照高效液相色谱法（《中国药典》2020 版四部通则 0512），按中药指纹图谱技术规范试验。

**色谱条件与系统适用性试验**　用十八烷基硅烷键合硅胶为填充剂（COSMOSIL 5C$_{18}$-MS-Ⅱ），检测波长 203nm，柱温 35℃±0.15℃，流速 1.0mL/min。流动相 A 为 0.2％磷酸水溶液（含 5mmol/L 庚烷磺酸钠），流动相 B 为乙腈-甲醇（9∶1）溶液。洗脱程序：0～10min，4％～11％ B；10～35min，11％～20％ B；35～45min，20％～45％ B；45～55min，45％～55％ B；55～70min，55％ B。进样量为 5μL。以槲皮素峰为参照物峰，其理论塔板数应不低于 25000，且与山奈素峰的分离度不低于 13。

**参照物溶液制备**　取槲皮素对照品、山奈素对照品适量，精密称定，加 80％（*V/V*）甲醇制成每 1mL 各含槲皮素 4μg、山奈素 20μg 的溶液，即得。

**样品供试液制备**　取药材细粉约 1.5g，精密称定，置于 25mL 量瓶中，加盐酸 1mL，加 80％MeOH 定容至刻线，称重，60℃超声 30min 后，称重并补足失重，过滤，取续滤液，即得。

**测定法**　精密吸取供试液 5μL，注入高效液相色谱仪，记录色谱图。另精密取槲皮素、山奈素参照物溶液 5μL，注入高效液相色谱仪，记录色谱图，确定供试品色谱图中的槲皮素峰，以其作为参照物峰，确定应有 13 个指纹峰（图 11-33）。用"中药主组分一致性数字化评价系统 3.0"评价，供试品指纹图谱与对照指纹图谱的 $S_m$ 不得低于 0.90，$P_m$ 应在

80%～130%范围内。

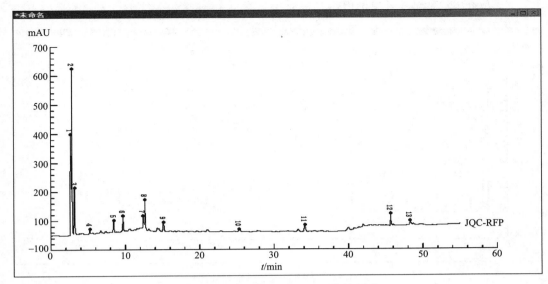

图 11-33　金钱草 HPLC 对照指纹图谱

### 11.2.1.8　柴胡 HPLC 指纹图谱检测标准

#### 11.2.1.8.1　名称

柴胡（Chaihu），拉丁名为 BUPLEURI RADIX。

#### 11.2.1.8.2　来源

本品为伞形科植物柴胡 *Bupleurum chinense* DC. 或狭叶柴胡 *Bupleurum scocrzonerifolium* Willd. 的干燥根。按性状不同，分别习称"北柴胡"及"南柴胡"。春、秋二季采挖，除去茎叶和泥沙，干燥。

#### 11.2.1.8.3　柴胡指纹图谱检测标准

【指纹图谱】照高效液相色谱法（《中国药典》2020 版四部通则 0512），按中药指纹图谱技术规范试验。

　　**色谱条件与系统适用性试验**　以十八烷基硅烷键合硅胶为填充剂（COSMOSIL 5C$_{18}$-MS-Ⅱ）；以 0.2%磷酸水溶液（含 5mmol/L 庚烷磺酸钠）为流动相 A，乙腈-甲醇（9∶1）为流动相 B。洗脱程序：0～10min，4%～11% B；10～35min，11%～20% B；35～45min，20%～45% B；45～55min，45%～55% B；55～70min，55% B。检测波长210nm，进样量 5μL，柱温 35℃±0.15℃，流速为 1.0mL/min。以柴胡皂苷 a 峰为参照物峰，计算理论板数应不低于 17000。

　　**参照物溶液制备**　分别取柴胡皂苷 a 对照品和柴胡皂苷 d 对照品适量，精密称定，加甲醇制成每 1mL 分别含 200μg 的混合溶液，摇匀，即得。以柴胡皂苷 a 峰为参照物峰。

　　**样品供试液制备**　取柴胡药材细粉 2.5g，精密称定，加 75%（V/V）乙醇 25mL，浸泡30min，以 200W 功率 40kHz 频率超声提取 30min，取出，放冷，补足失重，即得。

　　**测定法**　精密量取供试品溶液 5μL，注入高效液相色谱仪，记录色谱图。精密吸取参照物溶液 5μL，注入高效液相色谱仪，记录色谱图，确定供试品色谱图中的柴胡皂苷 a 峰和柴胡皂苷 d 峰，以柴胡皂苷 a 峰作为参照物峰，确定应有 20 个指纹峰（图 11-34）。用"中药主组分一致性数字化评价系统 3.0"评价，供试品指纹图谱与对照指纹图谱的 $S_m$ 不得低于 0.90，$P_m$ 应在 $80\%\sim130\%$ 范围内。

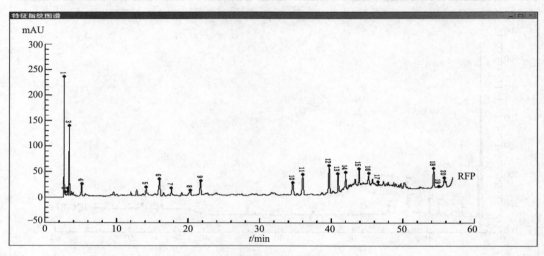

图 11-34　柴胡 HPLC 特征指纹图谱

### 11.2.1.9　夏枯草 HPLC 指纹图谱检测标准

#### 11.2.1.9.1　名称

夏枯草（Xiakucao），拉丁名为 PRUNELLAE SPICA。

#### 11.2.1.9.2　来源

本品为唇形科植物夏枯草 *Prunella vulgaris* L. 的干燥果穗。夏季果穗呈棕红色时采收，除去杂质，晒干。

#### 11.2.1.9.3　夏枯草指纹图谱检测标准

【指纹图谱】照高效液相色谱法（《中国药典》2020 版四部通则 0512），按中药指纹图谱技术规范试验。

**色谱条件与系统适用性试验**　用十八烷基硅烷键合硅胶为填充剂（COSMOSIL 5C$_{18}$-MS-Ⅱ），检测波长 254nm，柱温 $35℃\pm0.15℃$，流速 1.0mL/min。以 0.2% 磷酸水溶液（含 5mmol/L 庚烷磺酸钠）为流动相 A，以乙腈-甲醇（9∶1）为流动相 B。洗脱程序：$0\sim10min$，$4\%\sim11\%$ B；$10\sim35min$，$11\%\sim20\%$ B；$35\sim45min$，$20\%\sim45\%$ B；$45\sim55min$，$45\%\sim55\%$ B；$55\sim70min$，55% B。进样量为 $5\mu L$。以迷迭香酸为参照物峰，理论塔板数应不低于 48000。

**参照物溶液制备**　取迷迭香酸对照品适量，精密称定，置棕色量瓶中，加稀乙醇制成每 1mL 含 $500\mu g$ 的溶液，即得。

**样品供试液制备**　取夏枯草药材细粉 1.0g，精密称定，在 50mL 量瓶中精密加入稀乙醇 50mL，称定重量，超声处理（功率 250W，频率 40kHz）30min，放冷，称定重量，用稀乙醇补足减失的重量，摇匀，进样前用 $0.45\mu m$ 滤膜滤过，取续滤液，即可。

**测定法**　精密吸取供试液 $5\mu L$，注入高效液相色谱仪，记录色谱图。另精密取迷迭香酸参照物溶液 $5\mu L$，注入高效液相色谱仪，记录色谱图，确定供试品色谱图中的迷迭香酸峰（6 号峰），以其作为参照物峰，确定应有 8 个指纹峰（图 11-35）。用"中药主组分一致性数字化评价系统 3.0"评价，供试品指纹图谱与对照指纹图谱的 $S_m$ 不得低于 0.90，$P_m$ 应在

80%～130%范围内。

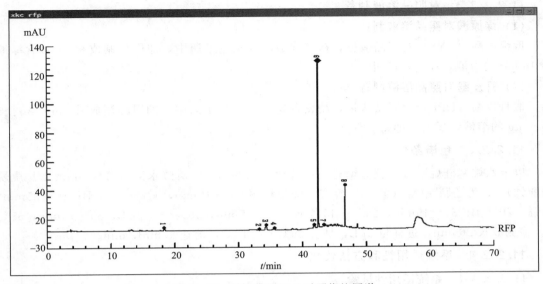

图 11-35　夏枯草 HPLC 对照指纹图谱

## 11.2.2　退热解毒注射液 HPLC 指纹图谱方法学研究

### 11.2.2.1　仪器和试药

Agilent 1100 型液相色谱仪（配有二极管阵列检测器、四元低压梯度泵、在线脱气装置、自动进样器），Agilent OpenLAB CDS Chemstation（Edition C.01.07）网络工作站（Agilent 科技有限公司）；Sarturius-BS110S 分析天平（北京赛多利斯天平有限公司）；Sarturius-CPA225D 分析天平（北京赛多利斯天平有限公司，编号：20120863）；超声波清洗机（广州是吉普超声波电子设备有限公司）。退热解毒注射液样品见表 11-53。

表 11-53　退热解毒注射液样品表

| 样品类别 | 制剂形式 | 批号 | 包装类型 | 实验室编号 | 实验编号 | 来源 |
|---|---|---|---|---|---|---|
| 小试样品 | 注射液 | 18090901 | 市售包装 | TRXS-S1 | S1 | 西安高科陕西金方药业 |
| | 注射液 | 18090902 | 市售包装 | TRXS-S2 | S2 | 西安高科陕西金方药业 |
| | 注射液 | 18090903 | 市售包装 | TRXS-S3 | S3 | 西安高科陕西金方药业 |
| | 注射液 | 18091001 | 市售包装 | TRXS-S4 | S4 | 西安高科陕西金方药业 |
| | 注射液 | 18091002 | 市售包装 | TRXS-S5 | S5 | 西安高科陕西金方药业 |
| | 注射液 | 18091003 | 市售包装 | TRXS-S6 | S6 | 西安高科陕西金方药业 |
| | 注射液 | 18091004 | 市售包装 | TRXS-S7 | S7 | 西安高科陕西金方药业 |
| 中试样品 | 注射液 | 18091301 | 市售包装 | TRZS-S1 | S8 | 西安高科陕西金方药业 |
| | 注射液 | 18091302 | 市售包装 | TRZS-S2 | S9 | 西安高科陕西金方药业 |
| | 注射液 | 18091303 | 市售包装 | TRZS-S3 | S10 | 西安高科陕西金方药业 |

### 11.2.2.2　溶液制备

#### 11.2.2.2.1　供试品溶液制备

取退热解毒注射液适量，摇匀，滤过，取续滤液，即得。

#### 11.2.2.2.2　参照物溶液制备

分别取绿原酸（LYS）和丹皮酚（DPF）适量，精密称定，置棕色量瓶中，加甲醇制成每 1mL 含绿原酸 160μg、丹皮酚 60μg 的溶液，摇匀，即得。

### 11.2.2.2.3 对照品溶液制备

**(1) 绿原酸对照品溶液制备**

取绿原酸（LYS）对照品适量，精密称定，置棕色量瓶中，加甲醇制成每 1mL 含绿原酸 160μg 的溶液，摇匀，即得。

**(2) 丹皮酚对照品溶液制备**

取丹皮酚（DPF）对照品适量，精密称定，置棕色量瓶中，加甲醇制成每 1mL 含丹皮酚 60μg 的溶液，摇匀，即得。

### 11.2.2.3 色谱条件

以十八烷基硅烷键合硅胶为填充剂；流动相 A 为 0.2%磷酸水溶液（含 5mmol/L 庚烷磺酸钠），B 为乙腈-甲醇（9:1）溶液。洗脱程序：0~10min，4%~11% B；10~35min，11%~20% B；35~45min，20%~45% B；45~55min，45%~55% B；55~70min，55% B。检测波长 265nm，进样量 5μL，柱温 35℃±0.15℃，流速 1.0mL/min。

### 11.2.2.4 系统适用性和方法优化

#### 11.2.2.4.1 系统适用性试验

将 S8 供试品溶液进样 5μL，记录色谱图。依次将绿原酸、丹皮酚双参照物溶液进样检测，记录色谱图。对比保留时间及在线紫外光谱图可知，16.37min 峰是绿原酸，49.34min 峰是丹皮酚。在此系统条件下，理论板数按绿原酸峰应不低于 7400。

#### 11.2.2.4.2 供试液制备方法考察

按照供试品溶液制备方法制备 1 份供试品溶液，然后分别稀释 2 倍和 3 倍得到另外两份供试品，分别进样 5μL，记录色谱图。将测得 3 张图谱积分后得到 *.CDF 文件，并导入"中药主组分一致性数字化评价系统 3.0"，以色谱指纹图谱信息量指数 $I$ 为优化目标函数进行优化选择，结果见表 11-54。本试验中，未稀释样品 $I$ 值高于稀释后的样品，且出峰较多，最终选择不稀释直接过滤即可。

**表 11-54 样品稀释倍数、柱温、流速、流动相起始比例及色谱柱优化函数 $I$ 值**

| 供试液制备方法考察 | | | |
|---|---|---|---|
| 参数 | 稀释 3 倍 | 稀释 2 倍 | 稀释 1 倍（未稀释） |
| $I$ | 16.6 | 18.2 | 20.2 |
| 柱温考察 | | | |
| 参数 | 25℃ | 30℃ | 35℃ | 40℃ |
| $I$ | 19.4 | 19.6 | 20.2 | 20.1 |
| 流速考察 | | | |
| 参数 | 0.8mL/min | 1.0mL/min | 1.2mL/min |
| $I$ | 20.9 | 20.2 | 19.9 |
| 流动相起始比例考察 | | | |
| 参数 | 94% | 96% | 98% |
| $I$ | 20.2 | 20.2 | 20.4 |
| 色谱柱考察 | | | |
| 色谱柱规格 | 类别 | ①COSMOSIL | ②Venusil | ③Agilent |
| | 固定相 | 十八烷基键合硅胶 | 十八烷基键合硅胶 | 十八烷基键合硅胶 |
| | 型号 | 250mm×4.6mm | 250mm×4.6mm | 250mm×4.6mm |
| | 粒径 | 5μm | 5μm | 5μm |
| | $I$ | 20.2 | 20 | 20.3 |

#### 11.2.2.4.3 柱温考察

取 S1 供试品溶液，分别在 25℃、30℃、35℃、40℃柱温条件进样 5μL 进行检测，记录色谱图。将测得的 4 张图谱积分后得到 *.CDF 文件，并导入"中药主组分一致性数字化评价系统 3.0"。以色谱指纹图谱信息量指数 $I$ 为优化目标函数对柱温进行考察，见表 11-54，结果表明 35℃下，$I$ 值较其他条件稍高，而且考虑到在夏季实验室温度经常接近 35℃，故选择柱温 35℃。同时，分别在 25℃、30℃、35℃、40℃柱温条件下，取双参照物溶液 5μL 进样检测，记录色谱图。不同柱温条件下，双参照物溶液的柱效信息见表 11-55。结果表明较低的柱温使得退热解毒注射液整体出峰时间延长，较高的柱温对绿原酸峰和丹皮酚峰的分离度有一定影响，但综合考虑指纹图谱的分离情况，仍将色谱条件柱温定在 35℃。

**表 11-55 不同柱温、流速下、流动相起始比例下绿原酸和丹皮酚柱效信息**

| 柱温考察 | | | | | |
| --- | --- | --- | --- | --- | --- |
| $T$/℃ | $t_R$(LYS) | $t_R$(DPF) | $N$(LYS) | $N$(DPF) | $R$ |
| 25 | 17.642 | 50.084 | 7924 | 17797 | 100 |
| 30 | 17.274 | 49.889 | 8098 | 18123 | 100 |
| 35 | 16.373 | 49.343 | 8314 | 18197 | 100 |
| 40 | 15.568 | 48.786 | 8664 | 19105 | 200 |
| 流速考察 | | | | | |
| 流速/(mL/min) | $t_R$(LYS) | $t_R$(DPF) | $N$(LYS) | $N$(DPF) | $R$ |
| 0.8 | 18.858 | 51.887 | 8687 | 15716 | 100 |
| 1.0 | 16.373 | 49.343 | 8314 | 18197 | 100 |
| 1.2 | 14.65 | 47.465 | 7490 | 19184 | 200 |
| 流动相起始比例考察 | | | | | |
| 流动相起始比例 | $t_R$(LYS) | $t_R$(DPF) | $N$(LYS) | $N$(DPF) | R |
| 94% | 17.036 | 49.352 | 9647 | 18593 | 100 |
| 96% | 16.373 | 49.343 | 8314 | 18197 | 100 |
| 98% | 15.363 | 49.277 | 6543 | 18148 | 100 |

#### 11.2.2.4.4 流速考察

改变流动相流速为 0.8mL/min、1.0mL/min、1.2mL/min，对同一 S1 供试品溶液进样检测，记录色谱图。将测得的 3 张图谱积分后得到 *.CDF 文件，并导入"中药主组分一致性数字化评价系统 3.0"。以色谱指纹图谱信息量指数 $I$ 为优化目标函数对流速进行考察，见表 11-54，结果表明流速变化未对指纹峰指认有明显影响。同时，分别在 0.8mL/min、1.0mL/min、1.2mL/min 流速条件下，取双参照物溶液 5μL 进样检测，记录色谱图。不同流速条件下，双参照物溶液的柱效信息见表 11-55。结果表明流速在 0.8mL/min 和 1.0mL/min 对绿原酸和丹皮酚的峰形及分离度影响不大。流速在 1.2mL/min 时绿原酸和丹皮酚的分离度虽然增大，但是绿原酸柱效降低，因而选择 1.0mL/min 的流速。

#### 11.2.2.4.5 流动相起始比例考察

改变起始流动相水相比例为 94%、96%、98%，对同一 S1 供试品溶液进样检测，记录色谱图。将测得的 3 张图谱积分后得到 *.CDF 文件，并导入"中药主组分一致性数字化评价系统 3.0"。以色谱指纹图谱信息量指数 $I$ 为优化目标函数对流动相起始比例进行考察，见表 11-54。结果表明流动相起始比例变化，对指纹峰指认无明显影响。同时，分别在 94%、96%、98%水相的起始流动相比例条件下，取双参照物溶液 5μL 进样检测，记录色谱图。不同流动相起始比例条件下，双参照物溶液的柱效信息见表 11-55。结果表明起始比例变化对丹皮酚的保留时间和柱效参数及其和绿原酸的分离度影响不大。对绿原酸的保留时间和理论塔板数有影响，随起始水相比例的增大，绿原酸的保留时间缩短，理论塔板数降低。综合考虑样品指纹图谱的峰形和分离情况，以96％水相作为起始流动相水相比例。

#### 11.2.2.4.6　色谱柱考察

使用不同厂家的 $C_{18}$ 色谱柱，按11.2.2.3"色谱条件"进样检测，记录色谱图。将测得的3张图谱积分后得到 *.CDF 文件，并导入"中药主组分一致性数字化评价系统3.0"。以色谱指纹图谱信息量指数 $I$ 为优化目标函数对样品提取条件进行优化选择，见表11-54。结果表明 $I$ 值无显著性差异，说明采用不同厂家十八烷基键合硅胶为固定相的色谱柱未对指纹峰指认有明显影响。

#### 11.2.2.4.7　色谱系统的专属性试验

在进样 $0\mu L$ 测定系统空针运行，取 S1 供试品试液和参照物溶液各 $5\mu L$ 进样检测，运行时间 2h，考察色谱系统对指纹图谱的影响，色谱图在 58.5min 后出现溶剂峰，表明色谱系统对指纹图谱测定不产生干扰峰。本次试验的提取方法是直接过膜进样，因而不存在溶剂对指纹图谱的影响。

#### 11.2.2.4.8　对照品指纹峰指认和药材指纹峰归属

取柴胡皂苷 d、丹皮酚、绿原酸、没食子酸、连翘苷、连翘酯苷 A、迷迭香酸、咖啡酸等参照物溶液各 $5\mu L$ 进样检测，和样品中指纹峰进行出峰时间和紫外光谱图双重比对，以进行指纹峰指认，记录色谱图。按照处方量千分之一比例取 7 味处方中药材，混合后加 75％（V/V）甲醇 25mL，超声处理 30min，放冷至室温，过滤，取续滤液；同时按照处方量千分之一各取单方中药材一份，分别加 80％（V/V）甲醇（金钱草），75％（V/V）甲醇（连翘、牡丹皮），50％（V/V）甲醇（金银花、蒲公英），75％（V/V）乙醇（柴胡），50％（V/V）乙醇（夏枯草）25mL，超声处理 30min，冷却至室温，过滤。取上述提取液各 $5\mu L$ 进样检测，记录色谱图。组方药材与制剂峰归属对比图见图 11-36。4 号峰是没食子酸，7 号峰是熊果酸，9 号峰是绿原酸，11 号峰是咖啡酸，19 号峰是连翘酯苷 A，23 号峰是迷迭香酸，26 号峰是丹皮酚，27 号峰是柴胡皂苷 d。11、13、15 号峰在药材和模拟样中没有找到归属，可能是制剂过程中添加的辅料，也有可能是制剂过程配伍或药材成分降解的产物。表 11-56 为组方药材与制剂峰归属。

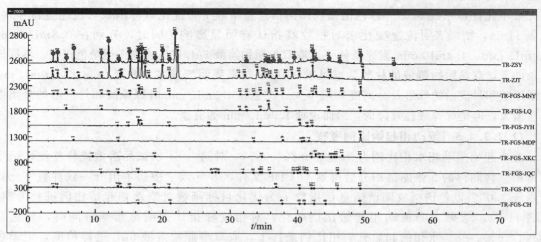

图 11-36　组方药材与制剂峰归属对比图

表 11-56  组方药材与制剂峰归属

| 药材 | 主要指纹峰 |
|---|---|
| 金银花 | 7、8、9、10、14、21 |
| 连翘 | 3、5、16、17、24、36 |
| 牡丹皮 | 4、7、19、26 |
| 蒲公英 | 1、2、7、8、12、14、18、21、22、24、26 |
| 金钱草 | 5、7、9、16、17、21、22、24、26 |
| 柴胡 | 10、14、19、21、22、24、26 |
| 夏枯草 | 12、22、23、25、26 |

### 11.2.2.5  方法学考察

#### 11.2.2.5.1  精密度试验

**(1) 仪器精密度试验**

取 S8 按 11.2.2.2 "溶液制备" 项下制备供试品溶液，对同一供试品溶液，连续测定 6 次，记录色谱图。以绿原酸峰的保留时间和峰面积为参照，确定 27 个共有指纹峰，计算各共有峰的 $RTT$ 和 $RA$。$RTT$ 的 $RSD$ 均小于 1.5%，$RA$ 的 $RSD$ 除 2 号峰（$RSD = 7.25\%$）、7 号峰（$RSD = 25.6\%$）和 24 号峰（$RSD = 14.6\%$），其余均小于 5.0%。将测得的图谱积分得到的 ∗.CDF 文件导入 "中药主组分一致性数字化评价系统 3.0"，以绿原酸峰为参照峰确定 27 个共有指纹峰，按平均值法生成对照指纹图谱，用该对照指纹图谱为标准评价 6 次指纹图谱结果，由计算机软件评价计算 6 次的平均 $S_m$ 为 1.00，$RSD = 0.12\%$（$n = 6$）；平均 $P_m$ 为 100.0%，$RSD = 0.15\%$（$n = 6$），数据详见表 11-57，用 "中药主组分一致性数字化评价系统 3.0" 评价，相似度均为 1.00，$RSD = 0\%$（$n = 6$），详见表 11-57。由以上试验结果表明检测系统的进样精密度试验良好。

**表 11-57  供试液精密度、稳定性及方法重复性试验评价结果**

| 精密度试验 | | | |
|---|---|---|---|
| 类别 | $S_m$ | $P_m$/% | 药典-$S_F$ |
| JMD1 | 0.997 | 99.8 | 1.00 |
| JMD2 | 1.00 | 100.1 | 1.00 |
| JMD3 | 1.00 | 100.1 | 1.00 |
| JMD4 | 1.00 | 99.8 | 1.00 |
| JMD5 | 1.00 | 100.1 | 1.00 |
| JMD6 | 1.00 | 100.0 | 1.00 |
| 平均值 | 1.00 | 100.0 | 1.00 |
| $RSD$/% | 0.12 | 0.15 | 0.00 |
| 稳定性试验 | | | |
| 类别 | $S_m$ | $P_m$/% | 药典-$S_F$ |
| WDX1 | 1.00 | 100.0 | 1.00 |
| WDX2 | 0.980 | 99.0 | 1.00 |
| WDX3 | 0.979 | 98.7 | 1.00 |
| WDX4 | 0.973 | 98.8 | 1.00 |
| WDX5 | 0.970 | 98.5 | 0.999 |
| 平均值 | 0.980 | 99.0 | 1.00 |
| $RSD$/% | 1.20 | 0.59 | 0.04 |
| 方法重复性试验 | | | |
| 类别 | $S_m$ | $P_m$/% | 药典-$S_F$ |
| CFX1-1 | 0.995 | 99.7 | 1.00 |
| CFX2-1 | 0.999 | 100.9 | 1.00 |

| 方法重复性试验 | | | |
|---|---|---|---|
| 类别 | $S_m$ | $P_m/\%$ | 药典-$S_F$ |
| CFX3-1 | 1.00 | 100.0 | 1.00 |
| CFX4-1 | 1.00 | 99.5 | 1.00 |
| CFX5-1 | 0.999 | 99.7 | 1.00 |
| CFX6-1 | 0.998 | 99.3 | 1.00 |
| CF1-2 | 0.995 | 99.9 | 1.00 |
| CFX2-2 | 0.999 | 100.5 | 1.00 |
| CFX3-2 | 1.00 | 100.0 | 1.00 |
| CFX4-2 | 1.00 | 100.0 | 1.00 |
| CFX5-2 | 0.999 | 101.2 | 1.00 |
| CFX6-2 | 0.997 | 99.2 | 1.00 |
| 平均值 | 0.998 | 100.1 | 1.00 |
| $RSD/\%$ | 0.19 | 0.67 | 0.00 |

**(2) 混合对照品溶液测定仪器精密度试验**

按 11.2.2.2 "溶液制备"项下制备方法制备双参照物溶液，连续测定 6 次，记录色谱图。以混合对照品溶液中绿原酸和丹皮酚峰面积计算 $RSD$，结果见表 11-58；将测得的图谱积分得到 ∗.CDF 文件，并导入"中药主组分一致性数字化评价系统 3.0"，由软件计算 6 次的平均 $S_m$ 为 1.00，$RSD=0.00\%$（$n=6$）；平均 $P_m$ 为 100.0，$RSD=0.00\%$（$n=6$），用"中药主组分一致性数字化评价系统 3.0"评价，平均相似度为 1.00，$RSD=1.84\%$（$n=6$），数据详见表 11-59。试验结果表明仪器精密度试验良好。由以上试验结果表明检测系统的进样精密度试验良好，本法仪器精密度试验良好。

**表 11-58 用双参照物保留时间和峰面积评价仪器精密度及稳定性试验结果**

| 绿原酸 | | | | | | 丹皮酚 | | | | | |
|---|---|---|---|---|---|---|---|---|---|---|---|
| 类别 | $A$ | $T$ | 类别 | $A$ | $T$ | 类别 | $A$ | $T$ | 类别 | $A$ | $T$ |
| JMD1 | 3302.5 | 16.3 | WDX1 | 3241.9 | 16.3 | JMD1 | 2675.0 | 49.3 | WDX1 | 2618.7 | 49.3 |
| JMD2 | 3289.4 | 16.3 | WDX2 | 3261.2 | 16.3 | JMD2 | 2660.8 | 49.3 | WDX2 | 2641.5 | 49.3 |
| JMD3 | 3316.6 | 16.3 | WDX3 | 3280.3 | 16.3 | JMD3 | 2669.4 | 49.3 | WDX3 | 2654.2 | 49.3 |
| JMD4 | 3305 | 16.3 | WDX4 | 3291.0 | 16.3 | JMD4 | 2669.4 | 49.3 | WDX4 | 2662.2 | 49.3 |
| JMD5 | 3435.7 | 16.3 | WDX5 | 3304.2 | 16.3 | JMD5 | 2767.9 | 49.3 | WDX5 | 2669.1 | 49.3 |
| JMD6 | 3436.7 | 16.3 | 平均值 | 3275.7 | 16.3 | JMD6 | 2771.9 | 49.3 | 平均值 | 2649.1 | 49.3 |
| 平均值 | 3347.7 | 16.3 | $RSD/\%$ | 0.75 | 0.00 | 平均值 | 2702.4 | 49.3 | $RSD/\%$ | 0.75 | 0.00 |
| $RSD/\%$ | 2.07 | 0.00 | | | | $RSD/\%$ | 1.94 | 0.00 | | | |

**表 11-59 用双参照物溶液校准后的相似度评价仪器精密度及稳定性试验结果**

| 精密度 | | | | 稳定性 | | | |
|---|---|---|---|---|---|---|---|
| 类别 | $S_m$ | $P_m/\%$ | 药典-$S_F$ | 类别 | $S_m$ | $P_m/\%$ | 药典-$S_F$ |
| JMD1 | 1.00 | 98.8 | 1.00 | WDX1 | 1.00 | 100.0 | 1.00 |
| JMD2 | 1.00 | 98.3 | 1.00 | WDX2 | 1.00 | 100.7 | 1.00 |
| JMD3 | 1.00 | 99.0 | 1.00 | WDX3 | 1.00 | 101.2 | 1.00 |
| JMD4 | 1.00 | 98.7 | 1.00 | WDX4 | 1.00 | 101.6 | 1.00 |
| JMD5 | 1.00 | 102.5 | 1.00 | WDX5 | 1.00 | 101.9 | 1.00 |
| JMD6 | 1.00 | 102.6 | 1.00 | 平均值 | 1.00 | 101.1 | 1.00 |
| RFP | 1.00 | 100.0 | 1.00 | $RSD/\%$ | 0.000 | 0.7 | 0.000 |
| 平均值 | 1.00 | 100.0 | 1.00 | | | | |
| $RSD/\%$ | 0.000 | 1.8 | 0.000 | | | | |

#### 11. 2. 2. 5. 2　溶液稳定性试验

**（1）供试品溶液稳定性试验**

对同一 S1 供试品溶液，按上述色谱条件分别在 0h、5h、10h、15h、25h 测定 5 次，记录色谱图。以绿原酸峰的保留时间和峰面积为参照，确定 27 个共有指纹峰，计算各共有峰的 $RTT$ 和 $RA$。$RTT$ 的 $RSD$ 均小于 0.29%，$RA$ 的 $RSD$ 除 4 号峰（$RSD=10.7\%$）、7 号峰（$RSD=4.86$）、17 号峰（$RSD=35.3\%$）、20 号峰（$RSD=5.59\%$）、24 号峰（$RSD=8.60\%$）均小于 3.0%，结果表明在 24h 内，被测溶液稳定较好。将图谱积分得到 *.CDF 文件，并导入"中药主组分一致性数字化评价系统 3.0"，以绿原酸峰为参照峰确定 27 个共有指纹峰，以第 1 次图谱为标准评价其他 4 次指纹图谱结果，由计算机软件计算 5 次的平均 $S_m$ 为 0.980，$RSD=1.20\%$（$n=6$）；平均 $P_m$ 为 99.0%，$RSD=0.59\%$（$n=5$）。用"中药主组分一致性数字化评价系统 3.0"评价，相似度均为 1.00，$RSD=0.04\%$（$n=5$），详见表 11-57。由上述试验结果表明，供试品溶液室温放置 24h 溶液稳定。

**（2）混合对照品溶液稳定性试验**

将配制好的混合对照品溶液，按上述色谱条件分别在 0h、5h、10h、15h、25h 测定 5 次，记录色谱图。以混合对照品溶液中绿原酸和丹皮酚峰面积计算 $RSD$，结果见表 11-58；将测得的图谱积分得到 *.CDF 文件，并导入"中药主组分一致性数字化评价系统 3.0"，由软件计算 5 次的平均 $S_m$ 为 1.00，$RSD=0.00\%$（$n=5$）；平均 $P_m$ 为 101.1，$RSD=0.74\%$（$n=5$），用"中药主组分一致性数字化评价系统 3.0"评价，平均相似度为 1.00，$RSD=0.00\%$（$n=5$），详见表 11-59。试验结果表明混合对照品溶液室温放置 24h 溶液稳定，满足指纹图谱技术要求。

#### 11. 2. 2. 5. 3　检测限与定量限

以信噪比 $S:N=10:1$ 为定量限，以信噪比 $S:N=3:1$ 为检测限。取绿原酸、丹皮酚适量，稀释成不同浓度进样检测，记录色谱图。结果绿原酸的定量限和检测限分别为 5.9$\mu$g/mL 和 1.77$\mu$g/mL。丹皮酚的定量限和检测限分别为 0.583$\mu$g/mL 和 0.175$\mu$g/mL。

#### 11. 2. 2. 5. 4　线性和范围

**（1）供试品溶液线性关系考察**

取 S8 按 11.2.2.2"溶液制备"项下制备供试品溶液。分别进样 0.1$\mu$L、0.5$\mu$L、1.0$\mu$L、2.5$\mu$L、5.0$\mu$L、10.0$\mu$L 进行检测，记录色谱图，对色谱图进行积分，将测得的图谱积分得到 *.CDF 文件，并导入"中药主组分一致性数字化评价系统 3.0"评价得到 $P_m$。以供试品进样量为横坐标，$P_m$ 为纵坐标，见表 11-60，得到回归方程为 $y=19.941x+0.2053$，$r=1.00$。线性范围为 0.1～10$\mu$L。

**（2）绿原酸对照品溶液线性关系考察**

分别取绿原酸对照品适量，精密称定，加甲醇制成 59$\mu$g/mL、118$\mu$g/mL、295$\mu$g/mL、590$\mu$g/mL、1180$\mu$g/mL 和 1770$\mu$g/mL 的溶液，进样检测，记录色谱图。以代入对照品纯度计算得到的绿原酸浓度为横坐标，峰面积为纵坐标，绘制标准曲线，见表 11-60，回归方程为 $y=3.6291x+1.5575$；$r=1.00$。线性范围为 58.59～1757.61$\mu$g/mL。

**表 11-60　供试品及对照品溶液的线性关系表**

| 供试品 | 进样量/$\mu$L | 0.1 | 0.5 | 1.0 | 2.5 | 5.0 | 10.0 |
| --- | --- | --- | --- | --- | --- | --- | --- |
| 溶液线性 | $P_m$/% | 2.2 | 10.2 | 20.2 | 49.9 | 100.0 | 199.6 |

| | | | | | | | |
|---|---|---|---|---|---|---|---|
| 绿原酸<br>对照品<br>溶液线性 | $A_1$ | 222.50 | 427.40 | 1059.70 | 2178.20 | 4211.90 | 6446.10 |
| | $A_2$ | 213.00 | 427.60 | 1076.90 | 2087.90 | 4231.20 | 6352.10 |
| | $A_{平均}$ | 217.80 | 427.50 | 1068.30 | 2133.10 | 4221.60 | 6399.10 |
| | $C/(\mu g/mL)$ | 58.59 | 117.17 | 292.94 | 585.87 | 1171.74 | 1757.61 |
| 丹皮酚<br>对照品<br>溶液线性 | $A_1$ | 124.50 | 245.20 | 595.90 | 1243.30 | 2375.30 | 3589.70 |
| | $A_2$ | 120.50 | 246.50 | 600.00 | 1193.80 | 2387.40 | 3571.60 |
| | $A_{平均}$ | 122.50 | 245.90 | 598.00 | 1218.60 | 2381.40 | 3580.70 |
| | $C/(\mu g/mL)$ | 5.82 | 11.59 | 29.57 | 58.24 | 116.48 | 174.83 |

### (3) 丹皮酚溶液线性关系考察

分别取丹皮酚对照品适量，精密称定，加甲醇制成 $5.83\mu g/mL$、$11.66\mu g/mL$、$29.6\mu g/mL$、$58.3\mu g/mL$、$116.6\mu g/mL$ 和 $175\mu g/mL$ 的溶液，进样检测，记录色谱图。以代入对照品纯度计算得到的丹皮酚浓度为横坐标，峰面积为纵坐标，绘制标准曲线，见表 11-60，回归方程为 $y = 20.446x + 6.614$；$r = 0.9999$。线性范围为 $5.82 \sim 174.83\mu g/mL$。

### 11.2.2.5.5　加标 100% 溶液制备与检测

按 11.2.2.2 "溶液制备" 项下方法制备 7 份供试品溶液，分别向其中 6 份供试品溶液中加入适量绿原酸、连翘酯苷 A、迷迭香酸和丹皮酚对照品，摇匀，滤过，取续滤液，即得。

按照上述色谱条件，分别进样对照品溶液，不加标供试品溶液与加标后的供试品溶液，每份溶液进样 $10\mu L$，重复测定 1 次，记录色谱图。根据绿原酸对照品标准曲线，由上述色谱图中峰面积可得加标前样品中绿原酸含量，加标后绿原酸含量，按照外标法计算回收率，结果见表 11-61。由表中数据可知，用本法测定绿原酸的含量，回收率范围在 $91.43\% \sim 94.55\%$，本法准确度试验符合规定。

**表 11-61　绿原酸回收试验结果**

| 名称 | $A_1$ | $A_2$ | $A_{平均}$ | $C_R/(\mu g/mL)$ | $C_{实测}/(\mu g/mL)$ | 回收率/% |
|---|---|---|---|---|---|---|
| 对照品 | ＊＊ | ＊＊ | ＊＊ | 585.87 | ＊＊ | ＊＊ |
| 样品 | 2050.28 | 2055.08 | 2052.7 | ＊＊ | 565.19 | ＊＊ |
| 加标样品 1 | 4040.6 | 4037.66 | 4039.1 | 585.87 | 547.36 | 93.43 |
| 加标样品 2 | 4016.05 | 3977.07 | 3996.6 | 585.87 | 535.65 | 91.43 |
| 加标样品 3 | 4016.42 | 4015.57 | 4016 | 585.87 | 540.99 | 92.34 |
| 加标样品 4 | 4035.06 | 4090.73 | 4062.9 | 585.87 | 553.91 | 94.55 |
| 加标样品 5 | 4056.01 | 4057.73 | 4056.9 | 585.87 | 552.26 | 94.26 |
| 加标样品 6 | 4029.06 | 4035.22 | 4032.1 | 585.87 | 545.43 | 93.10 |

注：1. 线性方程 $y = 3.6291x + 1.5575$；$r^2 = 1$。

2. 回收率 $= \dfrac{C_{实测}}{C_{理论}} = \dfrac{C_{加标样品实测} - C_{样品实测}}{C_{理论对照品}} \times 100\%$。

根据丹皮酚对照品标准曲线，由上述色谱图中峰面积可得加标前样品中丹皮酚含量和加标后丹皮酚含量，按照外标法计算回收率，结果见表 11-62。由表中数据可知，用本法测定丹皮酚的含量，回收率范围在 $96.60\% \sim 100.43\%$，本法准确度试验符合规定。

表 11-62　丹皮酚回收试验结果

| 名称 | $A_1$ | $A_2$ | $A_{平均}$ | $C_R/(\mu g/mL)$ | $C_{实测}/(\mu g/mL)$ | 回收率/% |
|---|---|---|---|---|---|---|
| 对照品 | ＊＊ | ＊＊ | ＊＊ | 58.24 | ＊＊ | ＊＊ |
| 样品 | 1099.81 | 1102.1 | 1101 | ＊＊ | 53.53 | ＊＊ |
| 加标样品 1 | 2296.51 | 2297.55 | 2297 | 58.24 | 58.49 | 100.43 |
| 加标样品 2 | 2260.93 | 2241.79 | 2251.4 | 58.24 | 56.26 | 96.60 |
| 加标样品 3 | 2279.52 | 2280.8 | 2280.2 | 58.24 | 57.67 | 99.02 |
| 加标样品 4 | 2282.2 | 2264.44 | 2273.3 | 58.24 | 57.33 | 98.44 |
| 加标样品 5 | 2289.6 | 2290.16 | 2289.9 | 58.24 | 58.14 | 99.83 |
| 加标样品 6 | 2280.42 | 2268.01 | 2274.2 | 58.24 | 57.38 | 98.51 |

注：1. 线性方程：$y=20.446x+6.614$；$r^2=0.9999$。

2. 回收率 $=\dfrac{C_{实测}}{C_{理论}}=\dfrac{C_{加标样品实测}-C_{样品实测}}{C_{理论对照品}}\times100\%$。

#### 11.2.2.5.6　方法重复性试验

取 S8 按 11.2.2.2"溶液制备"项下供试品溶液制备方法制备 6 份供试品溶液，每份平行测定 2 次，以绿原酸峰的保留时间和峰面积为参照，确定 27 个共有指纹峰，计算各共有峰的 $RTT$ 和 $RA$。$RTT$ 的 $RSD$ 均小于 0.31%，$RA$ 的 $RSD$ 除 4 号峰（$RSD=29.67\%$）、17 号峰（$RSD=29.12\%$）、24 号峰（$RSD=13.74\%$），其余均小于 6.8%。将测得的图谱积分后得到的 ＊.CDF 文件导入"中药主组分一致性数字化评价系统 3.0"，以绿原酸峰为参照峰确定 27 个共有指纹峰，按平均值法生成对照指纹图谱，用该对照指纹图谱为标准评价 12 次指纹图谱结果，由计算机软件评价计算，同一样品 2 次结果取平均。结果显示 6 份供试品指纹图谱的平均 $S_m$ 为 0.998，$RSD=0.19\%$（$n=6$）；平均 $P_m$ 为 100.0%，$RSD=0.52\%$（$n=6$）。用"中药主组分一致性数字化评价系统 3.0"评价，平均相似度均为 1.00，$RSD=0.00\%$（$n=6$），数据详见表 11-62。试验表明本法的方法重复性试验很好，满足指纹图谱研究的技术要求。

### 11.2.2.6　指纹图谱建立

#### 11.2.2.6.1　共有指纹峰的标定

按拟订的指纹图谱测定方法，测定 TRXS-S1～TRXS-S7 和 TRZS-S1～TRZS-S3 共 10 批退热解毒注射液的指纹图谱，记录色谱图。以绿原酸峰的保留时间和峰面积为参照，确定 27 个共有指纹峰，指纹峰在 56min 内全部出峰，参照物绿原酸峰标号为 9（S），其他共有峰依次为 1，2，3，…，27，计算各共有峰的 $RTT$ 和 $RA$。$RTT$ 的 $RSD$ 均小于 0.39%。不同产地退热解毒注射液指纹峰面积的 $RSD$ 变动（除 26 号峰 53.56%）均小于 50%。这说明丹皮酚含量在不同批次的退热解毒注射液中含量波动较大。退热解毒注射液 HPLC 指纹图谱标号图见图 11-37。

#### 11.2.2.6.2　退热解毒注射液指纹图谱相似度评价

将测得的 10 批退热解毒注射液图谱积分后的 ＊.CDF 文件导入"中药主组分一致性数字化评价系统 3.0"，以绿原酸峰为参照峰，确定 27 个共有指纹峰，按平均值法生成对照指纹图谱，用该对照指纹图谱为标准指纹并应用计算机软件计算评价 20 次测定的指纹图谱结果，评价结果见表 11-63。结果表明，10 批退热解毒注射液 HPLC 指纹图谱的平均 $S_m$ 为 0.990；平均 $P_m$ 为 99.7%；相似度均值为 0.994，$RSD=0.52\%$，数据详见表 11-63，评价图谱见图 11-38。由表中数据可以看出，用"中药主组分一致性数字化评价系统 3.0"评价，10 批制剂质量差异较大，为保证制剂质量，规定退热解毒注射液与对照指纹图谱相似度不

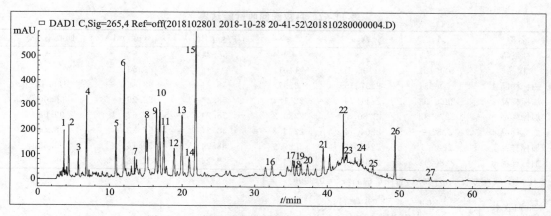

图 11-37 退热解毒注射液 HPLC 指纹图谱标号图

得低于 0.90，即 $S_m \geqslant 0.90$，同时用"中药主组分一致性数字化评价系统 3.0"软件控制 $P_m$ 范围为 70%～130%，满足上述标准视为合格制剂，反之为不合格制剂。结果显示全部 10 批样品均为合格制剂。

表 11-63　10 批退热解毒注射液样品定性相似度和定量相似度比较

| 批号 | 1-$S_m$ | 2-$S_m$ | 平均值 | 1-$P_m$/% | 2-$P_m$/% | 平均值 | 1-药典-$S_F$ | 2-药典-$S_F$ | 平均值 | Quality(质量) |
|---|---|---|---|---|---|---|---|---|---|---|
| S1 | 1.00 | 1.00 | 1.00 | 101.3 | 101.1 | 101.2 | 1.00 | 1.00 | 1.00 | 合格 |
| S2 | 0.991 | 0.991 | 0.991 | 106.9 | 107.2 | 107.1 | 0.994 | 0.994 | 0.994 | 合格 |
| S3 | 0.999 | 0.999 | 0.999 | 103.1 | 103.5 | 103.3 | 1.00 | 1.00 | 1.00 | 合格 |
| S4 | 0.997 | 0.998 | 0.998 | 106.4 | 107.2 | 106.8 | 0.998 | 0.998 | 0.998 | 合格 |
| S5 | 0.981 | 0.980 | 0.981 | 89.4 | 89.3 | 89.4 | 0.989 | 0.989 | 0.989 | 合格 |
| S6 | 0.991 | 0.991 | 0.991 | 99.4 | 99.2 | 99.3 | 0.996 | 0.996 | 0.996 | 合格 |
| S7 | 0.991 | 0.991 | 0.991 | 105.8 | 106.4 | 106.1 | 0.995 | 0.995 | 0.995 | 合格 |
| S8 | 0.984 | 0.984 | 0.984 | 79.5 | 79.7 | 79.6 | 0.990 | 0.989 | 0.990 | 合格 |
| S9 | 0.988 | 0.988 | 0.988 | 94.0 | 94.0 | 94.0 | 0.993 | 0.993 | 0.993 | 合格 |
| S10 | 0.978 | 0.978 | 0.978 | 110.2 | 110.1 | 110.2 | 0.984 | 0.984 | 0.984 | 合格 |
| 平均值 | 0.990 | 0.990 | 0.990 | 99.6 | 99.8 | 99.7 | 0.994 | 0.994 | 0.994 | ＊＊ |
| RSD/% | 0.75 | 0.78 | 0.76 | 9.50 | 9.58 | 9.54 | 0.51 | 0.52 | 0.52 | ＊＊ |

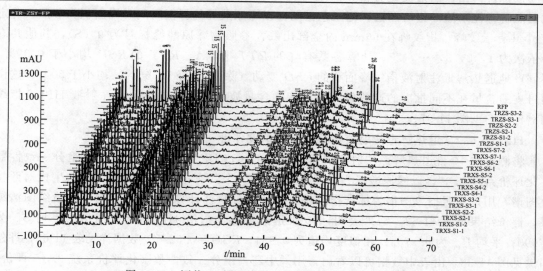

图 11-38　评价 10 批退热解毒注射液的 HPLC 指纹图谱

#### 11.2.2.7　退热解毒注射液中绿原酸与丹皮酚含量测定

##### 11.2.2.7.1　绿原酸含量测定

将 10 批退热解毒注射液两次峰面积测定结果均值带入对照品溶液线性方程 $y=3.6291 x+1.5575$，得到绿原酸浓度，结果见表 11-64。采用指纹图谱条件下测得的绿原酸含量均高于出厂报告显示的制剂中绿原酸含量。

表 11-64　10 批退热解毒注射液绿原酸含量测定结果

| 序号 | 批号 | $A_1$ | $A_2$ | $A_{平均}$ | 浓度/(mg/mL) | 出厂报告含量/(mg/mL) |
|---|---|---|---|---|---|---|
| S1 | 18090901 | 2507.7 | 2502.9 | 2505.3 | 0.69 | 0.51 |
| S2 | 18090902 | 2662.3 | 2669.6 | 2666 | 0.73 | 0.64 |
| S3 | 18090903 | 2524.4 | 2527.7 | 2526.1 | 0.70 | 0.55 |
| S4 | 18091001 | 2609.2 | 2627.2 | 2618.2 | 0.72 | 0.52 |
| S5 | 18091002 | 2244.4 | 2280.6 | 2262.5 | 0.62 | 0.56 |
| S6 | 18091003 | 2447.2 | 2432.9 | 2440.1 | 0.67 | 0.53 |
| S7 | 18091004 | 2540.8 | 2551.3 | 2546.1 | 0.70 | 0.52 |
| S8 | 18091301 | 2015.3 | 2024.2 | 2019.8 | 0.56 | 0.45 |
| S9 | 18091302 | 2425.8 | 2426.8 | 2426.3 | 0.67 | 0.49 |
| S10 | 18091303 | 2787.3 | 2789.2 | 2788.3 | 0.77 | 0.51 |
| 平均值 | ＊＊ | 2476.4 | 2483.2 | 2479.9 | 0.68 | 0.53 |
| RSD/% | ＊＊ | 8.8 | 8.6 | 8.7 | 8.7 | 9.4 |

注：线性方程 $y=3.6291 x+1.5575$。

##### 11.2.2.7.2　丹皮酚含量测定

将 10 批退热解毒注射液两次峰面积测定结果均值带入对照品溶液线性方程 $y=20.446 x+6.614$，得到丹皮酚浓度，结果见表 11-65。10 批制剂中，丹皮酚含量差异较大。

表 11-65　10 批退热解毒注射液丹皮酚含量测定结果

| 序号 | 批号 | $A_1$ | $A_2$ | $A_{平均}$ | 浓度/(mg/mL) |
|---|---|---|---|---|---|
| S1 | 18090901 | 1458.4 | 1452.7 | 1455.6 | 0.07 |
| S2 | 18090902 | 2418.2 | 2421.2 | 2419.7 | 0.12 |
| S3 | 18090903 | 1389.8 | 1388.9 | 1389.4 | 0.07 |
| S4 | 18091001 | 1745.1 | 1738.3 | 1741.7 | 0.08 |
| S5 | 18091002 | 383.8 | 382 | 382.9 | 0.02 |
| S6 | 18091003 | 562.1 | 561.4 | 561.8 | 0.03 |
| S7 | 18091004 | 556 | 557 | 556.5 | 0.03 |
| S8 | 18091301 | 1013.4 | 1010.9 | 1012.2 | 0.05 |
| S9 | 18091302 | 1418.4 | 1416.3 | 1417.4 | 0.07 |
| S10 | 18091303 | 3136.3 | 3128 | 3132.2 | 0.15 |
| 平均值 | ＊＊ | 1408.2 | 1405.7 | 1406.9 | 0.07 |
| RSD/% | ＊＊ | 61.6 | 61.6 | 61.6 | 61.9 |

## 11.2.3　药材指纹图谱起草说明

### 11.2.3.1　金银花 HPLC 指纹图谱起草说明

参见射干抗病毒注射液 11.1.3.2 部分金银花 HPLC 指纹图谱起草说明。

### 11.2.3.2　连翘 HPLC 指纹图谱起草说明

#### 11.2.3.2.1　名称

连翘（Lianqiao），拉丁名为 FORSYTHIAE FRUCTUS。

#### 11.2.3.2.2 来源

本品为木犀科植物连翘 *Forsythia suspensa*（Thunb.）Vahl 的干燥果实。秋季果实初熟尚带绿色时采收，除去杂质，蒸熟，晒干，习称"青翘"；果实熟透时采收，晒干，除去杂质，习称"老翘"。

#### 11.2.3.2.3 主要成分与药理作用

连翘果实含连翘酚、甾醇化合物、皂苷（无溶血性）及黄酮醇苷类、马苷树脂醇苷等。果皮含齐墩果酸。连翘具有清热解毒、消肿散结的功效。用于痈疽、瘰疬、乳痈、丹毒、风热感冒、温病初起、温热入营、高热烦渴、神昏发斑、热淋尿闭。具有芳香燥湿、醒目开胃、发表解暑的功效。

#### 11.2.3.2.4 连翘 HPLC 指纹图谱方法学研究

【指纹图谱】照高效液相色谱法（《中国药典》2020 版四部通则 0512），按中药指纹图谱技术规范试验。

**（1）仪器和试药**

Agilent 1100 型液相色谱仪（配有二极管阵列检测器、四元低压梯度泵、在线脱气装置、自动进样器），Agilent OpenLAB CDS Chemstation（Edition C. 01. 07）网络工作站（Agilent 科技有限公司）；Sarturius-BS110S 分析天平（北京赛多利斯天平有限公司）。连翘药材产地来源信息见表 11-66。

表 11-66　连翘药材产地来源

| 序号 | 药材编号 | 省份 | 产地证明 | 序号 | 药材编号 | 省份 | 产地证明 |
| --- | --- | --- | --- | --- | --- | --- | --- |
| 1 | S1 | 山西 | 山西长治 | 6 | S6 | 河南 | 河南新乡 |
| 2 | S2 | 山西 | 山西阳城 | 7 | S7 | 陕西 | 陕西兴平 |
| 3 | S3 | 陕西 | 陕西宝鸡 | 8 | S8 | 河南 | 河南伊川 |
| 4 | S4 | 陕西 | 陕西商洛 | 9 | S9 | 河南 | 河南洛宁 |
| 5 | S5 | 陕西 | 陕西蓝田 | 10 | S10 | 河南 | 河南南阳 |

**（2）溶液制备**

**供试品溶液制备**　取连翘药材细粉 0.2g，精密称定，在 25mL 量瓶中精密加入 75%（V/V）甲醇 25mL，称定重量，超声处理（功率 250W，频率 40kHz）30min，放冷，称定重量，用 75%（V/V）甲醇补足减失的重量，摇匀，进样前用 0.45μm 滤膜滤过，取续滤液，即可。

**对照品溶液制备**　取连翘苷对照品适量，精密称定，置棕色量瓶中，加甲醇制成 800μg/mL 的溶液，即得连翘苷对照品溶液。取连翘酯苷 A 对照品适量，精密称定，置棕色量瓶中，加甲醇制成 800μg/mL 的溶液，即得连翘酯苷 A 对照品溶液。

**双参照物溶液制备**　取等体积连翘苷、连翘酯苷 A 对照品溶液，精密量取，混匀，即得。

**（3）色谱条件**

以十八烷基硅胶为填充剂；以 0.2% 磷酸水溶液（含 5mmol/L 庚烷磺酸钠）为流动相 A，以乙腈-甲醇（9：1）溶液为流动相 B。洗脱程序：0～10min，4%～11% B；10～35min，11%～20% B；35～45min，20%～45% B；45～80min，45%～55% B。检测波长 235nm，进样量 5μL，柱温 35℃±0.15℃，流速为 1.0mL/min。

**（4）系统适用性和条件优化**

① 系统适用性试验　取供试品溶液 S1（山西长治）进样 5μL，记录色谱图。依次将连

翘酯苷 A 对照品溶液，连翘苷对照品溶液，参照物溶液进样 $5\mu L$。对比保留时间及在线紫外光谱图可知，连翘酯苷 A 的出峰时间是 35.744min，连翘苷的出峰时间是 44.869min。在此系统条件下，以连翘酯苷 A 计算色谱柱的理论板数应不低于 9300。

② **提取溶剂考察** 取山西长治产供试品（S1）2 份，分别以甲醇、75%（$V/V$）甲醇为溶剂，超声 30min 提取样品，摇匀，滤过，取续滤液，即得。将以上 2 份样品供试液分别进样 $5\mu L$，记录色谱图。将测得的两张图谱积分后得到的 *.CDF 文件导入"中药主组分一致性数字化评价系统 3.0"，以连翘酯苷 A 峰为参照峰确定 11 个指纹峰。以色谱指纹图谱信息量指数 $I$ 为优化目标函数对样品提取条件进行优化选择，结果见表 11-67。结果显示，在 75% 与 100%（$V/V$）甲醇条件下，$I$ 值差异不大。综合考虑色谱峰响应与药典试验条件，本试验选择 75%（$V/V$）甲醇为提取溶剂，超声 30min 提取制备样品。$I$ 的计算公式如下。

$$I = \ln R = -\sum_{i=1}^{n} p_i \ln p_i \ln A_i$$

**表 11-67 样品提取条件优化函数 $I$ 值**

| 提取条件 | 75%（$V/V$）甲醇超声 | 甲醇超声 |
|---|---|---|
| $I$ | 11.1 | 10.9 |

③ **色谱系统的专属性试验** 记录进样 $0\mu L$ 考察系统空针运行的色谱指纹的情况，色谱图在 48min 后出现系统溶剂峰，表明色谱系统对指纹图谱测定不产生干扰峰。同时取提取溶剂［75%（$V/V$）甲醇］和样品溶液各 $5\mu L$ 进样检测，考察色谱系统对指纹图谱的影响，记录色谱图，结果表明提取溶剂不干扰指纹图谱测定。

**（5）方法学考察**

① **精密度试验**

**供试液精密度试验** 取连翘药材 S1 按 11.2.3.2.4 "供试品溶液制备"项下制备供试品溶液，对同一供试品溶液，按拟订的色谱条件，连续测定 6 次，记录色谱图，以连翘酯苷 A 峰（8 号峰）的保留时间和峰面积为参照物峰，确定 11 个指纹峰，计算各共有峰的 $RTT$ 和 $RA$。$RTT$ 的 $RSD$ 均小于 0.1%，$RA$ 的 $RSD$ 均小于 4.0%。将测得的图谱积分得到的 *.CDF 文件导入"中药主组分一致性数字化评价系统 3.0"，以连翘酯苷 A 为参照物峰确定 11 个指纹峰，按平均值法生成对照指纹图谱，以对照指纹图谱为对照标准评价其他 6 次指纹图谱结果，由计算机软件评价计算，结果显示 6 次的平均 $S_m$ 为 1.00，$RSD = 0.01\%$（$n=6$）；平均 $P_m$ 为 100.0%，$RSD = 1.2\%$（$n=6$），药典相似度均为 1.00，数据详见表 11-68。试验结果表明本法的仪器精密度很好。

**表 11-68 供试液精密度、稳定性及方法重复性试验评价结果**

| 精密度试验 | | | |
|---|---|---|---|
| 类别 | $S_m$ | $P_m/\%$ | 药典-$S_F$ |
| JMD1 | 1.00 | 98.3 | 1.00 |
| JMD2 | 1.00 | 99.4 | 1.00 |
| JMD3 | 1.00 | 99.8 | 1.00 |
| JMD4 | 1.00 | 101.4 | 1.00 |
| JMD5 | 1.00 | 99.9 | 1.00 |
| JMD6 | 1.00 | 101.3 | 1.00 |
| 平均值 | 1.00 | 100.0 | 1.00 |
| $RSD/\%$ | 0.00 | 1.20 | 0.00 |

| 稳定性试验 | | | |
|---|---|---|---|
| 类别 | $S_m$ | $P_m/\%$ | 药典-$S_F$ |
| WDX1 | 1.00 | 100.0 | 1.00 |
| WDX2 | 1.00 | 100.5 | 1.00 |
| WDX3 | 1.00 | 101.7 | 1.00 |
| WDX4 | 1.00 | 102.0 | 0.999 |
| WDX5 | 1.00 | 103.7 | 1.00 |
| WDX6 | 1.00 | 108.0 | 1.00 |
| 平均值 | 1.00 | 103.2 | 1.00 |
| $RSD/\%$ | 0.01 | 2.80 | 0.00 |
| 方法重复性试验 | | | |
| 类别 | $S_m$ | $P_m/\%$ | 药典-$S_F$ |
| CFX1-1 | 1.00 | 99.7 | 1.00 |
| CFX2-1 | 1.00 | 98.3 | 1.00 |
| CFX3-1 | 1.00 | 104.2 | 1.00 |
| CFX4-1 | 1.00 | 98.5 | 1.00 |
| CFX5-1 | 1.00 | 97.6 | 1.00 |
| CFX6-1 | 1.00 | 99.0 | 1.00 |
| CFX1-2 | 1.00 | 99.9 | 1.00 |
| CFX2-2 | 1.00 | 98.8 | 1.00 |
| CFX3-2 | 1.00 | 105.5 | 1.00 |
| CFX4-2 | 1.00 | 98.7 | 1.00 |
| CFX5-2 | 1.00 | 99.2 | 1.00 |
| CFX6-2 | 1.00 | 100.2 | 1.00 |
| 平均值 | 1.00 | 100.0 | 1.00 |
| $RSD/\%$ | 0.00 | 2.50 | 0.00 |

**中间精密度试验** 取连翘药材 S1（山西长治），按 11.2.3.2.4 "供试品溶液制备"项下制备供试品溶液，对同一供试品溶液，更换另一台机器后，按正文拟订的色谱条件，连续测定 6 次，记录色谱图，以连翘酯苷 A 为参照物，确定 11 个共有指纹峰，计算各共有峰的 $RTT$ 和 $RA$。共有峰的 $RA$ 的 $RSD$ 除 4 号峰（$RSD=4.0\%$）、5 号峰（$RSD=4.8\%$）、6 号峰（$RSD=6.5\%$）和 11 号峰（$RSD=4.0\%$）均小于 4.0%，共有 $RTT$ 的 $RSD$ 均小于 5.0%。将测得的图谱积分得到的 *.CDF 文件以及另一台仪器测得精密度试验图谱积分得到的 *.CDF 文件导入"中药主组分一致性数字化评价系统 3.0"，以连翘酯苷 A 为参照峰确定 11 个共有指纹峰，按平均值法生成对照指纹图谱，用对照指纹图谱为标准由计算机软件计算评价 12 次测定的指纹图谱结果。结果显示 12 份供试品指纹图谱的平均 $S_m$ 为 1.00，$RSD=0.0\%$（$n=12$）；平均 $P_m$ 为 100.0%，$RSD=2.8\%$（$n=12$），同时用"中药主组分一致性数字化评价系统 3.0"评价，平均相似度均为 1.00，$RSD=0.0\%$（$n=12$），数据详见表 11-69。试验结果表明本法的中间精密度良好。

**表 11-69 中间精密度试验结果**

| 类别 | $S_m$ | $P_m/\%$ | 药典-$S_F$ |
|---|---|---|---|
| JMD1 | 1.00 | 100.8 | 1.00 |
| JMD2 | 1.00 | 102.0 | 1.00 |
| JMD3 | 1.00 | 102.3 | 1.00 |
| JMD4 | 1.00 | 104.0 | 1.00 |
| JMD5 | 1.00 | 102.4 | 1.00 |
| JMD6 | 1.00 | 103.9 | 1.00 |
| ZJJMD1 | 1.00 | 96.7 | 1.00 |

| 类别 | $S_m$ | $P_m/\%$ | 药典-$S_F$ |
|---|---|---|---|
| ZJJMD2 | 1.00 | 96.8 | 1.00 |
| ZJJMD3 | 1.00 | 97.0 | 1.00 |
| ZJJMD4 | 1.00 | 98.1 | 1.00 |
| ZJJMD5 | 1.00 | 98.1 | 1.00 |
| ZJJMD6 | 1.00 | 98.2 | 1.00 |
| 平均值 | 1.00 | 100.0 | 1.00 |
| $RSD/\%$ | 0.00 | 2.80 | 0.00 |

**参照物测定精密度试验**　取对照品连翘酯苷 A 和对照品连翘苷，按 11.2.3.2.4 "溶液制备"项下方法制备参照物溶液，对同一参照物溶液，按拟订的色谱条件，连续测定 6 次，记录色谱图。以参照物溶液中连翘酯苷 A 面积和连翘苷面积计算 $RSD$，结果见表 11-70。实验结果表明仪器精密度良好。

**表 11-70　双参照物溶液精密度及稳定性试验结果**

| 连翘酯苷 A | | | | 连翘苷 | | | |
|---|---|---|---|---|---|---|---|
| 类别 | $A$ | 类别 | $A$ | 类别 | $A$ | 类别 | $A$ |
| JMD1 | 2159.3 | WDX-0h | 2112.2 | JMD1 | 3429.8 | WDX-0h | 3355.7 |
| JMD2 | 2097.4 | WDX-1h | 2128.5 | JMD2 | 3329.8 | WDX-1h | 3384 |
| JMD3 | 2133.2 | WDX-2h | 2101.7 | JMD3 | 3388.2 | WDX-2h | 3338.9 |
| JMD4 | 2214.7 | WDX-3h | 2141.2 | JMD4 | 3515.7 | WDX-3h | 3399.7 |
| JMD5 | 2239.9 | WDX-11h | 2286.6 | JMD5 | 3553.6 | WDX-11h | 3625.4 |
| JMD6 | 2266.4 | WDX-12h | 2318.8 | JMD6 | 3593.9 | WDX-12h | 3677.1 |
| 平均值 | 2185.2 | 平均值 | 2181.5 | 平均值 | 3468.5 | 平均值 | 3463.5 |
| $RSD/\%$ | 3.00 | $RSD/\%$ | 4.40 | $RSD/\%$ | 3.00 | $RSD/\%$ | 4.30 |

② 耐用性试验

a. 溶液的稳定性试验

**供试品溶液稳定性试验**　对同一连翘药材供试品溶液 S1，取同一供试品溶液于室温放置，按上述色谱条件分别在 0h、1.4h、2.8h、4.3h、5.7h、22.5h 测定 6 次，记录色谱图，以连翘酯苷 A 峰的保留时间和峰面积为参照物峰，确定 11 个共有指纹峰，计算各共有峰的 $RTT$ 和 $RA$。$RTT$ 的 $RSD$ 均小于 3.0%，$RA$ 的 $RSD$ 除 2 号峰（$RSD=2.8\%$）和 10 号峰（$RSD=3.4\%$），其余均小于 2.0%。将测得的图谱积分得到的 *.CDF 文件导入"中药主组分一致性数字化评价系统 3.0"，以连翘酯苷 A 峰为参照物峰确定 11 个共有指纹峰，由计算机软件计算评价，结果显示 6 次测定供试品指纹图谱与第 1 次测定的供试品指纹图谱的平均 $S_m$ 为 1.00，$RSD=0.01\%$（$n=6$）；平均 $P_m$ 为 103.2%，$RSD=2.8\%$（$n=6$）；相似度均为 1.00，$RSD=0.0\%$（$n=6$），数据详见表 11-68。由上述试验结果表明，供试品溶液室温放置在 22.5h 溶液稳定。

**双参照物溶液稳定性试验**　按 11.2.3.2.4 "溶液制备"项下制备方法制备双参照物溶液，按上述色谱条件分别在 0h、1h、2h、3h、11h、12h 测定 6 次，记录色谱图。以参照物溶液中连翘酯苷 A 面积和连翘苷面积计算 $RSD$，结果见表 11-70。试验结果表明仪器精密度良好。

**b. 柱温考察**　取 S1 供试品溶液，分别在 30℃、35℃、40℃柱温条件进样 $5\mu L$ 进行检测，记录色谱图。将测得的 3 张图谱积分后得到的 *.CDF 文件导入"中药主组分一致性数字化评价系统 3.0"。以色谱指纹图谱信息量指数 $I$ 为优化目标函数对柱温进行耐用性试验考察，$I$ 是代表信号大小、信号均化程度和信息量多少的指数。$I$ 值见表 11-71，结果表明柱温变化对 $I$ 值无明显影响。连翘酯苷 A 的理论塔板数均大于 8000，柱温变化未对指纹峰的指认造成明显影响。同时，分别在 30℃、35℃、40℃柱温条件下，取双参照物溶液 5μL 进样检测，记录色谱图。不同柱温条件下，双参照物溶液的柱效信息见表 11-71。结果表明较低的柱温使得连翘样品溶液整体出峰时间延长，但连翘酯苷 A 和连翘苷的理论塔板数均无较大波动。

表 11-71　柱温、流速及色谱柱考察时的连翘酯苷 A、连翘苷柱效信息

| | 色谱条件/℃ | 色谱峰个数 | $I$ 值 | 供试品中连翘酯苷 A 塔板数 | 供试品中连翘苷塔板数 | 对照品中连翘酯苷 A 塔板数 | 对照品中连翘苷塔板数 | $t_R$(连翘酯苷 A) | $t_R$(连翘苷) | $R$ |
|---|---|---|---|---|---|---|---|---|---|---|
| 柱温考察 | 30 | 11 | 11.1 | 9365 | 33859 | 9501 | 33698 | 36.872 | 45.042 | 36.5 |
| | 35 | 11 | 11 | 9453 | 33440 | 9574 | 34155 | 35.791 | 44.889 | 41.71 |
| | 40 | 11 | 11.1 | 9242 | 33578 | 9406 | 34306 | 34.663 | 44.696 | 46.82 |
| | 色谱条件/(mL/min) | 色谱峰个数 | $I$ 值 | 供试品中连翘酯苷 A 塔板数 | 供试品中连翘苷塔板数 | 对照品中连翘酯苷 A 塔板数 | 对照品中连翘苷塔板数 | $t_R$(连翘酯苷 A) | $t_R$(连翘苷) | $R$ |
| 流速考察 | 0.8 | 11 | 11.4 | 10758 | 34575 | 10891 | 35054 | 38.486 | 46.535 | 36.42 |
| | 1.0 | 11 | 11 | 9453 | 33440 | 9574 | 34155 | 35.791 | 44.889 | 41.71 |
| | 1.2 | 11 | 10.8 | 8418 | 31365 | 8592 | 32181 | 33.691 | 43.646 | 45.81 |
| | 色谱条件 | 指纹峰个数 | $I$ 值 | 供试品中连翘酯苷 A 塔板数 | 供试品中连翘苷塔板数 | $t_R$(连翘酯苷 A) | $t_R$(连翘苷) | $R$ | | |
| 色谱柱考察 | COSMOSIL | 11 | 11.1 | 9589 | 33011 | 35.817 | 44.886 | 41.35 | | |
| | Agela | 10 | 10.7 | 9041 | 34343 | 35.959 | 45.192 | 41.33 | | |
| | ZORBAX | 9 | 10.6 | 7988 | 30926 | 34.57 | 44.012 | 41.28 | | |

　　**c. 流速考察**　取 S1 供试品溶液，分别在 0.8mL/min、1.0mL/min、1.2mL/min 流速条件进样 5μL 进行检测，记录色谱图。将测得的 3 张图谱积分后得到的 ＊.CDF 文件导入"中药主组分一致性数字化评价系统 3.0"。以色谱指纹图谱信息量指数 $I$ 为优化目标函数对流速进行耐用性试验考察，见表 11-71，结果表明流速变化对 $I$ 值无明显影响。连翘酯苷 A 的理论塔板数均大于 8000，流速变化未对指纹峰的指认造成明显影响。

　　同时，分别在 0.8mL/min、1.0mL/min、1.2mL/min 流速条件下，取双参照物溶液 5μL 进样检测，记录色谱图。不同流速条件下，双参照物溶液的柱效信息见表 11-71。结果表明流速降低使得连翘样品溶液整体出峰时间延长，流速增加使连翘酯苷 A 的理论板数略有降低，但连翘酯苷 A 的塔板数均在 8000 以上。

　　**d. 色谱柱考察**　取同一供试品溶液 S1（山西长治），分别使用 COSMOSIL-$C_{18}$ 柱，Agela-$C_{18}$ 柱和 ZORBAX SB-$C_{18}$，进样检测，记录色谱图，将测得的图谱积分得到的 ＊.CDF 文件导入"中药主组分一致性数字化评价系统 3.0"。色谱指纹图谱信息量指数 $I$ 为优化目标函数对色谱柱进行耐用性试验考察，计算连翘酯苷 A 与连翘苷的分离度。更换各厂家的 $C_{18}$ 填料色谱柱后，出峰时间差异不明显，$I$ 值变化不大，分离度变化不大。此试验说明使用 $C_{18}$ 柱适用于本系统。本试验选择 COSMOSIL-$C_{18}$ 柱作为固定色谱柱。色谱柱考察评价结果见表 11-71。

　　**③ 检测限与定量限**

　　以信噪比 $S：N＝10：1$ 为定量限，以信噪比 $S：N＝3：1$ 为检测限。分别取连翘酯苷 A 和连翘苷适量，稀释成不同浓度进样检测，记录色谱图，连翘酯苷 A 的定量限和检测限分

别为 17.7ng 和 8.9ng；连翘苷的定量限为 2.7ng。

④ **线性和范围**

**供试品溶液线性关系考察**　取连翘样品 S1（山西长治），精密称定，用 75%（V/V）甲醇制备成每 1mL 含 7.976mg 溶液，作为储备液。分别进样 0.1μL、0.5μL、1μL、2.5μL、5μL、10μL 进行检测，记录色谱图。将测得的图谱积分得到的 *.CDF 文件导入"中药主组分一致性数字化评价系统 3.0"，以连翘酯苷 A 峰为参照物峰确定 11 个共有指纹峰，由计算机软件计算评价。以供试品质量为横坐标，供试品评价结果中的 $P_m$ 值为纵坐标做线性回归方程，得到回归方程为 $y = 2.5313x - 1.2378$；$r = 1.000$，样品线性范围为 0.7976～79.76μg。指纹图谱评价结果见表 11-72。

**表 11-72　供试品及对照品溶液的线性关系表**

| 类别 | | 1 | 2 | 3 | 4 | 5 | 6 |
|---|---|---|---|---|---|---|---|
| 供试品溶液线性 | 重量/μg | 0.7976 | 3.988 | 7.976 | 19.94 | 39.88 | 79.76 |
| | 进样量/μL | 0.1 | 0.5 | 1.0 | 2.5 | 5.0 | 10.0 |
| | $P_m$/% | 1.2 | 9.2 | 18.0 | 49.2 | 100.0 | 200.6 |
| 连翘酯苷 A 对照品溶液线性 | $A_1$ | 226.07 | 582.05 | 1127.24 | 2358.37 | 4544.14 | 6745.06 |
| | $A_2$ | 226.41 | 591.56 | 1167.06 | 2362.71 | 4373.51 | 7016.58 |
| | $A_{平均}$ | 226.24 | 586.80 | 1147.15 | 2360.54 | 4458.82 | 6880.82 |
| | $C$/(μg/mL) | 35.49 | 88.73 | 177.46 | 354.92 | 709.84 | 1064.76 |
| 连翘苷对照品溶液线性 | $A_1$ | 44.77 | 92.04 | 457.75 | 871.79 | 1800.76 | 2648.17 |
| | $A_2$ | 46.47 | 92.74 | 451.67 | 894.41 | 1738.03 | 2650.30 |
| | $A_{平均}$ | 45.62 | 92.39 | 454.71 | 883.10 | 1769.40 | 2649.23 |
| | $C$/(μg/mL) | 5.33 | 10.66 | 53.30 | 106.60 | 213.21 | 319.81 |

**对照品溶液线性关系考察**　取连翘酯苷 A 对照品适量，精密称定，加甲醇制成浓度为 35.49μg/mL、88.73μg/mL、177.46μg/mL、354.92μg/mL、709.84μg/mL 和 1064.76μg/mL 的溶液，进样检测，记录色谱图。以对照品浓度为横坐标，峰面积为纵坐标，建立线性回归方程，见表 11-72，回归方程为 $y = 6.4066x + 14.111$；$r = 0.9995$，线性范围为 35.49～1064.76μg/mL。

分别取连翘苷对照品适量，精密称定，加甲醇制成浓度为 5.33μg/mL、10.66μg/mL、53.30μg/mL、106.60μg/mL、213.21μg/mL 和 319.81μg/mL 的溶液，进样检测，记录色谱图。以连翘苷浓度为横坐标，峰面积为纵坐标，建立线性回归方程，见表 11-72，回归方程为 $y = 8.269x + 5.3998$；$r = 1.00$，线性范围为 5.33～319.81μg/mL。

⑤ **准确度试验**

**对照品储备液制备**　取连翘酯苷 A 对照品适量，精密称定，加甲醇制备成每 1mL 含连翘酯苷 A 约 600μg 的溶液，作为连翘酯苷 A 对照品储备液，进样 5μL，进样测定 2 次，记录色谱图。取连翘苷对照品适量，精密称定，加甲醇制备成每 1mL 含连翘苷约 15μg 的溶液，作为连翘苷对照品储备液，进样 5μL，进样测定 2 次，记录色谱图。

**供试品溶液制备与检测**　取供试品 S1（山西长治）约 0.2g，精密称定，加 75%（V/V）甲醇 25mL（每 1mL 约含供试品 8mg），超声提取 30min，滤过，取续滤液，作为供试品溶液。进样 5μL，进样测定 2 次，记录色谱图。

**加标 100% 溶液制备与检测**　取供试品 S1（山西长治）约 0.2g，精密称定，加 75%（V/V）甲醇 25mL（每 1mL 含供试品约 8mg），超声提取 30min，滤过，取续滤液，作为供试品储备溶液。取供试品储备溶液 0.5mL，加入连翘酯苷 A 对照品储备溶液 0.5mL，混合均匀，摇匀，即得。重复操作 6 次，进样 $10\mu L$，测定 2 次，记录色谱图。以浓度计算回收试验结果见表 11-73。结果表明，回收率范围在 $97.0\%\sim101.5\%$ 符合规定。取供试品 S1（山西长治）约 $0.2g$，加 $75\%$（$V/V$）甲醇 $25mL$（每 $1mL$ 含供试品约 $8mg$），超声提取 $30min$，滤过，取续滤液，作为供试品储备溶液。取供试品储备溶液 $1mL$，加入连翘苷对照品储备溶液 $1mL$，混合均匀，摇匀，即得。重复操作 6 次，进样 $10\mu L$，测定 2 次，记录色谱图。以浓度计算回收试验结果见表 11-74。结果表明，回收率范围在 $92.1\%\sim97.4\%$ 符合规定。

**表 11-73　浓度法计算连翘酯苷 A 回收试验结果**

| 名称 | M/g | $A_1$ | $A_2$ | $A_{平均}$ | $C_R$ /$(\mu g/mL)$ | $C_{实测}$ /$(\mu g/mL)$ | 回收率/% |
|------|-----|-------|-------|-----------|--------------------|-------------------------|---------|
| 对照品 | 0.00287 | 3416.98 | 3560.05 | 3488.515 | 536.12 | — | — |
| 样品 | 0.1979 | 2896.85 | 2923.65 | 2910.25 | — | 452.06 | — |
| 加标样品 | 0.2003 | 6306.89 | 6321.33 | 6314.11 | 536.12 | 983.36 | 98.08 |
| 加标样品 | 0.1999 | 6313.80 | 6352.01 | 6332.91 | 536.12 | 986.29 | 98.80 |
| 加标样品 | 0.2042 | 6349.58 | 6348.17 | 6348.88 | 536.12 | 988.79 | 97.43 |
| 加标样品 | 0.2019 | 6458.07 | 6477.77 | 6467.92 | 536.12 | 1007.37 | 101.88 |
| 加标样品 | 0.2027 | 6446.15 | 6411.53 | 6428.84 | 536.12 | 1001.27 | 100.40 |
| 加标样品 | 0.2011 | 6405.62 | 6391.21 | 6398.42 | 536.12 | 996.52 | 100.19 |

注：1. 线性方程 $y=6.4066x+14.111$。

2. 回收率 $=\dfrac{C_{实测}}{C_{理论}}=\dfrac{C_{加标样品实测}-(C_{样品实测}/m_{样品})\times m_{加标样品}}{C_{理论对照品}}\times100\%$。

**表 11-74　浓度法计算连翘苷回收试验结果**

| 名称 | M/g | $A_1$ | $A_2$ | $A_{平均}$ | $C_R$ /$(\mu g/mL)$ | $C_{实测}$ /$(\mu g/mL)$ | 回收率 /% |
|------|-----|-------|-------|-----------|--------------------|-------------------------|---------|
| 对照品 | 0.00160 | 125.96 | 129.35 | 127.66 | 15.18 | — | — |
| 样品 | 0.1979 | 278.92 | 278.00 | 278.46 | — | 33.02 | — |
| 加标样品 | 0.2287 | 439.04 | 446.73 | 442.89 | 15.18 | 52.91 | 97.2% |
| 加标样品 | 0.1948 | 395.44 | 400.35 | 397.90 | 15.18 | 47.47 | 98.6% |
| 加标样品 | 0.1963 | 395.91 | 402.57 | 399.24 | 15.18 | 47.63 | 98.0% |
| 加标样品 | 0.1979 | 401.31 | 402.44 | 401.88 | 15.18 | 47.95 | 98.3% |
| 加标样品 | 0.1982 | 401.98 | 401.51 | 401.75 | 15.18 | 47.93 | 97.9% |
| 加标样品 | 0.2011 | 410.85 | 410.36 | 410.61 | 15.18 | 49.00 | 101.8% |

注：1. 线性方程 $y=8.269x+5.3998$。

2. 回收率 $=\dfrac{C_{实测}}{C_{理论}}=\dfrac{C_{加标样品实测}-(C_{样品实测}/m_{样品})\times m_{加标样品}}{C_{理论对照品}}\times100\%$。

⑥ **方法重复性试验**

对同一批样品 S1（山西长治），按"供试品溶液制备"项下方法，制备 6 份样品，每份样品平行测定 2 次，记录色谱图，以连翘酯苷 A 峰的保留时间和峰面积为参照物峰，确定 11 个共有指纹峰，计算各共有峰的 $RTT$ 和 $RA$。$RTT$ 的 $RSD$ 均小于 $1.0\%$，$RA$ 的 $RSD$ 除 4 号峰（$RSD=28.1\%$）和 5 号峰（$RSD=1.4\%$）均小于 $1\%$，说明提取方法对上述指纹峰含量有一定影响。

将测得的图谱积分后得到的 ＊.CDF 文件导入"中药主组分一致性数字化评价系统 3.0"，以连翘苷 A 为参照物峰确定 11 个共有指纹峰，按平均值法生成对照指纹图谱，以对照指纹图谱为标准由计算机软件计算评价其他 12 次测定的指纹图谱结果，同一样品 2 次结果取平均。结果显示 6 份供试品指纹图谱的平均 $S_m$ 为 1.00，$RSD=0.0\%$（$n=6$）；平均 $P_m$ 为 100.0%，$RSD=2.5\%$（$n=6$）；平均相似度均为 1.00，$RSD=0.0\%$（$n=6$）。数据详见表 11-68。由上述试验结果表明本法的方法重复性试验良好，满足指纹图谱研究的技术要求。

**（6）指纹图谱建立**

① **共有指纹峰的标定**　按拟订的指纹图谱测定方法，测定 S1～S10 共 10 批连翘药材共 10 批指纹图谱，每批平行测定 2 次，记录色谱图。以连翘酯苷 A 的保留时间和峰面积为参照物峰，确定 11 个共有指纹峰，指纹峰在 80min 内全部出峰，参照物连翘酯苷 A 标号为 8（S），其他共有峰依次为 1，2，3，…，11，计算各共有峰的 $RTT$ 和 $RA$。$RTT$ 的 $RSD$ 均小于 2.0%。不同产地金银花药材指纹峰面积的 $RSD$ 变动超过 80% 为 10 号峰，说明该指纹峰在不同产地药材中含量波动较大。连翘 HPLC 指纹图谱标号图见图 11-39。

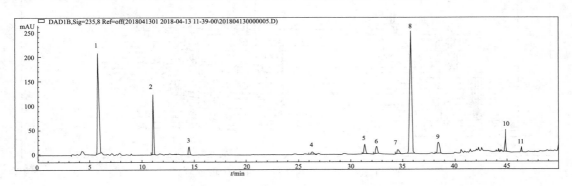

图 11-39　连翘 HPLC 指纹图谱标号图

② **连翘药材指纹图谱相似度评价**　将测得的 10 批连翘药材图谱积分后的 ∗.CDF 文件导入"中药主组分一致性数字化评价系统 3.0"，以连翘酯苷 A 峰为参照物峰，确定 11 个共有指纹峰，按平均值法生成对照指纹图谱，用该对照指纹图谱为标准并应用计算机软件计算评价 20 次测定的指纹图谱结果，并对评价结果中 $S_m$、$P_m$ 进行聚类分析，剔除次品 S3、S4、S5、S7、S8、S9、S10，用剩下的谱图重新生成对照谱，用该对照谱对 10 批连翘药材重新评价，评价结果见表 11-75。结果 10 批连翘药材 HPLC 指纹图谱的平均 $S_m$ 为 0.938（$n=10$）；平均 $P_m$ 为 57.2%（$n=10$）。用"中药主组分一致性数字化评价系统 3.0"评价，相似度均值为 0.938，$RSD=5.0\%$（$n=10$），评价图谱见图 11-40。由表中数据可以看出，用"中药主组分一致性数字化评价系统 3.0"软件和《中国药典》发布的相似度评价软件对其评价，10 批药材质量差异较大，为保证制剂质量，规定连翘药材与对照指纹图谱相似度不得低于 0.90，即 $S_m\geqslant0.90$，同时用"中药主组分一致性数字化评价系统 3.0"软件控制 $P_m$ 范围为 80%～130%，满足上述标准视为合格药材，反之为不合格药材。结果显示 S1、S2、S6 为合格药材，S3、S4、S5、S7、S8、S9、S10 因 $P_m$ 低于限度而不合格。

**表 11-75　10 批连翘药材定性相似度和定量相似度比较**

| 批号 | 1-$S_m$ | 2-$S_m$ | 平均值 | 1-$P_m$/% | 2-$P_m$ | 平均值 | 1-药典-$S_F$ | 2-药典-$S_F$ | 平均值 | 质量 |
|------|---------|---------|--------|-----------|---------|--------|-------------|-------------|--------|------|
| S1 | 0.994 | 0.994 | 0.994 | 91.9 | 91.2 | 91.6 | 0.994 | 0.994 | 0.994 | 合格 |
| S2 | 1.00 | 0.999 | 1.00 | 100.8 | 101.8 | 101.3 | 1.00 | 0.999 | 1.00 | 合格 |
| S3 | 0.887 | 0.887 | 0.887 | 28.7 | 29.0 | 28.9 | 0.887 | 0.887 | 0.887 | 不合格 |
| S4 | 0.909 | 0.909 | 0.909 | 25.5 | 25.5 | 25.5 | 0.909 | 0.909 | 0.909 | 不合格 |
| S5 | 0.934 | 0.935 | 0.935 | 69.5 | 69.2 | 69.4 | 0.934 | 0.935 | 0.935 | 不合格 |

| 批号 | 1-$S_m$ | 2-$S_m$ | 平均值 | 1-$P_m$/% | 2-$P_m$ | 平均值 | 1-药典-$S_F$ | 2-药典-$S_F$ | 平均值 | 质量 |
|---|---|---|---|---|---|---|---|---|---|---|
| S6 | 0.996 | 0.996 | 0.996 | 106.5 | 106.9 | 106.7 | 0.996 | 0.996 | 0.996 | 合格 |
| S7 | 0.901 | 0.901 | 0.901 | 27.2 | 27.5 | 27.4 | 0.901 | 0.901 | 0.901 | 不合格 |
| S8 | 0.968 | 0.968 | 0.968 | 60.4 | 60.5 | 60.5 | 0.968 | 0.968 | 0.968 | 不合格 |
| S9 | 0.910 | 0.910 | 0.910 | 16.2 | 16.3 | 16.3 | 0.910 | 0.910 | 0.910 | 不合格 |
| S10 | 0.882 | 0.882 | 0.882 | 44.5 | 45.0 | 44.8 | 0.882 | 0.882 | 0.882 | 不合格 |
| 平均值 | 0.938 | 0.938 | 0.938 | 57.1 | 57.3 | 57.2 | 0.938 | 0.938 | 0.938 | ＊＊ |
| RSD/% | 5.0 | 5.0 | 5.0 | 59.1 | 59.0 | 59.0 | 5.0 | 5.0 | 5.0 | ＊＊ |

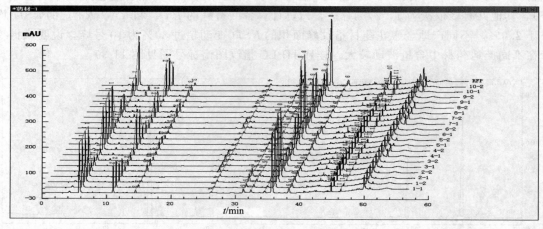

图 11-40　10 批连翘药材的 HPLC 指纹图谱

**（7）连翘药材中连翘酯苷 A 和连翘苷含量测定**

按拟定的含量测定方法，对 10 批连翘样品中的连翘酯苷 A 进行含量测定，测定结果见表 11-76，指纹图谱方法测得的 10 批连翘样品中连翘酯苷 A 含量均符合《中国药典》规定（含量不低于 0.25%）。药材批间含量差异较大。

**表 11-76　线性法测定连翘酯苷 A 含量结果**

| 批号 | $A_1$ | $A_2$ | $A_{平均}$ | 称样量/g | 含量/% | 结果 |
|---|---|---|---|---|---|---|
| S1 | 2863.1 | 2840.5 | 2851.8 | 0.199 | 5.6 | 合格 |
| S2 | 3256.2 | 3261.4 | 3258.8 | 0.1989 | 6.4 | 合格 |
| S3 | 771.4 | 780.5 | 775.9 | 0.2006 | 1.5 | 合格 |
| S4 | 738.9 | 738.0 | 738.5 | 0.1988 | 1.4 | 合格 |
| S5 | 1680.6 | 1675.1 | 1677.8 | 0.1996 | 3.3 | 合格 |
| S6 | 3703.0 | 3716.5 | 3709.7 | 0.199 | 7.2 | 合格 |
| S7 | 878.4 | 888.4 | 883.4 | 0.2002 | 1.7 | 合格 |
| S8 | 1978.5 | 1983.0 | 1980.7 | 0.1986 | 3.9 | 合格 |
| S9 | 730.6 | 734.6 | 732.6 | 0.2003 | 1.4 | 合格 |
| S10 | 1225.2 | 1238.4 | 1231.8 | 0.1988 | 2.4 | 合格 |
| 平均值 | 1782.6 | 1785.6 | 1784.1 | 0.1994 | 3.5 | ＊＊ |
| RSD/% | 63.2 | 63 | 63.1 | ＊＊ | 63.5 | ＊＊ |

注：1. 线性方程 $y=6.4066x+14.111$。

2. 含量 $=\left(\dfrac{A_{平均}-14.111}{6.4066}\right)\times 10^{-6}\times 25\times \dfrac{1}{m_{样品}}\times 100\%$。

按拟定的含量测定方法，对 10 批连翘样品中的连翘苷进行含量测定，测定结果见表 11-77，除 S9 外，其余连翘样品中连翘苷含量均符合《中国药典》规定（不低于 0.15%）。

表 11-77　线性法测定连翘苷含量结果

| 批号 | $A_1$ | $A_2$ | $A_{平均}$ | 称样量/g | 含量/% | 结果 |
|------|-------|-------|-----------|----------|--------|------|
| S1 | 268.1 | 265.7 | 266.9 | 0.1990 | 0.40 | 合格 |
| S2 | 434.0 | 434.7 | 434.3 | 0.1989 | 0.65 | 合格 |
| S3 | 468.0 | 472.2 | 470.1 | 0.2006 | 0.70 | 合格 |
| S4 | 365.2 | 364.8 | 365.0 | 0.1988 | 0.55 | 合格 |
| S5 | 426.8 | 425.2 | 426.0 | 0.1996 | 0.64 | 合格 |
| S6 | 459.1 | 460.9 | 460.0 | 0.1990 | 0.69 | 合格 |
| S7 | 327.0 | 332.0 | 329.5 | 0.2002 | 0.49 | 合格 |
| S8 | 225.5 | 226.5 | 226.0 | 0.1986 | 0.34 | 合格 |
| S9 | 53.1 | 53.4 | 53.2 | 0.2003 | 0.07 | 不合格 |
| S10 | 165.7 | 167.4 | 166.5 | 0.1988 | 0.25 | 合格 |
| 平均值 | 319.2 | 320.3 | 319.8 | 0.1994 | 0.48 | ＊＊ |
| RSD/% | 43.6 | 43.6 | 43.6 | ＊＊ | 44 | ＊＊ |

注：1. 线性方程 $y = 8.269x + 5.3998$。

2. 含量 $= \left( \dfrac{A_{平均} - 5.3998}{8.269} \right) \times 10^{-6} \times 25 \times \dfrac{1}{m_{样品}} \times 100\%$。

### 11.2.3.3　牡丹皮 HPLC 指纹图谱起草说明

#### 11.2.3.3.1　名称

牡丹皮（Mudanpi），拉丁名为 MOUTAN CORTEX。

#### 11.2.3.3.2　来源

本品为毛茛科植物牡丹 *Paeonia suffruticosa* Andr. 干燥根皮。秋季采挖，除去泥沙，晒干。

#### 11.2.3.3.3　主要成分和药理作用

牡丹皮是一种清热凉血、活血化瘀的非处方中药材。其主要有抗炎、抗菌、调节心血管系统、抑制中枢系统及影响免疫功能等药理作用。其主要化学成分为酚类及酚苷类、单萜及单萜苷类，还含有三萜、甾醇及其苷类、黄酮、有机酸、香豆素等其他成分。

#### 11.2.3.3.4　牡丹皮 HPLC 指纹图谱方法学研究

**(1) 仪器和试药**

Agilent 1100 型液相色谱仪（配有二极管阵列检测器、四元低压梯度泵、在线脱气装置、自动进样器），Agilent OpenLAB CDS Chemstation（Edition C.01.07）网络工作站（Agilent 科技有限公司）；Sarturius-BS110S 分析天平（北京赛多利斯天平有限公司）。牡丹皮药材样品信息详细见表 11-78。

表 11-78　牡丹皮药材产地来源

| 序号 | 药材编号 | 产地 | 样品名称 | 样品重量/g |
|------|----------|------|----------|-----------|
| 1 | S1 | 陕西蓝田 | 牡丹皮 | 500 |
| 2 | S2 | 陕西商洛 | 牡丹皮 | 500 |
| 3 | S3 | 安徽亳州 | 牡丹皮 | 500 |
| 4 | S4 | 河南三门峡 | 牡丹皮 | 500 |
| 5 | S5 | 陕西宝鸡 | 牡丹皮 | 500 |
| 6 | S6 | 安徽铜陵 | 牡丹皮 | 500 |
| 7 | S7 | 河南禹州 | 牡丹皮 | 500 |
| 8 | S8 | 山东菏泽 | 牡丹皮 | 500 |
| 9 | S9 | 安徽淮北 | 牡丹皮 | 500 |
| 10 | S10 | 安徽芜湖 | 牡丹皮 | 500 |

**（2）溶液制备**

**供试品溶液制备**　取牡丹皮药材细粉 0.5g，精密称定，加 75％（V/V）甲醇 25mL，超声提取 30min，称重并补足失重，滤过，取续滤液，即得。

**对照品溶液制备**　分别取丹皮酚对照品和绿原酸对照品适量，精密称定，加甲醇制成每 1mL 含 200μg 丹皮酚和 200μg 绿原酸的溶液，即得。

**（3）色谱条件**

以十八烷基硅烷键合硅胶为填充剂；流动相 A 为 0.2％磷酸水溶液（含 5mmol/L 庚烷磺酸钠），流动 B 为乙腈-甲醇（9：1）溶液。洗脱程序如下：0～10min，4％～11％ B；10～35min，11％～20％ B；35～45min，20％～45％ B；45～55min，45％～55％ B；55～70min，55％ B。检测波长 203nm；进样量 5μL，柱温 35℃±0.15℃，流速 1.0mL/min。

**（4）系统适用性和方法优化**

**① 系统适用性试验**　取牡丹皮样品 S1（陕西蓝田）和丹皮酚对照品适量，按"溶液制备"方法项下配制溶液，将对照品溶液进样 5μL，记录色谱图。将供试品溶液进样 5μL，记录色谱图。通过对比保留时间及在线紫外光谱图可知，丹皮酚的出峰时间是 48.7min。在此系统条件下，以丹皮酚峰计算的理论板数应不低于 16000。

**② 提取溶剂考察**　取陕西蓝田产供试品（S1）4 份，精密称取 0.5g，分别加入提取溶剂［100％（V/V）甲醇、75％（V/V）甲醇、50％（V/V）甲醇、75％（V/V）乙醇］25mL，以 300W 超声提取 30min，滤过，取续滤液即得。

将以上样品供试液分别进样 5μL，记录色谱图。将测得的 4 张图谱积分后得到的 *.CDF 文件导入"中药主组分一致性数字化评价系统 3.0"。以色谱指纹图谱信息量指数 $I$ 为优化目标函数对样品提取条件进行优化选择，结果见表 11-79。$I$ 是代表信号大小、信号均化程度和信息量多少的指数，$I$ 越大越好。本试验选择 75％（V/V）甲醇为提取溶剂超声提取制备样品。

**表 11-79　样品提取条件优化函数 $I$ 值**

| 提取条件 | 100％MeOH 超声 | 75％MeOH 超声 | 50％MeOH 超声 | 75％EtOH 超声 |
|---|---|---|---|---|
| $I$ | 12.1 | 15.6 | 14.2 | 14.4 |

**③ 色谱系统的专属性试验**　记录进样 0μL 考察系统空针运行的色谱指纹的情况，色谱图基线平稳，无其他杂峰，表明色谱系统对指纹图谱测定不产生干扰峰。同时取提取溶剂 75％（V/V）甲醇和样品各 5μL 进样检测，考察色谱系统对指纹图谱的影响，记录色谱图，结果表明提取溶剂不干扰指纹图谱测定。

**（5）方法学考察**

**① 精密度试验**

取牡丹皮药材 S1（陕西蓝田），按"供试品溶液制备"项下制备供试品溶液，对同一供试品溶液，按拟订的色谱条件，连续测定 6 次，记录色谱图，以丹皮酚为参照物，确定 11 个共有指纹峰，计算其他各峰的 $RTT$ 和 $RA$ 的 $RSD$。共有峰的 $RTT$ 的 $RSD$ 均小于 0.30％，共有 $RA$ 的 $RSD$ 除 4 号峰（12.31％）和 6 号峰（3.26％）外，均小于 0.96％。

取牡丹皮药材 S1（陕西蓝田），按"供试品溶液制备"项下制备供试品溶液，对同一供试品溶液，更换另一台机器和另一根同厂家同一型号的色谱柱后，按拟订的色谱条件，连续测定 6 次，记录色谱图，以丹皮酚为参照物，确定 11 个共有指纹峰，计算其他各峰的 $RTT$ 和 $RA$ 的 $RSD$。共有峰的 $RTT$ 的 $RSD$ 均小于 0.58％，共有 $RA$ 的 $RSD$ 除 1 号峰

（13.42%）外，均小于 1.48%。

将测得的图谱积分得到的 ＊.CDF 文件导入"中药主组分一致性数字化评价系统 3.0"，以丹皮酚为参照峰确定 11 个共有指纹峰，以第 1 次测定为标准评价其他 11 次测定的指纹图谱结果，得到预评价结果，生成对照指纹图谱（RFP）；再以 RFP 为对照标准对 12 次测定的指纹图谱进行正式评价。结果显示 12 份供试品指纹图谱的平均 $S_m$ 为 0.999，$RSD = 0.01\%$（$n = 12$）；平均 $P_m$ 为 99.95%，$RSD = 4.92\%$（$n = 12$）；平均相似度均为 0.999，$RSD = 0.01\%$（$n = 12$）。数据详见表 11-80。由上述试验结果可知牡丹皮药材指纹图谱仪器精密度试验 $RA$ 的 $RSD$ 均符合要求。

表 11-80　供试液精密度、稳定性及方法重复性试验评价结果

| 精密度试验 | | | |
|---|---|---|---|
| 类别 | $S_m$ | $P_m/\%$ | 药典-$S_F$ |
| JMD1 | 1.00 | 98.3 | 1.00 |
| JMD2 | 1.00 | 99.4 | 1.00 |
| JMD3 | 1.00 | 99.8 | 1.00 |
| JMD4 | 1.00 | 101.4 | 1.00 |
| JMD5 | 1.00 | 99.9 | 1.00 |
| JMD6 | 1.00 | 101.3 | 1.00 |
| ZJJMD1 | 0.999 | 95.2 | 0.999 |
| ZJJMD2 | 0.999 | 95.2 | 0.999 |
| ZJJMD3 | 0.999 | 95.3 | 0.999 |
| ZJJMD4 | 0.999 | 95.2 | 0.999 |
| ZJJMD5 | 0.999 | 94.9 | 0.999 |
| ZJJMD6 | 0.999 | 95.7 | 0.999 |
| 平均值 | 0.999 | 99.95 | 0.999 |
| $RSD/\%$ | 0.01 | 4.92 | 0.01 |
| 稳定性试验 | | | |
| 类别 | $S_m$ | $P_m/\%$ | 药典-$S_F$ |
| WDX1 | 1.00 | 100.0 | 1.00 |
| WDX2 | 1.00 | 100.0 | 1.00 |
| WDX3 | 1.00 | 100.2 | 1.00 |
| WDX4 | 1.00 | 101.3 | 1.00 |
| WDX5 | 1.00 | 104.4 | 1.00 |
| 平均值 | 1.00 | 101.5 | 1.00 |
| $RSD/\%$ | 0.07 | 1.97 | 1.00 |
| 方法重复性试验 | | | |
| 类别 | $S_m$ | $P_m/\%$ | 药典-$S_F$ |
| CFX1-1 | 0.996 | 98.7 | 1.00 |
| CFX2-1 | 1.00 | 100.7 | 1.00 |
| CFX3-1 | 1.00 | 100.4 | 1.00 |
| CFX4-1 | 1.00 | 100.4 | 1.00 |
| CFX5-1 | 1.00 | 101.2 | 1.00 |
| CFX6-1 | 1.00 | 98.0 | 1.00 |
| CFX1-2 | 1.00 | 99.9 | 1.00 |
| CFX2-2 | 1.00 | 100.8 | 1.00 |
| CFX3-2 | 1.00 | 101.3 | 1.00 |
| CFX4-2 | 1.00 | 100.2 | 1.00 |
| CFX5-2 | 1.00 | 101.7 | 1.00 |
| CFX6-2 | 1.00 | 97.3 | 1.00 |
| 平均值 | 1.00 | 100.0 | 1.00 |
| $RSD/\%$ | 0.02 | 1.31 | 0.02 |

### ② 耐用性试验

**a. 溶液稳定性试验**

**供试品溶液稳定性试验** 对同一供试品溶液 S1（陕西蓝田），每隔一定时间测定一次，共测定 5 次，记录色谱图，以丹皮酚为参照物，确定 11 个共有指纹峰，计算其他各峰的 $RTT$ 和 $RA$ 的 $RSD$。11 个共有峰的 $RTT$ 的 $RSD$ 均小于 0.43%，11 个共有 $RA$ 的 $RSD$ 除 6 号峰、7 号峰和 9 号峰外均小于 5.0%。将测得的图谱积分得到的 *.CDF 文件导入"中药主组分一致性数字化评价系统 3.0"，以丹皮酚为参照峰确定 11 个共有指纹峰，以第 1 次测定为标准评价其他 4 次测定的指纹图谱结果。结果显示 5 份供试品指纹图谱的平均 $S_m$ 为 1，$RSD=0.07\%$（$n=5$）；平均 $P_m$ 为 101.48%，$RSD=1.97\%$（$n=5$）；平均相似度均为 1.00，$RSD=1.00\%$（$n=5$）。相似度评价数据详见表 11-80。上述试验结果表明，供试品溶液室温放置 24h 稳定。

**参照物溶液稳定性试验** 将配制好的参照物溶液，每隔一定时间测定一次，共测定 5 次，记录色谱图，以参照物溶液中丹皮酚峰面积计算 $RSD$，结果见表 11-81。试验结果表明参照物溶液室温放置 24h 溶液稳定，满足指纹图谱技术要求。

**表 11-81　参照物溶液稳定性试验结果**

| 参照物 | WDX1 | WDX2 | WDX3 | WDX4 | WDX5 | 平均值 | $RSD/\%$ |
|---|---|---|---|---|---|---|---|
| 丹皮酚 | 4377.7 | 4557.6 | 4588.2 | 4594.3 | 4653.4 | 4377.8 | 2.30 |

**b. 柱温考察**

取同一供试品溶液 S1（陕西蓝田），分别在 30℃、35℃、40℃，记录色谱图，观察指纹峰变化情况。由色谱图可以看出，随柱温的升高，出峰时间提前但是差异不明显，分离度无明显变化，共有指纹峰数不变，但各成分峰均能达到很好的分离效果，各成分含量均无差异。

取同一参照物溶液，分别在 30℃、35℃、40℃，记录色谱图，观察参照物峰变化情况。由色谱图可以看出，随柱温的升高，出峰时间提前但是差异不明显，以丹皮酚峰计算的理论板数均不低于 13000，绿原酸峰和丹皮酚峰的分离度不低于 50。不同柱温下参照物峰的理论塔板数和分离度见表 11-82。

**表 11-82　不同柱温下、不同流速下参照物峰的理论塔板数和分离度**

| | 类别 | 1 | 2 | 3 |
|---|---|---|---|---|
| 柱温考察 | 柱温/℃ | 30 | 35 | 40 |
| | 丹皮酚理论塔板数 | 16599 | 16065 | 16045 |
| | 绿原酸与丹皮酚分离度 | 100 | 100 | 100 |
| 流速考察 | 流速/(mL/min) | 0.8 | 1.0 | 1.2 |
| | 丹皮酚理论塔板数 | 13793 | 16065 | 15981 |
| | 绿原酸与丹皮酚分离度 | 100 | 100 | 100 |

**c. 流速考察**

取同一供试品溶液 S1（陕西蓝田），分别在流速 0.8mL/min、1.0mL/min 和 1.2mL/min 进样检测，记录色谱图，观察指纹峰变化情况。由色谱图可以看出，随流速的增加，各指纹峰出峰时间均提前，指纹峰间分离无差异，指纹峰个数无影响，耐用性试验较好。

取同一参照物溶液，分别在 0.8mL/min、1.0mL/min 和 1.2mL/min 进样检测，记录色谱图，观察参照物峰变化情况。由色谱图可以看出，随流速的增加，出峰时间提前但是差异不明显，以丹皮酚峰计算的理论板数均不低于 13000，绿原酸峰和丹皮酚峰的分离度不低于 50。不同流速下参照物峰的理论塔板数和分离度见表 11-82。

**d. 色谱柱考察**

取同一供试品溶液 S1（陕西蓝田），分别使用 CAPCELL PAK-C$_{18}$ 柱、Venusil XBP-C$_{18}$ 柱、COSMOSIL-C$_{18}$ 柱和 ZORBAX SB-C$_{18}$，进样检测，记录色谱图，将测得的图谱积分得到的 $^{*}$.CDF 文件导入"中药主组分一致性数字化评价系统 3.0"。以色谱指纹图谱信息量指数 $I$ 为优化目标函数对色谱柱条件进行优化选择。$I$ 是代表信号大小、信号均化程度和信息量多少的指数。更换各厂家的 C$_{18}$ 填料色谱柱后，出峰时间差异不明显，$I$ 值变化不大。这说明 C$_{18}$ 柱适用于本系统。本试验选择 COSMOSIL-C$_{18}$ 柱作为固定色谱柱。色谱柱考察评价结果见表 11-83。

**表 11-83　色谱柱考察评价结果**

| 色谱柱 | CAPCELL PAK-C$_{18}$ | Venusil XBP-C$_{18}$ | COSMOSIL-C$_{18}$ | ZORBAX SB-C$_{18}$ |
|---|---|---|---|---|
| $I$ | 12.5 | 14 | 15.6 | 15.1 |

**③ 检测限和定量限**　以信噪比 $S：N=10：1$ 为定量限，以信噪比 $S：N=3：1$ 为检测限。取丹皮酚适量，稀释成不同浓度进样检测，记录色谱图。丹皮酚的检测限和定量限分别为 10.45ng 和 26.15ng。

**④ 线性和范围**

**供试品溶液线性关系考察**　取供试品 S1（陕西蓝田）约 0.5g，精密称定，加 75% (V/V) 甲醇 25mL（每 1mL 含供试品 20mg），超声提取 30min，滤过，取续滤液，作为储备液。分别进样 0.1μL、0.5μL、1μL、2.5μL、5μL、10μL 进行检测，记录色谱图。将测得的图谱积分得到的 $^{*}$.CDF 文件导入"中药主组分一致性数字化评价系统 3.0"，计算得到各进样量下的 $P_{m}$ 值。以供试品质量为横坐标，供试品的 $P_{m}$ 为纵坐标做线性回归方程，见表 11-84，得到回归方程为 $y=0.9394x-1.8939$；$r=0.9951$。样品线性范围为 2~200.6μg。

**表 11-84　供试品及丹皮酚溶液的线性关系表**

| 类别 | | 1 | 2 | 3 | 4 | 5 | 6 |
|---|---|---|---|---|---|---|---|
| 供试品 | 重量/μg | 2.0 | 10.0 | 20.1 | 50.1 | 100.3 | 200.6 |
| | 进样量/μL | 0.1 | 0.5 | 1.0 | 2.5 | 5.0 | 10.0 |
| | $P_{m}$/% | 1.5 | 8.7 | 16.2 | 37.5 | 100.0 | 184.6 |
| 丹皮酚对照品 | $A_{1}$ | 196.60 | 398.10 | 1052.20 | 2009.90 | 4033.80 | 7638.90 |
| | $A_{2}$ | 193.40 | 395.60 | 1007.20 | 2070.00 | 4025.20 | 7649.30 |
| | $A_{平均}$ | 195.00 | 396.85 | 1029.70 | 2039.95 | 4029.50 | 7644.10 |
| | $C/(μg/mL)$ | 9.74 | 19.48 | 48.45 | 97.40 | 194.81 | 389.61 |

**参照物溶液线性关系考察**　分别取丹皮酚对照品适量，精密称定，加甲醇制成 9.75μg/mL、19.5μg/mL、48.5μg/mL、97.5μg/mL、195μg/mL 和 390μg/mL 的溶液，进样检测，记录色谱图。以对照品浓度校正后的丹皮酚浓度为横坐标，峰面积为纵坐标，建立线性回归方程，见表 11-84，回归方程为 $y=19.641x+69.719$；$r=0.9992$。线性范围为 9.74~389.61μg/mL。

**⑤ 准确度试验**

**对照品储备液制备**　取次丹皮酚对照品适量，精密称定，加甲醇制备成每 1mL 含丹皮酚 364μg 的溶液，作为对照品储备液。

**供试品溶液制备与检测**　取供试品 S1（陕西蓝田）约 0.5g，精密称定，加 75% (V/V) 甲醇 25mL（每 1mL 含供试品 20mg），超声提取 30min，滤过，取续滤液，作为供试品溶液。取供试品溶液 1mL 与甲醇 1mL 混合均匀，进样 10μL，进样测定 2 次，记录色谱图。

**加标 100%溶液制备与检测**　取供试品 S1（陕西蓝田）约 0.5g，精密称定，加 75%（V/V）甲醇 25mL（每 1mL 含供试品 20mg），超声提取 30min，滤过，取续滤液，作为供试品储备溶液。取供试品储备溶液 1mL，加入对照品储备溶液 1mL，混合并摇匀，即得。重复操作 6 次，进样 10μL，测定 2 次，记录色谱图。以平均峰面积计算回收试验结果见表 11-85。结果表明，用本法准确测定丹皮酚的含量，回收率范围在 98.60%～101.86% 符合规定。

表 11-85　回收试验结果

| 名称 | 药材称样量 m/g | $A_1$ | $A_2$ | $A_{平均}$ | $C_{理论}(\mu g/mL)$ 或 $M_{理论}$ | $C_{实测}(\mu g/mL)$ 或 $M_{实测}$ | 回收率 /% |
|---|---|---|---|---|---|---|---|
| 对照品 | ＊＊ | ＊＊ | ＊＊ | ＊＊ | 363.64 | ＊＊ | ＊＊ |
| 样品 | 0.5008 | 8478.1 | 8489.2 | 8483.7 | ＊＊ | 428.49 | ＊＊ |
| 加标样品 | 0.5000 | 15595.2 | 15803.5 | 15699.4 | 363.64 | 368.06 | 98.80 |
| 加标样品 | 0.4991 | 15332 | 15602.2 | 15467.1 | 363.64 | 357.01 | 101.86 |
| 加标样品 | 0.5009 | 15668.1 | 15720.7 | 15694.4 | 363.64 | 367.04 | 99.07 |
| 加标样品 | 0.5001 | 15842.8 | 15588 | 15715.4 | 363.64 | 368.79 | 98.60 |
| 加标样品 | 0.5011 | 15467.2 | 15659.9 | 15563.6 | 363.64 | 360.21 | 100.95 |
| 加标样品 | 0.5009 | 15611 | 15680.9 | 15646.0 | 363.64 | 364.57 | 99.74 |

注：1. 线性方程 $y=19.641x+67.719$；$r^2=0.9992$。

2. 回收率计算公式：

$$回收率=\frac{C_{实测}}{C_{理论}}=\frac{C_{加标样品实测}-(C_{样品实测}/m_{样品})\times m_{加标样品}}{C_{理论对照品}}\times100\%。$$

**⑥ 方法重复性试验**

对同一批样品 S1（陕西蓝田），按"供试品溶液制备"项下方法，制备 6 份样品，记录色谱图，以丹皮酚为参照物，确定 11 个共有指纹峰，计算其他各峰的 $RTT$ 和 $RA$ 的 $RSD$。11 个共有峰的 $RTT$ 的 $RSD$ 均小于 0.2%；除 3 号峰、5 号峰和 9 号峰外其他峰的 $RA$ 的 $RSD$ 均小于 3.0%。

将测得的图谱积分后得到的 ＊.CDF 文件导入"中药主组分一致性数字化评价系统 3.0"，以牡丹皮为参照峰确定 11 个共有指纹峰，以第 1 次测定为标准评价其他 11 次测定的指纹图谱结果，得到预评价结果，生成对照指纹图谱（RFP）；再以 RFP 为对照标准对 12 次测定的指纹图谱进行正式评价。结果显示 6 份供试品指纹图谱的平均 $S_m$ 为 1.00，$RSD=0.02\%$（$n=6$）；平均 $P_m$ 为 100.00%，$RSD=1.31\%$（$n=6$）；平均相似度均为 1.00，$RSD=0.02\%$（$n=6$）。数据详见表 11-80。综合上述试验结果表明本法的方法重复性试验良好，满足指纹图谱研究的技术要求。

**(6) 指纹图谱建立**

**共有指纹峰的标定**　按拟订的指纹图谱测定方法，测定 S1～S10 共 10 批牡丹皮药材 10 批指纹图谱，记录色谱图。以丹皮酚为参照物，确定 11 个共有指纹峰，指纹峰在 55min 内全部出峰，参照物峰标号为 11（丹皮酚），其他共有峰依次为 1，2，3，…，10。不同产地牡丹皮药材指纹峰面积的 $RSD$ 变动超过 80% 有 2 号峰，$RSD$ 变动超过 50% 的有 3 号峰和 8 号峰，这说明上述指纹峰在不同产地药材中含量波动较大。牡丹皮 HPLC 特征指纹图谱标号图见图 11-41。

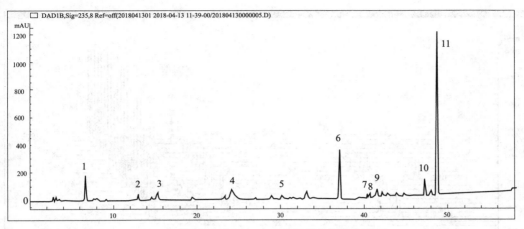

图 11-41　牡丹皮 HPLC 特征指纹图谱标号图

**牡丹皮药材指纹图谱相似度评价及药材质量评定**　将测得的 10 批牡丹皮药材图谱积分后的 ＊. CDF 文件导入"中药主组分一致性数字化评价系统 3.0"，以牡丹皮为参照物峰，确定 11 个共有指纹峰，按平均值法生成对照指纹图谱，用该对照指纹图谱为标准并应用计算机软件计算评价 20 次测定的指纹图谱结果，评价结果见表 11-86。结果 10 批牡丹皮药材 HPLC 指纹图谱的平均 $S_m$ 为 0.98 （$n=10$）；平均 $P_m$ 为 93.29％（$n=10$）。用"中药主组分一致性数字化评价系统 3.0"评价，相似度均值为 0.99，$RSD=0.68\%$（$n=10$），评价图谱见图 11-42。用系统指纹定量法对 10 批牡丹皮药材进行质量等级评价，评价表见表 11-86。由表中数据可以看出，10 批药材质量差异较大，为保证制剂质量，规定牡丹皮药材与对照指纹图谱相似度不得低于 0.90，即 $S_m \geqslant 0.90$，同时用通过"中药主组分一致性数字化评价系统 3.0"控制 $P_m$ 范围为 80％～130％，满足上述标准视为合格药材，反之为不合格药材。结果 S1、S2、S3、S4、S5、S6、S8、S9、S10 为合格药材，S7 因 $P_m$ 低于限度而不合格。

表 11-86　10 批牡丹皮药材定性相似度和定量相似度比较

| 批号 | 1-$S_m$ | 2-$S_m$ | 平均值 | 1-$P_m$/％ | 2-$P_m$/％ | 平均值 | 1-药典-$S_F$ | 2-药典-$S_F$ | 平均值 | 质量 |
|---|---|---|---|---|---|---|---|---|---|---|
| S1 | 0.977 | 0.994 | 0.986 | 91.6 | 104.1 | 97.85 | 0.990 | 0.990 | 0.990 | 合格 |
| S2 | 0.992 | 0.992 | 0.992 | 84.7 | 85.9 | 85.30 | 0.984 | 0.984 | 0.984 | 合格 |
| S3 | 0.994 | 0.994 | 0.994 | 105.7 | 105.3 | 105.50 | 0.991 | 0.991 | 0.991 | 合格 |
| S4 | 0.996 | 0.996 | 0.996 | 90.9 | 91.9 | 91.40 | 0.990 | 0.990 | 0.990 | 合格 |
| S5 | 0.988 | 0.926 | 0.957 | 123 | 99 | 111.00 | 0.976 | 0.976 | 0.976 | 合格 |
| S6 | 0.975 | 0.991 | 0.983 | 99.9 | 113 | 106.45 | 0.989 | 0.989 | 0.989 | 合格 |
| S7 | 0.988 | 0.929 | 0.959 | 80.1 | 78.7 | 79.40 | 0.982 | 0.982 | 0.982 | 不合格 |
| S8 | 0.929 | 0.981 | 0.955 | 78.7 | 89.1 | 83.90 | 0.991 | 0.992 | 0.992 | 合格 |
| S9 | 0.996 | 0.978 | 0.987 | 91.6 | 83.4 | 87.50 | 1.00 | 1.00 | 1.00 | 合格 |
| S10 | 0.996 | 0.921 | 0.959 | 96 | 73.1 | 84.55 | 0.995 | 0.995 | 0.995 | 合格 |
| 平均值 | 0.983 | 0.970 | 0.977 | 94.22 | 92.35 | 93.29 | 0.989 | 0.989 | 0.989 | ＊＊ |
| $RSD$/％ | 2.08 | 3.25 | 1.76 | 13.93 | 13.82 | 11.93 | 0.68 | 0.69 | 0.68 | ＊＊ |

### 11.2.3.4　蒲公英 HPLC 指纹图谱起草说明

参见 11.1.3.6 部分蒲公英 HPLC 指纹图谱起草说明。

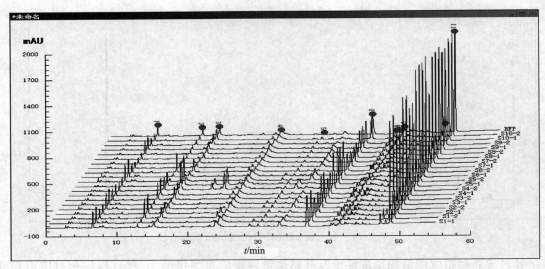

图 11-42　10 批牡丹皮药材 HPLC 指纹图谱

### 11.2.3.5　金钱草 HPLC 指纹图谱起草说明

#### 11.2.3.5.1　名称

金钱草（Jinqiancao），拉丁名为 LYSIMACHIAE HERBA。

#### 11.2.3.5.2　来源

本品为报春花科植物过路黄 *Lysimachia christinae* Hance 的干燥全草。夏、秋二季采收，除去杂质，晒干。

#### 11.2.3.5.3　主要成分与药理作用

金钱草是一种具有祛风除湿、散瘀止痛、解毒消肿作用的中药材，用于风湿痹痛、胃脘冷痛、跌打损伤、外伤出血及疮疖、蛇虫咬伤的治疗。其药理作用主要有促进胆汁分泌、松弛胆囊平滑肌、增强胆囊的排空，抑制金黄色葡萄球菌、伤寒杆菌等。其主要化学成分为酚性成分、黄酮类、苷类、挥发油等。

#### 11.2.3.5.4　金钱草药材 HPLC 指纹图谱方法学研究

#### （1）仪器和试药

Agilent 1100 型液相色谱仪（配有二极管阵列检测器、四元低压梯度泵、在线脱气装置、自动进样器），Agilent OpenLAB CDS Chemstation（Edition C.01.07）网络工作站（Agilent 科技有限公司）；Sarturius-BS110S 分析天平（北京赛多利斯天平有限公司）。金钱草药材样品详细信息见表 11-87。

表 11-87　金钱草药材产地来源

| 序号 | 药材编号 | 产地 | 样品名称 | 样品重量/g |
|---|---|---|---|---|
| 1 | S1 | 陕西商洛 | 金钱草 | 500 |
| 2 | S2 | 陕西蓝田 | 金钱草 | 500 |
| 3 | S3 | 四川广元 | 金钱草 | 500 |
| 4 | S4 | 四川资阳 | 金钱草 | 500 |
| 5 | S5 | 四川达川 | 金钱草 | 500 |
| 6 | S6 | 湖北恩施 | 金钱草 | 500 |
| 7 | S7 | 四川内江 | 金钱草 | 500 |

| 序号 | 药材编号 | 产地 | 样品名称 | 样品重量/g |
|------|----------|------|----------|-----------|
| 8 | S8 | 湖南衡阳 | 金钱草 | 500 |
| 9 | S9 | 四川绵阳 | 金钱草 | 500 |
| 10 | S10 | 四川灌县 | 金钱草 | 500 |

**（2）溶液制备**

**供试品溶液制备**　取药材细粉 1.0g，精密称定，置于 25mL 量瓶中，加盐酸 1mL，加 80%（V/V）甲醇定容至刻线，称重，60℃超声 30min 后，称重并补足失重，过滤，取续滤液，即得。

**对照品溶液制备**　取槲皮素对照品、山奈素对照品适量，精密称定，加 80%（V/V）甲醇制成每 1mL 各含槲皮素 4μg、山奈素 20μg 的溶液，即得。

**（3）色谱条件**

以十八烷基硅烷键合硅胶为填充剂；流动相 A 为 0.2%磷酸水溶液（含 5mmol/L 庚烷磺酸钠），流动相 B 为乙腈-甲醇（9:1）溶液。洗脱程序：0～10min，4%～11% B；10～35min，11%～20% B；35～45min，20%～45% B；45～55min，45%～55% B；55～70min，55% B。检测波长 203nm；进样量 5μL，柱温 35℃±0.15℃，流速 1.0mL/min。

**（4）系统适用性和方法优化**

**系统适用性试验**　取金钱草样品 S1 和槲皮素、山奈素对照品适量，按"溶液制备"项下配制溶液，将对照品溶液进样 5μL，记录色谱图。将供试品溶液进样 5μL，记录色谱图。对比保留时间及在线紫外光谱图可知，槲皮素的出峰时间是 45.63min，山奈素的出峰时间为 48.21min。在此系统条件下，以槲皮素峰计算的理论板数应不低于 25000。

**提取溶剂考察**　取陕西商洛产供试品（S1）3 份，精密称取 1.0g，加入提取溶剂 [100%（V/V）甲醇、80%（V/V）甲醇、50%（V/V）甲醇] 25mL，以 300W 超声提取 30min，滤过，取续滤液即分别得 TQ1～TQ3 的供试品溶液。取本品粉末（过三号筛）约 1.0g，精密称定，置具塞锥形瓶中，精密加入 80%（V/V）甲醇 50mL，密塞，称定重量，加热回流 1h，放冷，再称定重量，用 80%（V/V）甲醇补足减失的重量，摇匀，滤过。精密量取续滤液 25mL，精密加入盐酸 5mL，置 90℃水浴中加热水解 1h，取出，迅速冷却，转移至 50mL 量瓶中，用 80%（V/V）甲醇稀释至刻度，摇匀，滤过，取续滤液，即得 TQ4 的供试品溶液。取药材细粉约 1.0g，精密称定，置于 25mL 量瓶中，加盐酸 1mL，加 80%（V/V）甲醇定容至刻线，称重，60℃超声 30min 后，称重并补足失重，过滤，取续滤液，即得 TQ5 的供试品溶液。将以上 5 种样品供试液分别进样 5μL，记录色谱图。将测得的 14 张图谱积分后得到的 *.CDF 文件导入"中药主组分一致性数字化评价系统 3.0"。以色谱指纹图谱信息量指数 I 为优化目标函数对样品提取条件进行优化选择，结果见表 11-88。I 是代表信号大小、信号均化程度和信息量多少的指数，I 越大越好。本试验选择 75%（V/V）甲醇为提取溶剂超声提取制备样品。

**表 11-88　样品提取条件优化函数 I 值**

| 提取条件 | TQ1 | TQ2 | TQ3 | TQ4 | TQ5 |
|----------|-----|-----|-----|-----|-----|
| I | 9.8 | 10.6 | 9.3 | 10.0 | 18.0 |

**色谱系统的专属性试验**　记录进样 0μL 考察系统空针运行的色谱指纹的情况，色谱图基线平稳，无其他杂峰，表明色谱系统对指纹图谱测定不产生干扰峰。同时取提取溶剂

80%（V/V）甲醇、提取样品和混标各 5μL 进样检测，考察色谱系统对指纹图谱的影响，记录色谱图，结果表明提取溶剂不干扰指纹图谱测定。

**（5）方法学考察**

**① 仪器精密度试验**

**a. 样品精密度试验及中间精密度试验**　取金钱草药材 S1（陕西商洛），按"供试品溶液制备"项下制备供试品溶液，对同一供试品溶液，按拟订的色谱条件，连续测定 6 次，记录色谱图，以槲皮素峰为参照物峰，确定 13 个共有指纹峰，计算其他各峰的 $RTT$ 和 $RA$ 的 $RSD$。共有峰的 $RTT$ 的 $RSD$ 均小于 0.36%；共有 $RA$，除 4 号峰（16.15%）、5 号峰（6.04%）、8 号峰（4.42%）和 10 号峰（15.06%）外，其余共有峰的 $RA$ 的 $RSD$ 均小于 3.00%。将测得的图谱积分得到的 *.CDF 文件导入"中药主组分一致性数字化评价系统 3.0"，以槲皮素峰为参照峰确定 13 个共有指纹峰，以第 1 次测定为标准评价其他 5 次测定的指纹图谱，得到预评价结果，生成对照指纹图谱（RFP）；再以 RFP 为对照标准对 6 次测定的指纹图谱进行正式评价。结果显示 6 份供试品指纹图谱的平均 $S_m$ 为 1.00，$RSD=0\%$（$n=6$）；平均 $P_m$ 为 100%，$RSD=0.72\%$（$n=6$）；平均相似度均为 1.00，$RSD=0\%$（$n=6$）。数据详见表 11-89。

取金钱草药材 S1（陕西商洛），按"供试品溶液制备"项下制备供试品溶液，对同一供试品溶液，更换另一台机器和另一根同厂家同一型号的色谱柱后，按拟订的色谱条件，连续测定 6 次，记录色谱图，以槲皮素峰为参照物峰，确定 13 个共有指纹峰，计算其他各峰的 $RTT$ 和 $RA$ 的 $RSD$。共有峰的 $RTT$ 的 $RSD$ 均小于 0.15%；共有 $RA$，5 号峰（1.87%）和 12 号峰（0.00%）外，其余共有峰 $RA$ 的 $RSD$ 均大于 3.00%。将测得图谱积分得到的 *.CDF 文件导入"中药主组分一致性数字化评价系统 3.0"，以槲皮素峰为参照峰确定 13 个共有指纹峰，以第一次测定为标准评价其他 5 次测定的指纹图谱，得到预评价结果，生成对照指纹图谱（RFP）；再以 RFP 为对照标准对 6 次测定的指纹图谱进行正式评价。结果 6 份供试品指纹图谱的平均 $S_m$ 为 1.00，$RSD=0\%$（$n=6$）；平均 $P_m$ 为 100%，$RSD=0.99\%$（$n=6$），通过"中药主组分一致性数字化评价系统 3.0"评价，平均相似度均为 1.00，$RSD=0\%$（$n=6$）。数据详见表 11-89。

将测得图谱积分得到的 *.CDF 文件导入"中药主组分一致性数字化评价系统 3.0"，以槲皮素峰为参照峰确定 13 个共有指纹峰，以第一次测定为标准评价其他 11 次测定的指纹图谱，得到预评价结果，生成对照指纹图谱（RFP）；再以 RFP 为对照标准对 12 次测定的指纹图谱进行正式评价。结果 12 份供试品指纹图谱的平均 $S_m$ 为 0.944，$RSD=2.8\%$（$n=12$）；平均 $P_m$ 为 97.3%，$RSD=16.7\%$（$n=12$），通过"中药主组分一致性数字化评价系统 3.0"评价，平均相似度均为 0.944，$RSD=2.8\%$（$n=12$），详见表 11-89。由上述试验结果可知金钱草药材指纹图谱仪器精密度试验 $RA$ 的 $RSD$ 均符合要求。

**表 11-89　供试液精密度、稳定性及方法重复性试验评价结果**

| 精密度试验 | | | |
|---|---|---|---|
| 类别 | $S_m$ | $P_m/\%$ | 药典-$S_F$ |
| JMD1 | 1.00 | 99.2 | 1.00 |
| JMD2 | 1.00 | 99.0 | 1.00 |
| JMD3 | 1.00 | 100.2 | 1.00 |
| JMD4 | 1.00 | 100.2 | 1.00 |
| JMD5 | 1.00 | 100.6 | 1.00 |
| JMD6 | 1.00 | 100.7 | 1.00 |

| 精密度试验 | | | |
|---|---|---|---|
| 类别 | $S_m$ | $P_m / \%$ | 药典-$S_F$ |
| ZJJMD1 | 0.999 | 101.1 | 0.999 |
| ZJJMD2 | 1.00 | 100.3 | 1.00 |
| ZJJMD3 | 1.00 | 100.3 | 1.00 |
| ZJJMD4 | 1.00 | 100.4 | 1.00 |
| ZJJMD5 | 1.00 | 98.2 | 1.00 |
| ZJJMD6 | 1.00 | 99.7 | 1.00 |
| 平均值 | 1.00 | 100.0 | 1.00 |
| $RSD / \%$ | 0.03 | 0.82 | 0.03 |

| 稳定性试验 | | | |
|---|---|---|---|
| 类别 | $S_m$ | $P_m / \%$ | 药典-$S_F$ |
| WDX1 | 1.00 | 100.0 | 1.00 |
| WDX2 | 1.00 | 105.0 | 1.00 |
| WDX3 | 1.00 | 98.4 | 1.00 |
| WDX4 | 0.990 | 99.1 | 0.990 |
| WDX5 | 0.990 | 98.1 | 0.990 |
| 平均值 | 0.990 | 100.1 | 1.00 |
| $RSD / \%$ | 0.63 | 3.27 | 0.62 |

| 方法重复性试验 | | | |
|---|---|---|---|
| 类别 | $S_m$ | $P_m / \%$ | 药典-$S_F$ |
| CFX1-1 | 0.998 | 101.1 | 0.999 |
| CFX2-1 | 0.986 | 105.0 | 0.995 |
| CFX3-1 | 0.996 | 95.1 | 0.998 |
| CFX4-1 | 1.00 | 99.5 | 1.00 |
| CFX5-1 | 0.997 | 95.6 | 0.998 |
| CFX6-1 | 0.997 | 102.4 | 0.999 |
| CFX1-2 | 0.997 | 104.1 | 0.998 |
| CFX2-2 | 0.991 | 104.9 | 0.996 |
| CFX3-2 | 0.996 | 94.2 | 0.997 |
| CFX4-2 | 0.999 | 100.5 | 1.00 |
| CFX5-2 | 0.995 | 95.4 | 0.998 |
| CFX6-2 | 0.996 | 101.1 | 0.999 |
| 平均值 | 0.996 | 99.9 | 0.998 |
| $RSD / \%$ | 0.38 | 3.96 | 0.15 |

**b. 参照物精密度试验**　取槲皮素与山柰素对照品，按"参照物溶液制备"项下制备参照物溶液，对同一参照物溶液，按拟订的色谱条件，连续测定 6 次，记录色谱图。以参照物溶液中槲皮素峰面积和山柰素峰面积计算 $RSD$，结果见表 11-90。$RTT$ 的 $RSD$ 均为 0.00%，共有 $RA$ 的 $RSD$ 均小于 0.13%。由上述试验结果可知，金钱草药材指纹图谱参照物精密度试验 $RA$ 的 $RSD$ 均符合要求。

**表 11-90　参照物溶液精密度及稳定性试验结果**

| 槲皮素 | | | | 山柰素 | | | |
|---|---|---|---|---|---|---|---|
| 类别 | $A$ | 类别 | $A$ | 类别 | $A$ | 类别 | $A$ |
| JMD1 | 1952.2 | WDX1 | 1920.3 | JMD1 | 9000.0 | WDX1 | 8879.98 |
| JMD2 | 1954.9 | WDX2 | 1886.6 | JMD2 | 9027.3 | WDX2 | 8741.78 |
| JMD3 | 1953.7 | WDX3 | 1945.8 | JMD3 | 9077.3 | WDX3 | 8993.06 |
| JMD4 | 1957.3 | WDX4 | 1921.6 | JMD4 | 9111.4 | WDX4 | 8943.51 |
| JMD5 | 1942.9 | WDX5 | 1920.8 | JMD5 | 9042.1 | WDX5 | 8927.26 |
| JMD6 | 1948.5 | 平均值 | 1919.0 | JMD6 | 9057.1 | 平均值 | 8897.12 |
| 平均值 | 1876.58 | $RSD / \%$ | 1.10 | 平均值 | 9052.53 | $RSD / \%$ | 1.08 |
| $RSD / \%$ | 0.26 | | | $RSD / \%$ | 0.43 | | |

② 耐用性试验

**a. 溶液稳定性试验**

**供试品溶液稳定性试验** 对同一供试品溶液 S1（陕西商洛），在 0h、2.5h、5h、10h 和 25h 各测定一次，共测定 5 次，记录色谱图，以槲皮素为参照物，确定 13 个共有指纹峰，计算其他各峰的 $RTT$ 和 $RA$ 的 $RSD$。13 个共有峰的 $RTT$ 的 $RSD/\%$ 均小于 0.54%，13 个共有 $RA$ 的 $RSD$ 除 4 号峰、8 号峰和 10 号峰外均小于 20%。将测得的图谱积分得到的 *.CDF 文件导入"中药主组分一致性数字化评价系统 3.0"，以槲皮素为参照峰确定 13 个共有指纹峰，以第 1 次测定为标准评价其他 4 次测定的指纹图谱结果。结果显示 5 份供试品指纹图谱的平均 $S_m$ 为 0.99，$RSD = 0.63\%$（$n=5$）；平均 $P_m$ 为 100.14%，$RSD = 3.27\%$（$n=5$）。通过"中药主组分一致性数字化评价系统 3.0"评价，平均相似度均为 1.00，$RSD=0.62\%$（$n=5$），相似度详见表 11-89。上述试验结果表明，供试品溶液室温放置 24h 稳定。

**参照物溶液稳定性试验** 将配制好的参照物溶液，每隔一定时间测定一次，共测定 5 次，记录色谱图，以参照物溶液中槲皮素、山奈素峰面积计算 $RSD$，结果见表 11-90，试验结果表明参照物溶液室温放置 24h 溶液稳定，满足指纹图谱技术要求。

**b. 柱温考察** 取同一供试品溶液 S1（陕西商洛），分别在 30℃、35℃、40℃，记录色谱图，观察指纹峰变化情况。由色谱图可以看出，随柱温的升高，出峰时间提前但是差异不明显，分离度无明显变化，共有指纹峰数不变，但各成分峰均能达到很好的分离效果，各成分含量均无差异。

取同一参照物溶液，分别在 30℃、35℃、40℃，记录色谱图，观察参照物峰变化情况。由色谱图可以看出，随柱温的升高，出峰时间提前但是差异不明显。以槲皮素峰计算的理论板数均不低于 24000，槲皮素和山奈素峰的分离度不低于 14，不同柱温下参照物峰的理论塔板数和分离度见表 11-91。

表 11-91 不同柱温、流速下参照物峰的理论塔板数和分离度

| | 类别 | 1 | 2 | 3 |
|---|---|---|---|---|
| 柱温考察 | 柱温/℃ | 30 | 35 | 40 |
| | 槲皮素理论塔板数 | 26937 | 26821 | 26149 |
| | 槲皮素与山奈素分离度 | 14.82 | 15.44 | 16.08 |
| 流速考察 | 流速/(mL/min) | 0.8 | 1.0 | 1.2 |
| | 槲皮素理论塔板数 | 25818 | 26821 | 27755 |
| | 槲皮素与山奈素分离度 | 14.09 | 15.44 | 16.49 |

**c. 流速考察** 取同一供试品溶液 S1（陕西商洛），分别在流速 0.8mL/min、1.0mL/min 和 1.2mL/min 进样检测，记录色谱图，观察指纹峰变化情况。由色谱图可以看出，随流速的增加，各指纹峰出峰时间均提前，指纹峰间分离无差异，耐用性试验较好。

取同一参照物溶液，分别在流速 0.8mL/min、1.0mL/min 和 1.2mL/min 进样检测，记录色谱图，观察参照物峰变化情况。由色谱图可以看出，随流速的增加，出峰时间提前但是差异不明显，以槲皮素峰计算的理论板数均不低于 24000，槲皮素和山奈素峰的分离度不低于 14。不同流速下参照物峰的理论塔板数和分离度见表 11-91。

**d. 色谱柱考察** 取同一供试品溶液 S1（陕西商洛），分别使用 COSMOSIL-C$_{18}$ 柱、Venusil XBP-C$_{18}$ 柱和 ZORBAX SB-C$_{18}$ 柱进样检测，记录色谱图。由色谱图可知，更换不同厂家的相同填料色谱柱，各指纹峰出峰时间和分离度无明显变化；将测得的图谱积分得到

的 ＊.CDF 文件导入"中药主组分一致性数字化评价系统 3.0"。以色谱指纹图谱信息量指数 $I$ 为优化目标函数对色谱柱条件进行优化选择。$I$ 是代表信号大小、信号均化程度和信息量多少的指数。由表 11-92 中数据可以看出，3 根色谱柱用 $I$ 值评价差异不明显。这说明使用十八烷基键合硅胶为固定性的色谱柱适用于本系统。色谱柱考察评价结果见表 11-92。

表 11-92　色谱柱考察评价结果

| 类别 | COSMOSIL-C$_{18}$ | ZORBAX SB-C$_{18}$ | Venusil XBP-C$_{18}$ |
|---|---|---|---|
| $I$ | 17.9 | 17.6 | 16.2 |

### ③ 检测限和定量限

以信噪比 $S：N=10：1$ 为定量限，以信噪比 $S：N=3：1$ 为检测限，取槲皮素和山奈素对照品适量，稀释成不同浓度进样检测，记录色谱图。槲皮素的检测限和定量限分别为 $0.12\mu g/mL$ 和 $0.48\mu g/mL$；山奈素的定量限为 $0.51\mu g/mL$。

### ④ 线性和范围

**供试品溶液线性关系考察**　取供试品 S1（陕西商洛）约 1.0g，精密称定，加 5mL 盐酸，用 80%（$V/V$）甲醇定容至 25mL（每 1mL 含供试品 40mg），超声提取 30min，滤过，取续滤液，作为储备液。分别进样 $0.1\mu L$、$0.5\mu L$、$1\mu L$、$2.5\mu L$、$5\mu L$、$10\mu L$ 进行检测，记录色谱图。将测得的图谱积分得到的 ＊.CDF 文件导入"中药主组分一致性数字化评价系统 3.0"，以生成的相对指纹图谱（RFP）为参考，计算得到各进样量下的定量相似度 $P_m$ 值。以供试品质量为横坐标，供试品的 $P_m$ 为纵坐标做线性回归方程，样品在 $4.0\sim200.1\mu g$ 范围内线性良好。见表 11-93，得到回归方程为 $y=0.4939x+0.8729$；$r=0.9991$。供试品的线性范围为 $4.0\sim200.1\mu g$。

表 11-93　供试品及对照品溶液线性关系表

| | 类别 | | | | | |
|---|---|---|---|---|---|---|
| 供试品 | 重量/$\mu g$ | 4 | 20 | 40 | 100 | 200.1 |
| | 进样量/$\mu L$ | 0.1 | 0.5 | 1 | 2.5 | 5 |
| | $P_m/\%$ | 1.6 | 12 | 21.5 | 49.1 | 100 |
| 槲皮素 对照品 | $A_1$ | 41.70 | 204.20 | 405.20 | 812.50 | 1619.60 | 3325.70 |
| | $A_2$ | 41.30 | 205.80 | 404.50 | 817.00 | 1615.00 | 3285.60 |
| | $A_{平均}$ | 41.50 | 205.00 | 404.90 | 814.80 | 1617.30 | 3305.70 |
| | $C/(\mu g/mL)$ | 0.89 | 4.41 | 8.82 | 17.59 | 35.18 | 70.36 |
| 山奈素 对照品 | $A_1$ | 14.60 | 75.70 | 150.80 | 308.70 | 628.10 | 1302.90 |
| | $A_2$ | 14.20 | 75.90 | 150.30 | 310.70 | 625.20 | 1276.40 |
| | $A_{平均}$ | 14.40 | 75.80 | 150.50 | 309.70 | 626.70 | 1289.60 |
| | $C/(\mu g/mL)$ | 0.44 | 2.19 | 4.37 | 8.74 | 17.48 | 34.95 |

**参照物溶液线性关系考察**　分别取槲皮素和山奈素对照品适量，精密称定，加 80%（$V/V$）甲醇制成 $0.90\mu g/mL$、$4.45\mu g/mL$、$8.90\mu g/mL$、$17.75\mu g/mL$、$35.50\mu g/mL$ 和 $71.0\mu g/mL$ 槲皮素和 $0.46\mu g/mL$、$2.29\mu g/mL$、$4.58\mu g/mL$、$9.15\mu g/mL$、$18.30\mu g/mL$ 和 $36.60\mu g/mL$ 山奈素的混标溶液，进样检测，记录色谱图。以使用对照品纯度校正后的槲皮素和山奈素浓度为横坐标，峰面积为纵坐标，分别建立线性回归方程，见表 11-93。槲皮素的回归方程为 $y=46.926x-8.5929$，$r=0.9999$，线性范围为 $0.89\sim70.36\mu g/mL$。山奈素的回归方程为 $y=36.969x-8.9039$，$r=0.9998$，线性范围为 $0.44\sim34.95\mu g/mL$。

### ⑤ 准确度试验

**对照品储备液制备与检测**　取槲皮素、山奈素对照品适量，精密称定，加甲醇制备成每

1mL 含槲皮素 50μg、山奈素 10μg 的溶液，作为对照品储备液。将储备液稀释成每 1mL 含有槲皮素 20μg、山奈素 4μg 的混标溶液，进样 10μL，进样测定 2 次，记录色谱图。

**供试品溶液制备与检测** 取供试品 S1（陕西商洛）约 1.0g，精密称定，加 5mL 盐酸，用 80%（V/V）甲醇定容至 25mL（每 1mL 含供试品 40mg），在 60℃ 超声提取 30min，滤过，取续滤液，作为供试品储备溶液。取供试品溶液 1mL 与甲醇 1mL 混合均匀，进样 10mL，进样测定 2 次，记录色谱图。

**加标 100% 溶液制备与检测** 取供试品 S1（陕西商洛）约 1.0g，精密称定，加 5mL 盐酸，用 80%（V/V）甲醇定容至 25mL（每 1mL 含供试品 40mg），在 60℃ 超声提取 30min，滤过，取续滤液，作为供试品储备溶液。取供试品储备溶液 1mL，加入对照品储备溶液 1mL，混合均匀，即得。重复操作 6 次，进样 10mL，测定 2 次，记录色谱图。以平均峰面积计算回收试验结果见表 11-94 和表 11-95。结果表明，用本法可准确测定槲皮素和山奈素的含量，回收率范围在 96.32%～102.83%。

**表 11-94　槲皮素回收试验结果**

| 名称 | 称样量 /g | $A_1$ | $A_2$ | $A_{平均}$ | $C_R$ /(μg/mL) | $C_{实测}$ /(μg/mL) | 回收率 /% |
|---|---|---|---|---|---|---|---|
| 对照品 | ＊＊ | 822.1 | 811.6 | 816.9 | 19.82 | ＊＊ | ＊＊ |
| 样品 | 1.006 | 607.4 | 617.8 | 612.6 | ＊＊ | 13.24 | ＊＊ |
| 加标样品 | 1.008 | 1538.1 | 1547.6 | 1542.9 | 19.82 | 19.82 | 100.01 |
| 加标样品 | 1.006 | 1535 | 1540.9 | 1538 | 19.82 | 19.72 | 99.50 |
| 加标样品 | 1.003 | 1564.3 | 1562.4 | 1563.4 | 19.82 | 20.27 | 102.25 |
| 加标样品 | 1.007 | 1529.8 | 1559.9 | 1544.9 | 19.82 | 19.87 | 100.23 |
| 加标样品 | 1.004 | 1546.5 | 1578.4 | 1562.5 | 19.82 | 20.25 | 102.15 |
| 加标样品 | 1.001 | 1538.3 | 1574.1 | 1556.2 | 19.82 | 20.10 | 101.43 |

注：1. 线性方程 $y=46.926x-8.5929$，$r^2=0.9999$。

2. 回收率 $=\dfrac{C_{实测}}{C_{理论}}=\dfrac{C_{加标样品实测}-(C_{样品实测}/m_{样品})\times m_{加标样品}}{C_{理论对照品}}\times 100\%$。

**表 11-95　山奈素回收试验结果**

| 名称 | 称样量 /g | $A_1$ | $A_2$ | $A_{平均}$ | $C_R$ /(μg/mL) | $C_{实测}$ /(μg/mL) | 回收率 /% |
|---|---|---|---|---|---|---|---|
| 对照品 | ＊＊ | 137.6 | 137.6 | 137.6 | 3.82 | ＊＊ | ＊＊ |
| 样品 | 1.006 | 88.4 | 88.4 | 88.4 | ＊＊ | 2.63 | ＊＊ |
| 加标样品 | 1.008 | 226 | 223.4 | 224.7 | 3.82 | 3.69 | 96.50 |
| 加标样品 | 1.006 | 220.4 | 230.1 | 225.3 | 3.82 | 3.70 | 96.94 |
| 加标样品 | 1.003 | 226.3 | 222.4 | 224.4 | 3.82 | 3.68 | 96.32 |
| 加标样品 | 1.007 | 227.4 | 227.8 | 227.6 | 3.82 | 3.77 | 98.56 |
| 加标样品 | 1.004 | 234.2 | 232.9 | 233.6 | 3.82 | 3.93 | 102.83 |
| 加标样品 | 1.001 | 229.6 | 231.5 | 230.6 | 3.82 | 3.85 | 100.67 |

注：1. 线性方程 $y=36.969x-8.9039$，$r^2=0.9998$。

2. 回收率 $=\dfrac{C_{实测}}{C_{理论}}=\dfrac{C_{加标样品实测}-(C_{样品实测}/m_{样品})\times m_{加标样品}}{C_{理论对照品}}\times 100\%$。

⑥ **方法重复性试验**

对同一批样品 S1（陕西商洛），按提取方法，制备 6 份样品，记录色谱图，以槲皮素为参照物，确定 13 个共有指纹峰，计算其他各峰的 $RTT$ 和 $RA$ 的 $RSD$。13 个共有峰的 $RTT$ 的 $RSD$ 均小于 0.45%；除 2 号峰、4 号峰、8 号峰和 10 号峰外，其他峰的 $RA$ 的 $RSD$ 均小于 10%。

将测得的图谱积分后得到的 ＊.CDF 文件导入"中药主组分一致性数字化评价系统3.0"，以槲皮素为参照峰确定 13 个共有指纹峰，以第 1 次测定的指纹图谱为匹配图谱，按平均值法生成对照指纹图谱（RFP），以此 RFP 为对照标准对 12 次测定的指纹图谱评价。结果显示 6 份供试品指纹图谱的平均 $S_m$ 为 0.998，$RSD=0.15\%$（$n=12$）；平均 $P_m$ 为 99.91%，$RSD=4.08\%$（$n=12$）。通过"中药主组分一致性数字化评价系统 3.0"评价，平均相似度均为 0.998，$RSD=0.15\%$（$n=12$），详见表 11-89。综合上述试验结果表明本法的方法重复性试验良好，满足指纹图谱研究的技术要求。

### （6）指纹图谱建立

**共有指纹峰的标定** 按拟订的指纹图谱测定方法，测定 S1～S10 共 10 批金钱草药材指纹图谱，记录色谱图。以槲皮素为参照物，确定 13 个共有指纹峰，指纹峰在 55min 内全部出峰，参照物峰标号为 12（槲皮素），其他共有峰依次为 1，2，3，…，10，11，13。不同产地金钱草药材指纹峰面积的 $RSD$ 变动均超过 50%，说明上述指纹峰在不同产地药材中含量波动较大。指纹图谱标号图见图 11-43。

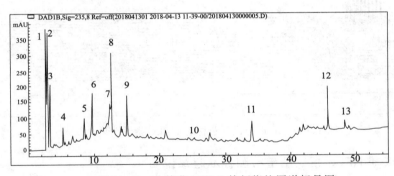

图 11-43　金钱草 HPLC 特征指纹图谱标号图

**金钱草药材指纹图谱相似度评价** 将测得的 10 批金钱草药材图谱积分后的 ＊.CDF 文件导入"中药主组分一致性数字化评价系统 3.0"，以金钱草为参照物峰，确定 13 个共有指纹峰，按平均值法生成对照指纹图谱，用该对照指纹图谱为标准并应用计算机软件计算评价20 次测定的指纹图谱结果，评价结果见表 11-96。结果显示 10 批金钱草药材 HPLC 指纹图谱的平均 $S_m$ 为 0.904（$n=10$）；平均 $P_m$ 为 105.82%（$n=10$）。通过"中药主组分一致性数字化评价系统 3.0"评价，相似度均值为 0.99，$RSD=0.68\%$（$n=10$），评价图谱见图 11-44。由表 11-96 中数据可以看出，10 批药材质量差异较大，为保证制剂质量，规定金钱草药材与对照指纹图谱相似度不得低于 0.90，即 $S_m \geqslant 0.90$，同时用"中药主组分一致性数字化评价系统 3.0"控制 $P_m$ 范围为 80%～130%，满足上述标准视为合格药材，反之为不合格药材。S5 因 $P_m$ 超出限度而不合格，其余批次均合格。

表 11-96　10 批金钱草药材定性相似度和定量相似度评价

| 批号 | 1-$S_m$ | 2-$S_m$ | 平均值 | 1-$P_m$/% | 2-$P_m$/% | 平均值 | 1-药典-$S_F$ | 2-药典-$S_F$ | 平均值 | 质量 |
|---|---|---|---|---|---|---|---|---|---|---|
| S1 | 0.99 | 0.99 | 0.99 | 111.10 | 113.00 | 112.05 | 0.99 | 0.99 | 0.99 | 合格 |
| S2 | 0.98 | 0.98 | 0.98 | 91.70 | 92.90 | 92.30 | 0.98 | 0.98 | 0.98 | 合格 |
| S3 | 0.99 | 0.99 | 0.99 | 114.70 | 114.30 | 114.50 | 0.99 | 0.99 | 0.99 | 合格 |
| S4 | 0.99 | 0.99 | 0.99 | 98.40 | 99.50 | 98.95 | 0.99 | 0.99 | 0.99 | 合格 |
| S5 | 0.98 | 0.98 | 0.98 | 132.20 | 132.30 | 132.25 | 0.98 | 0.98 | 0.98 | 不合格 |

| 批号 | $1\text{-}S_m$ | $2\text{-}S_m$ | 平均值 | $1\text{-}P_m/\%$ | $2\text{-}P_m/\%$ | 平均值 | $1\text{-}药典\text{-}S_F$ | $2\text{-}药典\text{-}S_F$ | 平均值 | 质量 |
|---|---|---|---|---|---|---|---|---|---|---|
| S6 | 0.99 | 0.99 | 0.99 | 120.90 | 123.40 | 122.15 | 0.99 | 0.99 | 0.99 | 合格 |
| S7 | 0.98 | 0.98 | 0.98 | 83.90 | 83.80 | 83.85 | 0.98 | 0.98 | 0.98 | 合格 |
| S8 | 0.99 | 0.99 | 0.99 | 97.80 | 97.80 | 97.80 | 0.99 | 0.99 | 0.99 | 合格 |
| S9 | 1.00 | 1.00 | 1.00 | 100.00 | 99.10 | 99.55 | 1.00 | 1.00 | 1.00 | 合格 |
| S10 | 1.00 | 1.00 | 1.00 | 104.40 | 105.20 | 104.80 | 1.00 | 1.00 | 1.00 | 合格 |
| 平均值 | 0.99 | 0.99 | 0.99 | 105.51 | 106.13 | 105.82 | 0.99 | 0.99 | 0.99 | ＊＊ |
| $RSD/\%$ | 0.68 | 0.69 | 0.68 | 13.64 | 13.81 | 13.72 | 0.68 | 0.69 | 0.68 | ＊＊ |

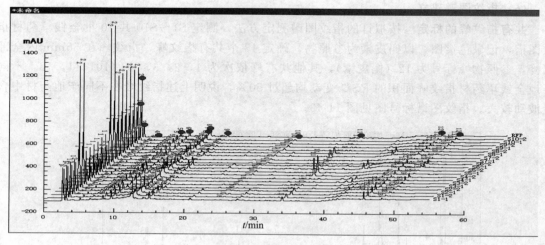

图 11-44　10 批金钱草药材的 HPLC 指纹图谱

### 11.2.3.6　柴胡 HPLC 指纹图谱检测标准起草说明

参见 11.1.3.5 部分柴胡 HPLC 指纹图谱检测标准起草说明。

### 11.2.3.7　夏枯草 HPLC 指纹图谱检测标准起草说明

#### 11.2.3.7.1　名称

夏枯草（Xiakucao），拉丁名为 PRUNELLAE SPICA。

#### 11.2.3.7.2　来源

本品为唇形科植物夏枯草 *Prunella vulgaris* L．的干燥果穗。夏季果穗呈棕红色时采收，除去杂质，晒干。

#### 11.2.3.7.3　主要成分与药理作用

柴胡中含有三萜及其苷类、甾醇及其苷类、黄酮类、香豆素、有机酸、挥发油及糖类等成分，可以清肝泻火、明目、散结消肿。用于目赤肿痛、目珠夜痛、头痛眩晕、瘰疬、瘿瘤、乳痈、乳癖、乳房胀痛的治疗。

#### 11.2.3.7.4　夏枯草 HPLC 指纹图谱方法学研究

**（1）仪器和试药**

Agilent 1100 型液相色谱仪（配有二极管阵列检测器、四元低压梯度泵、在线脱气装置、自动进样器），Agilent OpenLAB CDS Chemstation（Edition C.01.07）网络工作站（Agilent 科技有限公司），Sarturius-BS110S 分析天平（北京赛多利斯天平有限公司）。夏枯草药材详细信息见表 11-97。

表 11-97　夏枯草药材产地来源

| 序号 | 药材编号 | 省份 | 产地证明 | 序号 | 药材编号 | 省份 | 产地证明 |
|---|---|---|---|---|---|---|---|
| 1 | XKC-S1 | 湖北 | 湖北武汉 | 6 | XKC-S6 | 安徽 | 安徽淮北 |
| 2 | XKC-S2 | 陕西 | 陕西蓝田 | 7 | XKC-S7 | 河南 | 河南南阳 |
| 3 | XKC-S3 | 安徽 | 安徽亳州 | 8 | XKC-S8 | 浙江 | 浙江桐庐 |
| 4 | XKC-S4 | 河南 | 河南确山县 | 9 | XKC-S9 | 河南 | 河南周口 |
| 5 | XKC-S5 | 河南 | 河南驻马店 | 10 | XKC-S10 | 河南 | 河南禹州 |

**（2）溶液制备**

**供试品溶液制备**　取过筛后夏枯草药材粉末 1.0g，精密称定，在 50mL 量瓶中精密加入稀乙醇 50mL，称定重量，超声处理（功率 250W，频率 40kHz）30min，放冷，称定重量，用稀乙醇补足减失的重量，摇匀，进样前用 0.45μm 滤膜滤过，取续滤液，即可。

**对照品溶液制备**　取迷迭香酸对照品适量，精密称定，置棕色量瓶中，加稀乙醇制成每 1mL 含 500μg 迷迭香酸的溶液，即得迷迭香酸对照品溶液。

**（3）色谱条件**

以十八烷基硅胶为填充剂；以 0.2%磷酸水溶液（含 5mmol/L 庚烷磺酸钠）为流动相 A，流动相 B 为乙腈-甲醇（9∶1）溶液。洗脱程序如下：0～10min，4%～11% B；10～35min，11%～20% B；35～45min，20%～45% B；45～55min，45%～55% B。检测波长 254nm，进样量 5μL，柱温 35℃±0.15℃，流速为 1.0mL/min。

**（4）系统适用性和条件优化**

**系统适用性试验**　取供试品溶液 S1（湖北武汉）进样 5μL，记录色谱图。取迷迭香酸对照品溶液 5μL，记录色谱图。对比保留时间及在线紫外光谱图可知，迷迭香酸的出峰时间是 42.528min。在此系统条件下，以迷迭香酸计算色谱柱的理论板数应不低于 48000。

**提取溶剂考察**　取供试品 S1（湖北武汉）4 份，分别以稀乙醇、80%（V/V）甲醇、50%（V/V）甲醇，20%（V/V）甲醇为溶剂，超声 30min 提取样品，摇匀，滤过，取续滤液，即得。将以上 4 份样品供试液分别进样 5μL，记录色谱图。将测得的两张图谱积分后得到的 *.CDF 文件导入"中药主组分一致性数字化评价系统 3.0"，以迷迭香酸峰为参照峰确定 8 个指纹峰。以色谱指纹图谱信息量指数 $I$ 为优化目标函数对样品提取条件进行优化选择，结果见表 11-98。结果显示，选择的 4 种提取溶剂，用 $I$ 值评价的结果无显著性差异，考虑 $I$ 值大小、色谱峰响应与《中国药典》夏枯草含量测定色谱条件，本试验选择稀乙醇为提取溶剂，超声 30min 提取制备样品。$I$ 计算公式如下。

$$I = \ln R = -\sum_{i=1}^{n} p_i \ln p_i \ln A_i$$

表 11-98　样品提取条件优化试验 $I$ 值

| 提取条件 | 稀乙醇 | 80%（V/V）甲醇 | 50%（V/V）甲醇 | 20%（V/V）甲醇 |
|---|---|---|---|---|
| $I$ | 7.2 | 6.7 | 7.0 | 6.2 |

**色谱系统的专属性试验**　记录进样 0μL 考察系统空针运行的色谱指纹的情况，色谱图在 56min 后出现系统溶剂峰，表明色谱系统对指纹图谱测定不产生干扰峰。同时取提取溶剂（稀乙醇）5μL 进样检测，考察色谱系统对指纹图谱的影响，记录色谱图，结果表明提取溶剂不干扰指纹图谱测定。取样品溶液 5μL 进样检测，梯度洗脱 2h，记录色谱图。

（5）方法学考察

① 精密度试验

**供试液精密度试验** 取夏枯草药材 S1（湖北武汉），按"溶液制备"项下制备供试品溶液，对同一供试品溶液，按拟订的色谱条件，连续测定 6 次，记录色谱图，以迷迭香酸（6 号峰）的保留时间和峰面积为参照物峰，确定 8 个指纹峰，计算各共有峰的 $RTT$ 和 $RA$。$RTT$ 的 $RSD$ 均小于 $0.1\%$，$RA$ 的 $RSD$ 均小于 $1.9\%$。将测得的图谱积分得到的 $*.CDF$ 文件导入"中药主组分一致性数字化评价系统 3.0"，以迷迭香酸为参照物峰确定 8 个指纹峰，按平均值法生成对照指纹图谱，以对照指纹图谱标准评价 6 次指纹图谱结果，由计算机软件评价计算，结果显示 6 次的平均 $S_m$ 为 1.00，$RSD=0.0\%$（$n=6$）；平均 $P_m$ 为 $100.0\%$，$RSD=0.48\%$（$n=6$）；相似度均为 1.00，详见表 11-99。试验结果表明本法的仪器精密度很好。

表 11-99　供试液精密度、稳定性及方法重复性试验评价结果

| 精密度试验 | | | |
| --- | --- | --- | --- |
| 类别 | $S_m$ | $P_m/\%$ | 药典-$S_F$ |
| JMD1 | 1.00 | 100.0 | 1.00 |
| JMD2 | 1.00 | 99.3 | 1.00 |
| JMD3 | 1.00 | 99.7 | 1.00 |
| JMD4 | 1.00 | 100.0 | 1.00 |
| JMD5 | 1.00 | 100.4 | 1.00 |
| JMD6 | 1.00 | 100.6 | 1.00 |
| 平均值 | 1.00 | 100.0 | 1.00 |
| $RSD/\%$ | 0.00 | 0.48 | 0.00 |
| 稳定性试验 | | | |
| 类别 | $S_m$ | $P_m/\%$ | 药典-$S_F$ |
| WDX1 | 1.00 | 100.0 | 1.00 |
| WDX2 | 1.00 | 100.3 | 1.00 |
| WDX3 | 1.00 | 100.3 | 1.00 |
| WDX4 | 1.00 | 100.5 | 1.00 |
| WDX5 | 1.00 | 100.0 | 1.00 |
| WDX6 | 1.00 | 101.6 | 1.00 |
| 平均值 | 1.00 | 100.0 | 1.00 |
| $RSD/\%$ | 0.00 | 0.60 | 0.00 |
| 方法重复性试验 | | | |
| 类别 | $S_m$ | $P_m/\%$ | 药典-$S_F$ |
| CFX1-1 | 1.00 | 99.2 | 1.00 |
| CFX2-1 | 1.00 | 99.7 | 1.00 |
| CFX3-1 | 1.00 | 99.9 | 1.00 |
| CFX4-1 | 1.00 | 99.8 | 1.00 |
| CFX5-1 | 1.00 | 99.5 | 1.00 |
| CFX6-1 | 1.00 | 101.5 | 1.00 |
| CFX1-2 | 1.00 | 99.5 | 1.00 |
| CFX2-2 | 1.00 | 99.8 | 1.00 |
| CFX3-2 | 1.00 | 101.1 | 1.00 |
| CFX4-2 | 1.00 | 99.7 | 1.00 |
| CFX5-2 | 1.00 | 99.3 | 1.00 |
| CFX6-2 | 1.00 | 100.9 | 1.00 |
| 平均值 | 1.00 | 100.0 | 1.00 |
| $RSD/\%$ | 0.00 | 0.75 | 0.00 |

**中间精密度试验** 取夏枯草药材 S1（湖北武汉），按"供试品溶液制备"项下制备供试品溶液，对同一供试品溶液，更换另一台机器后，按拟订的色谱条件，连续测定 6 次，记录色谱图，以迷迭香酸为参照物，确定 8 个共有指纹峰，计算各共有峰的 $RTT$ 和 $RA$。共有峰的 $RA$ 的 $RSD$ 除 4 号峰（$RSD=18.3\%$）、7 号峰（$RSD=14.5\%$）均小于 10.0%，共有 $RTT$ 的 $RSD$ 均小于 2.0%。

将测得的图谱积分得到的 *.CDF 文件以及另一台仪器测得的精密度试验图谱积分得到的 *.CDF 文件同时导入"中药主组分一致性数字化评价系统 3.0"，以迷迭香酸为参照峰确定 8 个共有指纹峰，按平均值法生成对照指纹图谱，用对照指纹图谱为标准由计算机软件计算评价 12 次测定的指纹图谱结果。结果显示 12 份供试品指纹图谱的平均 $S_m$ 为 1.00，$RSD=0.0\%$（$n=12$）；平均 $P_m$ 为 100.0%，$RSD=3.3\%$（$n=12$）；通过"中药主组分一致性数字化评价系统 3.0"评价，平均相似度均为 1.00，$RSD=0.0\%$（$n=12$），数据详见表 11-100。试验结果表明本法的中间精密度良好。

表 11-100　中间精密度试验的相似度评价结果

| 类别 | $S_m$ | $P_m/\%$ | 药典-$S_F$ |
|---|---|---|---|
| JMD1 | 1.00 | 96.9 | 1.00 |
| JMD2 | 1.00 | 96.2 | 1.00 |
| JMD3 | 1.00 | 96.6 | 1.00 |
| JMD4 | 1.00 | 96.9 | 1.00 |
| JMD5 | 1.00 | 97.3 | 1.00 |
| JMD6 | 1.00 | 97.5 | 1.00 |
| ZJJMD1 | 1.00 | 102.5 | 1.00 |
| ZJJMD2 | 1.00 | 104.2 | 1.00 |
| ZJJMD3 | 1.00 | 102.6 | 1.00 |
| ZJJMD4 | 1.00 | 102.8 | 1.00 |
| ZJJMD5 | 1.00 | 102.8 | 1.00 |
| ZJJMD6 | 1.00 | 103.7 | 1.00 |
| 平均值 | 1.00 | 100.0 | 1.00 |
| $RSD/\%$ | 0.00 | 3.30 | 0.00 |

**参照物测定精密度试验** 取对照品迷迭香酸，按"溶液制备"项下制备参照物溶液，对同一参照物溶液，按正文拟订的色谱条件，连续测定 6 次，记录色谱图。以参照物溶液中迷迭香酸面积计算 $RSD$，结果见表 11-101。试验结果表明仪器精密度良好。

表 11-101　迷迭香酸溶液精密度及稳定性试验评价结果

| 精密度 | | 稳定性 | |
|---|---|---|---|
| 类别 | $A$ | 类别 | $A$ |
| JMD1 | 2914.8 | WDX-0h | 2927 |
| JMD2 | 2920.5 | WDX-2h | 2920.6 |
| JMD3 | 2915.1 | WDX-4h | 2924.4 |
| JMD4 | 2916.6 | WDX-6h | 2916.6 |
| JMD5 | 2933.8 | WDX-11h | 2916.6 |
| JMD6 | 2936.4 | WDX-42h | 2878.3 |
| 平均值 | 2922.9 | 平均值 | 2913.9 |
| $RSD/\%$ | 0.30 | $RSD/\%$ | 0.60 |

② 耐用性试验

**a. 溶液的稳定性试验**

**供试品溶液稳定性试验** 对同一夏枯草药材供试品溶液 S1（湖北武汉），取同一供试品溶液于室温放置，按上述色谱条件分别在 0h、1.5h、3h、4.5h、9.5h、21h 测定 6 次，记录色谱图，迷迭香酸的保留时间和峰面积为参照物峰，确定 8 个共有指纹峰，计算各共有峰的 $RTT$ 和 $RA$。$RTT$ 的 $RSD$ 均小于 1.0%，$RA$ 的 $RSD$ 均小于 3.0%。将测得的图谱积分得到的 *.CDF 文件导入 "中药主组分一致性数字化评价系统 3.0"，以迷迭香酸峰为参照物峰确定 8 个共有指纹峰，以第一次测定为标准评价其他 5 次测定的指纹图谱结果。结果显示 6 次测定供试品指纹图谱的平均 $S_m$ 为 1.00，$RSD=0.0\%$（$n=6$）；平均 $P_m$ 为 100.0%，$RSD=0.6\%$（$n=6$）；相似度均为 1.00，$RSD=0.0\%$（$n=6$），数据详见表 11-99。由上述试验结果表明，供试品溶液室温放置 21h 溶液稳定。

**对照品溶液稳定性试验** 按 "溶液制备" 项下制备方法制备参照物溶液，按上述色谱条件分别在 0h、2h、6h、11h、42h 测定 6 次，记录色谱图。以参照物溶液中迷迭香酸面积计算 $RSD$，结果见表 11-101。试验结果表明本法的仪器精密度良好。

**b. 柱温考察** 取 S1 供试品溶液，分别在 30℃、35℃、40℃柱温条件进样 $5\mu L$ 进行检测，记录色谱图。将测得的 3 张图谱积分后得到的 *.CDF 文件导入 "中药主组分一致性数字化评价系统 3.0"。以色谱指纹图谱信息量指数 $I$ 为优化目标函数对柱温进行耐用性试验考察。$I$ 是代表信号大小、信号均化程度和信息量多少的指数。$I$ 值见表 11-102，结果表明柱温变化对 $I$ 值无明显影响。迷迭香酸的理论塔板数均大于 40000，柱温变化未对指纹峰的指认有明显影响。

同时，分别在 30℃、35℃、40℃柱温条件下，取参照物溶液 $5\mu L$ 进样检测，记录色谱图。不同柱温条件下，参照物溶液的柱效信息见表 11-102。结果表明较低的柱温使得夏枯草样品溶液整体出峰时间延长，但迷迭香酸理论塔板数均无较大波动。

**表 11-102 柱温、流速及色谱柱考察评价结果**

| | 类别 | 1 | 2 | 3 |
|---|---|---|---|---|
| 柱温考察 | 色谱条件/℃ | 35 | 30 | 40 |
| | 指纹峰个数 | 8 | 8 | 8 |
| | $I$ 值 | 7.5 | 7.2 | 7.4 |
| | 供试品中迷迭香酸塔板数 | 51130 | 55162 | 42905 |
| | 分离度（与前相邻峰，与后相邻峰） | 2.48/4.89 | 2.51/4.26 | 2.81/5.53 |
| | 对照品中迷迭香酸塔板数 | 51661 | 55239 | 43617 |
| | $t_R$（迷迭香酸） | 42.684 | 43.238 | 42.022 |
| 流速考察 | 色谱条件/(mL/min) | 1.0 | 0.8 | 1.2 |
| | 指纹峰个数 | 8 | 8 | 8 |
| | $I$ 值 | 7.5 | 7.2 | 7.3 |
| | 供试品中迷迭香酸塔板数 | 51130 | 57012 | 40883 |
| | 分离度（与前相邻峰，与后相邻峰） | 2.48/4.89 | 3.05/3.84 | 1.68/7.19 |
| | 对照品中迷迭香酸塔板数 | 51661 | 57960 | 40706 |
| | $t_R$（迷迭香酸） | 42.684 | 44.518 | 41.224 |
| 色谱柱考察 | 色谱条件 | COSMOSIL | AGELA | ZORBAX SB |
| | 指纹峰个数 | 8 | 8 | 8 |
| | $I$ 值 | 7.4 | 7.0 | 7.3 |
| | 供试品中迷迭香酸塔板数 | 51027 | 45345 | 41134 |
| | 分离度（与前相邻峰，与后相邻峰） | 2.49/5.04 | 1.53/6.88 | 2.33/3.69 |
| | 对照品中迷迭香酸塔板数 | 50750 | 49473 | 42496 |
| | $t_R$（迷迭香酸） | 42.660 | 42.974 | 41.913 |

**c. 流速考察**　改变流动相流速，在 1.0mL/min、0.8mL/min 和 1.2mL/min 流速下对同一供试品 S1 溶液 5μL 进样检测，记录色谱图。由表 11-102 中结果可以看出，流速变化对 $I$ 值无明显影响。迷迭香酸的理论塔板数均大于 1000000，流速变化未对指纹峰的指认有明显影响。

同时，分别在 1.0mL/min、0.8mL/min、1.2mL/min 流速条件下，取参照物溶液 5μL 进样检测，记录色谱图。不同流速条件下，对参照物溶液的柱效信息见表 11-102。结果表明流速降低会使迷迭香酸的保留时间延长，但迷迭香酸的柱效均大于 40000。

**d. 色谱柱考察**　取同一供试品溶液 S1（湖北武汉），分别使用 COSMOSIL-$C_{18}$ 柱、AGELA-$C_{18}$ 柱和 ZORBAX SB-$C_{18}$ 柱，进样检测，记录色谱图，将测得的图谱积分得到的 *.CDF 文件导入"中药主组分一致性数字化评价系统 3.0"。以色谱指纹图谱信息量指数 $I$ 为优化目标函数对色谱柱条件进行优化选择。$I$ 是代表信号大小、信号均化程度和信息量多少的指数。更换各厂家的 $C_{18}$ 填料色谱柱后，未对峰指认造成明显影响，$I$ 值变化不大。这说明使用 $C_{18}$ 柱适用于本系统，在使用 AGELA 色谱柱时，分离度有所下降，但分离度大于 1.5，仍属于完全分离，符合要求。本试验选择 COSMOSIL-$C_{18}$ 柱作为固定色谱柱。色谱柱考察评价结果见表 11-102。

同时，分别在 3 种色谱柱的条件下，取参照物溶液 5μL 进样检测，记录色谱图。不同色谱柱条件下，对参照物溶液的柱效信息见表 11-102。结果表明色谱柱的变化对迷迭香酸的柱效有一定影响，但迷迭香酸柱效均大于 40000。

**③ 线性和范围**

**供试品溶液线性关系考察**　取夏枯草样品 S1（湖北武汉），精密称定，用稀乙醇制备成每 1mL 含 19.958mg 溶液，作为储备液。分别进样 0.1μL、0.5μL、1.0μL、2.5μL、5.0μL、10.0μL 进行检测，记录色谱图。将测得的图谱积分得到的 *.CDF 文件导入"中药主组分一致性数字化评价系统 3.0"，以迷迭香酸为参照物峰确定 8 个共有指纹峰，由计算机软件计算评价。以供试品质量为横坐标，供试品评价结果中的 $P_m$ 值为纵坐标做线性回归方程，得回归方程为 $y = 1.0092x - 0.6519$；$r = 1.000$。供试品的线性范围为 $2.0002 \sim 200.02\mu g$。其指纹图谱评价结果见表 11-103。

**表 11-103　供试品及咖啡酸溶液线性关系表**

| | 类别 | 1 | 2 | 3 | 4 | 5 | 6 |
|---|---|---|---|---|---|---|---|
| 供试品 | 重量/μg | 2.00 | 9.98 | 19.96 | 49.90 | 99.79 | 199.58 |
| | 进样量/μL | 0.10 | 0.50 | 1.00 | 2.50 | 5.00 | 10.00 |
| | $P_m$/% | 1.60 | 8.80 | 19.50 | 50.20 | 100.00 | 200.70 |
| 迷迭香酸对照品 | $A_1$ | 298.24 | 605.07 | 1207.78 | 2498.65 | 3053.13 | 6219.80 |
| | $A_2$ | 298.95 | 606.66 | 1219.09 | 2491.45 | 3075.30 | 6225.04 |
| | $A_{平均}$ | 298.60 | 606.16 | 1213.44 | 2495.05 | 3064.22 | 6222.42 |
| | $C/(\mu g/mL)$ | 47.25 | 94.51 | 189.02 | 378.03 | 472.54 | 945.08 |

**参照物溶液线性关系考察**　取迷迭香酸对照品适量，精密称定，加甲醇制成 47.25μg/mL、94.51μg/mL、189.02μg/mL、378.03μg/mL、472.54μg/mL 和 945.08μg/mL 的溶液，进样检测，记录色谱图。以对照品浓度为横坐标，峰面积为纵坐标，建立线性回归方程，见表 11-103，回归方程为 $y = 6.5981x - 21.732$；$r = 0.9999$，线性范围为 $47.25 \sim 945.08\mu g/mL$。

**④ 准确度试验**

**对照品储备液制备**　取迷迭香酸对照品适量，精密称定，加稀乙醇制备成每 1mL 含迷

迭香酸 $200\mu g$ 的溶液，作为迷迭香酸对照品储备液，进样 $5\mu L$，测定 2 次，记录色谱图。

**供试品溶液制备与检测**　取供试品 S1（湖北武汉）约 $1.0g$，精密称定，加稀乙醇 $50mL$（每 $1mL$ 含供试品 $20mg$），超声提取 $30min$，滤过，取续滤液，作为供试品溶液。进样 $5\mu L$，进样测定 2 次，记录色谱图。

**加标 100% 溶液制备与检测**　取供试品 S1（湖北武汉）约 $1.0g$，精密称定，加稀乙醇 $50mL$（每 $1mL$ 含供试品 $20mg$），超声提取 $30min$，滤过，取续滤液，作为供试品储备溶液。取供试品储备溶液 $1mL$，加入对照品储备溶液 $1mL$，混合均匀，即得。重复操作 6 次，进样 $10\mu L$，测定 2 次。以浓度计算回收试验结果见表 11-104。结果表明，回收率范围在 $100.2\% \sim 103.0\%$ 符合规定。

表 11-104　浓度法计算回收试验结果

| 名称 | $M/g$ | $A_1$ | $A_2$ | $A_{平均}$ | $C_{理论}$ /$(\mu g/mL)$ | $C_{实测}$ /$(\mu g/mL)$ | 回收率 /% |
|---|---|---|---|---|---|---|---|
| 对照品 | 0.00425 | 1006.9 | 1011.3 | 1009.1 | 153.9 | — | — |
| 样品 | 1.0013 | 1088.8 | 1096.0 | 1092.4 | — | 168.9 | — |
| 加标样品 | 1.007 | 2086.0 | 2088.4 | 2087.2 | 153.9 | 319.6 | 100.2 |
| 加标样品 | 1.003 | 2088.8 | 2087.2 | 2088.0 | 153.9 | 319.7 | 100.3 |
| 加标样品 | 1.0015 | 2090.5 | 2091.8 | 2091.2 | 153.9 | 320.2 | 100.5 |
| 加标样品 | 1.0028 | 2113.7 | 2122.2 | 2117.9 | 153.9 | 324.3 | 103.0 |
| 加标样品 | 0.9995 | 2100.9 | 2107.3 | 2104.1 | 153.9 | 322.2 | 102.0 |
| 加标样品 | 0.9994 | 2102.1 | 2103.7 | 2102.9 | 153.9 | 322.0 | 101.9 |

注：1. 线性方程 $y = 6.5981x - 21.732$。

2. 回收率 $= \dfrac{C_{实测}}{C_{理论}} = \dfrac{C_{加标样品实测} - (C_{样品实测}/m_{样品}) \times m_{加标样品}}{C_{理论对照品}} \times 100\%$。

#### ⑤ 方法重复性试验

对同一批样品 S1（湖北武汉），按提取方法方法，制备 6 份样品，每份样品平行测定 2 次，记录色谱图，以迷迭香酸的保留时间和峰面积为参照物峰，确定 8 个共有指纹峰，计算各共有峰的 $RTT$ 和 $RA$。$RTT$ 的 $RSD$ 均小于 $1.0\%$，$RA$ 的 $RSD$ 除 4 号峰（$RSD = 19.7\%$）均小于 $3\%$。

将测得的图谱积分后得到的 ∗.CDF 文件导入"中药主组分一致性数字化评价系统 3.0"，以迷迭香酸为参照物峰确定 8 个共有指纹峰，按平均值法生成对照指纹图谱，据此评价 12 次测定的指纹图谱，同一样品二次结果取平均。结果显示 6 份供试品指纹图谱的平均 $S_m$ 为 $1.00$，$RSD = 0.0\%$（$n = 6$）；平均 $P_m$ 为 $100.0\%$，$RSD = 0.7\%$（$n = 6$）。通过"中药主组分一致性数字化评价系统 3.0"评价，平均相似度均为 $1.00$，$RSD = 0.0\%$（$n = 6$），详见表 11-99。由上述试验结果表明本法的方法重复性良好，满足指纹图谱研究的技术要求。

#### (6) 指纹图谱建立

**共有指纹峰的标定**　按拟订的指纹图谱测定方法，测定 S1～S10 共 10 批由西安高科陕西金方药业有限公司提供的夏枯草药材指纹图谱，每批平行测定 2 次，记录色谱图。以迷迭香酸的保留时间和峰面积为参照物峰，确定 8 个共有指纹峰，指纹峰在 $50min$ 内全部出峰。参照物迷迭香酸标号为 6（S），其他共有峰依次为 1，2，3，…，8。不同产地 10 批夏枯草药材指纹峰面积的 $RSD$ 变动超过 $80\%$ 是 2 号峰，说明上述指纹峰在不同产地药材中含量波动较大。夏枯草 HPLC 指纹峰标号图见图 11-45。

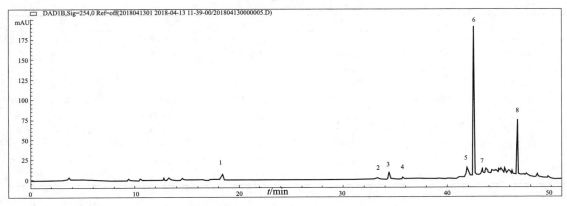

图 11-45　夏枯草 HPLC 特征指纹图谱标号图

**夏枯草纹图谱相似度评价**　将 10 批图谱积分后的 ＊.CDF 文件导入"中药主组分一致性数字化评价系统 3.0"，以迷迭香酸（6 号峰）为参照物峰，确定 8 个共有指纹峰，按平均值法生成对照指纹图谱，用该对照指纹图谱为标准应用计算机软件计算评价 20 次测定的指纹图谱结果，评价结果见表 11-105。结果显示 10 批夏枯草药材 HPLC 指纹图谱的平均 $S_m$ 为 0.988（$n=10$）；平均 $P_m$ 为 99.7％（$n=10$）；相似度均值为 0.988，$RSD=2.1\%$（$n=10$），详见表 11-105。由表 11-105 中数据可以看出，10 批药材质量差异较大，为保证制剂质量，规定夏枯草药材与对照指纹图谱相似度不得低于 0.90，即 $S_m\geqslant0.90$，同时用"中药主组分一致性数字化评价系统 3.0"控制 $P_m$ 范围为 80％～130％，满足上述标准视为合格药材，反之为不合格药材。结果夏枯草药材 S4、S5 合格，S3、S6、S8、S9、S10 因 $P_m$ 低于限度而不合格；S1、S2、S7 因 $P_m$ 高于限度而不合格。

表 11-105　10 批夏枯草药材定性相似度和定量相似度评价

| 批号 | 1-$S_m$ | 2-$S_m$ | 平均值 | 1-$P_m$/％ | 2-$P_m$/％ | 平均值 | 1-药典-$S_m$ | 2-药典-$S_m$ | 平均值 | 质量 |
|---|---|---|---|---|---|---|---|---|---|---|
| S1 | 0.997 | 0.997 | 0.997 | 191.7 | 192.7 | 192.2 | 0.997 | 0.997 | 0.997 | 不合格 |
| S2 | 0.998 | 0.998 | 0.998 | 196.8 | 198.0 | 197.4 | 0.998 | 0.998 | 0.998 | 不合格 |
| S3 | 0.932 | 0.934 | 0.933 | 37.3 | 37.6 | 37.5 | 0.932 | 0.934 | 0.933 | 不合格 |
| S4 | 0.999 | 0.999 | 0.999 | 84.7 | 84.2 | 84.5 | 0.999 | 0.999 | 0.999 | 合格 |
| S5 | 0.995 | 0.995 | 0.995 | 92.4 | 93.9 | 93.2 | 0.995 | 0.995 | 0.995 | 合格 |
| S6 | 0.999 | 0.999 | 0.999 | 74.0 | 73.5 | 73.8 | 0.999 | 0.999 | 0.999 | 不合格 |
| S7 | 0.997 | 0.997 | 0.997 | 182.6 | 182.1 | 182.4 | 0.997 | 0.997 | 0.997 | 不合格 |
| S8 | 0.973 | 0.972 | 0.973 | 28.1 | 28.0 | 28.1 | 0.973 | 0.972 | 0.973 | 不合格 |
| S9 | 0.994 | 0.994 | 0.994 | 29.1 | 29.0 | 29.1 | 0.994 | 0.994 | 0.994 | 不合格 |
| S10 | 0.998 | 0.998 | 0.998 | 78.7 | 78.9 | 78.8 | 0.998 | 0.998 | 0.998 | 不合格 |
| 平均值 | 0.988 | 0.988 | 0.988 | 99.5 | 99.8 | 99.7 | 0.988 | 0.988 | 0.988 | — |
| $RSD$/％ | 2.1 | 2.1 | 2.1 | 67.1 | 67.2 | 67.2 | 2.1 | 2.1 | 2.1 | — |

**（7）夏枯草药材中迷迭香酸含量测定**

按拟定的含量测定方法，对 10 批夏枯草样品中的迷迭香酸进行含量测定，测定结果见表 11-106，除 XKC-S3、XKC-S8、XKC-S9 外，其余样品均符合《中国药典》规定（迷迭香酸含量不低于 0.2％）。

表 11-106　迷迭香酸含量结果

| 批号 | $A_1$ | $A_2$ | $A_{平均}$ | 称样量/g | 含量/% |
|---|---|---|---|---|---|
| XKC-S1 | 1091.37 | 1096.34 | 1093.86 | 0.9994 | 0.85 |
| XKC-S2 | 1102.48 | 1108.81 | 1105.64 | 0.9988 | 0.86 |
| XKC-S3 | 164.38 | 166.02 | 165.20 | 0.9994 | 0.14 |
| XKC-S4 | 479.83 | 478.41 | 479.12 | 0.9964 | 0.38 |
| XKC-S5 | 571.96 | 582.39 | 577.18 | 0.9997 | 0.45 |
| XKC-S6 | 422.54 | 420.04 | 421.29 | 0.9990 | 0.34 |
| XKC-S7 | 1034.79 | 1040.25 | 1037.52 | 0.9994 | 0.80 |
| XKC-S8 | 193.20 | 193.83 | 193.51 | 0.9981 | 0.16 |
| XKC-S9 | 166.37 | 167.28 | 166.82 | 0.9982 | 0.14 |
| XKC-S10 | 434.35 | 436.53 | 435.44 | 0.9984 | 0.35 |

注：1. 线性方程 $y = 6.5981x - 21.732$。

2. 含量 $= \left( \dfrac{A_{平均} + 23.936}{6.6012} \right) \times 10^{-6} \times 50 \times \dfrac{1}{m_{样品}} \times 100\%$。

# 参 考 文 献

[1] 孙国祥, 史香芬, 王玲娇. 基于 HPLC-DAD-ELSD 指纹谱的系统指纹定量法评价清热解毒注射液质量 [J]. 中南药学, 2009, 7 (12): 941-945.

[2] 孙国祥, 殷瑞娟, 苏雷, 等. 比率指纹图谱定量评价柏子养心丸质量 [J]. 中南药学, 2014, 12 (08): 721-725.

[3] 孙国祥, 闫波, 侯志飞, 等. 中药色谱指纹图谱评价方法研究进展 [J]. 中南药学, 2015, 13 (07): 673-681.

[4] 夏俊美, 孙国祥. 三波长 HPLC 指纹图谱和 7 组分测定评价银黄片质量 [J]. 医药导报, 2015, 34 (03): 371-376.

[5] 孙国祥, 胡玥珊, 张春玲, 等. 构建中药数字化指纹图谱研究 [J]. 药物分析杂志, 2009, 29 (01): 160-169.

[6] 孙国祥, 侯志飞, 毕雨萌, 等. 中药色谱指纹图谱潜信息特征判据研究 [J]. 药学学报, 2006, 41 (09): 857-862.

[7] 孙国祥, 高嘉悦, 侯志飞, 等. 用定量指纹图谱戈净度理论和统一化法评价复方丹参片高效液相色谱指纹图谱 [J]. 中南药学, 2015, 13 (05): 449-454.

[8] 孙国祥, 高雅宁, 侯志飞, 等. 色谱特征指纹定量法和多标定量指纹法评价血府逐瘀丸质量 [J]. 中南药学, 2015, 13 (01): 1-7.

[9] 孙国祥, 吴玉, 孟令新, 等. 多元多维定量指纹图谱交叉评价防风通圣丸 [J]. 中南药学, 2014, 12 (03): 193-198.

[10] 孙国祥, 张玉静, 孙万阳, 等. 中药一致性评价关键问题——中药标准制剂控制模式和定量指纹图谱检查项 [J]. 中南药学, 2016, 14 (10): 1026-1032.

[11] 孙国祥, 孙万阳, 张晶, 等. 中药质量一致性评价体系-基于定量指纹图谱检查的中药标准制剂控制模式的解析 [J]. 中南药学, 2018, 16 (01): 2-13.

[12] 孙国祥, 宋文璟, 林婷. 三角形法和四面体法优化选择毛细管区带电泳背景电解质 [J]. 色谱, 2008, 26 (02): 232-236.

[13] 胡玥珊, 孙国祥, 刘迎春. 系统指纹定量法评价牛黄解毒片毛细管电泳指纹谱 [J]. 中南药学, 2015, 13 (09): 897-900.

[14] Sun G X, Yu-Meng B I, Liu J D, et al. Digitized fingerprint of Radix Bupleuri by HPLC [J]. *Central South Pharmacy*, 2007, (1): 79-82.

[15] Sun G, Shi C. The overall quality control of Radix scutellariae by capillary electrophoresis fingerprint [J]. *Journal of Chromatographic Science*, 2008, 46 (5): 454-460.

[16] Sun G, Zhi X, Bi K. Overall qualitative and overall quantitative assessment of compound liquoric tablets using HPLC fingerprints [J]. *Analytical Sciences*, 2009, 25 (4): 529-534.

[17] 孙国祥, 杨宏涛, 邓湘昱, 等. 金银花的毛细管电泳指纹图谱研究 [J]. 色谱, 2007, 25 (1): 96-100.

[18] 孙国祥, 张静娴. 系统指纹定量法鉴别龙胆泻肝丸质量 [J]. 分析化学, 2009, 37 (8): 1183-1187.

[19] 孙国祥, 刘金丹, 侯志飞, 等. 甜瓜蒂 HPLC 数字化指纹图谱研究 [J]. 药物分析杂志, 2007, 6 (6): 239-243.

[20] 孙国祥, 雒翠霞, 王真. 斑蝥 HPLC 数字化指纹图谱研究 [J]. 药物分析杂志, 2008, 28 (7): 1031-1036.

[21] 孙国祥，于秀明，王佳庆. 刺五加注射液 HPLC 数字化指纹图谱研究 [J]. 药物分析杂志，2009，29（3）：356-362.

[22] 侯志飞，孙国祥，刘唯芬. 栀子的毛细管电泳指纹图谱研究 [J]. 中成药，2006，28（11）：1561-1564.

[23] 孙国祥，李闯飞，邵艳玲，等. 中药紫外指纹图谱超信息特征数字化和定量化评价方法研究 [J]. 中南药学，2013，11（4）：293-298.

[24] 孙国祥，董玉霞，慕善学，等. 苦碟子注射液毛细管电泳指纹图谱 [J]. 沈阳药科大学学报，2006，23（4）：233-236.

[25] 吴玉，孙国祥，李晓稳. 防风通圣丸高效液相色谱数字化定量指纹图谱研究 [J]. 中南药学，2012，10（11）：842-847.

[26] 孙国祥，胡玥珊，毕开顺. 系统指纹定量法评价牛黄解毒片质量 [J]. 药学学报，2009，44（4）：401-405.

[27] 孙国祥，刘晓玲，邓湘昱，等. 色谱指纹图谱指数 $F$ 和相对指数 $F_r$ 的研究 [J]. 药学学报，2004，39（11）：921-924.

[28] 孙国祥，于秀明，毕开顺. 刺五加 HPLC 数字化指纹图谱研究 [J]. 中成药，2007，29（9）：1249-1253.

[29] 孙国祥，任培培. 附子 HPLC 数字化指纹图谱研究 [J]. 中南药学，2008，6（2）：239-243.

[30] 孙国祥，慕善学，侯志飞，等. 连翘的 HPLC 指纹图谱研究 [J]. 中成药，2007，29（2）：161-163.

[31] 孙国祥，慕善学，孙毓庆，等. 色谱指纹图谱指数及其对射干抗病毒注射液的评价 [J]. 中南药学，2004，2（6）：323-326.

[32] 孙国祥，王真. 用 HPLC 指纹图谱宏观全定性全定量评价天麻质量 [J]. 中南药学，2009，7（3）：216-219.

[33] 孙国祥，赵新. 用 HPLC 指纹图谱全定性全定量控制通宣理肺丸质量 [J]. 中南药学，2009，7（2）：133-136.

[34] 孙国祥，吴波. 用高效液相色谱数字化指纹图谱鉴定杞菊地黄丸质量 [J]. 中南药学，2010，8（4）：299-303

[35] 孙国祥，宋宇晴. 用 RP-HPLC 指纹图谱控制复方丹参滴丸中低波长紫外吸收指纹成分 [J]. 中南药学，2009，7（4）：304-307.

（孙国祥）

# 第**12**章

# 中药临床管理

药品临床试验管理规范（good clinical practice，简称 GCP）是规范药物临床试验全过程的标准规定，其目的在于保证临床试验过程的规范、结果科学可靠，保护受试者的权益并保障其安全。1998 年 3 月 2 日卫生部颁布了《药品临床试验管理规范》（试行），国家药品监督管理局成立后对该规范进行了进一步的讨论和修改，于 1999 年 9 月 1 日以 13 号局长令正式颁布并实施。后参照国际公认原则，根据《中华人民共和国药品管理法》以及《中华人民共和国药品管理法实施条例》重新制定了《药物临床试验质量管理规范》，于 2003 年 9 月 1 日正式实施。该规范要求中药的临床研究也要参照其执行，随着医药科学的不断进步、中药新药临床研究水平的不断提高，中药新药的临床疗效评价基本上与化学药品看齐[1]。

中药临床管理是指在临床应用中，对中药进行管理和监督，以确保中药的安全有效使用。中药临床管理的关键问题包括以下方面：①中药质量管理。中药的质量对其疗效和安全性有着重要影响。因此，中药的采购、贮存、加工和配制都需要按照规范进行，以保证中药的质量稳定和安全性。②中药处方管理。中药处方需要根据病情进行合理配伍，避免不当的组方和剂量，同时还需要注意药物相互作用和不良反应等问题。因此，医生在开方时需要遵守规范，按照病情和证候辨析，制定合理的中药处方。③中药制剂管理。中药制剂的使用需要严格按照说明书和标准使用，以确保其安全有效。同时，还需要注意制剂的质量和规范，防止假冒伪劣制剂的出现。④中药使用监测。对中药的使用情况进行监测和记录，以便及时发现和解决使用中的问题和不良反应，确保中药的安全有效使用。

为了做好中药临床管理，可以从以下方面入手：①制定规范。制定符合规范的中药质量标准、中药处方规范、中药制剂使用规范等，以确保中药的质量和安全性。②提高医生素质。加强对医生的中药临床管理知识培训，提高其中药处方调配和剂量计算的能力，避免错误的处方和使用。③加强管理和监督。建立中药使用监测和反馈机制，定期对中药使用情况进行统计和分析，及时发现和解决问题。④完善制度和措施。完善中药临床管理制度和措施，如中药处方审核制度、中药质量检测制度、中药配制和使用操作规程等，确保中药的安全有效使用。中药大多以植物药为主，与化学药物在临床试验上还存在很大不同，具有其自身的特点，这也就决定了中药在临床管理方面存在很多困难和问题。

# 12.1　中药实施 GCP 的重要性

近年来，我国中药新药申报质量有所提升[2]，但申报量仍处于低谷期[3]。加强中药实施 GCP 是重中之重，一是中药复方以及单味药组分及其药物间的相互作用极为复杂，对毒理学、药效学以及药代动力学研究带来很大困难，严重制约了中药现代化和国际化的进程。所以建立符合 GCP 要求的中药临床研究体系和管理体系才能更好地评价中药的有效性和安全性。二是多数中药均存在不同程度的毒性，但对于中药不良反应的研究却较少，同时中药在炮制、配伍过程中，会产生不同程度的变化，导致中药的安全性及有效性受到质疑。三是传统的中药研究方法具有一定的局限性，需要对其采用更全面、更安全的临床评价方法。

中药实施 GCP 是非常重要的，GCP 是一种国际通行的临床试验质量管理标准，涉及临床试验的规划、设计、执行、监控、分析、报告等全过程，旨在保证临床试验结果的可靠性和有效性，保障试验对象的安全和权益。实施 GCP 的原因如下：①中药成分复杂、性质不稳定，同一批次产品质量差异较大，因此需要严格的试验设计、标准操作和监测，以确保试验结果的可靠性和一致性。②中药剂量、疗效、毒副作用等都需要经过科学的临床试验验证，才能确保临床使用的安全和有效性。③中药使用历史长，但是由于其药理作用机制尚未完全了解，因此需要在临床试验中探究中药治疗机制，为其更广泛的应用提供理论支持。④中药作为中国传统医学文化遗产，临床试验需要严格遵守伦理标准，尊重患者的知情同意和隐私权，确保试验合法性和公正性。因此，对于中药来说，实施 GCP 是保证临床试验质量和推广中药临床应用的重要保障。

# 12.2　中药临床管理中存在的问题

目前中药临床试验在临床评价和执行 GCP 方面存在的问题可以概括为两方面[1]：一是中药临床试验中的中药临床评价方法学、证候诊断标准的问题；二是中药临床试验在执行 GCP 中存在的问题。

## 12.2.1　中药临床评价体系和方法、证候诊断标准方面[4]

### 12.2.1.1　证候诊断标准不规范

在中药的临床评价中，往往需要考虑"中医药理论、人用经验、临床试验"三结合的评审体系[5]。但通常"人用经验"相关方面涉及较广[6-9]，其中证候的诊断标准不规范，某些概念存在模糊性，临床辨证往往因个人经验水平的不同而辨证结果各异，主观随意性大，难以准确定性、定位和定量。由此涉及的中医证候源数据也存在问题，由于中医证候源数据的获取是靠中医师通过望、闻、问、切来完成的，但对这些源数据如何做到溯源以符合科学的试验评价标准还无法实现[10]，以上均是当前开展"证"实质研究、探究临床证治规律、科学评价疗效，并提高其可重复性的重大障碍。

### 12.2.1.2 中药临床评价方法欠缺

中药新药一般分为治疗某种疾病、改善某种症状、治疗某种中医证候三大类，对于中药新药的疗效评价通常需要对疾病和证候均进行全面的评价[11]，建立符合中医特色的临床评价体系[12]。但中医是一门经验医学，接受现代科学研究方法的时间相对较晚，基础研究比较薄弱，传统中医的科学性尚缺乏现代科学技术方法的证实和阐明。不太重视采用完全随机、对照、盲法的科学方法来从事临床研究，对医学文献的研究还处于描述性综述，对临床疗效的证据及其与所需费用的关系还缺乏系统性分析，对中药不良反应等的监测也重视不够，对于中药、化学药品的单独使用或联合使用进行评价涉及很少。这样的标识很难为临床运用指明方向。

### 12.2.1.3 中药临床试验难度更大

中药药品试验国际上没有固定的模式，所用的临床试验方法仅仅是套用化学药品临床试验的大原则，还需要探索和建立方法学。且目前中药临床研究大多未结合中医的病-证特点，未充分考虑中医诊断优势，以西医的病症与中医证候进行病-证结合，不符合中医理论[13]。临床试验执行时问题较多[14]，如实验方案的科学性，观察指标和客观化，评价结果的科学性，以及证候的量化、辨病与辨证的统一、疗效评定指标与标准的选定、药效与安全性评价、用药监测等等。这些问题不解决、不明确，就无法解决创新中药在临床阶段如何正确使用，也很难达到验证新药临床疗效的目的。

## 12.2.2 执行 GCP 中存在的问题

### 12.2.2.1 研究者、申办者等对 GCP 的认识不足

目前仍有相当部分的申办者和参与临床研究的医护人员对 GCP 知识缺乏了解或了解不够深入，未完全按照 GCP 的要求去规范研究中的行为[15]。

申办者缺乏对 GCP 内容和重要性的认识，投入不足、管理能力有待提高，在临床研究中往往缺乏主动性，过分依赖研究者，如对试验方案的设计基本上托付于研究者；缺乏对试验数据的监查，直到试验接近尾声也未有监查员参与试验过程；未建立相关的质量控制和质量保证系统[16]。甚至有极少数申办者出于自身利益的考虑，会对研究者提出与 GCP 标准相左的要求，如夸大试验药物的疗效，对其可能出现的不良反应低调处理，甚至隐瞒不报。研究者在研究前不仔细阅读试验方案，对试验药物的性质、作用、疗效及安全性的信息把握不足，对药物可能出现的不良反应未作好充分的医疗准备，以致一旦出现不良事件，反应不及，受试者的安全难以保证。甚至有的研究者不严格遵从试验方案，随意更改，或是变更后不经伦理委员会的同意和告知申报者。此外，在个别情况下，还存在研究者编造试验数据，对不良事件隐瞒不报，提前破盲以及改变试验结果等作弊行为[17]。

### 12.2.2.2 受试者的权益保障

目前某些伦理委员会流于形式，没有意识到对于保障受试者权益的重要性，如对临床试验方案中可能存在的受试者的风险与受益估计不足，以致在试验中出现某些危害受试者权益的可能。同时由于我国目前医疗现状，受试者对临床研究的认同性，知情同意的获取相对困难。部分研究者没有向受试者告知试验的内容，或告知不够充分明白，存在欺瞒、诱导受试

者可能；有的甚至没得到知情同意书就开始试验研究，诸如此类的问题，其知情同意的可靠性难以保证[17]。因此，在未来的中药临床研究中，伦理审查应被放在很重要的位置[18]，保障受试者的权益。

### 12.2.2.3　缺乏临床试验的标准操作规程以及质控机制

研究者的主观随意性太大，不同研究员之间操作差异、不规范，对试验数据的可靠性没有进行核查，或者使用不当的数据分析方式，缺乏生物统计人员的参与。没有试验药物发放、回收、销毁的记录，或记录、数据不及时归档[19]。

### 12.2.2.4　中药的量效和疗程难以确定

在中药临床试验中，由于中药成分复杂，每个成分作用可能不同甚至相反，不同成分的作用阈剂量可能不同，在不同药物剂量下表现出的总体作用复杂，难以确定中药的量效关系。中药在Ⅱ期临床试验期间通常只设置一个固定疗程和一个固定剂量，缺乏对新药的量-效探索和时-效探索[1]。

### 12.2.2.5　对不良反应的关注较少

大众普遍认为中药安全性高、不良反应少，忽视安全性和不良事件的研究、观察、总结和评价。但中药中存在多种毒性成分，包括外源性和内源性毒性成分，其所产生的风险均与患者及临床整体相关联[20]，因此，应对临床中出现的不良反应多加关注，对中药的安全性评价体系要给予足够的重视和监管[21-23]。但在目前的中药临床管理中，普遍的问题是不良事件漏记漏报和判断不当，如对已经出现了安全性异常的受试者重视不够，对出现的异常指标和病例未进行认真观察、分析和处理，也未进行随访观察和定期复查，不能解释其形成原因。对安全性理化检查的重视度不够，对相关安全性信息审阅或记录不及时，不能按要求对出现实验室检查异常的受试者进行复查，继而影响对实验室异常值与用药因果关系的判断[1]。

## 12.3　改进中药临床管理的对策与方法

中药 GCP 与化药 GCP 在研究模式上存在差异：化药研究从动物试验到人的临床试验，而中药研究是从个体的口尝身受到人群经验处方经动物实验再回到人体验证。GCP 作为中药新药临床试验的技术要求和法定程序是相对固定，但 GCP 在应用中应根据中医药的特点和临床实际情况不断充实和完善。因此中药特色 GCP 应该是对化药 GCP 的一种有益补充[24]。

### 12.3.1　加强中药质量管理

实行中药 GCP 的基础就是中药标准，因为中药成分非常复杂，复方制剂更是难以确定，所以建立统一的标准十分困难，因此也造成我国中药整体水平不高[25]。中药生产管理体系包括中药栽培过程、加工炮制等多个环节，中药复方制剂更是需要重视对中药材/饮片、关键中间体、制剂、辅料、包装材料/容器全过程的控制[26]，因此需从中药生产过程质量管理及监督检查管理层面对中药质量进行全面监管，保证中药质量提升[27]。同时建立完善的中药验收制度，对中药类型、性质、成分进行严格验收，加强中药采购管理，严把质量关。提高中药炮制质量，严格根据中药药性对其进行炮制[28]。

目前我国中药基础研究仅停留在中药的表面药效上，无法对中药有效成分进行深入研究，难以清晰阐述中药作用机理。

实行中药 GCP 的基础包括以下方面：①法律法规。中药 GCP 需要遵循国家和地方的相关法律法规，包括《药品管理法》《临床试验质量管理规范》等。②伦理原则。中药 GCP 需要遵循伦理原则，包括保护受试者权益、确保试验的科学性和可靠性、保持试验机密性、确保试验过程中的透明度和公正性等。③质量管理体系。中药 GCP 需要建立和实施符合国际标准的质量管理体系，确保试验的可追溯性、数据的准确性和可靠性等。④人员要求。中药 GCP 需要具备专业的临床试验管理人员、熟悉中药药理学和药代动力学的临床研究人员、了解 GCP 要求的监察员和审核员等。⑤实验设计和数据分析。中药 GCP 需要进行科学合理的试验设计和数据分析，确保试验结果的可信性和可靠性。总之，中药 GCP 的基础是建立在严格的法律法规、伦理原则、质量管理体系、人员要求以及科学合理的实验设计和数据分析的基础上，确保试验的科学性、可靠性和可重复性。

## 12.3.2 加强对相关人员的 GCP 培训

研究者和申办者作为研究中的能动因素，是临床研究的直接实施者，其对 GCP 的认知程度决定着临床研究的 GCP 实施情况。鉴于目前大部分研究者乃至申办者对 GCP 了解不透彻，培训使申办者、研究者掌握 GCP 法规、临床试验技术的重要要领，培训效果可直接影响临床试验规范性和结果有效性，因此加强对 GCP 的培训学习，熟悉并掌握 GCP 相关知识和法规尤其重要[29,30]。要进行系统地培训，强化其对 GCP 的认识，并把 GCP 要求严格贯彻于药物的临床研究中去，从各个临床试验专业做起，从每个可能的研究主体做起，让 GCP 观念深入人心，逐渐被研究者广泛认可并接受，并自觉贯彻到临床研究中去[17,31]。

## 12.3.3 规范中医药临床术语和译释标准

规范中医药临床术语和译释标准是实施中药特色 GCP 的重要举措之一。由于文化背景不同，中药的疗效在很多方面无法被西医药专家所理解，这也是限制中药走向国际市场的困难之一。因此，规范中医药临床术语和译释标准，探索中医辨证论治体系规范化的科学表达，用现代科学知识，确切地说使用国际主流医学上大家承认的、能够相互理解的语言来进行解说和诠释中医药文化，提高对外交流层次是必要的[4]。

## 12.3.4 重视临床研究与基础研究的衔接

中药药效性研究是保证中药安全性有效性的基础，进行病证结合动物模型研究，在中药复方筛选研究中至关重要。但是，中医的病证问题及中药复方较为复杂，完全模拟与人体相同的动物证候模型难度较大。因此，应在中医药理论指导下，探索建立多因素病证结合的动物模型、试验方法和观测指标。同时，要充分利用现代药理学方法对中药进行毒理学研究，使中医药效学研究既符合中医药理论，体现中药特色，又跟上时代要求，达到现代科学水平[24]。

现阶段我国中药临床研究中还存在诸多不完善的地方，只有有效实施 GCP，才能保证临床试验和管理的可靠，才能保证受试者的权益。因此，不断完善和补充中药 GCP 是现阶段的重中之重，只有这样才能使中药跨出国门，走向世界。

## 12.4 药品临床综合评价管理指南（2021年版试行）

2021年7月21日国家卫生健康委办公厅发布《关于规范开展药品临床综合评价工作的通知》（国卫办药政发〔2021〕16号），其附件药品临床综合评价管理指南对中药临床管理具有重要指导意义，全文如下。

### 前　言

#### 一、制定依据

根据《中华人民共和国基本医疗卫生与健康促进法》《中华人民共和国药品管理法》《"健康中国2030"规划纲要》《国务院办公厅关于完善国家基本药物制度的意见》（国办发〔2018〕88号），以及《关于进一步加强公立医疗机构基本药物配备使用管理的通知》（国卫药政发〔2019〕1号）、《关于开展药品使用监测和临床综合评价工作的通知》（国卫药政函〔2019〕80号）、《关于加强医疗机构药事管理促进合理用药的意见》（国卫医发〔2020〕2号）等法律法规和文件对药品临床综合评价工作的部署和要求，制定本指南。

#### 二、制定过程

为加快建立健全统一、科学、实用的药品临床综合评价标准规范、实施路径和工作协调机制，统筹开展药品决策证据集成、科学分析和准确评价，指导和规范开展药品临床综合评价，国家卫生健康委药政司委托国家药物和卫生技术综合评估中心（挂靠国家卫生健康委卫生发展研究中心，以下简称评估中心）、国家卫生健康委药具管理中心（以下简称药具中心），联合国家心血管中心、国家癌症中心、国家儿童医学中心，以及相关医疗卫生机构等，组织临床医学、药学、管理学、循证医学、卫生经济学和卫生政策等领域专家共同制定本指南。自2018年9月启动指南编写工作以来，组织数百名相关学科专家召开了数十轮论证会，广泛听取了各省级卫生健康行政部门、部分医疗卫生机构、医药行业学（协）会和企业代表意见，同时结合部分省份实践经验，前后修改20余稿。于2020年11月公开征求社会意见，进一步修改完善，最终形成本指南。

#### 三、起草思路

本指南主要围绕我国临床重大疾病防治基本用药需求，根据我国药品临床应用实践与药物供应保障政策现状，参考借鉴国际有益做法和经验，重点明确药品临床综合评价的目的原则、组织管理、规范流程、内容方法、质量控制、结果应用等内容，旨在引导和推动相关主体规范开展药品临床综合评价，持续推动药品临床综合评价工作标准化、规范化、科学化、同质化，更好地服务国家药物政策决策需求，助力提高药事服务质量，保障临床基本用药的供应与规范使用，控制不合理药品费用支出，更高质量满足人民群众用药需求。

#### 四、主要内容

本指南包括4个章节。第一章提出药品临床综合评价的目的、基本原则及本指南的适用范围。第二章介绍评价流程、内容与维度。定义了包括主题遴选、评价实施和结果应用转化3个基本环节共5方面内容的药品临床综合评价工作流程。围绕技术评价与政策评价两条主线，提出了从安全性、有效性、经济性、创新性、适宜性、可及性6个维度开展科学规范的药品临床综合评价的管理要求。第三章介绍证据评价与应用。明确了建立和完善国家药品临床综合评价基础信息平台的要求，充分利用真实世界数据，逐步形成全国药品临床综合评价模型、指标体系和标准化决策框架，加强数据信息安全。提出了评价质控与结果应用指导意见，围绕相关主体资质、组织流程合规性、方法学严谨性等开展重点质控工作，并提出了组织实施机构应按流程进行评价结果转化应用，持续跟踪药品应用情况，不断累积数据验证评价结果等要求。第四章提出指南管理的要求。明确本指南与相关疾病别技术指南共同构成药品临床综合评价指南体系，提出本指南长期接受社会意见并定期修订完善。五、特别说明本指南基于我国当前情况下实施药品临床综合评价的认知水平和技术能力编制，供涉及药品临床综合评价研究和实施的相关主体参考使用。随着理论研究的深入、科技发展的进步和实践证据的积累，本指南将不断更新与完善。

# 第一章　概　述

## 一、目的

药品临床综合评价以人民健康为中心，以药品临床价值为导向，利用真实世界数据和药品供应保障各环节信息开展药品实际应用综合分析，探索建立并逐步完善基于政策协同、信息共享，满足多主体参与、多维度分析需求的国家药品临床综合评价机制，为完善国家药物政策、保障临床基本用药供应与合理使用提供循证证据和专业性卫生技术评估支撑。

## 二、基本原则

（一）需求导向。聚焦新时代我国卫生健康事业治理决策需求和药品供应保障制度实施的主要问题，坚持正确价值引领与循证判断，重点优化临床基本用药动态管理机制，推动国家药物政策连贯协调。

（二）统筹协同。坚持总体谋划，多方参与，技术与管理协同的共建共治共享理念，充分发挥各方优势和信息化手段，探索建立中国特色的药品临床综合评价标准规范、路径流程和工作机制。

（三）科学规范。立足国情实际，突出药品疗效证据和药品供应保障政策评价，总结参考国际有益经验和成功实践，合理借鉴评价模式方法、技术流程和工具，融合多学科专业知识体系，通过建立完善评价规则和技术标准与规范，有序指导药品临床综合评价的开展。

（四）公正透明。坚持利益相关主体共同参与，建立信息公开、数据共享的评价实施、质量控制和应用转化机制，防范潜在利益冲突，保障评价组织、管理、实施过程和结果公平公正，依法依规公开。

## 三、适用参考范围

本指南主要用于国家和省级卫生健康部门基于遴选疾病防治基本用药、拟定重大疾病防治基本用药政策、加强药品供应管理等决策目的，组织开展的药品临床综合评价活动。同时，为医疗卫生机构、科研院所、大专院校、行业学（协）会等主体开展药品临床综合评价活动提供管理规范和流程指引。

# 第二章　评价流程、内容与维度

药品临床综合评价重点围绕药品使用与供应保障体系关键决策要素开展，聚焦临床实际用药问题及其涉及的药物政策决策问题，选择适宜的评估理论框架、方法和工具，收集分析药品使用与供应等相关环节数据及信息，综合评估药品临床使用和药物政策实际执行效果。

一、评价流程

药品临床综合评价的完整流程包括主题遴选、评价实施和结果应用转化三个基本环节，评价实施包括项目委托、质量控制、结果递交及验收（见图12-1）。

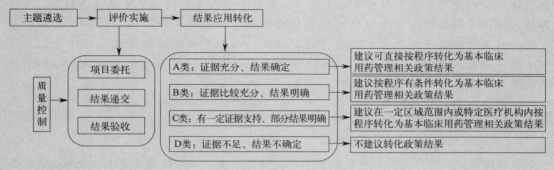

图 12-1　评价流程简图

药品临床综合评价组织管理和技术实施机构应当协同加强工作统筹、信息沟通和技术交流，推动建立主题遴选、质量控制、专家咨询和结果转化等工作制度，因地制宜组织开展所承担评价的具体任务。充分发挥各级各类医疗卫生机构、科研院所、大专院校和行业学（协）会等专业优势，研制评估技术规范，加强业务培训，探索建立跨省份、多中心真实世界数据规范采集和平行技术评估机制。评价主题主要包括国家重大疾病防治基本用药、区域重要疾病防治基本用药和医疗卫生机构用药等，兼顾特殊用药等其他主题。国家重大疾病防治基本用药主题由药具中心联合评估中心进行遴选，区域重要疾病防治基本用药主题由省级卫生健康部门进行遴选。

鼓励国家医学中心、国家区域医疗中心和省级区域医疗中心及医疗卫生机构自主或牵头搭建工作团队，建立技术咨询和专题培训制度，组织开展药品临床综合评价工作。牵头单位依托评价协作网络，结合基础积累和技术特长，汇总疾病负担、基本用药需求、药品费用、分级诊疗服务体系影响等综合信息，并与国家、区域主题相衔接，确定主要选题及其相应参比对象，经参与医疗卫生机构同意后按程序启动评价主题立项及评价工作。

二、评价内容

药品临床综合评价是评价主体应用多种评价方法和工具开展的多维度、多层次证据的综合评判。评价主要聚焦药品临床使用实践中的重大技术问题和政策问题，围绕技术评价与政策评价两条主线，从安全性、有效性、经济性、创新性、适宜性、可及性6个维度开展科学规范的定性定量相结合的数据整合分析与综合研判，提出国家、区域和医疗卫生机构等疾病防治基本用药供应保障与使用的政策建议。

评价主体的主要工作内容包括：开展相关药品临床使用证据、药物政策信息收集和综合分析，组织实施技术评价、药物政策评估和撰写评价报告等。

三、评价维度

（一）安全性评价。

综合分析药品上市前后安全性信息结果。纳入评价信息包括：药物临床试验数据、药品说明书内容、不良反应、不良事件等信息，相对安全性（与同类产品比较），药品质量、药品疗效稳定性等信息。

（二）有效性评价。

通过定量分析，对拟评价药品及参比药品的临床效果进行人群测量，判断是否获得重要的健康收益。核心指标主要包括生存时长和生命质量两大类，生存时长相关指标包括生存率、疾病控制率以及其他能够反映疾病进展的可测量指标；生命质量相关指标包括健康相关生命质量和健康效用值，亦可进一步用质量调整生命年（QALY）进行评价。根据不同疾病或治疗领域可设定针对性的有效性评价核心指标。开展临床效果分析的数据应来源于所有当前可获得的质量最佳的相关研究证据和真实世界数据，必要时应分析亚组患者效果数据，同时重视参比药品的选择及效果比较分析。综合利用现有国家、区域或省级大型数据库等真实世界数据资源，规范开展基于真实世界数据研究的分析测量，利用规范严谨的方法，在可接受的不确定性范围内实现临床实际用药效果的测量及判断。

（三）经济性评价。

综合运用流行病与卫生统计学、决策学、经济学等多学科理论及方法，分析测算药品的成本、效果、效用和效益等。同时，强化增量分析及不确定性分析，必要时进行卫生相关预算影响分析，全面判断药品临床应用的经济价值及影响。根据药品决策的具体需求，可选择开展成本-效果分析（CEA）、成本-效用分析（CUA）、成本-效益分析（CBA）、最小成本分析（CMA）等，在条件允许的情况下优先推荐开展成本-效用分析。充分利用基于二手证据的系统评价结果及真实世界中的治疗模式构建分析模型，重视基于我国人群循证结果的经济性研究，选择最佳可获得数据作为模型参数。

（四）创新性评价。

通过分析判断药品与参比药品满足临床需求程度、鼓励国产原研创新等情况，进行药品的创新性评价。开展创新性评价，应当突出填补临床治疗空白，解决临床未满足的需求，满足患者急需诊疗需求和推动国内自主研发等创新价值判断。

（五）适宜性评价。

适宜性评价重点包括药品技术特点适宜性和药品使用适宜性。药品技术特点适宜性可从药品标签标注、药品说明书、储存条件等方面进行评价；药品使用适宜性主要包括适应证是否适宜、患者服药时间间隔是否恰当，用药疗程长短是否符合患者、疾病和药品药理特点，临床使用是否符合用药指南规范等。同时从分级诊疗等卫生健康服务体系的视角研判上下级医疗卫生机构药品衔接和患者福利及社会价值的影响。

（六）可及性评价。

参考 WHO/HAI 药物可及性标准化方法，主要涉及药品价格水平、可获得性和可负担性三个方面。药品价格水平可由国内药品采购价格与最近一年国际同类型药品价格比较获得，必要时应当了解医保报销情况以判断患者实际支付水平。可获得性可由医疗卫生机构药品配备使用情况或有无短缺情况等反映。可负担性可由人均年用药治疗费用占城乡居民家庭年可支配收入比重（％）体现。根据评价需要可从不同渠道获得相关支持信息，如药品生产、供应相关信息，医疗卫生机构药品使用数据，居民和患者代表意见等。

# 第三章 证据评价与应用

## 一、证据信息与安全保护

### (一) 基础信息平台。

评估中心充分利用已有国家、区域及省级数据库的数据资源，包括人口健康数据、卫生信息系统数据、采购流通等市场数据、国家及地方药品使用监测数据、临床诊疗服务规范指南数据，建立完善国家药品临床综合评价基础信息平台（以下简称信息平台）。信息平台建立完善数据共建共享共用机制，省级相关机构结合本地数据资源情况，与国家平台建立数据和工作协同机制。

信息平台覆盖主题遴选、评价研究设计、数据分析和评估、结果评价等全业务流程的重点环节，具备为数据交互管理等重点工作提供信息化支撑的功能。医疗卫生机构及第三方评估机构开展的自主选题评价项目，在自愿前提下鼓励其在信息平台进行成果交流发布，促进行业范围药品临床综合评价相关数据信息资源共享。

对于涉及跨省份、多中心真实世界数据采集的国家及省级药品临床综合评价项目，相关省级组织管理机构应根据采集规范和数据安全保密要求，研究制订统筹本辖区居民健康数据、医疗卫生机构诊疗相关数据的数据收集方案，为评价工作顺利开展提供数据信息支持。同时，加强网络信息安全及隐私保护事项。

### (二) 真实世界数据。

药品临床综合评价应充分利用真实世界数据。真实世界数据是来源于医疗机构及其他相关专业机构日常所产生的各种与患者健康状况和（或）诊疗及保健有关的数据。

当前我国药品临床应用相关的现有真实世界数据来源主要包括但不限于：医疗卫生机构信息系统、患者电子病历、个人健康档案、费用结算等卫生信息系统数据；出生死亡及疾病登记系统数据；药品不良反应监测数据；医学研究队列数据；社会药品服务机构数据以及患者自报或自评的健康相关数据。真实世界数据的获取，主要通过数据交换共享的方式实现。

使用真实世界数据开展药品临床综合评价前，应当对数据适用性进行充分评估，围绕真实世界证据可以回答的临床与卫生健康政策问题，进行科学的研究设计和严谨的组织实施，获取相关、可靠、适宜的真实世界数据，进行恰当、充分、准确的分析后，形成药品临床应用安全性、有效性、经济性等相关证据。

围绕基本用药决策需求，结合临床现实，规范、科学、合理地设计并实施临床研究，推动真实世界数据在临床综合评价中的使用并发挥其优势。参照药品审评真实世界研究相关实效性试验研究设计、观察性研究设计和其他非试验设计的推荐意见，定义疾病组别与药品特性密切相关的真实世界数据来源及分类标准，编制规范的药品临床综合评价数据集，定义采集范围、采集变量、采集方式等。充分依靠医院现有电子信息系统采集数据，确保数据采集的准确性、真实性和完整性。

鼓励医疗卫生机构等药品临床综合评价主体建立相关审查监督制度，对数据获取、数据质量、分析过程、结果阐释等关键环节进行质控评估，强化科研伦理管理及患者隐私保护，尽量避免数据收集及分析偏倚，有效支持开展药品临床综合评价。

### (三) 数据方法模型。

根据药品技术评价和政策评价目标形成数据模块，充分发挥大数据、区块链等技术优势，确保数据在各个来源层面之间流转的标准化、完整性、可追溯性和一致性，对数据进行质量校验，为实现科学评价及决策分析提供数据与证据保障。依托评估中心、其他技术指导单位及重点医疗卫生机构，分类规范和标准化数据元，整合多来源、多类型、多中心的数据与证据，建设国家药品临床综合评价标准与方法，逐步形成全国药品临床综合评价模型、指标体系和标准化决策框架。

（四）数据信息安全。

坚持"谁主管谁负责、谁授权谁负责、谁使用谁负责"原则，加强评价过程中的数据收集、存储、使用、加工、传输、提供、公开等环节的安全管理。各评价任务承担机构应当建立健全相关信息网络安全管理制度、操作规程和技术规范，严格执行患者隐私保护和国家保密规定，构建可信的网络安全环境。任何单位和个人不得非法获取或泄露数据，未经国家及省级组织管理部门授权，不得擅自使用或发布国家及省级药品临床综合评价相关数据信息。各评价实施机构和人员对其组织实施评价工作任务范围内的数据、网络安全、个人信息保护和证据质量承担主体责任。

二、评价质控与结果应用

（一）质量控制。

质量控制重点包括但不限于相关主体资质、组织流程合规性、方法学严谨性、数据可靠性及报告质量的核查等。推动建立健全质量控制结果反馈机制和全行业药品评价证据共建共享共用机制，综合利用已有药品评价数据和政策信息，开展证据质量分级和校验。

充分发挥医疗卫生机构及其临床医师、药师等专业技术人员的质控主体作用。鼓励医疗卫生机构和符合要求的第三方评价机构等根据药品临床综合评价需求，对评价关键环节实施严谨、规范的质量控制，建立数据质量评估及结果质控机制。

（二）推动评价结果应用。

药品临床综合评价组织实施机构依照评价方案按流程对评价结果进行转化应用。

区域和医疗卫生机构药品临床综合评价结果主要用于：1. 医疗卫生机构药品采购与供应保障等；2. 推动医疗卫生机构用药目录遴选和上下级医疗卫生机构用药目录衔接，提高药学服务和安全合理用药水平；3. 控制不合理药品费用支出，提升卫生健康资源配置效率，优化药品使用结构；4. 为完善国家药物政策提供参考。

第三方评价机构药品临床综合评价结果可用于：1. 丰富行业药品临床综合评价的实践，扩大文献证据储备；2. 推动科研领域对于药品临床综合评价理论及方法的深入探索。

（三）评价结果优化完善。

药品临床综合评价实施机构应持续跟踪已完成评价药品的实际供应与应用情况，不断累积相关数据验证评价结果。长期用药持续跟踪时间根据疾病或病情而定，通常不少于1年。针对有调整需求的国家及省级药品临床综合评价结果，委托项目主要承担机构结合特定领域政策需要及国内外评估机构证据更新情况，适时开展证据优化和结果更新。

国家及省级药品临床综合评价的证据优化及结果更新，应当由有关部门及医疗卫生机构结合药品临床应用监测等相关评价研究数据，提出证据核查或更新的书面请示，经牵头组织机构委托开展咨询论证后，确定是否启动有关工作。

## 第四章　指南管理

本指南为开展药品临床综合评价管理工作的依据，在实际应用中需要与相关疾病别药品评价专业技术指南构成系统、完整的评价指南体系，共同使用。疾病别药品临床综合评价技术指南的制订，由评估中心联合药具中心及相关技术指导单位按程序共同组织编制，分工协作，分类别撰写，集体审定，在充分征求各相关利益方意见的基础上，经修改、完善后发布，并按程序定期更新。

本指南自发布之日起施行，长期接受社会意见与建议，并定期组织修订完善。

## 12.5　中药新药临床试验操作方法及实施要点

临床试验在中药新药上市前起着至关重要的作用，中药新药的多元化使其在临床试验设计中成为一个复杂、耗时的研究，合理的、科学的设计可提高药物临床试验的有效性和安全性，本文将概述中药新药临床试验的研究特点、临床试验的设计与方法及实施要点与注意事项。中药临床试验是人体志愿者（受试者）进行的生物学科学研究，是对药物的吸收、分布、代谢、排泄等的前瞻性研究。药物的临床试验分为Ⅰ、Ⅱ、Ⅲ、Ⅳ期，来研究药物的安全性、有效性、质量等问题。临床试验在中药新药上市前起着至关重要的作用，是药物研发创新体系最重要的组成部分，也为公众健康及国家医疗卫生改革的决策提供科学依据[33]。

### 12.5.1　中药新药临床研究特点

中药新药临床试验应全面遵循《药物临床试验质量管理规范》（GCP）要求，以保证药物临床试验过程规范，及数据和结果的科学、真实、可靠，保护受试者的权益和安全。

与一般中医药临床科研比较，中药新药开发立项一般都建立其有一定成熟程度的基础研究或临床经验的基础之上，目的是评价某一药物对某种或某些疾病的治疗或预防作用及安全性，其研究结论要回到将该药物用于上述疾病是否具有临床实用价值及如何使用的问题，以决定该药能否广泛用于临床。中药新药的临床试验分期进行，不同期有不同的设计要求，但为了客观评价药物的安全性和有效性，一般必须经过随机对照试验[34]。

与化学药新药临床试验比较，化学药的开发立项大多植根于实验室基础研究，中药新药尤其是复方制剂常源于临床经验，在进入法定的新的临床试验之前，不少中药新药的处方已经有过人体应用经过，因而积累了有关该药对机体生理、病理影响的认识。支持中药新药临床试验的医学基础理论是中医药知识体系，与现代医药学比较，在证候诊断，证候疗效判定方面标准化程度有待提高，观测指标有不少是定性的，属受试者自我感觉，这就给中药新药临床试验带来不少特点和有待研究的各种问题。近年中医界在中医证候的规范化、标准化研究方面做了大量工作，取得一定进展，制定了一些证候诊断标准，由于临床证候的复杂性及中药组方的多样性，在中药新药临床试验中，从实际出发合理选择中医证候，制定证候诊断标准，仍是试验设计的一项重要内容，只有这样，才能实现受试者选择上的标准化。观察中药效应，应从实际出发充分考虑中药的作用特点，在临床试验设计中确定合理的主要效应指标[34]。

### 12.5.2　临床试验设计与方法

#### 12.5.2.1　临床试验设计的基本原则

临床试验设计时必须遵循对照、随机和重复的原则，这些原则是减少临床试验偏倚的基本保障。

**（1）对照**

为了评价一个药物的疗效和安全性，必须设立可供比较的对照。常用的对照有安慰剂对照、阳性药对照、剂量对照等。

**（2）随机**

随机是指参加临床试验的每一个受试者都有相同机会进入试验组和对照组。随机化有利于避免选择性偏倚，使得受试者进入试验组或对照组是随机的，从而保证各种影响疗效评价和安全性评价的因素在不同组别中分布均衡，保证了不同组别间的受试者的可比性。

**（3）重复**

重复是指在相同试验条件下独立重复试验的次数，在临床试验中指各组受试者的数量。足够多的重复可以增加试验的可靠性，从而正确地反映药物的疗效和安全性。

### 12.5.2.2 临床试验设计的基本方法

**（1）随机化**

随机化方法通常分为三类：完全随机化、限制性随机化和适应性随机化。

**完全随机化**是指除了对受试者数量以及各试验组之间受试者的分配比例有限制外，对随机化序列的产生不加任何限制。限制性随机化主要包括分层、区组随机，是临床试验中最常用的方法。分层因素应根据试验目的和影响试验结果的因素来确定。协变量适应性随机化，也称为动态随机化，是依据影响临床治疗效果的预后因子（协变量）当前在各组的分布情况，调整分组概率，以控制协变量在各组的平衡。无论应用何种随机化方法，均应重视随机隐藏，没有随机隐藏的随机实施过程不是真正的随机化。

**（2）盲法**

盲法是为了控制试验过程中的各种偏倚，包括评价偏倚、统计分析时的解释偏倚等。临床试验根据设盲的程度分为开放（非盲）、单盲、双盲。双盲试验需要试验中所采用的处理方法在用药前或用药时都无法从感官上识别出来，且在整个试验过程中都保持盲态。如果基于伦理学和可行性的考虑，不适宜采用双盲，则应考虑单盲试验或开放试验。此类试验需要注意避免由于临床试验参与人员可能知道受试者的随机化分组情况，而影响进入试验的受试者分组。同时，在此类试验中由于受试者知晓所接受的治疗，他们可能从心理上对治疗做出反应，而对试验结果产生偏倚。所以，采用单盲或开放试验均应制订相应的控制偏倚的措施，使已知的偏倚达到最小。

**（3）多中心临床试验**

多中心临床试验是指由一个主要研究者总负责，多个临床试验机构合作，按同一临床试验方案同时进行的临床试验。多中心临床试验可以在较短时间内招募试验所需的受试者，且受试者范围广，用药的临床条件广泛，试验的结果对将来的应用更具代表性。多中心临床试验要求不同中心的研究者采用相同的试验方法，所以试验过程要有严格的质量控制。

### 12.5.2.3 临床试验设计的基本类型

在临床试验设计方案中，统计设计类型的选择是至关重要的，因为它决定了样本量的估计、研究过程及其质量控制。因此，应根据试验目的和试验条件的不同，选择不同统计设计方法。

**（1）平行组设计**

平行组设计是指将受试者随机地分配到试验的各组，同时进行临床试验。平行对照不一定只有试验组和对照组两个组别，可为受试药物设置多个对照组，受试药物也可按若干剂量分组。对照组的选择应符合设计方案的要求。本设计的优点是有利于贯彻随机化的原则，避免非处理因素的影响，增强试验组和对照组的可比性，控制试验误差和偏倚性。

**（2）交叉设计**

交叉设计是一种特殊的自身对照设计，将每个受试者随机地在两个或多个不同试验阶段接受指定的处理。这种设计有利于控制个体间的差异，减少受试者人数。每个受试者需经历如下几个试验过程，即筛选期、第一试验阶段、洗脱期、第二试验阶段。在两个试验阶段分别观察两种药物的疗效和安全性。交叉设计要求每个阶段的病情经恰当的洗脱后具有可比性，多用于控制病情的药物的临床试验，对于进行性疾病或有望治愈的疾病不能使用交叉设计。

**（3）析因设计**

析因设计是将试验中涉及的各因素的所有水平进行完全交叉而形成分组的试验设计，用于检验各因素间是否存在交互作用，或通过比较找出最佳组合，或比较各因素不同水平的效应大小。

**（4）成组序贯设计**

成组序贯设计是将整个临床试验分成几批，逐批序贯进行，每一批受试者试验结束后，及时对主要变量进行分析，一旦可以得出结论即停止试验。每一批受试者中试验组与对照组的例数相等或比例相同，且不宜太少，批次以不大于 5 为宜，以减少多次揭盲带来的 α 消耗。

**（5）加载设计**

加载设计是联合治疗设计的一种方法，当所研究的疾病已经有一种标准治疗并且被证实能够降低该病的病死率、复发率等时，基于伦理学原则，临床试验时一般不宜中断原来的标准治疗，只能继续保持。由于加载设计通常是在现有临床标准治疗基础上加上受试药物或安慰剂，得到的疗效是多种施加因素的结果，必然给受试药物的疗效确认带来困难。一般在临床试验中仅采用安慰剂对照难以实施，或仅以标准治疗作阳性对照难以评价，为了保护受试者，客观评价药物的真实效应时可考虑加载设计。

**（6）剂量-效应研究设计**

中药有效成分和有效部位制剂等需进行剂量-效应关系研究。中药新药剂量-效应的探索性临床试验通常在Ⅱ期临床试验中完成，其研究设计的类型一般有平行量效研究、交叉量效研究、强制剂量滴定和供选择的剂量滴定等。平行量效研究是剂量研究中的常用设计方法。随机平行的剂量-效应研究，要把受试者随机分为多个有各自固定剂量的组。固定剂量指最终的或维持的剂量；受试者可开始时即用此剂量，也可以安全地逐渐滴定到此剂量。在以上两种情况下，最终剂量应维持足够的时间来进行量效关系比较研究。在平行量效研究中，中药有效成分、中药有效部位的制剂应设置多个剂量组，通过试验获得剂量-效应曲线，以证明剂量-效应关系。此外也可以选择交叉量效研究、强制剂量滴定等试验设计方法进行剂量-效应研究。

### 12.5.2.4　受试者的选择与退出

选择合格受试者，是设计和实施临床试验的重要环节。受试者的选择是根据临床试验目的来决定的，恰当的疾病与中医证候诊断标准是确保样本同质的关键。

**（1）受试者选择标准**

诊断标准是临床试验设计时应根据所确定的适应证，分别列出西医、中医诊断标准及中医证候辨证标准，并注明诊断标准的来源，诊断标准原则上要公认、先进、可行。

入选标准是指纳入的合格受试者所应具备的条件，临床试验方案应预先明确受试者入组试验的标准并在实施中严格执行。

排除标准是指不应该被纳入试验的各种受试者情况，其目的在于排除这些情况对于研究结论的影响。

**（2）退出试验标准**

退出试验标准分为研究者决定的退出试验和受试者自行退出试验两种情况。研究者决定的退出是指已经入选的受试者在试验过程中出现了不宜继续进行试验的情况，研究者决定该病例退出试验。但研究者决定该病例退出试验时，应依据预先制定的退出试验标准实施。受试者自行退出试验是指根据知情同意书的规定，受试者有权中途退出试验；或受试者虽未明确提出退出试验，但不再接受受试药物及检测而失访，也属于"退出"。无论是研究者还是受试者决定退出试验的病例，应尽量追踪，尤其是因安全性原因退出试验的病例，应继续随访监测和记录受试者的转归。

### 12.5.2.5 对照的设置

临床试验中对照的设置常采用安慰剂对照、阳性药物对照。在剂量研究中也可采用剂量-效应对照。对照可以是平行对照，也可以是交叉对照。

**（1）安慰剂对照**

使用安慰剂对照应符合伦理学要求，不应损害受试者健康和加重其病情。急危重症不适宜单纯应用安慰剂，可采用加载试验设计。如果受试药物和安慰剂对人体的固有反应有较大差别而使得临床试验难以保持盲态，则应采用相应的技术尽量保证试验的盲态。

**（2）阳性药物对照**

阳性药物原则上应选用有充分临床研究证据，且当前临床普遍使用的同类药物中疗效较好的已上市药物。所选阳性药物应该在说明书标明的适应证人群、剂量、给药途径、给药间隔、给药周期范围内使用，即其说明书适应证应与药物拟定适应证一致，且阳性药物使用的剂量、给药方案必须是该药的最优剂量和最优方案。

### 12.5.2.6 样本量

样本量的估计是临床试验设计的关键点之一。临床试验所需样本量除应满足法规最低病例数要求外，还应满足统计学的要求，以确保对试验目的给予一个可靠的回答。样本的大小通常依据试验的疗效和安全性终点来确定，同时应考虑试验设计类型、比较类型等。

### 12.5.2.7 给药方案

**（1）给药剂量**

给药剂量应根据Ⅰ期临床试验耐受性及药代动力学试验结果、既往临床用药经验等进行设计。安全性也是给药剂量设计时需考虑的重要因素。Ⅱ、Ⅲ期临床试验剂量一般应低于Ⅰ期的最高剂量。

**（2）给药方法**

给药方法一般根据人体药代动力学试验结果确定，否则应根据立题依据、既往临床用药经验、拟定适应证的特点、预期药物活性等因素决定，有时也需通过临床试验研究确定。

**（3）疗程**

临床试验的疗程是指对目标适应证所规定的药物治疗的持续时间。应根据疾病的发展变化规律和药物临床定位、临床试验目的、作用特点确定疗程。早期探索性试验中，疗程设计可根据药物预期效应的起效时间和疗效最佳时间确定在确证性试验中，疗程设计还应充分考虑到药物预期在临床实际使用的情况。

**（4）合并治疗的规定**

合并治疗是受试者在临床试验期间因疾病治疗的需要所同时进行的治疗方法，包括手术治疗、药物治疗、针灸治疗等各种临床常规治疗方法。合并治疗必须预先规定，否则会严重干扰对药物有效性和安全性的评价。

### 12.5.2.8 有效性指标和安全性指标

有效性指标又称为疗效指标，是反映药物作用于受试者所表现出的有效性的主要观测与评价工具。主要包括疗效观测指标和以疗效观测指标为基础用于药物疗效比较的评价指标。

疗效观测指标是用于评价药物有效性的主要观察和测量工具。临床结局指标是指能够反映患者的主观感觉、功能变化的特征性指标以及疾病的终点和某些重要的临床事件等指标。

中医证候的诊断与评价可以采用量表的方法，即根据某一中医证候相关的症状体征轻重及对中医证候属性确定的贡献度进行赋分[35]。中医证候量表一般分为中医证候诊断用量表和中医证候评价用量表，中医证候诊断用量表和中医证候评价用量表应该分别制订，一般不能用中医证候诊断用量表甚至简单的诊断标准直接作为中医证候评价用量表。评价中医证候变化的中医证候评价用量表应该是能够反映证候动态变化性特征的指标为主构成。

上市前安全性研究的目的是识别安全信号，评估安全风险，为药物风险/受益评估提供安全性数据，为上市后确定风险控制和风险最小化提供依据和方法。中药新药在临床试验前，需依据处方组成、既往临床经验、纳入目标适应证人群特点、药理毒理研究结果，进行安全性方面的临床试验设计与实施。需要指出的是，安全性指标不仅是指实验室检查指标，还应当包括所有的症状、体征等临床表现。

### 12.5.2.9 随访

随访是指临床试验观察周期结束后，继续对受试者进行追踪访视至终点。一项临床试验是否需要设定随访要求，应根据药物作用特点、适应证特点和试验目的确定。根据药物的不同作用特点和试验目的，随访内容包括远期疗效、疗效的稳定性、控制疾病复发作用、生存率及生存时间、迟发或蓄积的不良反应和其他安全性指标等。随访的期限与次数、间隔时间，均应根据研究疾病的自然史和对随访终点的要求等而制订。

## 12.5.3 实施要点与注意事项

### 12.5.3.1 开展风险/获益评估

许多中药新药来源于临床经验积累，安全性较好，但在实施临床试验时，仍要重视风险/获益评估。风险评估的重点在于关注临床试验过程中出现的不良反应，通过不良反应类型、发生率和严重程度等来评价药物的安全性风险；获益评估的重点在于对临床试验的有效性结果进行合理分析，以公认的临床结局指标或替代指标的结果评价药物带来的获益。药物风险/获益评估是一个动态过程，在不同阶段临床试验结束后都需按要求开展，以及时评估药物风险的性质及与获益关联的风险程度，最终通过风险控制计划，实现获益最大化。

### 12.5.3.2 重视人用经验

中药人用经验是指在长期临床实践中积累的，用于满足临床需求，具有一定规律性、可重复性的，关于中医临床诊疗认识的概括总结[36]。国家药品监督管理局发布《中药注册管理专门规定（征求意见稿）》，多处提及在中药新药研发中要重视采用人用经验。在中医理论、人用经验和临床试验相结合的中药注册审评证据体系中，人用经验证据起到承前启后的作用，三结合评审体系是国家对中医药的政策扶持措施，目的在于助推一批长期临床应用、有前期基础的人用经验向中药新药转化，以期能够豁免一部分药效学研究和Ⅱ期临床试验，从而缩短研发周期、降低研发成本、提高研发成功率和加快中药新药上市[37]。

### 12.5.3.3　伦理学及受试者的保护

尊重、保护受试者的权益、安全和健康是临床试验伦理学的基本原则。药物临床试验应当符合《世界医学大会赫尔辛基宣言》原则及相关伦理要求，受试者的权益和安全是考虑的首要因素，优先于对科学和社会的获益。伦理审查与知情同意是保障受试者权益的重要措施[38]。

鉴于中医药的特点，中药新药临床试验伦理尚需要关注如下问题：药物组方与主治中医证候的方证相应问题；当中药与化学药物联合应用时，药物间相互作用所可能产生的安全性问题；有毒药材或长期临床使用的安全性问题等[39]。

临床试验前需要对受试者进行知情同意，使其充分了解该临床试验的受益和风险，在保证受试者充分理解该临床试验后签署知情同意书[40]。在试验开始之前，由临床研究负责单位的伦理委员会批准该实验方案后方可实施临床试验。每一位患者人选在研究前，研究医师有责任以书面文字形式，向其或其指定代表人完整、全面地介绍本研究的目的、程序和可能的风险，应让患者知道他们有权随时退出本研究[34]。

### 12.5.3.4　临床试验设计要点

**（1）临床试验方案的科学性与可行性**

在设计中药新药临床试验方案的时候，往往无法全面地估计到试验方案的科学性及可行性，经常会出现为提高试验方案的理论科学性而忽略了临床试验实际操作的可行性。所以在对中药新药临床试验方案设计的时候就应该严格考虑每一个步骤、因素，只有全面的考虑才能保证临床试验既具有科学严谨性的同时又能确保试验方案的实际可操作性。

**（2）临床试验对照药物的选择问题**

单从药物的选择标准上讲，一般是在《中华人民共和国药典》和《中华人民共和国卫生部药品标准》中寻找与试验中药新药功能主治、剂型包装、用法用量等各方面均完全一致或基本一致的药物。但是在实际操作过程中，通常无法找到各方面均一致的药物，就会选取与新药相对接近的中药药物或相近适应证的化学药物作为对照药物。而中医和西医的理论体系及治病机制全然不同，所以选取相同适应证的化学药物作为对照得出的中药新药的疗效评价也应仔细斟酌，谨慎选用。

**（3）临床试验疗效评价问题**

中药新药一般分为治疗某疾病、改善某种症状、治疗某种中医证候三大类，目前对于中药新药的疗效评价通常需要对疾病和证候均进行全面地评价，但实际上评价是以疾病疗效评价为主，证候疗效评价为辅，这种评价表面上看起来是全面的，但该评价方法不仅没有完全地按照疾病疗效进行评价，又打击主治证候的新药研究。所以对于新药的疗效评价应该根据实事求是的原则，根据其主治功效分类再进行评价，对中药新药的疗效评价首先应该明确其治疗病症还是治疗证候[41]。

**（4）不良反应的影响因素**

中药新品种的不断开发与广泛使用，人们在研究中药疗效的同时，对安全性的认识也逐步提高。在保证疗效的前提下，尽可能减轻不良反应，不以损伤正常组织的生理功能为代价而达到治疗目的，一直为临床医生所期望。研究表明中药新药不良反应发生率与疗程、给药途径、剂型、用药体积有关系。

药物临床试验不良反应发生率与疗程密切相关。临床试验的短疗程及中短疗程项目最多，各占近一半。中长疗程的不良反应发生率约为短疗程的 2 倍。随着试验疗程的增加，不良反应发生率也相应地增加，每增加 1 个月，不良反应发生率就约增加 0.1%。提示在试验方案过程中应根据适应证特点及前期药学资料权衡效益与风险，合理设计疗程，降低不良反应发生率。

不良反应发生率与给药途径密切相关。不良反应发生率外用（1.28%）＞注射（0.63%）＞口服（0.50%）。

不良反应发生率与剂型密切相关。单独使用试验药时，不良反应发生率贴剂（2.68%）＞凝胶（0.91%）＞注射剂（0.63%）＞胶囊（0.46%）＞口服液（0.40%）＞颗粒（0.37%）＞片剂（0.34%）＞丸剂（0.25%）。

不良反应发生率随着用药体积的增加而增加。由于治疗药与对照药的外观不同时，多采用双盲双模拟的方法，无形中增加了受试者用药体积及食用添加剂，从而增加了不良反应的发生率。提示在试验方案设计的过程中应根据新药适应证及已经上市的同类药品资料，并从临床实际可操作性与伦理角度出发，合理选择对照药，减少用药体积，降低不良反应发生率。

为减少中药新药的不良反应，在方案设计时必须根据适应证严谨地设计疗程，疗程能短即短。大量充分筛选对照药，尽量应用盲法设计，严格把关限制双模拟方法的使用。应对中药新药临床试验中疗程长、用药体积大、注射剂及外用药的不良反应予以高度重视，更要不断地优化试验药物制备工艺，降低不良反应的发生[42]。

### 12.5.3.5 临床试验报告及书写常见问题

临床试验报告是反映药物临床试验研究设计、实施过程，并对试验结果做出分析、评价的总结性文件，是正确评价药物是否具有临床实用价值的重要依据，是药品注册所需的重要技术资料。临床试验报告不仅要对试验结果进行分析，还需对临床试验设计、试验管理、试验过程进行完整表达，以阐明试验结论的科学基础，这样才能对药物的临床效应做出合理评价。由于缺乏足够的重视，临床试验报告常难以完整展现临床试验结果，影响技术审评的顺利进行。

**（1）试验方法**

临床试验报告的试验方法部分不同于临床试验计划与方案，因为方案中有些技术细节只有在临床试验实施过程中才能明确。相当数量的临床试验报告忽略了对于临床试验方案中没有详细描述以及实施过程中与方案不一致部分的明确说明、分析及解释，难以完整展现试验设计的全貌。

**（2）试验结果中安全性分析**

安全性分析是临床试验报告中出现问题频率最高的部分。常见的问题主要有：缺少对暴露程度的描述，不良事件描述不规范，安全性观测指标分析不完整，安全性观测指标结果缺少必要的整理。因此，对不良事件描述建议在一个中药新药的整个临床试验中采用统一、标准的不良反应编码惯例或字典，以使发现安全性信号的机会最大化。安全性观测指标的分析至少应包括单一指标的总体临床分析和同一受试者多个指标异常的整体分析。

**（3）结论**

这一部分的内容既不应该是结果的简单重复，应该引入新的结果。讨论和结论应从临床医学的角度，对试验结果的讨论、分析、总结，评价其意义，并讨论所有潜在的问题和新的或非预期的发现，及试验过程中存在的问题对试验结果的影响，并在已有数据基础上讨论结果的临床有效性和安全性，整体评估试验药物的风险/受益[43]。

### 12.5.3.6 药物管理

按 GCP 要求，应设置专职临床试验药物管理员，制定具有可操作性的试验用药物管理制度，明确药物管理员职责，规范试验用药物管理的流程。应该在医院制定一系列试验用药物管理标准化操作规程（SOP），建立试验药物接收、储存、发放、使用、剩余药物回收及退回等环节的标准操作规程，规范试验用药物科学化管理细节，保障药物临床试验安全、科学、可靠[44]。

## 12.5.4 本章总结

药物的作用是一种客观存在，药物临床试验的目的就在于发现、认识这种作用，因此中药新药临床试验设计就需要根据既往临床经验及非临床研究结果的提示，充分考虑受试药物可能的作用，从实际出发，恰当合理地制订具体的试验方案，使之不仅能认识药物作用的共性，更能认识药物作用的个性。要研发更好的中药，要发展中医药事业，要促进公众健康，就要开展中药新药临床试验，通过加强中药新药临床试验工作，促进中药产业高质量充分发展[35]，发挥中医药防病治病的独特优势和作用。

参 考 文 献

[1] 张珂良，贾娜，汪丽，等.我国中药临床试验 GCP 实施现状和监管建议 [J].中国药业，2014，23（10）：10-13.

[2] 王玲玲，胡流芳，张晓东，等.2005—2020 年申请临床试验中药新药的审评审批情况分析 [J].中草药，2021，52（12）：3765-3774.

[3] 洪峰，褚丹丹，徐慧芳，等.近年我国中药新药审批及注册申请现状分析 [J].中国新药杂志，2021，30（14）：1260-1265.

[4] 雷燕，王永炎.关于中医特色 GCP 的思考 [J].世界科学技术-中药现代化.2000，2（6）：16-19+57.

[5] 陈子琪.基于 CRO 视角下中药临床研究现状评价与对策分析 [D].北京：北京中医药大学，2021.

[6] 冯硕，胡晶，张会娜，等.中药新药研发中人用经验数据的评价方法探索及思考 [J/OL].中国中药杂志，2022，47（6）：1700-1704.

[7] 黎欣盈，杨忠奇，唐洪梅，等.中药人用经验数据应用的伦理学考量 [J].中国临床药理学杂志，2021，37（14）：1883-1886.

[8] 孙昱，孙国祥，李焕德.人用经验在中药新药申报中的应用研究与中药新药申报的拓展思考 [J].中南药学，2020，18（12）：1941-1944.

[9] 洪峰，马琳，徐慧芳，等.我国中药新药临床试验申请批准情况的影响因素分析——基于 Logistic 回归模型的实证分析 [J].中国现代中药，2022，24（6）：1144-1148.

[10] 元唯安，唐健元，高蕊，等.中药新药临床试验质量控制关键问题的专家共识 [J].中国中药杂志，2021，46（7）：1701-1705.

[11] 陈江华，孔美君，郭颖梅.中药新药临床试验若干问题的思考 [J].中国中医药现代远程教育，2014，12（19）：143-144.

[12] 高蕊.符合中医特色临床评价体系的构建与思考 [J].中国新药杂志，2021，30（9）：780-783.

[13] 陈玉欢，凌霄，李春晓，等.中药上市后临床再评价研究思路探讨 [J].中国新药杂志，2021，30（24）：

2262-2267.

[14] 陈子琪，罗菊元，郭明雪，等. 中药研发外包产业现状调研与分析 [J]. 中国药业，2021，30（18）：1-5.

[15] 曹彩，田少雷. 关于加快我国中药研究实施 GCP 步伐的浅见 [J]. 中国临床药理学杂志，2000（02）：158-160.

[16] 杨忠奇，唐雅琴，杜彦萍，等. 我国中药新药临床试验发展概述 [J]. 中国中药杂志，2021，46（7）：1691-1695.

[17] 邓阿黎，向南，赵映前. 新药临床试验中 GCP 实施的问题与对策 [J]. 中国临床药理学与治疗学，2004，9（10）：1197-1200.

[18] 王海南. 从注册管理的视角谈中药新药临床试验 [J]. 世界科学技术-中医药现代化，2016，18（12）：2070-2074.

[19] 马凤余，聂久胜，章登飞. 实施 GCP 管理规范存在的问题与对策探讨 [J]. 中国药业，2006，15（5）：17-18.

[20] 李耀磊，张冰，张晓朦，等. 基于毒害成分的中药临床安全性评价与思考 [J]. 中国药物警戒，2021，18（06）：520-524.

[21] 程金莲，欧阳绘天，靳洪涛，等. 中药临床研究联合用药安全性评价的思考和建议 [J]. 中国药物警戒，2021，18（1）：4-10.

[22] 韩玲，孙祖越，杨威，等. 全程式中药安全性评价和监管 [J]. 中国药理学与毒理学杂志，2020，34（11）：801-810.

[23] 崔鑫，王连心，刘光宇，等. 国际药物警戒体系对中药药物警戒体系建立的启示 [J]. 中国中药杂志，2021，46（21）：5450-5455.

[24] 马凤余，姚为久，彭代银. 试论我国实施中药 GCP 存在的问题及对策 [J]. 中国药事，2005，19（9）：515-516.

[25] 余伟方. 中药管理中存在的问题及对策研究 [J]. 中医药管理杂志，2011，19（2）：156-157.

[26] 赵巍，阳长明，周思源，等. 中药药学研究技术指导原则体系介绍 [J]. 中国食品药品监管，2021（9）：56-63.

[27] 黄哲，赵祥琦，林学怡，等. 基于药品全生命周期的中药监管模型的构建研究 [J]. 中草药，2021，52（17）：5465-5474.

[28] 苏丽娟. 基层医院中药管理常见问题及其对策 [J]. 亚太传统医药，2017，13（12）：158-159.

[29] 沈玉红，彭真，张珂良. 中药临床试验现状及对策分析 [J]. 中国新药杂志，2013，22（20）：2365-2368.

[30] 黄淑云，吴萍，赵兰英，等. 中药新药 I 期临床试验病房管理及护理 [J]. 中国新药杂志，2017，26（04）：394-397.

[31] 卢楠. 基于医院中药制剂临床试验质量管理模式的研究 [J]. 临床医药文献电子杂志，2015，2（7）：1375-1376.

[32] 国家卫生健康委办公厅关于规范开展药品临床综合评价工作的通知. 国卫办药政发〔2021〕16 号，2021 年 7 月 21 日发布.

[33] 李亚鸿，赵炳聪，解红霞，等. 中药新药临床试验设计方法学进展 [J]. 内蒙古医科大学学报，2019，41（S1）：256-260.

[34] 郑筱萸. 中药新药临床研究指导原则 [M]. 中国医药科技出版社，2002.

[35] 杨忠奇，唐雅琴，杜彦萍，等. 我国中药新药临床试验发展概述 [J]. 中国中药杂志，2021，46（7）：1691-1695.

[36] 杨忠奇. 如何规范开展中药新药临床试验 [N]. 中国医药报，2020-07-24（003）.

[37] 冯硕，胡晶，张会娜，等. 中药新药研发中人用经验数据的评价方法探索及思考 [J]. 中国中药杂志，2022，47（6）：1700-1704.

[38] 国家食品药品监督管理局局务会. 药物临床试验质量管理规范 [Z]. 2020-07-01

[39] 国家食品药品监督管理总局. 中药新药临床研究一般原则 [Z]. 2015-11-03

[40] 黄淑云，吴萍，赵兰英，等. 中药新药 I 期临床试验病房管理及护理 [J]. 中国新药杂志，2017，26（04）：394-397.

[41] 陈江华，孔美君，郭颖梅. 中药新药临床试验若干问题的思考 [J]. 中国中医药现代远程教育，2014，12（19）：143-144.

[42] 王文萍，喻明，王丽，等. 中药新药临床试验不良反应及其相关影响因素的学术探讨 [J]. 中国中药杂志，2015，40（2）：346-350.

[43] 薛斐然. 中药新药临床试验报告撰写常见问题分析 [J]. 中国新药杂志，2016，25（18）2082-2084.

[44] 佘彬，王华楠，张瑞明. 中药新药治疗肿瘤临床试验方案设计与实施要点 [J]. 西部中医药，2019，32（10）：34-38.

（孙长山）

# 第 **13** 章

# 中药安全性管理

随着人们对传统中医药的需求和应用日益广泛，中药各种优势也越来越被国内外认可，其显示了中医药的巨大临床价值。然而伴随着中医药热潮的到来，对于中药安全性的质疑也接踵而至。1993 年比利时马兜铃酸中毒事件、1996 年日本的小柴胡汤事件以及 2006 年中国鱼腥草注射液事件，中药的安全性问题受到广泛关注[1-5]。尽管近些年来，中药的安全性研究已经取得一定进展，国家相关部门也增加了对中药不良反应的监管力度，中医药学术界也提升了对中药安全性研究的责任，但要解决中药安全性问题仍任重而道远[6-10]。

## ▶ 13.1 中药应用安全性现状与分析

根据国家食品药品监督管理总局组织国家药品不良反应监测中心编撰的《国家药品不良反应监测年度报告（2022 年）》[11]的统计，截至 2022 年底全国药品不良反应数据库共有《药品不良反应报告表》790 万份，其中中药占比 17%（表 13-1）。可见以往人们认为疗效好、毒副作用小的中药材以及中成药同样引起过各种不良反应或中毒。除去《中国药典》中记载的有毒药材，如川乌、草乌、斑蝥等，其他中药材中毒的案例已经屡见不鲜[12,13]，传统认为无毒中药之潜在的毒性成分也理应得到重视，整体显示无毒并不能说明部分的安全性[14]。由于中药本的生物特性，质量常难以保持稳定，成分的变化潜藏着可能的安全隐患。中药安全性事件的发生，究其根本，不难得出以下原因：

表 13-1　2016—2020 全国药物不良反应总事件和中药发生比例

| 年份 | 不良反应事件/万例 | 中药占比/% |
| --- | --- | --- |
| 2016 | 143 | 16.9 |
| 2017 | 142.9 | 16.1 |
| 2018 | 149.9 | 12.4 |

| 年份 | 不良反应事件/万例 | 中药占比/% |
|---|---|---|
| 2019 | 151.4 | 12.7 |
| 2020 | 167.6 | 13.4 |
| 平均值 | 151.0 | 14.3 |
| RSD/% | 6.7 | 14.4 |

2020 年药品不良反应/事件报告中，注射给药占 56.7%、口服给药占 38.1%、其他给药途径占 5.2%。注射给药中，静脉注射给药占 91.1%、其他注射给药占 8.9%。2017年药品不良反应/事件报告涉及的怀疑药品中，中药例次数排名前 10 位的类别分别是理血剂中活血化瘀药（31.1%）、清热剂中清热解毒药（9.5%）、补益剂中益气养阴药（8.7%）、开窍剂中凉开药（8.2%）、解表剂中辛凉解表药（5.6%）、祛湿剂中清热除湿药（4.9%）、祛湿剂中祛风胜湿药（3.0%）、祛痰剂中清热化痰药（2.3%）、补益剂中补气药（1.7%）、理血剂中益气活血药（1.5%），排序与 2016 年一致。2020 年药品不良反应化学药品依旧占据大头，占比为 83%，中药略微提升，占 13.4%，生物制品下降至1.1%。1999 年至 2020 年全国药品不良反应监测累计数据见图 13-1。

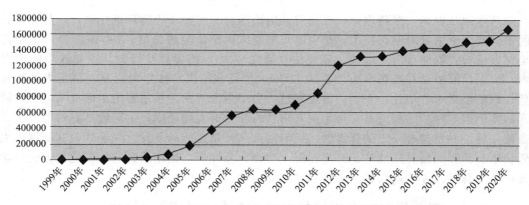

图 13-1　1999 年至 2020 年全国药品不良反应监测累计数据

## 13.1.1　不合理用药

虽然日本的小柴胡汤事件已经过去很久，但是事件本身带来的反思却应为人们牢记，中医药学认为，药物之所以治疗疾病，就在于它具有某种或某些特定的、有别于其他药物的偏性，临床医生正是取其偏性，以祛除病邪、调节脏腑的功能，纠正阴阳之盛衰、调整气血之紊乱，最终达到治疗目的。正如古语云"有病则病受之，无病则人受之"，药物和毒物可能只是因为剂量与用法不同。因此，应客观公正地正确认识中药，合理运用，才能充分发挥中药独特的治疗作用[15-18]。《药品不良反应通报》收载的不合理用药问题见表 13-2。

表 13-2　2012 年 1 月—2014 年 8 月《药品不良反应通报》收载的不合理用药问题

| 发布期次 | 时间 | 涉及药品 | 不合理用药现象 |
|---|---|---|---|
| 第 44 期 | 2012.1.10 | 生脉注射液 | 超剂量用药,多种注射剂混合使用,过敏体质用药 |
| 第 45 期 | 2012.3.23 | 香丹注射液 | 严重病例中超适应证用药 40%,超剂量用药占 15% |
| 第 52 期 | 2013.2.6 | 红花注射液 | 严重病例中超剂量用药占 17.19% |
| 第 53 期 | 2013.3.4 | 珍菊降压片 | 不合理用药 |
| 第 61 期 | 2014.7.16 | 何首乌及其成方制剂 | 超剂量、长期连续用药,联合使用其他可致肝损伤药物 |

## 13.1.2  中药品种复杂

我国地大物博，中药用药历史悠久，各地区用药所用品种不同以及中药资源开发中代用品与新兴品种的发现，使得一药多源，同物异名，同名异物现象十分普遍，又因古文献记述粗略，导致中药品种混乱现象多有发生。如英国 MHRA 于 2004 年发现千里光属的各类植物均含有不饱和吡咯里西啶类生物碱，会对肝脏造成严重损害，于是禁止了含有千里光属植物药品在英德销售、进口与供应。然而梁爱华[12]等研究发现，我国使用的千里光（*S. Scandens Buch.-Ham. ex D. Don*）品种与国外使用的品种比较，有毒成分含量极低，因而认为将国内使用千里光认定有毒缺乏依据；马兜铃酸及其中间代谢产物具有肾毒性，现代商品木通主要为马兜铃科关木通，屡见毒性报道，而历代本草所用木通多为木通科木通，未见毒性记载，故国家药品监督管理局于 2003 年认定木通科木通为传统木通药材正品，且禁用关木通。综上可知有时甚至药材产地不同，药效和毒性也会有很大差别。

## 13.1.3  加工炮制方法不当

中药炮制是根据中医药理论，依照辨证施治用药的需要和药物自身性质，以及调剂、制剂的不同要求所采取的制药技术，是中医长期临床用药经验的总结。《中国药典》里制何首乌炮制方法为：取何首乌片或块，照炖法（通则 0213）用黑豆汁拌匀，置非铁质的适宜容器内，炖至汁液吸尽；或照蒸法（通则 0213），清蒸或用黑豆汁拌匀后蒸，蒸至内外均呈棕褐色，或晒至半干，切片，干燥。曾经有过一男子为生黑发，长期食用生何首乌，导致肝脏衰竭的案例。炮制后的制何首乌与生何首乌功能与主治大相径庭，生何首乌有解毒截疟、润肠通便之效，并且具有一定的肝毒性，而制何首乌补精血、乌须发、强筋骨，其肝毒性大大降低。炮制会影响药材的性味、升降浮沉、归经、毒性等，运用适宜的加工炮制方法科学地改变中药的药性，才能做到最大程度的"增效减毒"。

## 13.1.4  制剂质量标准不严格与临床配伍不合理

制剂质量问题中中药注射剂的问题尤其严重，早期上市的大多数有效成分和杂质含量难以有效控制，因而存在安全隐患，致使近些年中药注射剂致敏事件频发[19-21]，表 13-3。加之中药注射剂合并用药情况普遍，有些配伍可能改变成分，使杂质析出或增加不溶性微粒的数量。如琥珀宁与热毒宁以及清开灵与热毒宁之间配伍会出现凝胶样改变与沉淀生成，配伍使用可能会造成相当严重的后果，此外许多中药注射剂也与各类抗生素以及维生素注射液配伍后出现稳定性变化的情况[22]。2006 年全国 101 家鱼腥草注射液生产厂家产业工人约 4 万人，年制剂产量 6 亿支，年制剂产值约 85 亿元；鱼腥草种植农户约 10 万人，年收入约 1.2 亿元；全国每年使用鱼腥草注射液产品的患者达到了 2.8 亿人次，从鱼腥草的种植、加工、提取、成药等整个产业链，价值近百亿元。药品没有临床安全性，其价值无从谈起。鱼腥草注射液的临床安全性问题的解决是需要在科研上进行高投入，提高产品科技安全性。

表 13-3  中药注射剂引起过敏反应实例症状[23]

| 注射剂不良反应事例 | 不良反应总数/例 | 皮肤及附件损伤 | 全身性反应 |
| --- | --- | --- | --- |
| 灯盏细辛、热毒宁、舒血宁等注射液 | 1001 | 皮疹、瘙痒、红肿、荨麻疹、局部水肿、血管神经性水肿、多形性红斑、潮红 | 寒战、发热、全身无力发抖、出汗过敏性休克 |

| 注射剂不良反应事例 | 不良反应总数/例 | 皮肤及附件损伤 | 全身性反应 |
|---|---|---|---|
| 理血剂、祛痰剂、清热剂、补益剂、祛湿剂和开窍剂等中药注射剂 | 172 | 各型皮疹、皮肤瘙痒、面色潮红 | 寒战、发热、全身不适 |
| 刺五加注射液 | 107 | 荨麻疹、丘疹、风团样改变及瘙痒等 | 过敏性休克、全身性过敏反应 |
| 脉络宁注射液 | 70 | 瘙痒、粟样疹、湿疹皮炎样药疹、荨麻疹等 | 面色苍白、四肢厥冷、胸闷、气急、血压下降、休克等 |
| 丹红注射液 | 62 | 皮疹、红斑、水肿性红、风团伴瘙痒等 | 过敏样休克、急性喉头水肿、支气管痉挛等 |
| 银杏注射液 | 51 | 皮疹、瘙痒、发热、皮肤发红、血管神经性水肿 | 过敏性休克 |
| 舒血宁注射液 | 27 | 丘疹、皮疹、瘙痒、皮肤潮红、躯干出现红斑疹 | 大汗、心悸、意识不清、血压下降、面色苍白、休克 |
| 鱼腥草注射液 | 3000 | 全身过敏反应、呼吸困难等 | 过敏性休克、全身过敏反应、胸闷、心悸、心跳过速、呼吸困难和重症药疹,甚至死亡 |

# 13.2 中药安全性评价及相关研究

## 13.2.1 中药安全性评价的难点

尽管近些年来各界对中药的安全性研究逐渐重视,但是对于中药的安全性评价仍然存在着许多难点。

### 13.2.1.1 中药成分复杂致确定毒性物质困难

虽然中药多为复方制剂,成药后多成分互相作用,可起到增效减毒的功效,体现为中药的总体安全性可能优于化药。但中药成分的复杂性,既是中药的优势,又使其具有很多不足,其中最为突出的就是毒性物质基础不明确,批间差异大,为毒性物质基础相关研究带来了很大挑战[24]。

### 13.2.1.2 复方或联合用药致毒性作用机制更复杂

2013 年 4 月,国家食品药品监督管理总局发布第 54 期《药品不良反应信息通报》,提示关注复方青黛制剂引起的消化系统不良反应。复方青黛制剂组方含青黛、乌梅、蒲公英、紫草、白芷、丹参、白鲜皮、建曲、贯众、土茯苓、马齿苋、萆薢、山楂、五味子共 14 味中药,严重不良反应表现为药物性肝损害和消化道出血。其组方中青黛含靛玉红成分,可引起消化道出血;土茯苓、丹参、紫草等性味苦寒,丹参、山楂等含有抗凝成分;青黛、紫草、白鲜皮、贯众及土茯苓等均有肝损害的不良反应文献报道,其肝损害和消化道出血不良反应可能存在多种成分、多味药材的协同作用机制。

### 13.2.1.3 安全性评价体系尚难契合中医药特点

传统安全性评价及检测方法是基于化药成分单一、质量一致性好的特性,可以通过数批产品的基础和临床安全性研究结果,得到较为可靠的安全性评价结论。中药因其成分复杂,受药材基源、种植、炮制、制备工艺等因素影响,不同批次之间成分存在一定差别。采用传统的安全性评价及检测方法,对数批中药产品的安全性进行研究,其结果与上市后的不良反应检测情况常不一致。

### 13.2.2　中药安全性评价及相关研究

中国自古就有神农尝百草的故事，可见早期中药传统的安全性评价往往来自于历代中医药学家生活中的观察、亲身尝试及临床应用的经验总结。虽然这些源于长期经验总结的安全性评价拥有大量实例作为依据，但是缺少了现代的科学性深入研究，基于经验来谈的安全性评价仍然存在很大缺陷。赵梓邯等[25]提出中药的安全性评价及相关研究包括 3 个层面的关键问题，分别为描述性研究、阐释性研究和应用管理性研究。

#### 13.2.2.1　描述性研究是阐述毒性研究基础和前提条件

它包括发现毒性相关物质基础，科学描述有毒中药的药效-毒效特征，阐明毒性反应的表现和特点，并提供国际认可的基础资料。如程生辉等[26]通过研究栀子苷单次给药肾毒性在正常大鼠和黄疸大鼠体内的量毒关系发现，正常大鼠栀子苷给药组剂量超过 0.8g/kg、黄疸大鼠栀子苷给药组在超过 0.2g/kg 剂量时尿素氮与肌酐开始显著升高并与剂量呈正相关。其研究结果较明确地描述了栀子苷的量-毒关系。药效与毒性物质可能既存在性质上的简单对立，更存在着复杂的辩证统一，不同生理、病理状态下毒性反应存在着差异，药效与毒性物质基础也不同，甚至药毒效成分会发生角色转化。

#### 13.2.2.2　阐释性研究

它建立在描述性研究的基础之上，是探明中药毒性科学内涵的关键。包括阐明中药毒性作用的靶器官、细胞、分子和生化机制，明确毒性成分的体内代谢过程、毒代动力学特征以及低剂量多成分联合毒性作用的复杂网络关系。如盛云华等[27]通过山豆根对小鼠急性肝毒性及其病理形态学研究阐明了山豆根给药后，随着时间延长，药物对小鼠肝小叶、肝细胞以及肝窦损伤情况。"十八反""十九畏"是中医传统配伍禁忌，但随着学者们的深入研究，认为"十八反""十九畏"配伍理论有其价值但并非绝对，这也提示我们应对传统重新认识，明确中药毒性的作用机制，不能盲目地遵循先人的经验。

#### 13.2.2.3　应用管理性研究

它揭示中药的科学制备（炮制、加工、制剂）、科学应用（用量、用法、配伍减毒、辨证准确）的科学内涵，构建有毒中药风险与效益分级评估的模型，有效地预测风险，从而控制中药安全事件的发生，保障中药的临床安全使用。如吴皓等[28]研究半夏的炮制解毒机制，表明半夏刺激性毒性成分为其所含的具有特殊晶型的"毒针晶"，其主要是由草酸钙、蛋白质组成的复合物，半夏的刺激性毒性作用是由毒针晶的机械损伤加上凝集素蛋白的化学损伤双重作用产生。8％明矾水或 pH＞12 以上的碱水炮制可以使毒针晶的针形晶体破坏，含量降低，刺激性毒性降低；而生姜解半夏毒的作用机制是生姜中的姜辣素类成分可直接拮抗半夏毒针晶刺激后产生的炎症反应，减轻毒针晶上的凝集素蛋白所产生的炎症反应，从而阐明了矾制半夏、姜制半夏的科学内涵。应用管理性研究包括：风险效益评估，新药、保健食品审批与上市前后的安全管理，中药饮片与成药调剂安全管理，不良反应监测管理等。

### 13.2.3　中药安全性管理方法规范

根据中药应用安全性现状以及安全性评价的难点而言，对中药的安全性管理体系与方法规范的制定是迫切需要的。首先针对不合理用药的情况，需要广泛提高对医患关于中药基本常识的普及，减少或禁止"中成药无副作用""中药副作用小"的宣传。过去有关部门对药品说明书规范管理不严，对说明书的内容没有强制性要求，药品生产企业对于药物的毒副作用是尽量少写甚至不写，致使绝大多数的中成药的说明书不规范不标准，突出表现在药理毒理、不良反应、禁忌证、注意事项、药物过量、儿童及老年患者用药等项目上多是空白，即使有明显毒副作用的也只是轻描淡写地一笔带过。因此中成药说明书需要完善与规范药物的毒副作用与不良反应，让患者知道只有合理用药，才能尽量减少发生不良反应的概率；既不能认为中药是无毒、无副作用的安全药物而脱离临床医师的指导，盲目使用甚至滥用，同时，也要正确认识中药的作用，不要因为个别安全性事故而对中药避之不及。

其次对于中药的品种复杂性，需要加强规范化管理，尽快制定完善各级相应的技术标准和规范，包括同名异物、同物异名、一药多名、一药多源等现象的规范[29]。特别针对一药多源现象，如2020版《中国药典》中黄连药材下收录了"味连""雅连"与"云连"三种，曾洁萍等[30]研究雅连、味连治疗复发性口疮疗效差异性时发现雅连在口疮疗效、心胃热盛证疗效以及改善口疮疼痛、口疮溃疡大小症状方面优于味连。这就表明药材种类不同，疗效和毒性也会有所差异，所以有关部门还需要进一步深入研究，得出更细一步药材分类的功效与毒性研究结果。

再次，中药的质量监督管理问题也值得引起注意。毕竟中药的质量与其安全性直接相关，且由于历史原因，许多中药在上市前未展开过系统的研究，致使对其安全性认知相对不足。针对化药仿制药，2016年3月5日，CFDA转发了国务院办公厅发布的《关于开展仿制药质量和疗效一致性评价的意见》[31]，标志着一致性评价浪潮的到来。对于化学药品而言，其分子结构清楚，构效关系明确，鉴别、检查、含量测定可以直接作为疗效评价的指标，但是对于中药来说，没有原研药的概念，仿制药的一致性评价也就无从谈起。对此孙国祥等[32]提出了中药标准制剂控制模式，中药标准制剂即在中药研制和创新过程中经过药效学和毒理学试验证明是最佳中药组方（药效最优、毒性最小）和具有恒定化学成分含量和分布比例的规范制剂，中药标准制剂的全成分含量固定不变（或在一定微小范围变化），故在确定了中药标准制剂之后，可用定量指纹图谱检查项来整体控制中药质量，其方法为中药质量的控制与监管提供了一条道路。此外相关部门应该对中药生产标准、炮制标准和检验标准出台统一法规，使中药质量标准与国际标准接轨，并形成符合中医药特性的中国式质量标准，在中药新药的研制环节，严格按照《药品非临床安全性研究质量管理规范》（GLP）和《药品临床研究质量管理规范》（GCP）的标准，切实加强临床前实验研究和临床试验研究。

除此之外，加强中药安全性基础研究也必不可少。从描述性研究、阐释性研究和应用管理性研究入手，深入探索中药毒性的物质基础，作用机制从而寻找出其最优的加工、炮制以及配伍方法，从而寻找出中药最合理的用法、用量。近年在临床中因治疗与抢救工作需要，中药和化学药联合用药频率越来越高，通过中西联合应用以达到治标又治本、取长补短、增强疗效、提高临床治愈率等目的。但目前对中西联合用药基础研究薄弱，不同中药与西药间的相互作用并不清楚，配伍得当可达预期目的，若配伍不当则可能失效甚至产生毒性。因此有必要对那些常联合应用的中药和化药间相互作用进行药效学和毒理学的研究，明确其配伍在药理作用和耐药性产生的相互影响及机制，提出中药化药联用的用药须知[33]。

最后，建立一个完善的中药不良反应监测系统也是必不可少的。对监测到的不良反应报告进行及时的系统研究，既可以早期预警中药存在的质量问题、不合理用药引起的安全性问题，也可以发现中药本身固有的毒性风险，以及药材、炮制、制备工艺、联合用药等因素对其安全性的影响。故不良反应检测在发现中药风险信号，引导中药安全性评价等方面存在较明显优势[34]。目前国家药品监督管理局已经建立了国家药品不良反应监测系统，根据数据可以看出监测到的药物不良反应数量持续增长（图13-2），表明我国的药品不良反应检测报告的可利用性正在持续增加，同时数据还显示在药物不良反应报告中，中药占比在近几年正在逐年降低（图 13-3），也表明了中药安全性管理正在逐步完善。

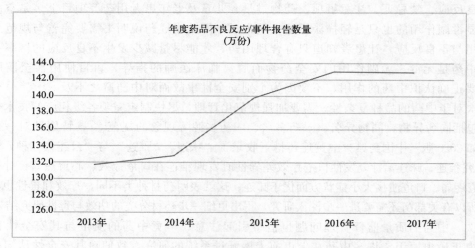

图 13-2　2013—2017 年度药品不良反应 /事件报告情况

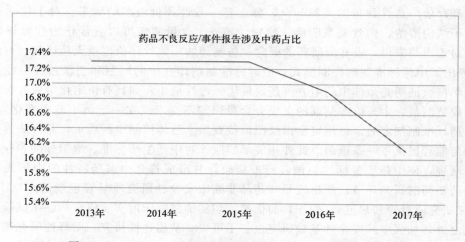

图 13-3　2013—2017 年度药品不良反应 /事件报告涉及中药占比

即便如此，按照国家药品不良反应监测中心安排部署及《全国药品不良反应重点监测工作方案》的具体分工和要求，仍需加强对医院不良反应病例的监测，及时对数据进行汇总、分析、评价、上报及反馈，为药品安全监管和合理用药提供科学依据。同时各级药品监管部门应进一步加大监察力度，完善各项工作体系，切实做好中药安全性保障工作。

总而言之，中药的安全性问题一直存在，但因中药的某个安全性问题而将该中药及其组方全盘否定并不合理，中药的疗效/毒性与自身炮制方法、用药的配伍、患者的生理情况都息息相关，有毒并不可怕，可怕的是在中医药飞速发展的同时对毒性一无所知。我们要在科学评价中药毒性带来损害的同时，采取必要的技术、方法和手段控制和早期发现、预防毒性的发生，做好中药毒性风险/效益评估，趋利避害，做到科学、合理应用有毒中药。对于出现过安全性问题的中药及其制剂，我们需要深入研究问题的根源，找到安全合理的使用方法并形成成熟的管理体系；对于未出现过安全性问题的中药及其制剂，我们必须进行客观严格的安全性评价。所谓知己知彼，百战不殆，只有努力解决好中药的安全性问题，才能更加有力地推动中医药现代化进程。

# 参 考 文 献

[1] 郭晓昕，刘佳，吴晔，等．含马兜铃酸中药的安全性探讨 [J]．中国药物警戒，2004（02）：31-33．
[2] 薛文礼．从中药的安全性谈中药产业的危机管理 [J]．医学与哲学（人文社会医学版），2007（11）：74-76．
[3] 梅全喜，曾聪彦．对中药安全性问题的探讨 [J]．中国药房，2007（12）：881-884．
[4] 李耀磊，张冰，张晓朦，等．基于毒害成分的中药临床安全性评价与思考 [J]．中国药物警戒，2021，18（06）：520-524．
[5] 黄婷．昆山市中药注射剂不良反应回顾性分析 [J]．现代医药卫生，2019，35（11）：1643-1646．
[6] 古丽巴哈尔·克依木，沙迪克·米吉提．安全性评价技术为我区中药民族药发展添底气 [N]．新疆科技报（汉），2021-06-18（001）．
[7] 丛端端，薛薇，刘岳，等．处方药说明书中安全性信息管理要求的国内外对比与启示 [J]．中国药物警戒，2021，18（03）：245-249＋255．
[8] 张力，叶祖光，季绍良．关于中药注射剂安全性监测现状与风险管理的思考 [J]．世界科学技术（中医药现代化），2010，12（06）：845-850．
[9] 叶青妮，王燕，叶琳，等．合理利用药学管理系统提高中药配伍的安全性 [J]．中医药管理杂志，2021，29（02）：113-114．
[10] 李燕妮，何佶励．加强中药制剂不良反应监控管理对中药制剂有效性与安全性的影响 [J]．中医药管理杂志，2021，29（02）：117-118．
[11] 国家食品药品监督管理总局——国家药品不良反应监测年度报告（2017年）[J]．中国药物评价，2018，35（02）：154-160．
[12] 梁爱华，叶祖光．千里光属植物的毒性研究进展 [J]．中国中药杂志，2006（02）：93-97．
[13] 唐素勤，于国俊．中药肾毒性原由及应对策略探析 [J]．中药与临床，2020，11（04）：30-33＋46．
[14] 胡欣燕，李璐，郭桂明．高警示中药品种的安全性分析和归纳 [J]．中国初级卫生保健，2021，35（05）：6-8．
[15] 李硕，李敏，卫营芳，等．中药安全性评价的研究进展 [J]．中国现代中药，2014，16（02）：172-176．
[16] 何晓其．用药合理性与安全性监测在中药注射剂监管中的应用 [J]．中医药管理杂志，2021，29（13）：132-133．
[17] 徐赟锋，林爱国，陈雪华．中药临床合理用药的安全性研究 [J]．海峡科学，2021，33（04）：199-200．
[18] 陈晨，郑君圣．中药临床使用安全性研究 [J]．中国药物滥用防治杂志，2021，27（03）：402-404＋413．
[19] 李秀明．中药注射剂安全性监管问题研究 [D]．南京：南京中医药大学，2013．
[20] 易艳，田婧卓，李春英，等．中药注射剂上市后非临床安全性再评价类过敏反应相关研究 [J]．中国药物警戒，2022，19（02）：185-188＋204．
[21] 邱玲玲，张雯雯．中药注射液安全性问题及质量控制探析 [J]．企业科技与发展，2021（10）：76-78．
[22] 刘辰翔，谭乐俊，王萌，等．中药注射剂配伍稳定性的研究进展 [J]．中成药，2015，37（04）：844-849．
[23] 谭乐俊，王萌，朱彦．中药注射剂的不良反应研究进展 [J]．中国中药杂志，2014，39（20）：3889-3898．
[24] 肖小河，柏兆方，王伽伯，等．中药安全性评价与药物警戒 [J]．科学通报，2021，66（Z1）：407-414．
[25] 赵梓邯，张琳，李文斌，等．中药毒性与安全性评价研究进展 [J]．中国实验方剂学杂志，2018，24（20）：208-216．
[26] 程生辉，赵子凤，李会芳．栀子苷单次给药肾毒性在正常大鼠和黄疸大鼠体内的量毒关系对比研究 [J]．中华中医药学刊，2018，36（05）：1096-1098．
[27] 盛云华，李峰杰，周绮，等．山豆根对小鼠急性肝毒性及其病理形态学研究 [J]．中国实验方剂学杂志，2010，16（06）：144-146＋151．
[28] 吴皓，钟凌云，李伟，等．半夏炮制解毒机制的研究 I [J]．中国中药杂志，2007（14）：1402-1406．
[29] 饶朝龙，刘军，冯超，等．强化中药应用安全性管理 [J]．中国卫生事业管理，2007（02）：98-99．
[30] 曾洁萍，丁红，阎博华，等．雅连、味连治疗复发性口疮疗效差异性——分层区组、随机双盲、平行对照、多中心临床试验报告 [J]．中国实验方剂学杂志，2011，17（20）：265-268．
[31] 国务院办公厅．国务院办公厅关于开展仿制药质量和疗效一致性评价的意见 [J]．中华人民共和国国务院公报，2016（08）：32-33．
[32] 孙国祥，张玉静，孙万阳，等．中药一致性评价关键问题——中药标准制剂控制模式和定量指纹图谱检查项 [J]．中南药学，2016，14（10）：1026-1032＋1025．
[33] 叶祖光，张广平．中药安全性评价的发展、现状及其对策 [J]．中国实验方剂学杂志，2014，20（16）：1-6．
[34] 宋海波，杜晓曦，任经天，等．不良反应监测对中药安全性评价的启示 [J]．中国中药杂志，2015，40（08）：1620-1623．

（孙万阳）

# 第 **14** 章

# 中药全质量智能化管理体系

　　几千年的临床实践证明中药在防治疾病方面有确切的疗效。中药大部分来源于植物，小部分来源于动物和矿物。与化学药物的不同在于仅单味中药中即含有几十甚至几百种化学成分，临床又多使用复方，且中药作用的特点是多成分以"整体"的形式作用于机体。因此，中药的质量评价和质量控制是多年来困扰药物分析工作者的难题，也是中药现代化发展的瓶颈。显然，完全套用化学药物的质量控制方法不能客观、全面地反映中药的质量，因此一套符合中医药特色的用以科学评价中药质量的完整体系亟待建立。近 10 年来，中药分析及质量控制研究发展迅速，并呈现整体性、系统性、专属性及先进性的特点[1]。

## ▶ 14.1　药品生产企业的质量管理体系[2]

### 14.1.1　质量管理体系的建立

　　质量体系是为保证产品质量或服务质量满足规定的或潜在的要求和实施质量管理，由组织机构、职责、程序、活动、能力和资源等构成有机整体。质量体系所包含的内容需要满足实现质量目标的要求。在药品生产企业建立健全完善的质量体系，是使其所生产药品质量、工作与服务质量达到最优化的重要手段。

#### 14.1.1.1　建立质量体系的先决条件

　　药品生产企业要想贯彻 GMP，建立标准的质量体系，先决条件有以下两方面。

**（1）企业负责人的决心和决策**

　　企业最高领导应对建立质量体系有明确的认识，明确这项工作的艰巨性和长期性，以及搞好这项工作对企业生存和发展的意义，在正确认识基础上下了决心并做出决策。这样才能在建立体系过程中，克服困难，排除干扰，达到建成质量体系的目标。

**（2）确定组织机构，以保证阶段性稳定**

企业负责人应亲自主持审定企业现有的组织机构，对不适应的应及时进行调整，在一定时期内，保证企业组织机构不再有较大的变更和调整，否则编制的体系文件就需要频繁地修改，质量活动也要相应地变动，影响质量体系的有效性。

### 14.1.1.2　建立质量体系的目标

同自发形成发展起来的体系相比，主动建立的质量体系必须满足如下的目标：

① 规定具体的质量方针和目标；

② 强烈的顾客导向；

③ 为达到这些质量方针和目标所必需的所有活动；

④ 所有活动在组织范围内构成为一体；

⑤ 把质量任务明确分配给全体人员；

⑥ 特定的供应商控制活动；

⑦ 全面质量设备鉴定；

⑧ 规定质量信息的有效流动、处理及控制；

⑨ 强烈的质量意识和组织范围内积极的质量激励和培训；

⑩ 规定质量成本及质量绩效的标准及其衡量单位；

⑪ 纠正措施的有效性；

⑫ 对体系连续不断的控制，其中包括信息的前馈和反馈、成果分析以及与现有标准的比较；

⑬ 系统活动的定期审核等。

### 14.1.1.3　质量体系的基本内容

① 设计体系所选用或参照的标准；

② 确定符合药品生产企业运行实际情况的质量环；

③ 体系要素的选择；

④ 质量职能的确定和展开；

⑤ 调整和确定与质量职能相适应的组织机构；

⑥ 质量职能的分解；

⑦ 质量责任制；

⑧ 体系运行、审查和复审的必要程序；

⑨ 质量成本管理；

⑩ 质量体系文件。

上述 10 个基本内容，均应充分体现该药品生产企业的特点，结合该企业自身实际来设计和制定。

### 14.1.1.4　质量体系的基本要求

建立和完善药品生产企业质量体系，要达到两方面要求：①要保证满足市场与用户的需要；②要使药品在全部生产活动过程中保持质量，并使之处于受控状态。具体要求如下：

a. 要把企业内部和必要的外部协作单位组织起来；

b. 要建立有效的管理机构网络和相应的规章制度、工作标准与考核体系；

c. 要明确规定各个部门的质量责任及权限；

d. 要运用科学管理方法，并形成信息反馈系统；

e. 要注意商流、物流、信息流畅通，以保证各职能部门管理的需要，并按照管理部门进行职能分解，使各级质量要素和各项质量活动都得到落实；

f. 药品生产企业的质量管理体系应由质量保证部门、质量控制部门、生产管理部门、物流控制部门和工程维护部门等组成。

## 14.1.2 质量管理体系的基础和依据

质量体系一般包括质量管理体系与质量保证体系。质量管理体系是指企业为了实施内部质量管理而建立的质量体系。为实施外部质量保证而建立的质量体系，即为质量保证体系。就 GMP 而言，药品生产企业质量体系的重点在于建立和健全质量保证体系。

### 14.1.2.1 质量体系要素和质量职能分解

**(1) 质量要素**

质量要素即构成质量体系的主要因素，质量要素由总纲性要素、基础性要素和过程性要素组成。

① 总纲性要素

这是质量体系的指导性要素，主要包括组织机构职责、质量成本管理、质量文件及质量审核等项内容。

**组织机构与职责** 包括与质量保证、质量控制及群众性质量管理组织等有关的组织机构。应该强调的是，企业负责人应对药品质量与建立质量体系的全部质量管理活动负责。质量管理部门应发挥规划、组织、协调、监督企业全面质量管理的职能作用，质量控制机构具体负责药品质量的管理与控制工作。

**质量成本分析与管理** 质量成本分析是从经济学角度评价质量管理有效性的重要方法。质量成本管理是通过质量成本分析与控制提高企业质量管理综合效益的有效措施。药品生产企业实施质量成本管理要做好四项工作，即确定设置质量成本项目、核算方法与管理制度；开展预测，提出质量成本的中期、年度计划和实施成本管理的计划；对实施质量成本管理的结果进行分析；根据分析报告数据落实当期考核，进行下期控制调节，以稳定提高质量管理的综合效益。

**质量体系文件与记录** 药品生产企业的质量体系文件主要包括法规性文件和见证性文件两大类。法规性文件有：企业质量方针、质量手册、程序性文件、质量计划等。见证性文件，一般包括质量记录、信息报表在内的用以表明质量体系运行情况和证实其有效性的文件。企业对质量文件应按规定进行统一管理，包括指定管理归口部门、文件编制程序、发放管理、更改控制与换版规定等。质量体系文件与记录是一项基础性要素，在管理中应努力做到一切工作要有文字依据并按规定执行，一切工作要记录在案并有数据与事实记载。

**质量体系审核与复审** 质量体系建立和运行后，要定期地对其适用性和有效性进行审核、复审及评定。审核范围主要包括组织结构、管理与技术标准、工作程序、人员素质、检测养护与经营条件等，并报告审核结果，提出和落实修改措施。质量体系的复审与评定，应由企业领导或委托职能部门的负责人员进行。各个环节，可结合企业实际状况，确定增删、合并或细分。

② 基础性要素

为达到质量体系总纲性要素的要求和保证过程性要素正常而规范的实施，使整个体系得以有效运转，必须确定相应的基础性要素。除了文件与记录之外，基础性要素一般还包括以下几项内容。

**人员与奖惩**　根据企业机构设置与职责需要，确定质量人员的数量与水平，规定和采取分层次的教育培训内容与方法，并取得相应的资格认证。要有严格的奖惩规定，建立考核系统，以各种方式激励调动职工共同参与质量管理工作的水平和积极性。

**质量信息工作与改进**　反映药品质量和工作服务质量的动静态质量信息，是进行决策、制订计划和控制的重要依据。企业应建立信息管理制度与网络，明确规定信息内容和传递反馈形式，特别是要规范商品质量信息管理，利用现代信息技术，建立计算机管理信息系统。企业要根据短期与长期的需要制订质量信息工作与改进计划，改进计划与结果应定期总结、分析、归档和上报，要鼓励并组织各层次的人员进行质量信息工作与改进活动。

**群众性质量管理活动**　群众性质量管理活动是发扬自主与民主管理、调动职工积极性和实施质量改进的有效手段，是企业全员管理的标志。主要形式有以下几种：质量管理小组（QC小组）活动、班组升级活动、合理化建议活动和职工代表提案活动等。

**质量管理书面方法推广与应用**　书面方法的应用一定要结合实际，如因果图、关联图、排列图、ABC法；对策表、系统图以及散布图、相关分析、价值分析、市场预测等简便而有效的方法应该多用、用好。各部门、各环节以及各阶段都应该结合实际推广应用，特别是经营服务、仓储运输及质量管理等职能部门，要结合群众性质量管理活动，努力推广有效的QC工具与其他现代化管理方法。

③ 过程性要素按实际的生产过程

从原材料采购、生产、销售到售后服务，包括生产前、生产中及生产后三个阶段的若干要素。

质量管理贯穿药品生产经营全过程，质量管理的流程如下：原材料和包装材料的采购（供应商的检查和收料检查）——原材料接受（取样、贴签和分析检验）——留验（合格和不合格批准、贴签、配料检验）——生产（卫生检查、投料检查、中间过程控制、收率计算）——包装（清场、物料检查、包装检查、卫生消毒控制）——留验库存（检验、批号检查、质量评定合格/不合格批准）——成品库存（贴签、发运检查）——销售（上市后检验，用户投诉和退货处理）。

总纲性要素和基础性要素是质量体系的核心。对由这些要素构成的质量体系要进行有效性审核，要通过对企业内外环境的综合评价，根据标准进行度量。

**（2）质量管理网络**

质量管理网络是质量体系中重要的要素之一，人员素质和质量管理网络构成了药品经营质量体系的基础。质量管理网络是指质量体系中质量组织与机构人员的分布系统，包括全面质量管理、药品质量管理的专职与群众性兼职质量管理等各个方面。其中全面质量管理网络包括企业全面质量管理领导小组（委员会）、质量管理机构、各部门全面质量管理小组及班组管理小组。药品质量管理网络包括企业质量管理、质量检验机构、基层专职检测、验收养护组织和有关人员。

**（3）质量职能分解**

企业质量职能的展开分解，必须是以质量系统为核心的展开。每一项职能对于各部门有不同程度的责任要求，而每项要素都要有若干级层次的展开，直至展开到具体的部门和个人。企业全员应分别承担各自应该承担的质量职能。

### 14.1.2.2 质量管理体系的职能与运行

**(1) 质量管理体系的职能**

**组织准备** 成立以企业负责人为组长的贯标建立体系领导小组，制订贯标建立体系的工作计划，开展宣传教育、骨干培训，提高对 GMP 的理解和认识水平。

**体系分析** 调查企业职能分配现状，分析体系运行状况。主要的工作是收集有关标准资料，具体分析企业环境，了解市场、社会对于企业建立体系的要求，以确定所选模式，归纳需要的质量文件。对照标准与所选模式，评价要素的重要程度，并与企业已有要素水平状况进行比较。在评价、比较的基础上，选择确定企业质量体系要素，主要选择那些必须执行的、与企业质量形成过程有关的，以及现行有效而需要继续采用的要素，之后进行层次分析，以系统图表示一级、二级、三级要素，作业活动及目标（包括定量标准），以矩阵图形式分析要素的相互关系。最后对要素选择的完整性层次性与合理性进行评审。

**质量职能分配** 将选定的体系要素展开成质量职能和质量活动，这是一项艰巨复杂的工作，关系到能否做好质量职能分配。应制定质量体系要素及其质量职能和质量活动的分配方案，并组织讨论。企业最高领导者亲自主持会议，按"分配方案"对体系要素及其质量职能和活动进行分配，明确承担职能和活动的部门。最后，确认质量职能和活动的分配结果。对根据质量要素逐级展开的质量活动，以矩阵图形式编制质量职能分配表。

**编制质量体系文件** 制定或重新审定质量方针，并正式发布；根据现有质量手段质量制度、管理办法、质量记录目录，对照所确定的质量要素，编制新的质量体系文件明细表，列出应有文件项目；提出指导性文件，以使质量体系文件达到规范化、标准化的要求；逐次编制质量体系文件，包括质量手册、工作程序、管理标准及质量记录。

**建立质量体系** 此阶段是质量体系文件编制后，体系进入运行前的准备阶段。具体进行以下几项工作：编制质量体系实施计划、药品质量管理及各项专业计划，正式发布质量文件，建立健全组织结构、配备人员与资源，编制相应的专业规范，如质量管理、仓储管理、业务经营及服务规范等，制备并统一记录表、卡、单据与标记等。

**学习和贯彻** 组织全体员工学习和贯彻质量体系文件，有计划、有重点地开展质量活动，不断深化质量管理，提高管理水平。

**(2) 质量管理体系的运行**

质量体系运行是执行质量体系文件、实现质量目标、保持质量体系持续有效和不断改进优化的过程。质量体系的运行，要依靠体系组织结构的组织协调、监督、考核与信息反馈，并通过体系审核来实现。

**组织协调** 药品生产企业质量管理的组织协调是在企业负责人的主持下，由综合管理，如企管办、全质办，与专业管理，如质管部门，具体负责进行的。组织协调的主要任务是组织实施质量体系文件，使各项质量活动在目标、分工、时间和联系方面协调一致，保持体系正常运行。

**质量监督** 企业应组织外部与内部两个方面不同形式的质量监督，主要是符合性质量的监督。对监督中发现的问题，及时反馈，采取纠正措施。

**信息管理** 企业应通过质量信息的良好流通和反馈来保证质量体系的正常运行并以信息来促进相互联系，以保证体系的有效运转。

**质量体系审核与评审** 企业定期进行质量体系审核、评审是保证质量体系有效运行与完善的手段。审核与评审不仅可以评价、确定体系的有效性，还可以对存在的问题采取纠正措施，以保证体系的持续有效。企业可以应用体系审核信息采取纠正措施或组织质量改进，提高体系运行的有效性；应用体系审核整改的信息进行考核，提高各部门贯彻体系文件的积极性；进行体系评审，应用评审信息采取纠正措施或组织质量改进。

### 14.1.3　全面质量管理简介

全面质量管理（total quality management，TQM），是质量管理经历了质量检验阶段和统计质量管理阶段后发展的产物，是指以企业为主体，建立质量体系把全体员工组织起来，综合运用管理技术、专业技术与现代化管理方法，努力控制各种因素，提高商品、工作服务管理水平，把企业内各部门的研制质量、维持质量和提高质量的活动构成为一体的一种有效的体系，以最经济的手段，为用户提供满意的商品和服务，并取得良好的社会和经济效益的全企业、全员、全过程的科学质量管理活动。TQM 的基本核心是强调员工的工作质量，保证工序质量，以工序质量保证产品质量，达到全面提高企业和社会效益的目的。TQM 的意义是提高产品质量、改善产品设计、优化生产流程、鼓舞员工的士气和增强质量意识、改进产品售后服务、提高产品市场的接受程度、降低经营质量成本、减少经营亏损、降低现场维修成本和减少责任事故。

实施 GMP 是药品生产企业推行 TQM 的具体标准和措施。药品如果只按照质量标准检验合格，并不能完全地、客观地反映药品生产的全过程，而且，对于药品生产企业，生产过程是一个连续的生产过程，质量检验是不可逆的，一旦发现原料、辅料、半成品、成品不合格，往往会造成很大的浪费，所以单靠原料、辅料、半成品、成品的终端控制是远远不够的，需要运用全面质量管理的思想进行生产全过程的控制。只有生产过程控制在稳定状态下，才能保证物料进入制造阶段、半成品流入下道工序、成品进入市场最大程度地保证成品合格，尽可能地减少资源浪费。药品生产企业只有从原料采购、入库开始，一直到制造、成品出厂全过程实施 GMP 管理，药品的质量才能真正得到保证。因此，必须制订原辅料、包装材料、中间体（半成品）、成品质量标准（包括法定标准和企业内控标准），建立原辅材料生产企业质量审计和进厂验收等制度，对工艺用水、生产环境监测制订相应的标准，制订和完善产品工艺规程和岗位操作规程，健全工艺卫生管理制度、留样观察制度、用户访问制度等各项管理制度，并相应建立各项记录。生产管理、质量管理、物流管理与工程维护等部门应分别对自身系统内的各控制环节进行全面检查，不断发现问题，不断持续改进，才能全面提高产品质量。

## 14.2　中药的特色与分析特点[1]

### 14.2.1　中药及其制剂的生产和使用由中医理论指导

中药是指在中医理论指导下，用于预防、治疗、诊断疾病并具有康复和保健作用的物质。整体观是中医理论体系中的重要概念，从中药的药性理论到组方的君臣佐使无不体现着中医的整体观和辨证施治的理论原则。中医视人体为一个统一的整体，且与自然界密不可分，因此在论治的过程中要分析病变的部位、原因、性质以及邪正关系，反映疾病发展过程中某一阶段的病理变化的本质。例如感冒是一种疾病，但是由于引发疾病的原因和机体的反应性有所不同，又表现为风寒感冒、风热感冒、暑湿感冒等不同的证型，须分别采用辛温解表、辛凉解表或清暑祛湿的药物施治。因此中药及其制剂都是在中医理论的指导下作用于机体的。

中医临床多以复方治疗疾病。中医的组方遵循"君臣佐使"的原则，而不是若干单味药的简单组合。君药是方中针对主病或主证起主要作用的、必不可少的药物；臣药在方中既要辅助君药治疗主病或主证，还要对兼病或兼证起重要作用；佐药和使药分别具有辅佐作用和调剂作用，同一中药在不同的方中地位不同，如中药吴茱萸在著名的古方吴茱萸汤中为君药，而在左金丸中是起辅助作用的臣药。

中药药性理论也是中医的重要理论之一。寒、热、温、凉四性是药性理论的核心内容，近年来有学者尝试通过应用生物热动力学法对中药进行定性和定量分析，揭示了中药寒热药性差异的客观性及"寒者热之，热者寒之"的科学内涵。

因此，在中药及其制剂的分析中，也要遵循"用中医药理论指导"的原则创立分析方法、选择分析目标。通常依据如下 3 个原则：

① 运用整体观理论对中药进行化学成分的定性轮廓分析：单纯模仿化学药品的分析模式，选定一两个有效成分、活性成分或指标成分进行鉴别和含量测定，或者只选择组方中的某一味药进行分析，不能反映中医用药所体现的整体观念。近年来色谱指纹图谱分析模式的提出使得中药的研究方法和分析手段由针对一个或者少数几个活性成分（指标成分）的分析，发展为对整味中药色谱指纹图谱的综合分析，是中医整体观的化学表征。而以基因组学、转录组学、蛋白质组学和代谢组学为核心的系统生物学方法更加体现了中医的整体观和辨证施治的思想。

② 运用组方的"君臣佐使"理论：对制剂中的君药及贵重药中的主要成分进行定量分析。

③ 运用中药药性理论：针对中药药性的化学表征发展科学的分析方法。

## 14.2.2　中药及其制剂的质量受多环节、多因素的影响

中药材的种类繁多、成分复杂、产地分散、替代品（代用品）多，加之生长环境、采收季节、加工炮制等因素的不同，造成其所含的化学成分及临床疗效的差异；而中药制剂又受到生产工艺、包装运输、储藏等因素的影响，质量控制的环节更为例如党参在我国有 39 种之多，ChP2015 收载的党参为桔梗科植物党参 *Codonpsis pilosula*（Franch.）Nannf. 、素花党参 *Codonpsis pilosula* Nannf. Var. *modesta*（Nann.）L. T. Shen 或川党参 *Codonpsis tangshen* Oliv 的干燥根。

影响因素主要有以下几个方面[6]。

**（1）产地生态环境**

①生产企业应按中药材产地适宜性优化原则，因地制宜，合理布局。②中药材产地的环境应符合国家相应标准（空气应符合大气环境质量二级标准；土壤应符合土壤质量二级标准；灌溉水应符合农田灌溉水标准；药用动物饮用水应符合生活饮用水标准）③药用动物养殖企业应满足动物种群对生态因子的需求及与生活相适应的条件。

**（2）种质和繁殖材料**

①对养殖、栽培或野生采集的药用动植物，应准确鉴定其物种，包括亚种、变种或品种，记录其中文名及学名。②种子、菌种和繁殖材料在生产、储运过程中应实行检验和检疫制度以保证质量和防止病虫害及杂草的传播；防止伪劣种子、菌种和繁殖材料的交易与传播。③应按动物习性进行药用动物的引种及驯化。捕捉和运输时应避免动物机体和精神损

伤。引种动物必须严格检疫，并进行一定时间的隔离、观察。④加强中药材良种选育、配种工作，建立良种繁育基地，保护药用动植物种质资源。

**（3）采收与初加工**

①野生成半野生药用动植物的采集应坚持"最大持续产量"原则，应有计划地进行野生抚育、轮采与封育，以利于生物的繁衍与资源的更新。②根据产品质量及植物单位面积产量或动物养殖数量，并参考传统采收经验等因素确定适宜的采收时间（包括采收期、采收年限）和方法。③采收机械、器具应保持清洁、无污染，存放在无虫鼠害和禽畜的干燥场所。④采收及初加工过程中应尽可能排除非药用部分及异物，特别是杂草及有毒物质，剔除破损、腐烂变质的部分。⑤药用部分采收后，经过拣选、清洗、切制或修整等适宜的加工，需干燥的应采用适宜的方法和技术迅速干燥，并控制温度和湿度，使中药材不受污染，有效成分不被破坏。⑥鲜用药材可采用冷藏、砂藏、罐贮、生物保鲜等适宜的保鲜方法，尽可能不使用保鲜剂和防腐剂。如必须使用时，应符合国家对食品添加剂的有关规定。⑦加工场地应清洁、通风，具有遮阳、防雨和防鼠、虫及禽畜的设施。⑧道地药材应按传统方法进行加工。如有改动，应提供充分试验数据，不得影响药材质量。

**（4）包装、运输与贮藏**

①包装前应检查并清除劣质品及异物。包装应按标准操作规程操作，并有批包装记录，其内容应包括品名、规格、产地、批号、重量、包装工号、包装日期等。②所使用的包装材料应是清洁、干燥、无污染、无破损，并符合药材质量要求。③在每件药材包装上，应注明品名、规格、产地、批号、包装日期、生产单位，并附有质量合格的标志。④易破碎的药材应使用坚固的箱盒包装；毒性、麻醉性、贵细药材应使用特殊包装，并应贴上相应的标记。⑤药材批量运输时，不应与其他有毒、有害、易串味物质混装。运载容器应具有较好的通气性，以保持干燥，并应有防潮措施。⑥药材仓库应通风、干燥、避光，必要时安装空调及除湿设备，并具有防鼠、虫、禽畜的措施。地面应整洁、无缝隙、易清洁。药材应存放在货架上，与墙壁保持足够距离，防止虫蛀、霉变、腐烂、泛油等现象发生，并定期检查。在应用传统贮藏方法的同时，应注意选用现代贮藏保管新技术、新设备。

中药制剂方面，根据CFDA国产药品数据查询，临床上常用的板蓝根颗粒有约979个厂家企业生产、复方丹参片有约640个厂家企业生产、银杏叶片有约74个厂家企业生产。这些处方相同的制剂，原料、产地、设备和工艺的差异均会带来活性成分含量的差异，进而导致临床药效的波动。而目前的质量标准还不能全面反映和评价这些药品整体上的差异。

因此，我们不仅要从中药的品种基源、生长环境、采收时间、加工炮制、生产工艺、包装材料、储藏运输等各个方面进行严格把关，还要建立健全科学的中药质量分析体系来满足实际生产市场流通及临床应用的需要。

## 14.2.3 中药及其制剂成分的复杂多变

### 14.2.3.1 单一植（动）物中含有多类不同结构的多种成分

植（动）物由于发生二次代谢过程，通过不同的生物合成途径产生了多类不同结构的多种成分。如中药大黄中包括蒽醌类衍生物、蒽酮类衍生物、二苯乙烯类、鞣质类等多种类型的化合物；中药人参中含有几十种三萜皂苷类成分，它们都有相同或类似的母体，同时人参中又有黄酮类、多糖及挥发油等多类成分。中药成分的复杂性构成了中药功效的多样性，这是中药常具有多个方面的功效或多种药理作用的物质基础，也是中药与化学合成药品质量标准的根本区别。

因此，仅以其中某一成分或某类成分为指标进行分析不能完全反映该药物的质量优劣。基于整体性和模糊性的中药化学（成分）指纹图谱在很大程度上体现了中药化学成分的整体或轮廓信息，是一种综合的、可量化的分析手段，并且随着各种新技术的出现，其势必会有更加深入的发展。

### 14.2.3.2　不同来源的中药中的同一待测成分的含量差异巨大

生长环境、采收季节、生长年限及部位差异等因素造成了不同来源的同种中药成分的含量差异显著。

① 不同植物来源中药的相同成分含量差异显著　《中国药典》收载的中药有些是多基源品种，如大黄、麻黄、党参、百部、细辛等均有 3 种植物来源，而不同植物种间化学成分的含量是有差异的。如 ChP2015 收载的 "麻黄" 的 3 种基源植物中，麻黄碱的含量在中麻黄（*Ephedra intermedia* Schrenk et C. A. Mey）中最低，在木贼麻黄（*Ephedra equisetina* Bge.）中最高，在草麻黄（*Ephedra sinica* Stapf）中的含量居中。

② 不同产地中药的相同成分含量差异显著　这是中药中普遍存在的问题。如不同产地的黄芩中黄芩苷的含量范围为 6%～14%；提取物中的差别更为显著，为 18%～30%。草麻黄不同地区样品中的麻黄碱含量为 1.5%～15.4%，5 种生物碱的总量范围为 3.5%～26.6%。

③ 不同采收期中药的相同成分含量差异显著　不同采收期植物代谢水平的变化造成化学成分的含量不同。如丹参中丹参酮的含量为 11、12 月最高，而薄荷中的薄荷脑在秋季叶变黄时含量最高。

④ 不同生长年限和不同药用部位中药的相同成分含量差异显著　人参中的野山参生长年限很长，而栽培的园参生长年限短，这两类样品所含的人参皂苷的指纹图谱（化学成分轮廓）有很大的不同。另外人参皂苷在人参周皮、木质部和韧皮部中的含量有显著性差异。

基于上述特点，在中药分析过程中要充分重视以上因素的影响，注意品种、产地、生长年限、部位的不同情况，在取样过程中样品要具有一定的代表性，并严格按照规定的取样方法均匀合理地取样。建立分析方法、进行方法学验证时要注意线性范围、检测限、灵敏度等要求。

### 14.2.3.3　中药在煎煮炮制和制剂过程中化学成分有量和质的变化

中药从药材加工到临床应用的整个过程会对其成分产生量和质的变化。

方剂在水煎煮过程中，有些成分会结合形成单味药中不含的新成分；有些成分却在煎煮的过程中分解；一些成分的含量会发生变化。

能溶于水的化学成分有季铵生物碱、水溶性的叔胺类生物碱、生物碱盐类、强心苷、皂苷、香豆素苷、氨基酸、蛋白质、多肽及酶、低分子有机酸及有机酸盐类、鞣质、单糖、低聚糖、水溶性色素、某些多糖、某些黄酮苷和蒽醌苷类等。

某些难溶或微溶于水的成分随水温的升高而溶解度增大，例如难溶于水的芦丁（1∶8000），在沸水中其溶解度可增大 40 倍（1∶200）。此外，还有一些药材中的黄酮苷和香豆素苷均极微溶于水，但随水温的升高溶解度增大。

当群药共煎时，某些溶出的成分会相互作用而产生各种化学反应。当含鞣质的中草药与含生物碱的药材共煎煮时，除少数特殊生物碱外，大多数生物碱皆能与鞣质反应生成大分子盐而发生沉淀；当含苷类的中草药与含生物碱的中草药共煎煮时，因许多苷类的苷元部分含有酚羟基、羟基或其糖部分含有羟基，故可与生物碱结合成某种难溶性盐类而发生沉淀。例如栀子与黄连、黄柏配伍时，栀子中的环烯醚萜苷类化合物可与黄连、黄柏中的生物碱反应发生沉淀。另外，在炮制、干燥等环节其化学成分亦可发生量和质的变化。

因此，在确定分析煎液和制剂的目标成分及分析方法的过程中，均要考虑成分变化的特性，特别是对有效成分和毒性成分的控制，以保证药品的质量稳定和用药安全。

### 14.2.4 中药不同工艺和不同制剂对同一成分的含量标准有不同要求

制剂工艺及辅料会对有效成分产生影响。中药制剂的剂型繁多，有丸、散、片、合、酒、酊、膏、露、栓等多种剂型，使用的辅料各不相同如蜡丸中使用蜂蜡，糊剂中使用糯米粉、黄米粉等，多种辅料的应用增加了分析的复杂度和难度。

针对不同的剂型，应制定相应合理的质量标准。

## ▶ 14.3 中药整体质量管理方法规范[2-6]

### 14.3.1 总则

为规范中药生产质量管理，保证中药整体质量，促进中药标准化、现代化，制定本规范。

企业应当建立中药整体质量管理体系。该体系应当涵盖影响中药整体质量的所有因素，包括确保中药整体质量符合预定用途的有组织、有计划的全部活动。

本规范作为中药整体质量管理体系的一部分，是中药生产管理和质量控制的基本要求，旨在最大限度地降低中药生产过程中污染、交叉污染以及混淆、差错等风险，确保持续稳定地生产出符合预定用途和注册要求的药品。

### 14.3.2 机构与人员

中药制药企业必须要有足够的有实践经验的资质人员。产品质量的风险与每个人的责任相连。中药制药企业必须制订详细的组织机构图，在图中可以体现各部门的关系和相互权限。

生产管理和质量管理中关键人员包括企业负责人、质量管理负责人、生产管理负责人、质量授权人，关键人员必须由全职人员担任。

质量管理负责人和生产管理负责人必须彼此独立。质量管理负责人和质量受权人可以兼任。应当制订操作规程确保质量受权人独立履行职责，不受企业负责人和其他人员的干扰。

质量受权人是依国家有关规定，接受企业授予的药品质量管理权利，负责对药品质量管理活动进行监督和管理，对药品生产的规则符合性和质量安全保证进行内部审核，并承担药品放行责任的高级专业管理人员。质量受权人应当具备药学或相关专业大专以上学历（或中级专业技术职称或执业药师资格）并有中药饮片生产或质量管理5年以上的实践经验，其中至少有1年的质量管理经验。

企业的生产管理负责人应具有药学或相关专业大专以上学历（或中级专业技术职称或执业药师资格）、3年以上从事中药饮片或中药饮片生产管理的实践经验，或药学或相关专业中专以上学历、8年以上从事中药饮片生产管理的实践经验。

企业的质量管理部门应有专人负责中药材和中药饮片的质量管理。专职负责中药材和中药饮片质量管理的人员应至少具备以下资质。

① 具有中药学、生药学或相关专业大专以上学历，并至少有 3 年从事中药生产、质量管理的实际工作经验；或具有专职从事中药材和中药饮片鉴别工作 8 年以上的实际工作经验。

② 具备鉴别中药材和中药饮片真伪优劣的能力；具备中药材和中药饮片质量控制的实际能力；根据所生产品种的需要，熟悉相关毒性中药材和中药饮片的管理与处理要求。

③ 企业必须对所有进入生产区或控制实验室区域的人员（包括技术人员、维护人员和清洁人员）进行培训，包括其他对产品质量有影响的人员也要进行相关培训。质量控制人员应该进行中药方面的专业训练，能够进行鉴别检测和识别伪品、真菌繁殖寄生虫和药材运输过程中造成的不均匀性的等等。特别因为中药产品使用的药材是单个植物的混合物，并且具有不均匀的特性，因此取样应该由特殊训练的人员仔细进行。

④ 在制造公司内必须根据不同的要求建立并采用详细的卫生程序来规范和约束所有人员的行为，确保不对产品质量产生不利影响。

### 14.3.3  厂房设施的要求

① 厂房与设备的选址或选型、设计、建造、维护都必须与生产要求相适应。设计和布局的要求是将错误风险降低到最低，并易于清洁和维护以避免交叉污染、灰尘或污垢的积聚、混淆和出错，基本要求是对产品的质量不能产生不良影响

② 厂房必须坐落在合适的环境，厂房必须考虑如何便于采取措施对生产过程进行保护，使对物料和产品的污染的风险降低到最低。厂房必须进行适当维护保养，并确保维护保养时不对产品的质量产生危害。应当按照详细的书面操作规程对厂房进行清洁或必要的消毒。必须采用合适的照明、温度、湿度和通风，使它们对药物的生产和贮存，或设备的正常性能，不产生直接或间接的影响。厂房设计和安装时必须最大限度地防止昆虫或其他动物的进入。必须采取措施阻止未经批准的人员进入厂区。生产、贮存和质量控制区域不允许非工作人员进入。

③ 对于中药生产企业，对贮藏区和生产区域提出特殊要求。

储藏区  原药材（未加工）应该隔离存放，该区域应有良好的通风并有一定的防虫及防动物进入的设施，尤其是对于啮齿类动物。应该采取措施防止由药材本身带来的动物的繁殖及微生物的扩散，还应防止交叉污染。容器应该放置在易于通风的地方。如果容易积聚灰尘，应该采取特殊的措施用于保洁和物料保存。药材、提取物、酊剂或者其他剂型需要提供特殊的储存湿度、温度并避光且进行日常监控。

生产区域  在取样、称重、混合和工艺操作过程中如果易于产尘，应该采取防护措施，防止影响其他设施的清洁和避免交叉污染。例如采用集尘设备和隔离间（建议采用专用房间）。直接口服饮片的粉碎、过筛、内包装等生产区域应按照 D 级洁净区的要求设置，企业应根据产品的标准和特性对该区域采取适当的微生物监控措施。

### 14.3.4  生产设备和检验仪器的要求

① 生产设备的选型、安装和维护保养必须与预期要求相适应。
② 维修和保养操作不能对产品的质量产生任何危害。
③ 生产设备选型必须考虑到能彻底清洁。设备必须根据详细的书面程序清洁并存放在

洁净干燥的环境里。

④ 设备的洗涤剂和清洁剂不能产生污染。

⑤ 设备的安装必须避免错误和污染的风险。

⑥ 生产设备不能对产品有任何危害。生产设备与产品相接触的部分不能与产品发生反应、脱落或吸附产品，以免影响产品的质量和产生危害物。

⑦ 称量和测量设备的量值和精度必须满足生产和控制要求。

⑧ 测量、称重、记录和控制设备必须通过合适的方法定期进行校准和检测。所有记录必须详细并保留。

⑨ 固定管路必须贴上内容物标识，并标明流向。

⑩ 注射用水、纯化水或其他水的管道必须根据书面程序进行消毒，并采取措施对微生物污染进行控制。中药饮片生产用水级别至少应为饮用水，企业定期监测生产用水的质量，饮用水每年至少一次选相关检测部门进行检测。

⑪ 对于故障设备必须从生产或质量控制区域移走，或至少要有清楚的故障标识。

### 14.3.5　物料和产品

① 生产所用原辅料、与药品直接接触的包装材料应当符合相应的质量标准，分别编制批号并管理。药品上直接印字所用油墨应当符合食用标准要求；所用物料不得对中药饮片质量产生不良影响。

② 质量管理部门应当对生产用物料的供应商进行质量评估，并建立质量档案；直接从农户购入中药材应收集农户的身份证明材料，评估所购入中药材质量，并建立质量档案。

③ 应当建立物料和产品的操作规程，确保物料和产品的正确接收、贮存、发放、使用和发运，防止污染、交叉污染、混淆和差错。如对每次接收的中药材均应当按产地、供应商、采收时间、药材规格等进行分类，分别编制批号并管理。

物料和产品的处理应当按照操作规程或工艺规程执行，并及时记录。

④ 购入的中药材，每件包装上应有明显标签，注明品名、规格、数量、产地、采收（初加工）时间等信息，毒性中药材等有特殊要求的中药材外包装上应有明显的标志。

⑤ 中药饮片应选用能保证其贮存和运输期间质量的包装材料或容器。包装必须印有或者贴有标签，注明品名、规格产地、生产企业、产品批号、生产日期、执行标准，实施批准文号管理的中药饮片还必须注明药品批准文号。必要时，还应当进行清洁，发现外包装损坏或其他可能影响物料质量的问题，应当向质量管理部门报告并进行调查和记录。

⑥ 原辅料、与药品直接接触的包装材料和印刷包装材料的接收应当有操作规程，所有到货物料均应当检查，以确保与订单一致，并确认供应商已经质量管理部门批准。直接接触中药饮片的包装材料应至少符合食品包装材料标准。

⑦ 中药材、中药饮片应按质量要求贮存、养护，贮存期间各种养护操作应当建立养护记录；养护方法应当安全有效，以免造成污染和交叉污染。

⑧ 中药材、中药饮片应制订复验期，并按期复验遇影响质量的异常情况须及时复验。

⑨ 中药材和中药饮片的运输应不影响其质量，并采取有效可靠的措施，防止中药材和中药饮片发生变质。

⑩ 进口原辅料应当符合国家相关的进口管理规定。如进口药材应有国家食品药品监督管理部门批准的证明文件，以及按有关规定办理进口手续的证明文件。

### 14.3.6 确认与验证

（1）企业应当确定需要进行的确认或验证工作，以证明有关操作的关键要素能够得到有效控制。确认或验证的范围和程度应当经过风险评估来确定。

（2）企业的厂房、设施、设备和检验仪器应当经过确认，应当采用经过验证的生产工艺、操作规程和检验方法进行生产、操作和检验，并保持持续的验证状态。直接口服饮片生产车间的空气净化系统应进行确认。

（3）应当建立确认与验证的文件和记录，并能以文件和记录证明达到以下预定的目标：

① 设计确认应当证明厂房、设施、设备的设计符合预定用途和本规范要求；

② 安装确认应当证明厂房、设施、设备的建造和安装符合设计标准；

③ 运行确认应当证明厂房、设施、设备的运行符合设计标准；

④ 性能确认应当证明厂房、设施、设备在正常操作方法和工艺条件下能够持续符合标准；

⑤ 工艺验证应当证明一个生产工艺按照规定的工艺参数能够持续生产出符合预定用途和注册要求的产品。

（4）采用新的生产处方或生产工艺前，应当验证其常规生产的适用性。生产工艺在使用规定的原辅料和设备条件下，应当能够始终生产出符合预定用途和注册要求的产品。

（5）当影响产品质量的主要因素，如原辅料、与药品直接接触的包装材料、生产设备、生产环境（或厂房）、生产工艺、检验方法等发生变更时，应当进行确认或验证。必要时，还应当经药品监督管理部门批准。

（6）清洁方法应当经过验证，证实其清洁的效果，以有效防止污染和交叉污染。清洁验证应当综合考虑设备使用情况、所使用的清洁剂和消毒剂、取样方法和位置以及相应的取样回收率、残留物的性质和限度、残留物检验方法的灵敏度等因素。

（7）确认和验证不是一次性的行为。首次确认或验证后，应当根据产品质量回顾分析情况进行再确认或再验证。关键的生产工艺和操作规程应当定期进行再验证，确保其能够达到预期结果。

（8）企业应当制订验证总计划，以文件形式说明确认与验证工作的关键信息。

（9）验证总计划或其他相关文件中应当作出规定，确保厂房、设施、设备、检验仪器、生产工艺、操作规程和检验方法等能够保持持续稳定。

（10）应当根据确认或验证的对象制订确认或验证方案，并经审核、批准。确认或验证方案应当明确职责。

净制、切制可按制法进行工艺验证，炮炙应按品种进行工艺验证，关键工艺参数应在工艺验证中体现。

（11）确认或验证应当按照预先确定和批准的方案实施，并有记录。确认或验证工作完成后，应当写出报告，并经审核、批准。确认或验证的结果和结论（包括评价和建议）应当有记录并存档。

（12）应当根据验证的结果确认工艺规程和操作规程。

### 14.3.7 文件管理

（1）操作规程是对产品或所用物料或生产所必须遵循的要求进行的详细描述，它是质量评估的基础。质量手册、生产和包装指令规定了从起始物料一直到生产和包装的所有过程的活动。操作程序给具体的操作例如清洁、服饰、环境控制、取样、检测、设备运行指明了方向。

记录提供了每批产品的生产历史，包括产品的销售，以及其他所有与成品质量相关的信息。

（2）文件应当认真地进行计划、起草、审批和分发。文件必须符合生产和市场承诺的相关要求。

（3）文件必须经过负责人批准、进行适当的标识并提供生效日期。

（4）文件内容必须明确；标题、特性和目的必须进行清楚地陈述。文件必须按顺序分发，并容易核查。文件的复印件必须清晰。工作文件在复印过程中不允许任何差错的产生。

（5）文件必须定期进行评估并及时更新。当文件修订时，必须有系统来防止替代文件在使用中的疏忽。

（6）文件不允许手写；若有些文件要求数据的录入为手写，手写必须清楚、易读、不能被擦掉。手写处必须要留有足够的空白。

应当尽可能采用生产和检验设备自动打印的记录、图谱和曲线图等，并标明产品或样品的名称、批号和记录设备的信息，操作人应当签注姓名和日期。

（7）记录应当保持清洁，不得撕毁和任意涂改。记录填写的任何更改都应当签注姓名和日期，并使原有信息仍清晰可辨，必要时，应当说明更改的理由。记录如需重新誊写，则原有记录不得销毁，应当作为重新誊写记录的附件保存。

（8）每批药品应当有批记录，包括批生产记录、批包装记录、批检验记录和药品放行审核记录等与本批产品有关的记录。批记录应当由质量管理部门负责管理，至少保存至药品有效期后一年。

质量标准、工艺规程、操作规程、稳定性考察、确认、验证、变更等其他重要文件应当长期保存。

（9）记录数据可以由电子数据处理系统、拍照或其他可靠方法来完成，应当有所用系统的操作规程；记录的准确性应当经过核对。

使用电子数据处理系统的，只有经授权的人员方可输入或更改数据，更改和删除情况应当有记录；应当使用密码或其他方式来控制系统的登录；关键数据输入后，应当由他人独立进行复核。

用电子方法保存的批记录，应当采用磁带、缩微胶卷、纸质副本或其他方法进行备份，以确保记录的安全，且数据资料在保存期内便于查阅。

结合中药制药企业的特殊性，对文件提出以下特殊要求：

起始物料的标准—除了GMP正文提到的一般信息，药材的标准尽量包括：植物名（如果适当的话，应该包括分类原名，例如林奈命名法）；药材来源细节（原产地国家，种植、采获时间、收集程序、可能的杀虫剂等等）；使用部位是全体还是部分；当购买的是干燥植物，应该限定这个干燥部位；药材性状和微生物检查；合适的鉴别检查，包括对已知活性成分的检查或者标记；应该建立鉴别使用的药材标本；效价，如果可能，应该检查已知的活性成分或者活性部位；应该采取合适的方法来检测杀虫剂和可以接受的限度；应该检测微生物污染或者真菌污染，包括黄曲霉毒素和寄生虫，以及可以接受的限度；应该检测重金属和可能的污染以及伪品进行检查；检查外来异物；防止真菌和微生物污染以及其他寄生虫的措施应该有规程规定。这样的规程应该具体，可以操作，包括处理细节，检测方法和残留限度。

工艺指令—工艺指令应该描述对原药材的不同操作，例如干燥、粉碎、过筛以及干燥的时间和温度、控制粒度或者细度的方法。应该包括安全的过筛措施或者其他除掉外来异物的方法。

对于植物药的生产，指令应该包括溶剂的细节、提取的温度和时间，浓缩阶段的细节和使用的方法。

中药材和中药饮片质量管理文件至少应包含以下内容：

① 制定物料的购进、验收、贮存、养护制度，并分类制定中药材和中药饮片的养护操作规程。

② 制定每种中药饮片的生产工艺规程，各关键工艺参数必须明确，如中药材投料量、辅料用量、浸润时间、片型、炒制温度和时间（火候）、蒸煮压力和时间等要求。

③ 根据中药材的质量、投料量、生产工艺等因素，制订每种中药饮片的收率限度范围，关键工序应制订物料平衡参数。

④ 制定每种中药材、中药饮片的质量标准及相应的检验操作规程，制定中间产品、待包装产品的质量控制指标。

应当对从中药饮片生产和包装的全过程的生产管理和质量控制情况进行记录，批记录至少包括以下内容：

① 批生产和包装指令；

② 中药材以及辅料的名称、批号、投料量及投料记录；

③ 净制、切制、炮炙工艺的设备编号；

④ 生产前的检查和核对的记录；

⑤ 各工序的生产操作记录，包括各关键工序的技术参数；

⑥ 清场记录；

⑦ 关键控制点及工艺执行情况检查审核记录；

⑧ 产品标签的实样；

⑨ 不同工序的产量，必要环节物料平衡的计算；

⑩ 对特殊问题和异常事件的记录，包括偏离生产工艺规程等偏差情况的说明和调查，并经签字批准；

⑪ 中药材、中间产品、待包装产品中药饮片的检验记录和审核放行记录。

### 14.3.8　生产过程管理

① 所有药品的生产和包装均应当按照批准的工艺规程和操作规程进行操作并有相关记录，以确保药品达到规定的质量标准，并符合药品生产许可和注册批准的要求。

② 应当建立划分产品生产批次的操作规程，生产批次的划分应当能够确保同一批次产品质量和特性的均一性。如中药饮片应以同一批中药材在同一连续生产周期生产的一定数量相对均质的成品为一批。

③ 应当建立编制药品批号和确定生产日期的操作规程。每批药品均应当编制唯一的批号。除另有法定要求外，生产日期不得迟于产品成型或灌装（封）前经最后混合的操作开始日期，不得以产品包装日期作为生产日期。中药饮片以中药材投料日期作为生产日期。

④ 每批产品应当检查产量和物料平衡，确保物料平衡符合设定的限度。如有差异，必须查明原因，确认无潜在质量风险后，方可按照正常产品处理。

⑤ 不得在同一生产操作间同时进行不同品种和规格药品的生产操作，除非没有发生混淆或交叉污染的可能。

⑥ 在生产的每一阶段，应当保护产品和物料免受微生物和其他污染。

⑦ 在干燥物料或产品，尤其是在高活性、高毒性或高致敏性物料或产品的生产过程中，应当采取特殊措施，防止粉尘的产生和扩散。如毒性中药材和毒性中药饮片的生产操作应当有防止污染和交叉污染的措施，并对中药材炮制的全过程进行有效监控。

⑧ 生产期间使用的所有物料、中间产品或待包装产品的容器及主要设备、必要的操作室应当贴签标识或以其他方式标明生产中的产品或物料名称、规格和批号，如有必要，还应当标明生产工序。

⑨ 容器、设备或设施所用标识应当清晰明了，标识的格式应当经企业相关部门批准。除在标识上使用文字说明外，还可采用不同的颜色区分被标识物的状态（如待验、合格、不合格或已清洁等）。

⑩ 应当检查产品从一个区域输送至另一个区域的管道和其他设备连接，确保连接正确无误。

⑪ 每次生产结束后应当进行清场，确保设备和工作场所没有遗留与本次生产有关的物料、产品和文件。下次生产开始前，应当对前次清场情况进行确认。

⑫ 应当尽可能避免出现任何偏离工艺规程或操作规程的偏差。一旦出现偏差，应当按照偏差处理操作规程执行。

⑬ 生产厂房应当仅限于经批准人员出入。

⑭ 净制后的中药材和中药饮片不得直接接触地面。中药饮片晾晒应有有效的防虫、防雨等防污染措施。

⑮ 应当使用流动的饮用水清洗中药材，用过的水不得用于清洗其他中药材，不同的中药材不得同时在同一容器中清洗浸润。

## 14.3.9　质量控制

① 每个制药企业都必须要有一个质量控制部门。质量控制部门应当独立于其他部门，其负责人必须是有相应资格和经验的人员担任。

② 质量控制部门职责包括制订、批准并实施所有质量控制程序，物料与产品的留样，确保原料与产品包装的正确标识，产品稳定性的监控，参加与产品质量有关投诉的调查等等。所有这些活动运作时必须与书面文件一致，必要时应当有记录。

③ 成品评估必须包含所有要素，包括生产条件、中间体检测结果、批生产记录（含批包装记录）的复核、成品报告单的适宜性以及最终包装的检查。

④ 必要时质量控制人员应当进入生产区取样与调查。

⑤ 质量控制人员应该进行中药方面的专业训练，能够进行鉴别检测和识别伪品、真菌繁殖、寄生虫和药材运输过程中造成的不均匀性等等。

⑥ 药材和成品的鉴别和质量检验应该按照如下原则进行。对于成品的检测方法应该是，活性成分的定量检测和定性检测应该包括在标准之内。对于已知治疗作用的组分的检测可以采取对照法。如果中药或者由已知疗效成分组成的中药，成分必须鉴定并且定量检测。

⑦ 对最终产品的控制检查，须进行活性成分的定性和定量；对于未知其治疗活性成分者，应将指标成分定入标准。如果是已知其活性成分的草药、草药制剂，其成分必须注明并定量。如果一种中药由几种植物药组成或者由几种植物药生产而来，对每种活性成分的定量是不可能的。检测可能针对几种成分，需要对方法进行确认。

⑧ 中药材和中药饮片应按法定标准进行检验。如中药材、中间产品、待包装产品的检

验结果用于中药饮片的质量评价应经过评估，并制定与中药饮片质量标准相适应的中药材、中间产品质量标准，引用的检验结果应在中药饮片检验报告中注明。

⑨ 企业应配备必要的检验仪器，并有相应标准操作规程和使用记录；检验仪器应能满足实际生产品种要求，除重金属及有害元素、农药残留、黄曲霉毒素等特殊检验项目和使用频次较少的大型仪器外，原则上不允许委托检验。

⑩ 每批中药材和中药饮片应当留样。中药材留样量至少能满足鉴别的需要，中药饮片留样量至少应为 2 倍检验量，毒性药材及毒性饮片的留样应符合医疗用毒性药品的管理规定。留样时间应当有规定，中药饮片留样时间至少为放行后 1 年。

⑪ 企业应设置中药标本室（柜），标本品种至少包括生产所用的中药材和中药饮片。

⑫ 企业可选取产量较大及质量不稳定的品种进行年度质量回顾分析，其他品种也应定期进行产品质量回顾分析，回顾的品种应涵盖企业的所有炮制范围。

### 14.3.10　委托生产和委托检验

① 书面合同必须覆盖合同产品生产和或分析的要求以及相关的技术要求。

② 所有合同产品的加工与分析的要求，包括在技术上或其他方面要求进行的变更，必须与允许投放市场的相关产品的要求相符。

### 14.3.11　投诉处理和自检

① 所有投诉以及其他涉及到有潜在质量缺陷的产品信息都必须根据程序要求进行详细评估。企业必须建立一个在任何一种意外情况下产品召回的体系，以便必要时能及时、有效地从市场上召回缺陷和疑似缺陷产品。

② 企业应当进行自检，来监控良好生产操作规范的有效性和适宜性，以便采取必要的纠正措施。

## ▶ 14.4　中药质量智能化管理

### 14.4.1　中药质量系统化智能控制方法体系概述

#### 14.4.1.1　中药质量控制现状

中药是中国传统中医特有的药物。依据其独有的理论体系及应用形式，中药能够用于预防和治疗疾病且有康复和保健的作用。大多数的中药材的有效成分很复杂，通常有糖类、氨基酸、蛋白质等多种成分，因此找出中药的评价方法和其质量控制指标仍然是医药界的一大难题[7,8]。我国古代也有对中药材的质量控制方法，如"神农尝百草"和李时珍的《本草纲目》都对中药的药性等进行了非常多的实践总结，但是这种质量控制措施肯定会缺乏现代化科学理论的支撑，属于传统的粗放式的中药材质量检控手段。

随着科技的迅速发展，美国草药药典已经开始针对植物药和中药展开全面整理[9]，并且提出了可借鉴的标准，其中对甘草、五味子等发布了质量标准的单行本。标准中不仅对药用植物特性进行了详细的描述，而且还对药用植物的化学成分与质量分析进行了比较，并确定了薄层色谱（TLC）和高效液相色谱（HPLC）分析结果及指纹图谱，为植物药材的检测提供了可靠的依据。《中国药典》中对各个中药材和中药方剂的质量控制仍以传统的性状、显微鉴定为主，简单的理化检验和含量测定为辅，在技术层面比较基础，而在准确度和精确度上仍处于一般水平[10]。中药中各种组分的含量受诸多因素的影响，如生长周期、生长环境、土壤条件等，对此我国制定了许多保障中药质量的标准，基于中药生产涉及多个环节，其中各种可控和不可控因素相互交叉，所以需要建立一套完整的中药质量控制标准，对中药生产的各个环节进行有效的质量监控。

目前，中药质量控制方法主要有生物活性检测，近红外光谱分析技术、中药指纹图谱等分析方法[11]。生物活性检测方法能很好地评估有效成分不明确，多组分、结构复杂、理化方法不能有效鉴定的具有生物活性的中药以及一些生物技术药物。近红外光谱分析技术（NIR）是过程分析技术（PAT）的重要工具之一，可快速反馈原料、中间产品及终产品的质量，保证生产过程平稳可控，确保终产品质量一致性。中药指纹图谱可以从整体上反映出中药复杂化学成分间的相对关系，恰好与中医药的传统理论"整体性""模糊性"相适应，能够以现代技术手段科学表征、综合评价及监控有效成分尚不明确或不需完全明确的中药的内在质量。中药指纹图谱根据所用技术角度的不同，可分为化学指纹图谱，包括色谱指纹图谱和光（波）谱指纹图谱、生物指纹图谱、代谢指纹图谱。目前，最常用的是中药化学指纹图谱。中药色谱指纹图谱以 HPLC、GC、HPCE 和 TLC 为主要分析方法[12]，中药色谱指纹图谱是评价中药质量的评价手段。中药色谱指纹图谱要求图谱必须要有指纹特征，即要求指纹图谱的专属性强、稳定性高、实用性好。用中药指纹图谱对药材质量进行评价时，不要求具体知道每一个化学成分的准确结构，也不需要每一个成分都能精确地测定。沈阳药科大学孙国祥等用了近 20 年的时间创建了"中药定量指纹图谱数字化评价系统"系列软件，这个软件作为一个十分重要的技术工具在中药的质控领域有相当高的地位[13]；进一步简化了中药质量控制的流程，避开复杂的数学处理方法，节省了人力、物力和财力。

### 14.4.1.2　中药质量的系统化智能控制方法体系

目前中药生产的主要目的是实现自动控制，即对各环节，基于压力、温度、时间等参数的控制模式。以近红外技术（NIR）为例的过程分析技术与指纹图谱等含量测定技术相结合，开发出中药生产质量智能控制系统对中药内在质量进行控制是极有希望的。人工智能技术（artificial intelligence，AI）已经在药物研发领域表现出了巨大的发展潜力。随着化学信息学、计算生物学、数据挖掘技术的迅速发展，人工智能不仅可以整合传统经验和现代生物学数据发现新的信息，而且已经开始将其学习训练和迭代的结果应用于诊疗与评估中。中药中的人工智能控制技术主要包括人工智能感知技术（artificial intelli gence sense technology，AIST），过程分析技术等多种新型分析技术[14]。人工智能感知技术包括电子眼、电子舌、电子鼻、电子耳及电子皮肤等可以模拟真实的人的感觉器官，已经逐渐开始应用在药物评价和中药质量控制中。随着人工智能技术的发展，新型分析技术，例如红外光谱、高光谱成像、化学成像等技术在中药质量评价中显得越来越重要。

## 14.4.2　中药质量系统化智能控制方法

### 14.4.2.1　人工智能感知技术

传统药物品质的筛选、鉴别及评价，一直是以口尝、眼观、鼻嗅、手触等传统感官评价为主要手段，但以人的基本感觉器官存在主观性强、重复性差、易疲劳等问题。近代出现的如色谱、光谱和电化学等现代化分析手段，在一定程度上弥补了这些缺点，但仍然不能够完全替代感官评价，这些现代化技术关注的方面更加具体化和精密化，反而缺失了传统感官评价全局性、整体性、模糊性的优点。人工智能感知技术则同时兼具了一定程度的准确性和整体性[15]。

电子舌（electronic tongue，ET）技术也称味觉传感器技术或人工味觉识别技术，通过模拟哺乳动物的味觉感受机制可以识别并分析单一和复杂液体的"味道"，电子舌是由味觉传感器阵列、信号采集器和模式识别系统 3 部分组成的一种新型多传感器检测系统[16]。电子舌的模式识别方法包括主成分分析及偏最小二乘法。电子舌凭借其样品前处理简单，分析速度快，结果可靠，识别度高等优点，在食品安全、果蔬质量评价、酒类识别、乳品工业、生物发酵等方面都有广泛的应用。近年来，电子舌这一新的感官仿生技术已开始逐渐运用到中药质量控制当中。曾燕及郭兰萍[17]等采集不同生长年限和不同栽培区域和黄芩，采用TS-5000Z 电子舌系统分析不同来源黄芩的味觉信息，采用高效液相色谱仪分析黄芩中主要化学成分含量，考察不同来源黄芩的味觉信息差异性，同时分析味觉信息和化学成分之间的相关性。结果发现不同来源黄芩的口味主要是苦味，其次是涩味、鲜味及其相应的回味和咸味；黄芩的苦味、涩味、苦回味、涩回味、酸味与黄芩苷含量呈现显著的正相关。由此表明，基于电子舌技术的味觉分析方法可以量化不同来源黄芩的特征，从而对黄芩药材进行分类，也可通过电子舌味觉分析信息推测出黄芩药材中黄芩苷的含量，说明电子舌在反应药材的总体特征上存在一定的优势。

电子眼是分析样品颜色、颜色分布等视觉参数的一种重要的、快速的仪器，操作简单。为保证图像能够在相同条件下分析，电子眼能提供稳定的图像攫取环境，使结果具有可比性。中国中医科学院中药研究所的张晓[18]采用电子眼分析技术，基于穿心莲药材粉末颜色，探讨电子眼用于穿心莲药材质量评价的适用性，并对不同商品规格的穿心莲药材质量进行评价。张晓等采用高效液相色谱法（HPLC）建立 50 批次不同穿心莲药材中 4 个二萜内酯类有效成分的分析方法，同时利用电子眼对样品颜色进行检测，运用主成分分析（PCA）及Pearson 相关分析对电子眼数据和含量测定结果进行分析，考察电子眼对不同规格穿心莲药材的区分能力，以及色度空间系统参数（$L^*$，$a^*$，$b^*$）与有效成分的相关性。结果表明穿心莲含量测定结果显示不同规格的穿心莲药材中，叶中的二萜内酯类成分含量最高，其次为地上部分（茎、叶混合），茎中含量最低；电子眼采集数据的 PCA 结果将穿心莲药材颜色分为 2 部分，即茎部分和叶、地上部分，说明电子眼可用于区分穿心莲药材质量的优劣。结果表明电子眼分析技术可用于穿心莲药材的质量评价，为穿心莲药材的质量评价提供了新方法及新思路。

电子鼻又称人工嗅觉系统，也是模拟动物嗅觉器官开发出的一种高科技产品，电子鼻由气敏传感器阵列、信号处理系统和模型识别三部分组成，它的优势在于能较完整、全面地反映中药材的整体气味特征[19]。利用不同气味物质的不同"气、味、指纹"信息，实现定性或定量分析不同的气体样本。利用电子鼻建立中药气味指纹图谱，来建立不同品种药材、不同药材产地、储藏期的中药电子鼻识别模型，对中药质量进行评价，为传统中药的鉴别及中药材品质的保证提供了极有效的方法。广州中医药大学的刘梦楚[20]采用电子鼻及自动顶空-气相色谱-质谱联用（HS-GC-MS）技术从整体香气轮廓和具体香气成分两个方面检测不同产地砂仁的香气物质，研究砂仁气味电子鼻响应的物质基础。以越南、广东、云南、缅甸和老挝等不同产地砂仁药材为研究对象，利用电子鼻和 HS-GC-MS 技术检测其挥发性成分，采用双标图分析样品-传感器-挥发性化合物三者的联系。结果得出电子鼻的 PCA 双标图显示不同产地的砂仁能较好地被区分，识别指数为83.90%，采用HS-GC-MS共鉴别得到萜烯、酯、醇、酮及烷烃类等70种挥发性成分，各类成分及含量在不同产地的砂仁中有明显不同，HS-GC-MS分类与电子鼻的结果相一致。结果表明利用化学计量学，电子鼻检测技术可区分不同产地的砂仁药材，结合自动顶空-气质联用色谱分析方法为砂仁的气味电子鼻响应的物质基础研究提供了进一步的实验依据。

### 14.4.2.2 中药最优化调配方法及其应用研究

中药指纹图谱、多维多息特征谱、指纹图谱相似度、信息融合及模式识别等技术为监测、表征中药整体质量及多指标成分含量提供了有效的手段[21]。根据一般习惯，有学者称在提取物层次混批为"勾兑"，在中药材层次进行混批为"调配"。清华大学中药现代化研究中心的杨辉华等提出在中药原药材层次进行调配，并运用最优化方法实现了中药多指标成分含量的稳定均一。杨辉华等利用HPLC指纹图谱测定中药材多指标成分含量，再运用线性、非线性最优化理论调配中药材，从而保证中药材调配物多指标成分含量稳定的新方法。其方法的核心是所提出的7种最优化调配目标函数及相应的约束条件。以10批板蓝根药材为基础，在7种最优化目标下，控制5个主要HPLC色谱峰面积稳定均一，结果显示，峰面积最大相对偏差的绝对值为6.3%。

中药调配是指按照处方将中药饮片调配供患者服用的相关工作[22]，是促进患者疾病治疗的关键。中药调配质量的高低直接影响患者治疗效果[23]，但在以往中药调配中，受中药自身质量、执行处方脚注、处方错误、中药剂量等因素影响，中药调配质量问题事件时有发生。为提高中药调配水平，应对药材的品质、药性等采用科学仪器进行全面、准确的分析和评估，满足近年来市场对中药材的高需求量，减少质量问题事件发生。近年来许多中药方面的学者采用多种先进技术与手段来优化中药调配方法。

神威药业有限公司的张博[24]等采用高效液相色谱法测定各批次板蓝根药材含量，并用统计学方法计算特定预测含量下的各批样品的调配比例，按此比例调配混合样品，最后测定混合样品的含量。通过以上方法建立不同产地和批次板蓝根药材中尿苷、腺苷、鸟苷、表告依春的组分调配达到组分最优化效果，结果显示组分调配的样品含量与经计算预测含量符合程度中尿苷、腺苷、鸟苷、表告依春的RSD值均小于2%，因此可得出结论通过建立不同产地和批次板蓝根药材尿苷、腺苷、鸟苷、表告依春的组分调配来达到组分最优化效果的方法可行，对组分板蓝根的发展有着很大的意义。

中国科学技术大学附属第一医院的邓晓媚[25]等通过使用正交试验优化注射用血栓通的调配工艺，测定成品输液的不溶性微粒pH值及主成分（三七皂苷R1、人参皂苷Rg1，人参皂苷Rb1）的相对含量变化，考察注射用血栓通在不同溶媒中的8h内的配伍稳定性。优化了注射用血栓通调配工艺，并考察其与0.9%氯化钠注射液（sodium chloride injection）、葡萄糖氯化钠注射液（glucose and sodium chloride injection）、5%葡萄糖注射液（5% glucose injection）和10%葡萄糖注射液（10% glucose injection）配伍的稳定性。结果发现注射用血栓通用注射用水溶解完全。四种溶媒配制的成品输液在存放8h内pH值以及不溶性微粒较稳定。5%葡萄糖注射液和10%葡萄糖注射液配制的成品输液主要成分呈下降趋势。由此得出结论注射用血栓通最佳调配工艺为使用灭菌注射用水6mL作为溶媒注入药品西林瓶中，振荡5min溶解，振荡频率为1000r/min；0.9%氯化钠注射液和葡萄糖氯化钠注射液调配的成品输液8h内稳定；5%葡萄糖注射液调配的成品输液6h内稳定，10%葡萄糖注射液调配的成品输液建议现用现配。

### 14.4.3　过程分析技术

目前，制药行业主要通过对原材料、中间产物及最终产品进行人工抽样检测来控制药品质量，但是抽样检测结果往往不能完全反映药品的整体质量，且抽样检测是离散型的，不利于理解生产过程变化，且抽样检测滞后于生产过程，不利于及时发现问题[26]。为了进一步提高药品质量并加深对生产过程的理解，美国 FDA 于 2002 年推出过程分析技术（PAT）规划，并于 2004 年提出相应的工业指南。随后，PAT 成为制药工业质量控制领域改革方向及研究热点。

PAT 在制药生产过程的现行法规中发挥着核心作用，实际药品生产过程较复杂，涉及参数多，因此需要应用多种技术来监控生产过程。PAT 研究的分析工具包括气相色谱（GC）、质谱（MS）、核磁共振（NMR）、光学成像技术、动态光散射、红外光谱（IR）、紫外-可见（UV-Vis）光谱及 X 射线荧光（XRF）等。目前，研究较多的是光谱技术包括近红外光谱法（NIR）技术、拉曼（Raman）光谱技术、荧光光谱法（LIF）以及光学成像技术。

#### 14.4.3.1　红外光谱技术

红外光谱是物质中分子的吸收光谱，能够反映样品的化学成分信息[27]。不同中药的化学成分不同，其红外光谱也不同，各具指纹特征。并且，红外光谱具有操作简便、快速的优点，能有效地鉴定和控制中药的质量。红外光谱在中药材定性和定量分析中都起着不小的作用：对中药材的真伪进行鉴别，包括分类鉴别、掺杂鉴别；中药的优劣鉴别，包括中药材产地的鉴别、同种中药不同部位的鉴别、药材不同采收期的鉴别、炮制品的鉴别；中药材活性成分的定量分析；中药制剂及主要有效成分的检测；中药生产过程的在线检测。范帅帅[28]等采用红外光谱及其二阶导数光谱、二维相关光谱，分析不同配方颗粒的红外光谱特征。结果显示傅里叶变换红外光谱能够从整体上反映化学成分的不同情况，二阶导数光谱和二维相关光谱在 $800\sim1800cm^{-1}$ 能够对不同配方颗粒进行不同程度的区分，二维相关光谱的区分效果明显。得出结论通过综合比较傅里叶变换红外光谱、二阶导数光谱和二维相关光谱，可以准确、快速鉴别人参、红参、西洋参 3 种配方颗粒。

#### 14.4.3.2　拉曼光谱技术

拉曼散射光谱作为研究物质结构、分子的振动能级以及晶体中晶格的光学声子振动能级的一个强大的工具已经有七十多年的历史，有着快速、简便、准确和无损坏样品等优点[29]。如今，拉曼光谱已被广泛应用于多个领域。药物分析中常用的拉曼光谱分析技术主要包括傅里叶变换拉曼光谱技术、激光共振拉曼光谱技术、表面增强拉曼光谱技术、共焦显微拉曼激光技术等。

董晶晶[30]等运用拉曼光谱技术结合二阶导数拉曼光谱鉴别了三七及其伪品，结果表明该方法直接客观、简便无损、准确精细，为拉曼光谱技术在中药分析和中药质量控制中的应用提供借鉴。逯美红[31]等利用共聚焦显微拉曼光谱仪测试了黄芩中药饮片的拉曼光谱，并得到其拉曼一阶导数谱。通过拉曼光谱分析可知，$996.5cm^{-1}$、$1001cm^{-1}$、$1238cm^{-1}$、$1248cm^{-1}$、$1597cm^{-1}$、$1603cm^{-1}$特征峰可以作为鉴别黄芩中药的依据，且通过振动模式归属确认其主要生化成分与已有的研究结果相符，结果表明，激光拉曼光谱及其一阶导数谱技术可为中药质量监控提供更为准确、直接、有效的方法。

#### 14.4.3.3　荧光光谱法（LIF）

荧光光谱法的工作原理是具有吸收光子能力的物质在特定波长下可瞬间发射出荧光，利用物质的荧光来进行定量分析[32]。荧光光谱法包括原子荧光光谱法及 X 射线荧光光谱法。X 射线荧光光谱技术应用于中药分析，具有简便、快速、直观、可靠的特点[33]。应用原子荧光光谱法[34]能够对中药中砷、汞、铅、镉、硒和锑等六种金属元素进行较好的测定，但由于中药中金属元素含量较低，且基体结构较为复杂，还需进一步提高检测灵敏度和方法的重现性，随着样品前处理、富集分离及检测技术的不断完善，它必将成为中药痕量元素含量检测及形态分析中不可缺少的重要手段。

### 14.4.3.4 光学成像技术

高光谱成像作为一种新型的光谱测量方法，比传统的光谱测量技术有着显著的优势，可同时获取被测试样的光谱信息及空间信息，且测量数据包含的信息量庞大，能更加准确地反映被测试样的整体性质。高光谱成像技术结合有效的化学计量学方法，可以对试样进行快速、无损分析，而且有利于深入研究试样的物理化学属性，现已广泛应用于生物、材料及医药领域的各项研究[35]。

冯洁[36]以金银花和山银花为研究对象，采用高光谱成像技术获取金银花与山银花的光谱信息光谱经 SNV 预处理后，使用 SPA 提取特征波长并建立 LS-SVM 判别分析模型为金银花和山银花最优判别模型，其建模集与预测集的识别率均达到了 100.00%。说明高光谱成像技术能够实现金银花与山银花的快速、无损、有效识别，从而解决了常规性状鉴别精度不高、主观性强和理化检测鉴别费时费力、具有破坏性的问题，为金银花和山银花的快速、准确鉴别提供了一种新方法。

### 参 考 文 献

[1] 杭太俊. 药物分析 [M]. 北京：人民卫生出版社，2016：454-457.
[2] 梁毅. GMP 教程 [M]. 北京：中国医药科技出版社，2015：22-27.
[3] 中华人民共和国卫生部. 药品生产质量管理规范 [Z]. 2011-01-17.
[4] 丁恩峰，高海燕. 澳大利亚 GMP 对中药产品的管理 [J]. 医药工程设计，2007，28 (1)：40-45.
[5] 中华人民共和国卫生部. 药品生产质量管理规范附录-中药饮片 [Z]. 2014-06-27.
[6] 国家药品监督管理局，中华人民共和国农业农村部，国家林业和草原局等. 中药材生产质量管理规范 [Z]. 2002-03-17.
[7] 符宏. 中药质量评价方法浅议 [J]. 海南医学. 2001，12 (9)：59-60.
[8] 孙仁爽，赵敏婧，孟军. 中药质量控制的研究进展 [J]. 人参研究，2018，30 (2)：52-55.
[9] 陈闽军，程翼宇. 中药质量控制方法初探 [J]. 科技通报，2000 (Z1)：117-120.
[10] 叶绘晟. 中药质量控制技术的探索 [J]. 中医药管理杂志，2017，25 (13)：15-17.
[11] 李和. 中药指纹图谱质控及其评价方法 [J]. 中药材. 2002，25 (4)：290-292.
[12] 李强，杜思邈，张忠亮，等. 中药指纹图谱技术进展及未来发展方向展望 [J]. 中草药，2013，44 (22)：3095-3104.
[13] 孙国祥，闫波，侯志飞，等. 中药色谱指纹图谱评价方法研究进展 [J]. 中南药学. 2015，13 (7)：673-681.
[14] 白钢，侯媛媛，丁国钰，等. 基于中药质量标志物构建中药材品质的近红外智能评价体系 [J]. 药学学报，2019，54 (2)：197-203.
[15] 刘瑞新，陈鹏举，李学林，等. 人工智能感官：药学领域的新技术 [J]. 药物分析杂志，2017，37 (4)：559-567.
[16] 王闽予，朱德全，邓淙友，等. 电子舌技术在中药行业的应用现状 [J]. 湖南中医杂志，2015，31 (2)：169-171.
[17] 曾燕，郭兰萍，王继永，等. 基于电子舌技术的不同来源黄芩药材味觉信息分析及味觉信息与主要化学成分的相关性研究 [J]. 中国现代中药，2015，17 (11)：1139-1147.
[18] 张晓，吴宏伟，于现阔，等. 基于电子眼技术的穿心莲质量评价 [J]. 中国实验方剂学杂志，2019，25 (1)：189-195.
[19] 冷晓红，陈海燕，郭鸿雁. 电子鼻技术在中药领域的应用 [J]. 西北药学杂志，2019，34 (3)：426-428.
[20] 刘梦楚，邹晓红，蓝伦礼，等. 基于电子鼻及顶空-气质联用技术结合化学计量学区分不同产地的砂仁 [J]. 中国

实验方剂学杂志，2017，23（6）：35-42.

[21] 杨辉华，王勇，章弘扬，等．保证多指标成分含量稳定的中药材最优化调配方法［J］．高等学校化学学报，2007（10）：1863-1868.

[22] 杨杰辉．中药调配中影响临床疗效的因素分析［J］．临床医药文献电子杂志，2017，4（91）：17996-17997.

[23] 谢卫琴．浅谈中药调配中影响临床疗效的因素［J］．临床医药文献电子杂志，2018，5（44）：195-196.

[24] 张博，王建雷，杜会龙，等．组分板蓝根药材的研究［J］．中国药业，2013，22（19）：23-24.

[25] 邓晓媚，王晓宇，吴妍，等．注射用血栓通正交试验优化调配技术及其在不同溶媒中稳定性考察［J］．安徽医药，2018，22（10）：2026-2030.

[26] 省盼盼，罗苏秦，尹利辉．过程分析技术在药品生产过程中的应用［J］．药物分析杂志，2018，38（5）：748-757.

[27] 高姗姗，李建蕊，吴方斌，等．川木通红外光谱指纹图谱的建立及其与相近中药的鉴别［J］．中国中药杂志，2016，41（8）：1485-1492.

[28] 范帅帅，高晗，田伟，等．人参、红参、西洋参3种配方颗粒的傅里叶变换红外光谱快速鉴别方法［J］．药物评价研究，2018，41（12）：2242-2247.

[29] 黄蓉，杨永健．拉曼光谱在药物分析中的研究进展［J］．医药导报，2018，37（1）：81-84.

[30] 董晶晶，陈娟，戈延茹，等．激光拉曼光谱法无损鉴别三七及其伪品［J］．激光与光电子学进展，2014，51（5）：204-208.

[31] 逯美红，郝阳，刘智星，等．黄芩中药饮片的拉曼光谱检测及分析［J］．长治学院学报，2018，35（5）：1-3.

[32] 张秀娟，芦清，何春阳．药材中微量元素测定方法的研究进展［J］．药物评价研究，2017，40（4）：566-570.

[33] 聂黎行，朱俐，戴忠，等．X射线荧光光谱技术在中药分析中的应用［J］．中国药事，2016，30（7）：691-694.

[34] 侯海鸽，刘春涛，杨景林，等．原子荧光光谱法在中药痕量元素分析中的应用进展［J］．陕西师范大学学报（自然科学版），2006（S2）：85-89.

[35] 白文明，王来兵，成日青，等．近红外高光谱成像技术在药物分析中的研究进展［J］．药物分析杂志，2018，38（10）：1661-1667.

[36] 冯洁，刘云宏，王庆庆，等．基于高光谱成像技术的金银花霉变检测模型［J］．食品与机械，2018，34（8）：60-64＋78.

（孙长山）